环境污染与健康风险研究丛书

丛书总主编　施小明

# 生活饮用水卫生标准研究

主　编　施小明

科学出版社

北　京

# 内 容 简 介

本书围绕生活饮用水卫生标准的性质与作用、标准发展历程、标准中各种水质指标性质及限值制定，以及标准实施的意义及后期发展的基本思路，介绍了生活饮用水卫生标准修订的紧迫性和必要性、特点、实施与展望；也介绍了标准修订基本原则、制修订过程；同时详细介绍了所有水质指标的卫生学意义与制定依据，并对国内外饮用水水质标准体系的发展情况进行了阐述。

本书可作为饮用水工程运行、维护管理、水质监测和卫生学评价人员的培训用书，以及卫生、住建、国土资源、水利、环保、制水、给水、水质检测等单位技术与管理人员的工具书，也可作为各级卫生监督管理人员和社会读者的科技读本。

**图书在版编目（CIP）数据**

生活饮用水卫生标准研究 / 施小明主编. —北京：科学出版社，2023.10
（环境污染与健康风险研究丛书）
ISBN 978-7-03-076464-5

Ⅰ. ①生… Ⅱ. ①施… Ⅲ. ①饮用水-卫生标准-研究 Ⅳ. ①R123.1

中国国家版本馆CIP数据核字（2023）第186529号

责任编辑：马晓伟 / 责任校对：张小霞
责任印制：肖 兴 / 封面设计：吴朝洪

科学出版社 出版
北京东黄城根北街 16 号
邮政编码：100717
http://www.sciencep.com

北京虎彩文化传播有限公司 印刷
科学出版社发行 各地新华书店经销
\*

2023 年 10 月第 一 版 开本：720 × 1000 1/16
2023 年 10 月第一次印刷 印张：33
字数：643 000

**定价：188.00 元**
（如有印装质量问题，我社负责调换）

# 《生活饮用水卫生标准研究》
# 编写人员

主　　编　施小明

副主编　姚孝元　张　岚　叶必雄

编　　者　（按姓氏笔画排序）

丁　震　丁新良　邢方潇　吉艳琴

吕　佳　安　伟　杨　敏　张金松

林爱武　屈卫东　赵　灿　胡建英

桂　萍　徐顺清　高圣华　高彦辉

郭常义　唐　宋　韩嘉艺　鲁文清

# 丛 书 序

随着我国经济的快速发展与居民健康意识的逐步提高，环境健康问题日益凸显且备受关注。定量评估环境污染的人群健康风险，进而采取行之有效的干预防护措施，已成为我国环境与健康领域亟待解决的重要科学问题。我国颁布的《中华人民共和国环境保护法》（2014年修订）首次提出国家要建立健全环境与健康监测、调查和风险评估制度，在立法的层面上凸显了环境健康工作的重要性；后续发布的《"健康中国2030"规划纲要》、《健康中国行动（2019—2030年）》和《中共中央 国务院关于全面加强生态环境保护坚决打好污染防治攻坚战的意见》等文件，均提出要加强环境健康风险评估制度建设，充分体现了在全国开展环境健康工作的必要性。

党的十八大以来，在习近平生态文明思想科学指引下，我国以前所未有的力度推动"健康中国"和"美丽中国"建设。在此背景下，卫生健康、生态环境、气象、农业等部门组织开展了多项全国性的重要环境健康工作和科学研究，初步建成了重大环境健康监测体系，推进了环境健康前沿领域技术方法建立，实施了针对我国重点环境健康问题的专项调查，制修订了一批环境健康领域重要标准。

"环境污染与健康风险研究丛书"是"十三五"国家重点研发计划"大气污染成因与控制技术研究"重点专项、大气重污染成因与治理攻关项目（俗称总理基金项目）、国家自然科学基金项目等支持带动下的重要科研攻关成果总结，还包括一些重要的技术方法和标准修订工作的重要成果，也是全国环境健康业务工作如空气污染、气候变化、生物监测、环境健康风险评估等关注的重要内容。本丛书系统梳理了我国环境健康领域的最新成果、方法和案例，围绕开展环境健康研究的方法，通过研究案例展现我国环境健康风险研究前沿成果，同时对环境健康研究方法在解决我国环境健康问题中的应用进行介绍，具有重要的学术价值。

希望通过本丛书的出版，推动"十三五"重要研究成果在更大的范围内共享，为相关政策、标准、规范的制定提供权威的参考资料，为我国建立健全环境健康监测、调查与风险评估制度提供有益的科学支撑，为广大卫生健康系统、大专院校和科研机构工作者提供理论和实践参考。

作为国家重点研发计划、大气重污染成因与治理攻关以及国家自然科学基金等重大科研项目的重要研究成果集群，本丛书的出版是多方合作、协同努力的结果。最后，感谢科技部、国家自然科学基金委员会、国家卫生健康委员会等单位的大力支持。感谢所有参与专著编写的单位及工作人员的辛勤付出。

"环境污染与健康风险研究丛书"编写组

2022 年 9 月

# 前　言

　　《生活饮用水卫生标准》是以保护人群健康和保证人类生活质量为出发点，对饮用水中与人群健康相关及影响水质感官性状的各种指标，以法律形式做出的量值规定，以及为实现量值所做的有关行为规范的规定，经国家有关部门批准、发布的法定卫生标准，对保障人民群众的身体健康有重要意义。

　　《生活饮用水卫生标准》（GB 5749—2006）于 2006 年 12 月由中华人民共和国卫生部和中国国家标准化管理委员会联合发布，自 2007 年 7 月 1 日开始实施。该标准在《生活饮用水卫生标准》（GB 5749—1985）基础上，结合我国实际情况，参考了当时世界卫生组织（WHO）、欧盟、美国、日本等的水质标准修订而成，基本实现了与国际饮用水水质标准接轨。标准颁布实施以来，为促进我国饮用水水质提升，保护人群健康发挥了重要作用。随着我国经济社会快速发展，水环境和饮用水卫生状况发生较大变化，出现了许多新的水质情况；在净水处理工艺、污染物风险评估及水质检测技术等方面都有了改进和新进展。自 2006 年以来，国际上如 WHO、欧盟、美国、日本等国家和组织的饮用水标准均进行了多次更新和修订。近年来，各界人士不断呼吁，我国应将《生活饮用水卫生标准》修订提上日程。因此，2018 年国家卫生健康委员会下达《生活饮用水卫生标准》修订项目（项目编号 20180901），中国疾病预防控制中心环境与健康相关产品安全所总体负责该标准的修订，中国科学院生态环境研究中心、复旦大学、华中科技大学等 17 家单位参与了该标准的修订工作，整个工作历时 4 年。

　　为更好地贯彻实施新版《生活饮用水卫生标准》，我们编写了《生活饮用水卫生标准研究》一书。本书详细介绍了《生活饮用水卫生标准》的历史传承，标准中各指标的制订依据与卫生学意义。对该标准的特点、针对性、实用性和可操作性进行了阐述。本书将有助于广大读者对《生活饮用水卫生标准》的进一步理解，可指导生活饮用水安全相关管理部门对《生活饮用水卫生标准》的实施，充分贯彻从水源到水龙头全过程监管饮用水安全的精神，确保水源、水厂、管网、二次供水等各个环节的安全。

本书共分为八章。第一章为概论，介绍了《生活饮用水卫生标准》的性质与作用以及标准的发展历程，并介绍了标准修订任务来源、修订工作基础、修订基本原则、技术方法及主要过程。第二章至第六章分别为微生物指标、消毒剂指标、毒理指标、感官性状和一般化学指标、放射性指标，主要阐述不同类别的水质指标卫生学意义及限值制定依据。第七章为国际与国内饮用水水质标准状况，介绍了发达国家与国际组织以及我国的饮用水水质标准的现状及发展。第八章为标准应用及实施，介绍了《生活饮用水卫生标准》与民众的需求、标准的全过程保障及后期发展的建议及展望。

由于本书内容较多，我们组织了中国疾病预防控制中心环境与健康相关产品安全所、中国疾病预防控制中心辐射防护与核安全医学所、中国疾病预防控制中心地方病控制中心、中国科学院生态环境研究中心、复旦大学、江苏省疾病预防控制中心、上海市疾病预防控制中心、无锡市疾病预防控制中心、北京大学、中国城市规划设计研究院、华中科技大学、北京市自来水集团有限责任公司、深圳市水务（集团）有限公司相关人员一起编写本书。在此向所有参与本书编写的工作人员表示衷心感谢，是你们的辛勤工作成就了本书。同时，感谢科技部、国家卫生健康委等单位对本书出版的大力支持。

《生活饮用水卫生标准研究》编写组
2023 年 6 月

# 目　　录

# 第一章 概　　论

## 第一节　《生活饮用水卫生标准》的性质与作用

安全的饮用水是人体健康的基本保障，是关系国计民生的重要公共健康资源。《生活饮用水卫生标准》是以保护人群身体健康和保证人类生活质量为出发点，对饮用水中与人群健康相关及影响感官性状的各种因素做出量值规定，经国家有关部门批准、发布的法定卫生标准。

该标准属于强制性国家标准，法律依据是《中华人民共和国标准化法》，该法规定对保障人身健康和生命财产安全、国家安全、生态环境安全以及满足经济社会管理基本需要的技术要求，应当制定强制性国家标准。

我国目前还没有专门的饮用水卫生法，但我国的基本法律《中华人民共和国刑法》、一般法律《中华人民共和国传染病防治法》等法律条文中，都有与饮用水标准相关的法律规定。中华人民共和国卫生部（以下简称卫生部）、中华人民共和国建设部（以下简称建设部）联合颁布的《生活饮用水卫生监督管理办法》围绕着饮用水卫生标准，对饮用水的卫生管理、卫生监督和处罚等做出了具体规定。

我国《生活饮用水卫生标准》为强制性标准，其法律效力在《中华人民共和国刑法》中有所体现。《中华人民共和国刑法》第三百三十条规定：违反传染病防治法的规定，有下列情形之一，引起甲类传染病以及依法确定采取甲类传染病预防、控制措施的传染病传播或者有传播严重危险的，处三年以下有期徒刑或者拘役；后果特别严重的，处三年以上七年以下有期徒刑：（一）供水单位供应的饮用水不符合国家规定的卫生标准的……

《中华人民共和国传染病防治法》对法定介水传染病进行了明确分类，规定了各级政府卫生行政部门、供水单位，涉水产品生产企业的法定职责以及失职应负的法律责任。相关规定主要体现在第三条、第十四条、第二十九条、第四十二条、第五十三条、第五十五条和第七十三条等。

《中华人民共和国传染病防治法》第二十九条规定：用于传染病防治的消毒产品、饮用水供水单位供应的饮用水和涉及饮用水卫生安全的产品，应当符合国家卫生标准和卫生规范……

《中华人民共和国传染病防治法》第五十三条规定：县级以上人民政府卫生行政部门对传染病防治工作履行下列监督检查职责：……（四）对用于传染病防治

的消毒产品及其生产单位进行监督检查，并对饮用水供水单位从事生产或者供应活动以及涉及饮用水卫生安全的产品进行监督检查……

《中华人民共和国传染病防治法》第七十三条规定：违反本法规定，有下列情形之一，导致或者可能导致传染病传播、流行的，由县级以上人民政府卫生行政部门责令限期改正，没收违法所得，可以并处五万元以下的罚款；已取得许可证的，原发证部门可以依法暂扣或者吊销许可证；构成犯罪的，依法追究刑事责任：（一）饮用水供水单位供应的饮用水不符合国家卫生标准和卫生规范的；（二）涉及饮用水卫生安全的产品不符合国家卫生标准和卫生规范的……

为了发展医疗卫生与健康事业，保障公民享有基本医疗卫生服务，提高公民健康水平，推进健康中国建设，《中华人民共和国基本医疗卫生与健康促进法》于 2019 年 12 月 28 日经十三届全国人大常委会第十五次会议表决通过，于 2020 年 6 月 1 日实施。健康促进方面，第七十三条规定：国家建立科学、严格的食品、饮用水安全监督管理制度，提高安全水平。

《中华人民共和国水污染防治法》现行版本为 2017 年 6 月 27 日第十二届全国人民代表大会常务委员会第二十八次会议修正，自 2018 年 1 月 1 日起施行。

《中华人民共和国水污染防治法》第一条规定：为了保护和改善环境，防治水污染，保护水生态，保障饮用水安全，维护公众健康，推进生态文明建设，促进经济社会可持续发展，制定本法。

第六十三条规定：国家建立饮用水水源保护区制度……国务院和省、自治区、直辖市人民政府可以根据保护饮用水水源的实际需要，调整饮用水水源保护区的范围，确保饮用水安全……

《城市供水条例》第二十条规定：城市自来水供水企业和自建设施对外供水的企业，应当建立、健全水质检测制度，确保城市供水的水质符合国家规定的饮用水卫生标准。

可见，《生活饮用水卫生标准》已列为基本法律、一般法律和行政规章的有关条款，具有法律效力。《生活饮用水卫生标准》在卫生法制管理中的地位和作用非常明确，不仅是公民和有关部门依法生产、销售、设计、检测、评价、监督、管理的依据，也是行政和司法部门依法执法、司法的依据，是我国生活饮用水法制管理的重要内容，将对改善和提高我国生活饮用水水质发挥重要作用。

## 第二节　生活饮用水标准发展历程

### 一、我国生活饮用水标准的发展

新中国成立以来，我国政府对饮用水卫生安全十分重视，组织有关部门研究制定生活饮用水水质卫生标准，并根据我国国情多次发布与修订，逐步发展与完善。

1955 年，卫生部发布了《自来水水质暂行标准（修正稿）》，在北京、天津、上海等 12 个城市试行，是新中国成立后的第一部管理生活饮用水的技术法规。早期发布的水质标准还有《饮用水水质标准（草案）》、《集中式生活饮用水水质选择及水质评价暂行规则》、《生活饮用水卫生规程》和《生活饮用水卫生标准（试行）》（TJ 20—76）等。

《生活饮用水卫生标准》（GB 5749—1985）由卫生部于 1985 年批准并发布。2006 年发布第一次修订的《生活饮用水卫生标准》（GB 5749—2006）。2022 年 3 月 15 日发布第二次修订的《生活饮用水卫生标准》（GB 5749—2022）。

## 二、《生活饮用水卫生标准》（GB 5749—2022）修订概况

《生活饮用水卫生标准》（GB 5749—2006）于 2006 年 12 月由卫生部和国家标准化管理委员会联合发布，自 2007 年 7 月 1 日开始实施。自该标准颁布实施以来，在近年的应用中，逐渐反映出一些问题。因此，从 2018 年 3 月开始，国家卫生健康委员会联合有关部委开展了新一轮标准修订工作。

### （一）标准修订任务来源

《生活饮用水卫生标准》（2022 版）的修订工作由国家卫生健康委员会提出，经国家标准化管理委员会批准，正式列入 2020 年度国家标准制修订计划项目，项目编号为 20201948-Q-361，项目名称为"生活饮用水卫生标准"。负责起草单位为中国疾病预防控制中心环境与健康相关产品安全所，总体负责该标准的修订；参加起草单位有中国疾病预防控制中心农村改水技术指导中心、中国疾病预防控制中心辐射防护与核安全医学所、中国疾病预防控制中心地方病控制中心、中国科学院生态环境研究中心、复旦大学、江苏省疾病预防控制中心、上海市疾病预防控制中心、无锡市疾病预防控制中心、北京大学、中国城市规划设计研究院、上海市卫生健康委员会监督所、湖南省卫生计生综合监督局、中国灌溉排水发展中心、中国环境科学研究院、中国地质调查局水文地质环境地质调查中心、华中科技大学、北京市自来水集团有限责任公司、深圳市水务（集团）有限公司，主要参与该标准指标限值的制定及技术支撑文件的撰写。

### （二）标准修订工作基础

#### 1. 饮用水卫生监测网络建设

为评估《生活饮用水卫生标准》（GB 5749—2006）水质指标的科学性、可行性及实用性，系统掌握和分析我国饮用水卫生安全状况，及时发现和处置饮用

水安全隐患，防范饮用水污染危害人群健康，2007 年卫生部率先在北京市、上海市、江苏省、浙江省、广东省、湖南省、黑龙江省等 7 个省、直辖市开展了城市饮用水卫生监测网络试点工作。2008~2010 年，卫生部将城市饮用水卫生监测网络试点工作扩大至全国 15 个省、自治区、直辖市，在原有 7 个省、直辖市的基础上增加了河北省、吉林省、福建省、四川省、重庆市、甘肃省、青海省、宁夏回族自治区。经过 3 年的试行，自 2011 年开始，饮用水卫生监测工作在全国全面启动，首先将 31 个省、自治区、直辖市及新疆生产建设兵团的 20%地市级辖区与20%县级辖区纳入国家饮用水城乡卫生监测网络。截至 2016 年，城市饮用水的监测网的覆盖率已分别达到省级 100%、地级 99.7%、县区级 97.1%，监测水样数量6.6 万多份/年。通过分析饮用水水质指标超标情况、检出情况、区域分布、出现频率等，对标准指标的科学性、实用性等进行评估。综合这些年的监测结果发现40 项常规指标（放射性指标除外）中有 39 项指标出现过超标情况，62 项非常规指标（贾第鞭毛虫和隐孢子虫除外）中有 53 项指标出现过超标情况。

**2. 饮用水新污染物风险监测**

标准外新污染物监测是《生活饮用水卫生标准》实施过程中的一个重要环节。为了解我国饮用水卫生标准规定指标以外的潜在污染物的浓度水平及分布情况，以 2014 年 12 月 25 日央视报道我国海河、长江入海口、黄浦江、珠江、辽河等主要河流的部分点位检测出抗生素为契机，在国家卫生计生委疾病预防控制局的领导和支持下，中国疾病预防控制中心环境与健康相关产品安全所牵头，组织江苏、广东、上海、山东、湖北等省（直辖市），于 2015 年联合开展了饮用水中抗生素等潜在污染物的调查与风险监测工作，初步探索了我国饮用水卫生标准外新污染物监测机制，随后在此基础上逐步扩大监测范围，完善监测点位布设。2016~2021年，在我国长江、黄河、珠江、松花江、淮河、辽河、西北诸河等重点流域，以及太湖、滇池、巢湖、三峡库区、南水北调水源地（丹江口库区）和用水区等重点湖库地区设立水源水、出厂水和末梢水监测点，初步建立了饮用水新污染物监测网络体系，先后开展了饮用水中药品及个人护理品（PPCPs）、全氟化合物（PFCs）、高氯酸盐、微塑料等新污染物监测，为《生活饮用水卫生标准》动态制修订提供了技术储备和数据支撑。

饮用水中 PPCPs 监测工作：在对我国 PPCPs 类物质使用情况调研的基础上，选择代表性污染物开展了检测方法研制，并以此为基础在全国重点流域和重点湖库地区开展了饮用水中 87 项 PPCPs 指标的风险监测工作，监测覆盖全国 79 家水厂，供水人口 3743.28 万人，其中以地表水为水源的水厂 67 家，以地下水为水源的水厂 12 家。根据 2016~2017 年监测结果，水源水、出厂水和末梢水水样中分别检出了 68 种、64 种和 65 种 PPCPs，其中咖啡因、吡啶吡咯酮、可待因 3 项指标在出厂水或末梢水水样中的检出率和平均检出浓度均较高；氨苄西林、青霉素V、红霉素、泰乐菌素、洛美沙星 5 项指标在出厂水或末梢水水样中的检出浓度中位值较高，检出率较低；罗红霉素、磺胺甲噁唑、噁喹酸、对乙酰氨基酚、卡马西平、脱氢硝苯地平、1,7-二甲基黄嘌呤 7 项指标在出厂水或末梢水水样中的检出率较高，检出浓度中位值较低。饮用水中全氟化合物监测工作在我国水环境污染调查分析的基础上，确定了 11 种中、短碳链全氟化合物作为饮用水中潜在污染物指标，同时开展了检验方法研制工作，并在此基础上对我国重点流域和重点湖库地区水质进行监测。根据 2018～2019 年监测结果，11 种全氟化合物在水源水和饮用水中均有检出，包括全氟丁酸（PFBA）、全氟戊酸（PFPA）、全氟己酸（PFHxA）、全氟庚酸（PFHpA）、全氟辛酸（PFOA）、全氟壬酸（PFNA）、全氟癸酸（PFDA）等 7 种全氟烷基酸类，以及全氟丁烷磺酸（PFBS）、全氟己烷磺酸（PFHxS）、全氟庚烷磺酸（PFHpS）、全氟辛烷磺酸（PFOS）等 4 种全氟磺酸类。

标准外新污染物监测项目目前仍在持续开展，按照监测计划在未来几年内将陆续开展饮用水中农药类、含氮消毒副产物、内分泌干扰物等标准外污染物指标的风险监测，覆盖范围将逐渐扩大，监测网络体系将不断完善。

### 3. 水质监测能力建设

根据中央领导同志重要批示和《国务院办公厅关于加强饮用水安全保障工作的通知》（国办发〔2005〕45 号）精神，2006 年，卫生部会同国家发展改革委、水利部、建设部、国家环保总局联合编制了《全国城市饮用水安全保障规划（2006—2020）》，经国务院同意后于 2007 年 10 月 23 日由国务院五部委局以发改地区〔2007〕2798 号联合印发。2010 年，在《全国城市饮用水安全保障规划（2006—2020）》的基础上，结合卫生部门在饮用水管理上的职责，卫生部组织编制了《全国城市饮用水卫生安全保障规划（2011—2020 年）》（以下简称规划），并于 2011 年 12 月 30 日正式发布。该规划以城市饮用水卫生安全现状为基础，对饮用水卫生安全保障工作机制建设、饮用水水质实验室检测能力建设、饮用水卫生监督现场快速检测能力建设、水性疾病监测能力建设、饮用水卫生应急能力建设、饮用水卫生安全信息管理系统建设、饮用水水质卫生在线监测系统建设、饮用水卫生安全法律法规标准体系建设等八方面的建设内容均提出了规划性要求。

标准的实施与检测及监管能力关联紧密，按照《中华人民共和国传染病防治法》和《生活饮用水卫生监督管理办法》要求，卫生部门具有对供水单位实施卫生监督监测的法律职能。在监督监测执法过程中，疾控系统的水质检测能力是卫生部门开展饮用水卫生监测和管理的重要保证。在饮用水标准刚开始实施时，根据卫生部门的统计，仅有个别省市疾病预防控制中心（CDC）具有 106 项指标的水质检测能力,大多数省级疾病预防控制中心只能够开展40～80项指标的检测工作,而地市级疾病预防控制中心一般只能够开展30～60项指标的检测工作。

《生活饮用水卫生标准》(GB 5749—2006)发布实施以来,卫生部一直积极推动疾控系统水质检测能力的建设。2010年,卫生部办公厅下发《关于进一步加强饮用水卫生监测工作的通知》(卫办监督发〔2010〕32号),对各级疾控机构的水质检测能力作出了明确要求。2011年12月,卫生部会同国家发展改革委、建设部、水利部、环境保护部联合签发了《全国城市饮用水卫生安全保障规划(2011—2020年)》,再次明确了对各级疾控机构水质检测能力建设的要求。此外,自2008年起,卫生部多次组织了针对疾控系统水质检测能力的专项调查和督查工作,了解我国各级疾控机构水质检测能力的现状和存在的问题,同时加强水质监测方法的技术培训,推动各级疾病预防控制机构的水质检测能力建设进程,截至2020年,我国已有158家CDC(包括21家省级、16家省会城市、63家地级、58家县区级)具备了《生活饮用水卫生标准》(GB 5749—2006)中要求的全项指标检测能力,有432家CDC具备42项常规指标检测能力。将2011年、2014～2020年的检测能力进行比较,发现全国各级CDC 106项全项指标和42项常规指标的平均检测能力总体趋势为稳中有升;2020年较2019年全项指标的平均检测能力提升了3项,在历年的变化中属于较明显的提升。具体情况见图1-1。CDC水质检测能力的稳步提升为标准的实施和监测工作的开展提供了技术保障。

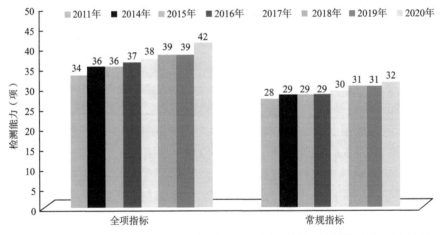

图1-1 2011年和2014～2020年我国各级CDC全项指标和常规指标检测能力比较

(三)标准修订基本原则

饮用水的质量应保证饮用者终身饮用安全,即终身饮用不会对人体健康产生明显危害。鉴于此标准关系着我国居民健康和生命安全,而且全社会高度关注,群众密切关心，是一个复杂的系统工程，标准修订时要充分考虑水源状况、水处理过程及第一线的工作情况，特别是要满足公众的健康诉求。修订工作除卫生技术机构外，还涉及环保、水利、住建、国土资源等多个领域及多个专业。因此，修订工作要坚持"统一组织、统一力量、统一发布、统一宣贯"原则。同时，应充分考虑以下几个结合：

**1. 城市与农村相结合**

饮用水是人类生存的基本需求。饮用水标准应适用于各类人群的各类生活饮用水，即不论是城市还是农村、不论是集中式供水还是分散式供水，都应符合该标准的要求。

**2. 科学性与可实施性相结合**

水质指标是标准的重要组成部分，筛选指标时应重点关注那些对饮用者身体健康可能造成不良影响、流行病学或毒理学资料齐全、在饮用水中具有一定浓度且有可能经常被检出并具有相应检测方法的污染物。同时，还要考虑到标准修订后的实施工作，需要从标准实施的角度进行充分的论证，保障好标准修订后的落实。

**3. 符合国情与国际接轨相结合**

标准的修订一方面力求与国际标准发展趋势保持一致，另一方面要充分考虑我国当前的水质问题和管理现状，突出重点，找出主要问题，确定发展目标。

**4. 协调性与衔接性相结合**

饮用水安全保障是一项系统工程，涉及水源保护、水质处理、饮用水监测监督等各个环节，每个环节目前均有不同的管理要求和技术标准，饮用水卫生标准修订过程中应尽量做好与相关标准的协调工作。同时，还要做到与2006版《生活饮用水卫生标准》的有效衔接，并适当提出具有前瞻性的工作要求，即要保障既能满足当下实际情况需求，又能满足未来一段时间的标准需求。

## （四）标准制定与修订技术方法

**1. 标准制定与修订的基本方法与流程**

（1）标准制定与修订的基本方法：标准限值修订时应对原标准执行情况进行总结，对国际上相关标准的进展情况进行调研。对于原标准和国际标准中没有争议的指标和限值，可以等效应用，以实现标准的有序延承和与国际标准的接轨。对于原标准中多年前已经禁止生产和使用的化学品，以及在全国范围内检出频率极低且浓度远低于标准限值的指标，在标准修订中可以对该类指标予以删除或移到附录的参考性指标中。

污染物指标存在以下情况时，应开展评估以确定是否进行修订：毒理学信息有重大更新；全球主要国家和国际组织标准中新增加的污染物指标；新发现的有重大影响的污染物指标；我国一些地方存在的特定污染物指标；原标准中有重大争议的指标与限值。

新增指标限值的制定：以不会对人体产生不可接受的健康风险为目标制定饮用水水质基准值，在此基础上综合考虑检测方法、净水技术和成本等因素，制定卫生标准限值，卫生标准限值要等于或尽可能接近饮用水水质基准值。

（2）标准制定与修订的基本流程：对水质指标进行筛选，提出需要进行评估的候选名单。收集候选指标历史数据，对候选指标进行监测，掌握其在饮用水中的存在水平。对候选指标开展健康风险评估，推导饮用水水质基准值。制定生活饮用水卫生标准限值。开展生活饮用水卫生标准实施追踪性评估。

### 2. 水质指标的筛选

（1）筛选原则

1）待筛选的物质是否会对人体健康产生不利影响。

2）待筛选的物质是否确定会或极有可能在饮用水中出现，且出现的频率和程度对公众健康构成威胁。

3）待筛选的物质纳入标准进行管制后，其带来的健康风险是否可以得到控制或减少。

（2）筛选方法

1）定期对全球主要国家和国际组织的饮用水水质相关标准进行调查，结合我国实际情况，将现行《生活饮用水卫生标准》外的水质指标纳入候选清单。

2）定期对国际权威机构发布的供水系统相关标准进行调查，结合我国特殊情况，将现行《生活饮用水卫生标准》外的水质指标纳入候选清单。

3）定期对卫生、生态环境、住建、水利、自然资源、农业及食品相关行业标准进行调查，结合饮用水中新污染物，将标准新增的指标纳入候选清单。

### 3. 水质基准值推导和标准制定

（1）水质基准值推导

1）微生物指标：微生物定量风险评估方法的具体步骤如下。

（a）危害识别：查明与饮用水有关的损害公众健康的各种可能危害，以及人群的感染途径。

（b）暴露评估：确定暴露群体的大小和特征，以及暴露的途径、暴露量和暴露时间等。

（c）确定剂量-反应关系：用以表征暴露与健康受损之间的关系。

（d）风险表征：基于病原微生物的暴露-剂量反应、发病率和严重程度等方面的数据，计算伤残调整生命年（DALY）。世界卫生组织将病原微生物的疾病负担可接受水平定义为每人每年上限为 $10^{-6}$ DALY，由 DALY 值逆向推导该微生物的可接受暴露水平并将该值作为该微生物指标的安全基准。

2）化学物质指标

（a）致癌物质指标：致癌物质的基准通常是根据实际安全剂量和选定的可接受致癌风险水平（$10^{-6} \sim 10^{-4}$，一般选择 $10^{-5}$），并在设定的人体体重、日均饮用水量及致癌物质的饮用水相对贡献率等条件下推导得出的。因致癌物在饮用水中的实际水平极低，在极低浓度下通常默认剂量与癌症反应呈线性关系，故一般选用致癌物的线性法来推导。通过动物毒性数据推导出低剂量致癌斜率因子，然后计算可接受致癌风险所对应的剂量或者浓度作为该致癌物质的基准。可接受致癌风险的选择，通常需要考虑降低致癌物质所需的经济和技术承受能力。其推导公式如下：

$$WQC = VSD \times \frac{BW}{DI} \qquad (1)$$

式中：

WQC——饮用水水质基准，单位 mg/L；

BW——人体体重，单位 kg；

DI——日均饮水量，单位 L/d；

VSD——实际安全剂量，单位 mg/(kg·d)；其计算公式如下：

$$VSD = \frac{可接受致癌风险}{SF} \qquad (2)$$

式中：

可接受致癌风险——$10^{-6} \sim 10^{-4}$，一般选择 $10^{-5}$，无量纲；

SF——致癌斜率因子，单位 $[mg/(kg·d)]^{-1}$。

（b）非致癌物质指标：非致癌物质的毒性效应有阈值，即如果污染物质暴露量不超过阈值则认为不会产生危害；非致癌物质依据参考剂量，并设定人体体重、人体日均饮水量等，再根据污染物的饮用水贡献率进行推导。其计算公式如下：

$$WQC = RfD \times RSC \times \frac{BW}{DI} \qquad (3)$$

式中：

WQC——饮用水水质基准，单位 mg/L；

BW——人体体重，单位 kg；

DI——日均饮水量，单位 L/d；

RSC——饮用水相对贡献率，无量纲；

RfD——非致癌效应参考剂量，单位 mg/(kg·d)，计算公式如下：

$$RfD = \frac{POD(BMDL或NOAEL或LOAEL)}{UF} \tag{4}$$

式中：

POD——分离点；

BMDL——基准剂量 95% 置信区间（CI）下限值，单位 mg/(kg·d)；

NOAEL——未观察到有害作用剂量，单位 mg/(kg·d)；

LOAEL——最小观察到有害作用剂量，单位 mg/(kg·d)；

UF——不确定系数，无量纲。

POD 的选择：当有充分的数据时推荐使用 BMDL，其他情况使用 NOAEL，无法获得 NOAEL 时可用 LOAEL 代替。

UF 的选择：UF 由多个分量组成，包括种间不确定（默认值为 10）、种内差异（默认值为 10）、数据不充分等。UF 为各分量的乘积。其中，数据不充分的情况包括以亚慢性试验结果外推到慢性暴露、无法获得 NOAEL 而用 LOAEL 代替等。UF 也可根据专家意见来设定。

化学物质的基准值推导也可参照 WS/T 777—2021 中的规定进行健康风险评估，进而推导出其基准值。

3）放射性指标：国际辐射防护委员会（International Commission on Radiological Protection，ICRP）研究发现，暴露量低于 0.1mSv/a 时不会造成可检出的放射性有害健康效应，因此将个人剂量基准（IDC）设为 0.1mSv/a。根据 IDC 值确定饮用水中各种放射物质放射性指标卫生要求，公式如下：

$$GL = \frac{IDC}{h_{ing} \times q} \tag{5}$$

式中：

GL——饮用水中某种放射性核素的指导水平，单位 Bq/L；

IDC——个人剂量基准，0.1mSv/a；

$h_{ing}$——成人摄入某种放射性核素的剂量转换系数，单位 mSv/Bq；

q——年摄入饮用水的体积，单位 L/a。

4）感官性状指标：对于嗅味、总硬度、铁、锰和浊度等感官性状指标，基准值推导主要借助其感官效应特征，目的是控制由这些污染物产生的令人不快的感官效应，保证饮用水的外观、味道和气味能被用户接受。当污染物的感官性状阈值和健康风险阈值同时存在时，以所有阈值最低值作为指标基准值。

5）消毒剂指标：消毒剂是为了去除或灭活自然水中病原微生物并保持水质在

供应过程中不被二次污染而人为添加的化学物质，确保消毒效果有效是制定该指标的原则，因此指标值包括消毒剂浓度和作用时间（与水接触时间），不同消毒剂的作用浓度和作用时间不同，因此在制定消毒剂指标时，应根据消毒剂自身性质制定相应的指标值。出厂时消毒合格的水在供水过程中可能被二次污染，为确保末梢水的消毒效果，应在管网中残留一定浓度的消毒剂，故消毒剂指标值中还应根据所用消毒剂的性质，确定末梢水中消毒剂余量。

（2）标准限值的制定及标准实施评估：饮用水水质基准是健康目标值，标准限值制定时要严格根据标准限值制修订的基本方法和标准限值制定的流程，在饮用水水质基准的基础上综合考虑我国的人群暴露水平、成本效益比、技术可行性和监测、检测分析方法，制定符合当前实际的生活饮用水卫生标准限值。

# 第二章　微生物指标

## 第一节　指示菌和指示微生物

### 一、总大肠菌群

#### （一）基本信息

**1. 基本情况**

总大肠菌群是指在较高浓度胆盐培养基中生长的，35～37℃时能发酵乳糖产酸产气的一群需氧和兼性厌氧的革兰氏阴性无芽孢杆菌。总大肠菌群包括许多能够在水中存活和生长的微生物，总大肠菌群可作为粪便微生物污染的指标，输配水系统清洁度、完整性和生物膜是否存在的评价指标，还可以作为消毒效果评价指示菌。总大肠菌群是饮用水卫生的重要指示菌，目前有许多研究者利用水中总大肠菌群的监测数量进行水中微生物的人群健康风险定量评估。

**2. 生物学性状**

总大肠菌群通常包括 4 个菌属：埃希菌属、柠檬酸菌属、克雷伯菌属和肠杆菌属，是一群在 37℃培养 24 小时能发酵乳糖、产酸产气、需氧和兼性厌氧的革兰氏阴性无芽孢杆菌。

**3. 饮用水污染源**

总大肠菌群可来自于人和温血动物，具有传播肠道传染病的可能，还可来自于植物和土壤，在环境中自然存在，是评价饮用水卫生质量的重要微生物指标之一。水中检出总大肠菌群表明水体可能已受到污染。总大肠菌群可在输配水系统中存活和生长，尤其是在生物膜存在的情况下。

#### （二）环境暴露状况

总大肠菌群广泛存在于天然水体中，世界各国关于水中微生物的检测和研究显示，总大肠菌群在水中均有不同程度的检出。我国潘新明等对某地农村 332 个饮用井水样品进行检测分析发现，其中总大肠菌群检出率为 95.8%；陈西平等对东北地区水源水的调查显示，总大肠菌群的检出率为 96.9%，水中总大肠菌群浓度最高可达 $2.07×10^4$MPN/100mL；Allevi 等对井水的调查研究显示，总大肠菌群的检出率为 41.0%。陈雍哲等对淮河干流水体检测发现，水中总大肠菌群的浓度水平为 $5×10^2$～$2.8×10^4$CFU/100mL。谌志强等对珠江水域水中总大肠菌群检测发现，其浓度水平为 $4.20×10^3$～$9.29×10^4$CFU/100mL。眘帅军等在辽河口海水中发现总大肠菌群浓度水平达 $1.7×10^4$～$6.2×10^5$CFU/100mL。吕萍萍等对我国 66 个区县饮用水监测数据进行分析后发现，饮用水中总大肠菌群浓度变化范围为 0～2420CFU/100mL。王华然等对天津地区地表水检测发现，总大肠菌群浓度水平为 $2×10^2$～$1.06×10^5$CFU/100mL。

## （三）免疫学状况及健康效应

### 1. 免疫学状况

总大肠菌群是人体肠道中的主要微生物，人体肠道微生物对免疫反应具有一定的影响：一方面，肠道微生物对肠道黏膜免疫的稳态平衡起到至关重要的作用，这种稳态遭到破坏时，肠道微生物与肠道黏膜之间的免疫作用可能导致疾病的发生；另一方面，肠道微生物还可以通过分泌物质如短链脂肪酸，引起全身的免疫反应。外源性大肠菌群一般情况下对人类直接致病的种类较少，但是当人体的免疫力低下时，可能引起感染。

### 2. 健康效应

（1）人体资料：总大肠菌群中的大部分细菌属于人体肠道中的正常菌群，通常不会产生危害，但是当身体的免疫力低下或者在身体的其他部位，总大肠菌群中的某些微生物就可能引起严重的疾病，例如，大肠埃希菌可引起尿路感染、菌血症和脑膜炎。少数肠道病原菌株还可引起急性腹泻。Michael 等对美国公共供水系统常规监测数据进行分析发现，水中总大肠菌群的风险水平低于美国国家环境保护局和世界卫生组织的可容忍风险水平，但是对于免疫系统受损、有缺陷的人群仍有较大风险。

（2）动物资料：总大肠菌群广泛存在于自然水体之中，对于自然环境中生存的动物存在直接感染的风险，总大肠菌群中的部分微生物可引起动物感染，例如 O157 大肠埃希菌感染是一种人兽共患病，牛、猪、羊、鸭等动物都是大肠菌群重要的宿主。王娟等发现大肠埃希菌感染可引起鹿的猝死。

## （四）检测方法

《生活饮用水标准检验方法》（GB/T 5750—2023）提供了 3 种检测方法，分别为多管发酵法、滤膜法和酶底物法。

## （五）国内外饮用水标准情况

### 1. 我国饮用水卫生标准

《生活饮用水卫生标准》（GB 5749—1985）规定总大肠菌群的限值为 3 个/升。

《生活饮用水卫生标准》（GB 5749—2006）规定每 100mL 水中不得检出总大肠菌群。

《生活饮用水卫生标准》（GB 5749—2022）仍然沿用每 100mL 水中不得检出总大肠菌群。

### 2. 世界卫生组织标准

1984 年第一版《饮用水水质准则》提出总大肠菌群准则值为 0/100mL。

1993 年第二版规定总大肠菌群准则值为每 100mL 水中不得检出。

2004 年第三版中总大肠菌群准则值沿用了上一版规定。

2011 年第四版中总大肠菌群准则值沿用了上一版规定。

2017 年第四版第一次增补版，2022 年第四版第一、二次增补版《饮用水水质准则》沿用了第四版的规定。

### 3. 美国饮用水水质标准

美国饮用水水质标准中规定大肠菌群污染物最大浓度目标值（MCLG）为 0，污染物最大浓度值（MCL）为在 1 个月中样品检出率不超过 5%，总大肠菌群阳性的样品需要复测粪大肠菌群或大肠埃希菌。若连续两个样品为总大肠菌群阳性，且其中一个为粪大肠菌群或大肠埃希菌阳性，则为不合格。

### 4. 欧盟饮用水水质标准

欧盟《饮用水水质指令》（2020/2184）规定总大肠菌群可作为指示性指标，限值为 0/100mL。

### 5. 日本饮用水水质标准

日本《饮用水水质标准》（2020）未规定饮用水中总大肠菌群的标准限值。

## （六）指标分类及限值制定依据

总大肠菌群作为水质指示微生物，与水中致病微生物存在有一定的相关性。研究表明总大肠菌群与致病菌或介水传染病之间存在正相关，可间接用于表明水中致病微生物存在的可能性，且总大肠菌群检测技术简便快捷、成本低，因此为了保证饮用水质安全，把总大肠菌群指标归为常规指标类型。

流行病学资料表明感染性腹泻疫情暴发与饮用水水质中总大肠菌群浓度升高或大肠埃希菌浓度升高有关，参考世界卫生组织、美国、欧盟等饮用水水质标准，继续保留总大肠菌群的标准限值为每 100mL 饮用水中不应检出。

## 二、大肠埃希菌

### （一）基本信息

#### 1. 基本情况

大肠埃希菌属（*Escherichia coli*，*E. coli*）是人类和动物肠道中的正常菌群，主要生活在大肠内。周生鞭毛，能运动，无芽孢。能发酵多种糖类产酸、产气，婴儿出生后即随哺乳进入肠道，与人终身相伴，几乎占粪便干重的 1/3。多数血清型对人不致病，致病的大肠埃希菌中可引起腹泻的称为致泻性大肠埃希菌（diarrheagenic *E. coli*，DEC）。

#### 2. 生物学性状

大肠埃希菌为革兰氏阴性杆菌，在普通营养肉汤中呈浑浊生长，在普通营养琼脂上呈灰白色的光滑型菌落。血琼脂平板上，少数菌株产生溶血环。在伊红-亚甲蓝琼脂上，由于发酵乳糖，菌落呈蓝紫色并有金属光泽。麦康凯和 SS 琼脂（沙门、志贺菌属琼脂）中的胆盐对其有抑制作用，耐受菌株能生长并形成粉红色菌落。大肠埃希菌是人和温血动物肠道正常菌群的主要组成部分，大多数对人体健康无害。部分特殊血清型的大肠埃希菌可导致人类疾病的发生。大肠埃希菌细胞质中的质粒，常用于基因工程中的运载体。大肠埃希菌作为外源基因表达的宿主，具有遗传背景清楚、技术操作简单、培养条件简单等特点，目前大肠埃希菌是应用最广泛、最成功的表达体系，常作为高效表达的首选体系。

#### 3. 饮用水污染源

致病性大肠埃希菌主要经粪便污染水和食物，引起重症腹泻、呕吐、脱水等症状，传染源为患者、健康带菌者及养殖动物。在世界卫生组织水安全计划中，可采用的防治潜在肠致病性大肠埃希菌污染的控制措施包括保护原水不受人及动物粪便的污染、充分的水处理以及对输配水过程的保护。

### （二）环境暴露状况

大肠埃希菌在水中的存活力比其他肠道致病菌强，从自然水中较易分离。受到粪便污染的水，会引起重症腹泻、呕吐、脱水等症状。

2012 年 5 月，南昌市某学校 1 周内出现 70 余例以腹泻、腹痛为主要症状的患者，经现场流行病学调查及实验室检测，本起疫情系桶装水污染引起，可能的致病菌为肠产毒性大肠埃希菌。也有文献报道误饮游泳池水或在未经充分消毒的泳池水中游泳，引起 O157：H7 大肠埃希菌感染暴发的案例。

丁业荣等对安徽省六安市 5 年以来 1080 份不同的水源水（河水、塘水）进行了检测，致泻性大肠埃希菌阳性检出率为 13.8%，河水和塘水中差异无统计学意义。8 月检出阳性率最高，12 月次之，每年 2 月和 10 月检出率较低。同时，每年 5～10 月检测医院门诊腹泻患者标本中的病原学分布，1142 份腹泻患者粪便标本中，致泻性大肠埃希菌是最常见的腹泻病原菌，阳性检出率无性别差异，小于 5 岁年龄组感染人数最多可占 37.06%。通过比较从腹泻患者标本和水源水中分离的致泻性大肠埃希菌的血清型分布发现，两者检出的致泻性大肠埃希菌除极个别外，其血清型分布几乎完全相同。

### （三）免疫学状况及健康效应

#### 1. 免疫学状况

大肠埃希菌的抗原由菌体抗原（O）、表面抗原（K）和鞭毛抗原（H）3 种抗原构成。现已知有 171 种 O 抗原、100 种 K 抗原和 56 种 H 抗原。一个菌株的抗原类型由特殊的 O、K 和 H 抗原的代码表示，其血清型别的方式是按 O：K：H 排列，例如 O111：K58（B4）：H2。致泻性大肠埃希菌 EPEC、ETEC、EIEC 和 EHEC 主要靠血清学进行诊断分型。

Ⅲ型分泌系统（T3SS）是大肠埃希菌的主要致病因素，但不是唯一的致病因素。根据Ⅲ型分泌系统，肠道致病大肠埃希菌可分为依赖 T3SS 致病型（EHEC、EPEC、EIEC）和非依赖 T3SS 致病型（ETEC、EAEC、STEAEC、DAEC 和 AIEC）。依赖 T3SS 致病型肠道大肠埃希菌通过易位细菌蛋白直接进入真核宿主细胞内导致疾病发生。非依赖 T3SS 致病型肠道大肠埃希菌的致病过程比较简单，主要是其分泌的细菌毒素进入宿主细胞内导致疾病发生。

#### 2. 健康效应

（1）人体资料：虽然大肠埃希菌是肠道内的正常菌群，但若在身体其他部位感染则可引起严重疾病，如尿路感染、菌血症和脑膜炎。EPEC 多发生于夏秋季，是婴儿流行性腹泻的病原菌，可引起托儿所和医院内感染暴发。ETEC 由污染的水和食物引起感染，是发展中国家儿童急性腹泻和旅行者腹泻的常见致病菌。EHEC 可引起急性出血性肠炎，任何年龄段人群均可患病。EIEC 可侵犯肠黏膜上皮，引发痢疾样病变与临床症状。

（2）动物资料：家畜中，牛、羊、猪和鸡是 EHEC 菌株的主要来源。动物粪便作为大肠埃希菌 O157 的贮库，可能由养殖场感染动物并污染食品，威胁人类健康。

陈超等对实验小鼠进行细菌灌胃 24 小时后，实验组小鼠灌胃前白细胞较灌胃后的差异有统计学意义（$P<0.05$）；灌胃细菌 24 小时后外周血浆中 IL-2、IL-6、IL-10、IL-4、IL-17A 较对照组升高且差异有统计学意义（$P<0.05$），TNF、IFN-γ 细胞因子水平与对照组比较，差异无统计学意义（$P>0.05$）。EPEC 感染小鼠后 IL-2、IL-6、IL-10、IL-4、IL-17A 淋巴细胞因子水平改变，Th1/Th2/Th17 细胞参与此免疫反应，小鼠体内以 Th2 细胞介导的体液免疫为主，Th1 细胞介导的免疫反应在小鼠模型的炎性反应过程中占非主导地位。

李海花等对实验仔猪进行 ETEC K88 攻毒后，检测 6 小时和 24 小时血清 IL-8 含量和淋巴结 TLR2/4 的表达水平均极显著或显著高于对照组（$P<0.01$，$P<0.05$），且感染后 24 小时显著低于感染后 6 小时（$P<0.05$）；仔猪感染 ETEC K88 后 24 小时淋巴结中 MyD88、Tollip 和 Bcl-3 的表达水平均极显著高于对照组（$P<0.01$），但是感染后 6 小时与对照组相比无显著差异（$P>0.05$）。综上所述，ETEC K88 感染仔猪可能是通过 TLR2/4-MyD88 信号通路产生炎症因子 IL-8，促使仔猪出现炎症反应，且该炎症反应可能受 Tollip 和 Bcl-3 蛋白的调控而被减弱。

## （四）检测方法

《生活饮用水标准检验方法》（GB/T 5750—2023）提供了 3 种检测方法，分别为多管发酵法、滤膜法和酶底物法。

## （五）国内外饮用水标准情况

### 1. 我国饮用水卫生标准

《生活饮用水卫生标准》（GB 5749—1985）未规定大肠埃希菌的限值。

《生活饮用水卫生标准》（GB 5749—2006）规定每 100mL 水中不得检出大肠埃希菌。

《生活饮用水卫生标准》（GB 5749—2022）仍然沿用每 100mL 水中不应检出大肠埃希菌。

### 2. 世界卫生组织标准

1984 年第一版《饮用水水质准则》中未对大肠埃希菌进行规定。

1993 年第二版提出大肠埃希菌准则值为每 100mL 不得检出。

2004 年第三版中大肠埃希菌沿用了此规定。

2011 年第四版中大肠埃希菌沿用了此规定。

2017 年第四版第一次增补版，2022 年第四版第一、二次增补版《饮用水水质准则》沿用了第四版的规定。

### 3. 美国饮用水水质标准

美国饮用水水质标准中规定大肠菌群 MCLG 为 0，MCL 为若样品中粪大肠菌群或大肠埃希菌为阳性，则需要复测总大肠菌群，复测结果仍为阳性则不合格。若样品中总大肠菌群为阳性、粪大肠菌群为阴性或大肠埃希菌为阴性，则需要进行复测，复测样品的粪大肠菌群或大肠埃希菌为阳性，则不合格。

### 4. 欧盟饮用水水质标准

欧盟《饮用水水质指令》（2020/2184）规定大肠埃希菌的限值为 0/100mL。

### 5. 日本饮用水水质标准

日本《饮用水水质标准》（2020）规定大肠埃希菌不得检出。

## （六）指标分类及限值制定依据

大肠埃希菌一年四季均可在环境水体中检出，并通过农业灌溉等日常生活作业经土壤渗透进入污染水源水，在环境中的数量多于指示的病原体，是一类能较好地指示人类肠道病毒的病原微生物，并能较好地反映淡水水质情况，因此把大肠埃希菌归为常规指标类型。

参考世界卫生组织、美国、欧盟、日本等饮用水水质标准，继续保留大肠埃希菌的标准限值为每 100mL 饮用水中不应检出。

# 三、菌 落 总 数

## （一）基本信息

### 1. 基本情况

菌落总数，国际上又称为异养菌总数（HPC）。我国采用"菌落总数"指标来检测水中存活的微生物。尽管生活饮用水标准检验方法中规定了采用营养琼脂和 37℃培养 48 小时的方法来具体检测，但没有明确说明是否为细菌菌落数，而实际上应该包含该培养条件下的所有可培养微生物，包括细菌和真菌。

### 2. 生物学性状

菌落总数来源广泛，不仅包括生活在水中的土著微生物，也包括来自于土壤、空气等环境中的微生物，还包括来源于人和动物的微生物。水中菌落总数包括对消毒敏感的微生物如肠道细菌，对消毒有抵抗力的微生物如产芽孢的细菌，以及那些在处理过、无消毒剂残留的水中能快速增殖的微生物。

### 3. 生产使用情况及饮用水污染源

菌落总数包括水环境中天然存在的微生物（通常是无害微生物）以及许多污染源中的微生物，它们在未经处理的水源中大量存在。检测时，其实际结果依采样地点及采集样品不同而异。一些饮用水处理过程如混凝和沉淀可以降低水中的菌落总数，但在其他水处理工艺如生物活性炭和砂滤中，微生物可能会增殖。氯、臭氧和紫外线照射等消毒措施可以明显降低菌落总数。但实际工作中，消毒过程不可能完全杀灭水中的微生物；在适宜的条件下，如水中缺少消毒剂残留时，菌落总数就会快速增长。水中微生物可以在水中或与水接触的生物膜表面生长。生长或再生的主要决定因素是温度、营养、无消毒剂残留和水流停滞等。

## （二）环境暴露状况

除可能含有的特定病原微生物外，一般认为水中菌落对人群健康无害。

在环境介质中，微生物是环境的有机组成部分，在环境中无处不在，通常维持在较高的浓度水平，在水或土壤中可高达 $10^8CFU/mL$ 或 $10^8CFU/g$，在空气中通常为 $10^2 \sim 10^4CFU/m^3$。

在经过消毒处理的城市供水中菌落总数维持在较低的浓度。监测数据表明，中国城市饮用水中菌落总数超标率在 $0 \sim 4.45\%$，由于地区发展不平衡，农村饮用水中菌落总数超标率较高。

## （三）健康效应

### 1. 免疫学状况

人体内存在大量微生物，数量可高达人体细胞总数的 10 倍，大多数微生物对人体无害，部分微生物可参与人体代谢过程，如肠道微生物可协助消化食物，参与人体微生物的生产代谢等。革兰氏阴性菌细胞壁含有内毒素，可引起人的非特异性发热反应。

### 2. 健康效应

（1）人体资料：关于菌落总数与人群健康之间关系的研究报道较少。多数研究集中在 20 世纪 80～90 年代的欧美国家。在 20 世纪 80 年代的法国，一项针对天然矿泉水冲泡配方奶粉喂养婴儿的双盲实验研究了水中菌落总数对婴儿健康的影响。实验随机选择 30 对婴儿，一组采用瓶装天然矿泉水，另一组选择巴氏消毒的瓶装天然矿泉水，研究发现，喂养后 1～2 小时，均不能在咽部分离到矿泉水来源的细菌，后续的研究中，在婴儿粪便中也不能发现矿泉水中的细菌，且研究的两组在临床各项指标上均无区别。天然矿泉水中微生物可长期存在，在瓶装化过程中，因不进行任何消毒处理，微生物数量迅速上升，可高达 $10^4$～$10^5$CFU/mL，密封保存 2 年后，瓶装矿泉水中的细菌仍可高达 $10^3$CFU/mL。

同样，在 20 世纪 80 年代法国进行的一项前瞻性队列研究进行了饮用水中微生物与胃肠炎的关系研究。该研究在法国阿尔卑斯山区的 52 个村庄进行，为期 18 个月，研究人员包括医生、药剂师和小学教师。该地区群众使用的生活饮用水均为未经消毒处理的地表水。研究发现：未达到饮用水微生物标准的生活饮用水与胃肠炎症状相关，肠球菌和耐热大肠菌群（粪大肠菌群）各自均与疾病相关；而均未发现菌落总数和总大肠菌群与疾病的相关性。

20 世纪 90 年代美国的一项实验性流行病学调查同样也未发现水中菌落总数对健康的影响。该项研究在美国康涅狄格州的海军家庭中进行，样本量超过 600 人年。实验随机分为两组：一组家庭使用含活性炭的水质过滤器，另一组家庭使用空心过滤器。饮用水经过活性炭过滤后，水中微生物往往会增殖，菌落总数均值可达 1000CFU/mL 以上，而使用空心过滤器的水中菌落总数均值仅为 92CFU/mL，该研究未发现菌落总数与胃肠道症状之间的关联性。

（2）动物资料：饮用水中天然存在的微生物分离培养后进行的动物加标实验表明，即使是部分致病菌也不能引起动物发病。用饮用水中分离的高浓度铜绿假单胞菌喂养动物，发现动物粪便中该细菌的浓度迅速下降，且细菌多有损伤，说明该细菌在消化道中不能繁殖，且消化道对该细菌有很强的杀灭效果。研究表明，假单胞菌属和不动杆菌属也具有类似的实验结果。

用不同来源的水喂养 1 日龄雏鸡，28 天和 42 天后分别检测体重、血清总蛋白、白球比、新城疫疫苗抗体滴度等指标，发现反渗透的自来水组雏鸡的各指标优于其他三组，该组的总大肠菌群和耐热大肠菌群均为 0。但从菌落总数来看，其他三组均为同一水平，也提示水中的总大肠菌群和耐热大肠菌群可能会影响雏鸡的生长，而较高的菌落总数（＞$1×10^5$CFU/mL）并不能显示出影响雏鸡生长的趋势。同时，该研究也显示出自来水中菌落总数与总大肠菌群之间的比值约为 $10^5$：1，不同来源的水中微生物指标水平见表 2-1。

表 2-1 不同来源的水中微生物指标水平

| | 自来水 | 反渗透的自来水 | 屋顶罐装的自来水 | 地下水 |
| --- | --- | --- | --- | --- |
| 菌落总数（CFU/mL） | $1.7×10^5$ | $1.08×10^4$ | $2.1×10^5$ | $1.34×10^5$ |
| 总大肠菌群（CFU/mL） | 2.8 | 0 | 251.4 | 500 |
| 耐热大肠菌群（CFU/mL） | 2 | 0 | 232.4 | 150.2 |

（四）检测方法

《生活饮用水标准检验方法》（GB/T 5750—2023）提供了 2 种检测方法，分别为平皿计数法和酶底物法。

（五）国内外饮用水标准情况

**1. 我国饮用水卫生标准**

《生活饮用水卫生标准》（GB 5749—1985）规定菌落总数的限值为 100 个/毫升。

《生活饮用水卫生标准》（GB 5749—2006）规定菌落总数的限值为 100CFU/mL。

《生活饮用水卫生标准》（GB 5749—2022）仍然沿用 100CFU/mL（或 100MPN/mL）作为菌落总数的限值，小型集中式供水和分散式供水因水源与净水技术受限时，限值按 500CFU/mL（或 500MPN/mL）。

**2. 世界卫生组织标准**

1984 年第一版《饮用水水质准则》没有对菌落总数的规定。

1993 年第二版没有对菌落总数的规定。

2004 年第三版提出对菌落总数的测定可用于评估配水系统的清洁度和完整性，以及是否存在生物膜，但未对其准则值做出规定。

2011 年第四版中菌落总数沿用了此规定。

2017 年第四版第一次增补版，2022 年第四版第一、二次增补版《饮用水水质准则》沿用了第四版的规定。

**3. 美国饮用水水质标准**

美国饮用水水质标准中规定水处理技术（treatment technique，TT）应达到异养菌平板计数（heterotrophic plate count，HPC）为 500CFU/mL。

**4. 欧盟饮用水水质标准**

欧盟《饮用水水质指令》（2020/2184）中没有对菌落总数指标作出限值要求，仅要求在常规监测中 22℃培养没有异常变化。

**5. 日本饮用水水质标准**

日本《饮用水水质标准》（2020）中规定菌落总数的限值为 100CFU/mL。

（六）指标分类及限值制定依据

菌落总数指标为指示水质微生物质量的最直观指标，水中菌落总数过高，往往提示在水处理系统或输配水系统中有微生物再生长，导致水中生物膜的形成，从而可能引起水产生颜色或气味，影响使用人群的主观感受，因此把菌落总数归为常规指标类型。

参考日本饮用水水质标准，继续保留菌落总数的限值为 100CFU/mL，与 GB 5749—2006 相比，增加了采用多管/孔发酵法对应的限值单位 MPN/mL。

# 四、肠球菌

## （一）基本信息

### 1. 基本情况

肠球菌属于革兰氏阳性菌，最初归为链球菌属。20 世纪 80 年代，基于其遗传学特征，又将肠球菌从链球菌属中分离出来，目前有 41 个种，根据利用糖类的特征可将肠球菌分为 3 组，分别是鸟肠球菌、粪肠球菌和坚韧肠球菌。肠球菌对氯化钠和碱性条件具有耐受性，广泛存在于水、土壤等环境中，是人和动物肠道内的正常菌群之一，兼性厌氧，以单细胞、成对或以短链形式出现。肠球菌对粪便污染具有相对特异性，故可与其他粪链球菌相区别。但是从水中分离出的一些肠球菌偶尔也可从其他没有被粪便污染的介质如土壤中分离到。

肠球菌群可用作粪便污染的指示菌。多数菌种不能在水中繁殖。人粪便中的肠球菌数量比大肠菌群低一个数量级。该菌群在水中存活的时间比大肠埃希菌长，对干燥和氯的抵抗力更强。肠球菌已被用于检测原水中存活时间比大肠埃希菌长的粪源致病菌，以及饮用水中对大肠埃希菌的增强检测，也可被用于输配水系统维修后或新管线铺设后的水质检测。

### 2. 生物学性状

肠球菌为革兰氏阳性球菌，需氧及兼性厌氧，无芽孢，无鞭毛，不产生细胞色素，过氧化氢酶阴性，能够在 6.5%氯化钠、pH 9.6 和 10～45℃条件下生长，对营养要求较高，在含血清的平板上培养，可形成灰白色、不透明、直径 0.5～1mm、表面光滑的圆形菌落，有氧条件下在脑-心浸液（BHI）培养基上，肠球菌培养的最高温度、最适温度和最低温度分别是 47.8℃、42.7℃和 6.5℃。鸟肠球菌和粪肠球菌在 60℃条件下也可存活。

### 3. 饮用水污染源

肠球菌主要存在于温血动物肠道内，鸟肠球菌在人的粪便中含量为 $10^4$～$10^5$CFU/g，粪肠球菌在人的粪便中含量为 $10^5$～$10^7$CFU/g。大多数家禽对肠球菌均易感，其中鸡最敏感，不同日龄的鸡均能感染肠球菌，鸭感染肠球菌后的潜伏期从一天至几周时间不等。人和动物粪便如果未进行无害化管理，其中的肠球菌就会随雨水、灌溉或直接排放等方式进入地表水或渗入地下水中，从而导致生活饮用水中肠球菌污染，生活饮用水中的肠球菌污染主要来自人和动物粪便污染。

## （二）环境暴露状况

环境水体不是肠球菌的自然生境，水中的肠球菌通常来自粪便污染，在不同的地表水中肠球菌的浓度水平变化范围较大。傅爽在武汉地表水中检出肠球菌，肠球菌检测结果范围为 $0 \sim 10^2 CFU/mL$。谌志强等在珠江水域地表水中检出肠球菌浓度水平为 $10^2 \sim 10^3 CFU/L$。昝帅军等在辽河口海域水体中检出肠球菌浓度水平为 $1 \sim 10 CFU/L$。Medem 等在污水处理厂的污水中检出肠球菌浓度水平为 $10 \sim 10^3 CFU/mL$，Ferguson 等在美国加利福尼亚州河流的底泥中检出高浓度水平的肠球菌。Xue 等使用传统培养方法在美国路易斯安那州庞恰特雷恩湖 95.8%的地表水水样中检出肠球菌，肠球菌浓度水平处于 $1 \sim 2419.6 MPN/100mL$。满江红等对黄河水系地表水中肠球菌进行检测，结果表明肠球菌在不同的河段内浓度水平变化较大，丰水期其浓度水平处于 $0 \sim 8.65 \times 10^4 CFU/L$，枯水期其浓度水平处于 $5 \times 10^2 \sim 6.85 \times 10^4 CFU/L$。雨水收集经常作为水资源缺乏地区水源补充的重要方式，Waso 等对澳大利亚昆士兰和南非克雷曼德地区雨水水箱中的肠球菌进行检测发现，两个地区分别在 62.7%和 35%的雨水水样中检出肠球菌。

肠球菌为人和动物肠道内的正常菌群，当机体免疫力下降、细菌发生易位后可引起感染，目前关于肠球菌饮用水途径人群暴露状况的研究较少。研究较多的是娱乐用水中肠球菌暴露导致的人群健康风险，流行病学研究表明肠球菌与在淡水中游泳引发的胃肠疾病具有相关性。Goh 等对滨海蓄水池非游泳等娱乐活动过程中的微生物风险进行分析发现，由肠球菌导致的肠道疾病的风险高于美国环保部指导值。Tseng 等对美国加利福尼亚 3 个沿海区域冲浪过程中的微生物风险进行的定量评估显示，由肠球菌导致的肠道疾病风险最高可达每千人中出现 300 个病例。Napier 等对在海滩暴露于娱乐用水的人群进行队列研究，发现当肠球菌浓度以对数形式增加 1 时，肠道疾病和腹泻的患病风险会增加 1.4%。

## （三）免疫学状况及健康效应

### 1. 免疫学状况

肠球菌能通过机体上皮细胞易位，接着感染淋巴结，然后再扩散至机体的其他细胞和组织。影响肠球菌毒力的主要因素有肠球菌能否在细胞外基质蛋白上黏附和肠球菌能否在尿道上皮细胞、人胚胎肾细胞、口腔上皮细胞黏附。肠球菌内部有众多毒力因子，这些毒力因子与肠球菌的致病性有密切关系。2002 年，美国的一些科学家发现了肠球菌的毒力岛，毒力岛中部分基因产生的蛋白质能够帮助肠球菌黏附在细胞表面，研究还发现部分基因控制肠球菌产生毒素，这些毒素可以侵入到细胞内部，对细胞产生伤害。研究发现，肠球菌只有在宿主细胞内才能生长并产生溶细胞素，肠球菌利用其表面的黏附素在尿路上皮细胞、肠道上皮细胞和心脏细胞上生长，从而引起人类尿路、心内膜炎感染等症状。

肠球菌的致病机制比较复杂，众多毒力因子参与其致病过程，研究较多的有胶原蛋白黏附素、聚合物质、溶血素激活因子、心内膜炎抗原、明胶酶、荚膜多糖、透明质酸酶、表面蛋白、丝氨酸蛋白酶、生物膜、胞外超氧化物及性信息素等。

**2. 健康效应**

（1）人体资料：在食品安全领域，肠球菌最初被认为是无害的，是一种对人体健康有益的益生菌。2002 年世界卫生组织提出不建议将肠球菌作为益生菌使用，2007 年欧洲食品安全局（EFSA）也认为肠球菌不属于合格认定安全的菌种，2011 年美国食品药品监督管理局（FDA）也提出不建议将肠球菌作为益生菌使用。目前研究表明，肠球菌是一种常见的医院病原体，人们感染肠球菌是因为其定植在黏膜部位。肠球菌中引起感染的主要是粪肠球菌和屎肠球菌，临床资料显示，肠球菌感染以粪肠球菌为主，约占 85%，屎肠球菌感染约占 10%。肠球菌是一种机会致病菌，当机体抵抗力下降时，能引起人和动物感染，感染病型包括心内膜炎、败血症、尿路感染、脑膜炎等，其中以尿路感染为主。薛秀云对糖尿病合并尿路感染患者的尿液样本进行分析发现，尿细菌中检出最多的革兰氏阳性球菌为肠球菌。智霞萍对医院内尿路感染的病原菌分析发现从尿路感染患者尿液中分离的革兰氏阳性球菌中前两位为粪肠球菌和屎肠球菌。

（2）动物资料：临床上关于动物致病性的报道不是很多，肠球菌感染的对象主要有鼠、猫、鸟类、家畜、犬等，可引起动物致病的肠球菌类型主要有铅黄肠球菌、坚韧肠球菌、鸟肠球菌、小肠肠球菌、粪肠球菌和绒毛肠球菌等。研究报道表明，鹌鹑感染肠球菌可引起败血症，鸵鸟感染肠球菌可引起胸部和肺部化脓，公猪感染肠球菌可引起睾丸炎症，羊感染肠球菌可引起脑炎。李延山等采集了东北地区 26 个养殖场的猪肛门或鸡泄殖腔棉拭子共 780 份，分离、鉴定得到 289 株粪肠球菌。路振香等对病死蛋鸡进行病原菌分离发现，在所有送检的病死蛋鸡中均分离出粪肠球菌。韩文儒等在出现腹泻症状的奶牛体内分离到肠球菌厌氧株，并确定分离到的菌株为导致奶牛腹泻的病因。

（四）检测方法

《生活饮用水标准检验方法》（GB/T 5750—2023）提供了 2 种检测方法，分

别为多管发酵法和滤膜法。

## （五）国内外饮用水标准情况

### 1. 我国饮用水卫生标准

《生活饮用水卫生标准》（GB 5749—1985）未规定肠球菌的限值。

《生活饮用水卫生标准》（GB 5749—2006）附录 A 中规定肠球菌的限值为 0CFU/100mL。

《生活饮用水卫生标准》（GB 5749—2022）附录 A 中规定肠球菌的限值为每 100mL 水中不应检出（CFU/100mL 或 MPN/100mL）。

### 2. 世界卫生组织标准

1984 年第一版《饮用水水质准则》未规定肠球菌的准则值。

1993 年第二版未规定肠球菌的准则值。

2004 年第三版提出肠球菌为潜在水传播病原体，多数菌种不能在水中繁殖，可作为粪便污染的检测指标。人粪便中的肠球菌数量比大肠菌群低一个数量级。该菌群的主要优点是在水中存活的时间比大肠埃希菌（或耐热大肠埃希菌）长，对干燥和氯的抵抗力更强。作为比大肠埃希菌存活时间更长的粪源致病菌，肠球菌已被用于检测原水，并在饮用水中作为大肠埃希菌的补充检测指标。另外，肠球菌还用于输配水系统维修后或新输配水管线铺设后水质的检测指标，但未对其限值做出规定。

2011 年第四版，2017 年第四版第一次增补版，2022 年第四版第一、二次增补版均用了此规定。

### 3. 美国饮用水水质标准

美国饮用水水质标准未规定饮用水中肠球菌的标准限值。

### 4. 欧盟饮用水水质标准

欧盟《饮用水水质指令》（2020/2184）规定肠球菌的限值为 0 个/100mL。

### 5. 日本饮用水水质标准

日本《饮用水水质标准》（2020）未规定肠球菌的限值。

## （六）指标分类及限值制定依据

肠球菌主要存在于温血动物肠道内，可表明水体受温血动物粪便污染的程度，肠球菌在极端环境下也可生存，常用作淡水和海水水体受粪便污染的指示菌。目前肠球菌与菌落总数、总大肠菌群、耐热大肠菌群、大肠埃希菌等指标间的相关性研究结论不一，同时，肠球菌与肠道致病菌之间的相关性仍需较多研究结果支持，因此把肠球菌归为参考指标类型。

有动物实验研究结果表明当具有溶血素表型的肠球菌接种量为 108CFU/mL 时，所有的观察动物均出现心内膜炎。同时，肠球菌致病机制复杂，耐药现象普遍，是医院感染中常见的病原体，肠球菌对人体健康存在健康危害，将其标准限值设为每 100mL 水中不应检出（CFU/100mL 或 MPN/100mL）。

# 五、产气荚膜梭状芽孢杆菌

## （一）基本信息

### 1. 基本情况

产气荚膜梭状芽孢杆菌（*Clostridium perfringens*），简称产气荚膜梭菌，属于梭状芽孢杆菌属，革兰氏阳性、杆状、厌氧、能形成芽孢的致病细菌。产气荚膜梭菌在自然界中普遍存在，并且在腐败蔬菜、海底沉积物、人类和其他脊椎动物肠道、昆虫和土壤中为正常组分。

产气荚膜梭菌是美国食物中毒最常见的原因之一，与诺如病毒、沙门菌、弯曲杆菌和金黄色葡萄球菌并列，但有些时候该菌的摄入并不会造成危害。

由产气荚膜梭菌引发的感染表现出组织坏死、菌血症、气肿性胆囊炎和气性坏疽，也称为梭菌性肌坏死。涉及气性坏疽的毒素被称为 α 毒素，它通过插入细胞的质膜中，在膜上产生间隙，破坏正常的细胞功能。产气荚膜梭菌可以参与多种微生物厌氧感染。该菌为胃肠道和皮肤的正常菌群，培养阳性结果的临床意义必须结合临床症状才能确定。此外，产气荚膜梭菌能引起羔羊痢疾和羔羊、牛犊、仔猪、家兔、雏鸡等动物的坏死性肠炎。

### 2. 生物学性状

产气荚膜梭菌的大小为（0.9～1.3）μm×（3.0～9.0）μm，无鞭毛，有荚膜。芽孢呈椭圆形，位于次极端。菌落直径 2～5mm，血琼脂平板上有溶血圈。糖发酵能力强，产酸产气。本菌的特征之一是在牛乳培养基中呈暴烈发酵现象。所有型菌株均能发酵葡萄糖、麦芽糖、乳糖和蔗糖，产酸产气，不发酵甘露醇或水杨苷；液化明胶，产生硫化氢（$H_2S$），不能消化已凝固的蛋白质和血清，吲哚阴性。主要代谢产物为乙酸和丁酸，有时也形成丁醇。

产气荚膜梭菌可产生至少 17 种毒素，且多数具有致死性。根据产气荚膜梭菌所产生的 4 种主要外毒素（α、β、ε、τ）的基因型不同，可将其分为 A 型、B 型、C 型、D 型和 E 型。

A 型产气荚膜梭菌可产生 α 毒素，在动物的坏死性肠炎、肠毒血症、人畜创伤性气性坏疽等疾病中起关键致病作用。此外，A 型产气荚膜梭菌还可引起人食物中毒，与该菌有关的食物中毒病例在美国等西方国家位于细菌性食物中毒的第3 位，占总病例的 10%。根据英国公共健康实验室 2001 年的报道，在 1992～1999年的 1426 例食物中毒病例中，因产气荚膜梭菌污染牛肉和猪肉引起的分别占 34%和 32%，而报道的最常引起食物中毒的是 A 型产气荚膜梭菌，占 43%。A 型菌的主要致病毒素是 α 毒素，它具有细胞毒性、溶血活性、致死性、皮肤坏死性、加速血小板聚集和增加血管渗透性等特性。

B 型产气荚膜梭菌可产生 α、β、ε 3 种毒素，可导致新生犊牛和小马的出血性肠炎，绵羊、山羊及马属动物的肠毒血症，羔羊的慢性肠炎，以及羔羊痢疾等病症。人类由 β 毒素引起的坏死性肠炎，一般认为是食物中的胰蛋白酶阻止了肠道中该毒素的分解，从而导致该病的发生。此外，β 毒素还可能是一种神经毒素。B 型菌的 ε 毒素分泌量少，它可促使动物的主动脉和其他动脉收缩而导致血压升高。ε 毒素还具有与血脑屏障内血管上皮受体结合的能力，从而引起血管通透性增高，最终导致致死性水肿，但 ε 毒素不耐热。

C 型产气荚膜梭菌可产生 α、β 毒素，主要引起人和动物的坏死性肠炎、绵羊的肠毒血症及猝狙等。β 毒素是强有力的坏死因子，可产生溶血性坏死，其毒性作用表现在小肠绒毛上，可引起坏死性肠炎。β 毒素对热敏感。β 毒素还能被小肠内高浓度的胰蛋白酶降解。有研究者从患坏死性肠炎的仔猪中分离的 C 型产气荚膜梭菌培养物中纯化到一种新毒素 $\beta_2$，将原先的 β 毒素称为 $\beta_1$，$\beta_2$ 毒素的核苷酸序列与 $\beta_1$ 毒素及其他已知的产气荚膜梭菌毒素的序列没有明显的同源性，但与 $\beta_1$毒素具有同样的生物学活性，都可导致肠壁出血和坏死。目前关于 $\beta_2$ 毒素的报道也在不断增加。

D 型产气荚膜梭菌能产生 α、ε 毒素，可引起羔羊、绵羊、山羊、牛及灰鼠的肠毒血症，其中绵羊的肠毒血症也称为软肾病，各种年龄的绵羊都可发生。ε 毒素是 D 型菌的主要致病因子之一，ε 毒素可导致血压及血管通透性增高，还可以使组织器官发生充血和水肿；ε 毒素可以提高脑血管通透性从而通过血脑屏障，所以中毒后发生肠毒血症的动物会有一些神经症状，如角弓反张、惊厥、濒死期挣扎等。

E 型产气荚膜梭菌能产生 α、τ 毒素，可导致兔肠炎、犊牛和羔羊肠毒血症等。E 型菌的 τ 毒素虽具有致死性和坏死性，但毒性较弱，相关报道不多。

### 3. 饮用水污染源

产气荚膜梭菌是人畜肠道正常菌群，可随人畜粪便进入地表水及土壤，从而导致生活饮用水中肠球菌污染，另外，几乎所有污水中都存在肠球菌，该菌完全来源于粪便。

### （二）环境暴露状况

产气荚膜梭菌广泛存在于粪便、污水中，且其数量与污染程度有一定的关系。产气荚膜梭菌几乎存在于所有污水中，其平均数量为 $10^2 \sim 10^7 CFU/100mL$。产气荚膜梭菌在热带地区的土壤与河流中的浓度较低，但有粪便污染时其浓度会显著提高。当产气荚膜梭菌的浓度高于 100CFU/100mL 时污染源为污水，在 10～100CFU/100mL 时为非点源污染，小于 10CFU/100mL 时为未污染状态。尽管产气荚膜梭菌广泛存在于污水和部分水源中，但对人群健康的影响主要通过食物途径，未见经饮用水途径暴露导致疾病发生的报道。

产气荚膜梭菌孢子与贾第鞭毛虫、隐孢子虫等的孢子在水体中存活时间相当，其数量与寄生虫污染程度有一定相关性。联合使用大肠埃希菌和产气荚膜梭菌的孢子可同时监测溪水和湖泊等较小水体环境中新近、过去可能发生的粪便污染。但是，也有研究认为产气荚膜梭菌的指示效果不如粪大肠菌群，这可能是由于小型直接污染情况下，粪便与污水中大肠埃希菌浓度高出产气荚膜梭菌近 2 个数量级。

### （三）免疫学状况及健康效应

#### 1. 免疫学状况

产气荚膜梭菌 α 毒素具有溶血活性，其溶血活性具有冷热溶血的特性，当环境温度为 37℃时不能够使红细胞裂解，只有在 4℃时才会使红细胞发生裂解。α 毒素具有抑制白细胞迁移的作用，有无明显的白细胞和有无炎症细胞的聚集是产气荚膜梭菌气性坏疽和恶性水肿的主要区别。

α 毒素是 A 型产气荚膜梭菌最主要的毒力因子，它具有细胞毒性、溶血活性、致死性、皮肤坏死性、加速血小板聚集和增加血管渗透性等特性。α 毒素是一种依赖于锌离子的多功能性金属酶，具有磷脂酶 C 和鞘磷脂酶 2 种酶活性，能同时水解磷脂酰胆碱和鞘磷脂。α 毒素依靠这 2 种酶活性可水解组成细胞膜的主要成分膜磷脂，从而破坏细胞膜结构的完整性，导致细胞裂解。当把 α 毒素加热至 60～70℃时，可以使毒素的溶血活性丧失，100℃时其部分活性又可恢复。α 毒素的活性不仅能被乙二胺四乙酸（EDTA）和邻二氮杂菲抑制，还能被乙醚偶联的磷脂酰胆碱抑制。此外，α 毒素对胰酶敏感，2.5%的胰酶 37℃条件下作用 1 小时就可使其完全失活。

β 毒素基因 *cpb* 所编码的蛋白含有 336 个氨基酸，其中 N 端的 27 个氨基酸显示出信号肽序列的典型特征，可以指导所编码蛋白穿过细胞膜分泌到细胞外，在外分泌的过程中该信号肽序列被切除，成为含有 309 个氨基酸的蛋白分子。纯化的 β 毒素具有热不稳定性，50℃加热 1 小时或者 100℃加热 10 分钟后，90%的毒性会消失，同时对胰蛋白酶和胃蛋白酶也很敏感，低 pH 不会影响 β 毒素的活性。β 毒素在结构上与一些细胞裂解性毒素相似，但是它并不能使细胞发生裂解，目前其细胞毒性作用机制尚不完全清楚。

ε 毒素在产气荚膜梭菌对数生长期产生，毒素前体是一个带有信号肽的分泌蛋白，没有活性，用蛋白酶去除两端的氨基酸残基，可以使其活化。ε 毒素结构中的 D1 结构类似于气单胞菌溶素的 D2 结构域，作用于糖基磷脂酰肌醇锚蛋白，与毒素结合受体功能有关。虽然结构相似，但是 ε 毒素的致死性要比气单胞菌溶素和产气荚膜梭状芽孢杆菌产生的 α 毒素强 100 倍，这可能与 ε 毒素 D2 结构域的成孔功能有关。产气荚膜梭菌 ε 毒素由 B、D 型产气荚膜梭菌产生并分泌至宿主动物体内，在临床上主要症状为肠毒血症。ETX 属于以七聚体形式存在的 β-样成孔毒素，它能够形成由 14 个 β 折叠片组成的"β-桶状"结构，这个"β-桶状"结构可以插入真核细胞的质膜形成穿孔。在细胞水平，ETX 能够迅速使细胞膜肿胀、多种细胞器破坏，最终导致靶细胞的坏死。在哺乳动物体内，ETX 能够使哺乳动物血管产生水肿，从而穿透血脑屏障而聚积在动物肾和脑中，导致机体随着谷氨酸盐的释放而产生过度兴奋，这一系列反应的发生可以引起机体出现脑水肿和肾衰竭，最终导致动物的死亡。

τ 毒素是一种二元毒素，每条链（Ⅰa 或 Ⅰb）都不能单独发挥毒性作用。然而，将这两部分等物质的量结合时，豚鼠的皮肤坏死程度会增加 64 倍。这就证明了两个蛋白组分同时具有生物活性的情况下产气荚膜梭菌 τ 毒素才能发挥其毒力效应。τ 毒素发挥毒性作用的机制为：①Ⅰb 与细胞表面受体结合，然后形成七聚体，七聚体聚集在脂筏结构中。②Ⅰa 与绑定在细胞表面的 Ⅰb 的七聚体发生对接。③受体-全毒素复合体通过受体介导的内吞作用进入早期内涵体，成为酸化的液泡型 ATP 酶。④Ⅰb 一部分通过内涵体循环机制重新返回质膜，一部分被运到晚期内涵体和溶酶体中降解。⑤Ⅰa 快速解聚肌动蛋白丝。肌动蛋白中断能够改变细胞许多重要的过程，包括囊泡运输、吞噬作用、迁移、上皮细胞与胞外基质的结合、信号转导等。这些作用的积累使得细胞凋亡，从而诱发肠毒血症。

### 2. 健康效应

（1）人体资料：产气荚膜梭菌广泛存在于自然界的土壤、水源、人及动物肠道中，是一种重要的人兽共患病原菌，主要引起食物中毒、抗生素相关性腹泻及动物肠道坏疽，尤其易引起人及动物的创伤性坏疽。人体感染产气荚膜梭菌后引发的感染表现为组织坏死、菌血症、气肿性胆囊炎和气性坏疽。

（2）动物资料：动物感染产气荚膜梭菌，发病急，死亡快。患此病前，动物常会因为被饲喂感染产气荚膜梭菌的饲料、食物、饮用水等，使得产气芽孢梭菌在动物胃肠道内定居、生长、繁殖。当胃肠道内环境发生变化或外界条件突然改变时，如动物受到冷热应激、惊吓、劳役过度、长途运输拥挤、饲料更换过频等不良因素影响，致死动物肠胃内环境变化，微生物菌群失调，使得该病菌迅速大量繁殖并快速产生大量毒素，从而导致动物的胃肠道管壁通透性增加，机体免疫力下降，毒素进入血液，随血液循环到达全身各处，引发毒血症，严重者可致死。

以抗产气荚膜梭菌 α 毒素单克隆抗体为基础，利用免疫组化技术对 30 只病兔的 16 种器官中 α 毒素的分布进行检测，在自然感染产气荚膜梭菌病兔的心脏、脾脏、肺脏、盲肠、结肠、膀胱、阑尾（蚓突）、延脑等器官（组织）中检测到了 α 毒素的分布，其中胃、肝脏、肾脏等组织中的 α 毒素信号较强。

用 ε 毒素注射小鼠后，小鼠表现为癫痫、过度兴奋或抑郁并伴有轻微的肠臌胀，剖检可发现脑水肿，组织学上出现多病灶性的急性肾小管坏死及肺水肿。ε 毒素是致死性毒素。给小鼠静脉注射纳克级的 ε 毒素，在 30 分钟内即可引起小鼠死亡，并且其毒力仅次于肉毒素和破伤风毒素。将 ε 毒素用生理盐水稀释后注入小鼠的胃和结扎的肠段中，比较后发现，除胃部以外小肠和大肠都能吸收该毒素，并且发现从结肠吸收毒素后的致死率高于从小肠吸收后的致死率，可见 ε 毒素能在小鼠的任意肠段被吸收。动物实验发现，ε 毒素发挥作用时首先可以使大脑、肾脏和小肠中的血管通透性增高，多种组织器官发生充血和水肿，死于肠毒血症的羔羊也可发生肾脏坏死。这种毒素可以通过血脑屏障在大脑中蓄积，从而提高了脑血管通透性并导致外周血管水肿，所以中毒后发生肠毒血症的动物末期会有一些神经症状，如角弓反张、惊厥、濒死期挣扎等。

采用灌胃和皮下注射接种方式，A 型产气荚膜梭菌对小鼠的半数致死量分别为 $4.35 \times 10^9$CFU 和 $8.0 \times 10^6$CFU。感染小鼠腹部明显膨大，剖检内脏器官均出现明显病变，组织化学染色显示内脏器官大多出现淋巴细胞浸润及不同组织学变化。皮下注射方式在接种细菌数量、试验平行性、小鼠死亡率上均优于灌胃接种方式。A 型产气荚膜梭菌经小鼠腹腔第一次传代后毒力显著减弱，随后传代中毒力基本不变，与传统的细菌经动物腹腔培养后毒力增强的观点不一致。

一般而言，绵羊感染 D 型产气荚膜梭菌后会发生突然死亡，有时并不表现出神经症状和胃肠炎并发症，而山羊感染后会产生严重的小肠结肠炎或慢性消耗性症状，往往预后不良。

（四）检测方法

《生活饮用水标准检验方法》（GB/T 5750—2023）提供了 1 种检测方法，即滤膜法。

## （五）国内外饮用水标准情况

### 1. 我国饮用水卫生标准

《生活饮用水卫生标准》（GB 5749—1985）未规定产气荚膜梭菌的限值。

《生活饮用水卫生标准》（GB 5749—2006）附录 A 中规定产气荚膜梭菌的限值为 0CFU/100mL。

《生活饮用水卫生标准》（GB 5749—2022）附录 A 中规定产气荚膜梭菌的限值为每 100mL 水中不应检出（CFU/100mL）。

### 2. 世界卫生组织标准

1984 年第一版《饮用水水质准则》未规定产气荚膜梭菌的准则值。

1993 年第二版未规定产气荚膜梭菌的准则值。

2004 年第三版提出饮用水中出现产气荚膜梭菌可以作为间歇性粪便污染的指标，应该调查潜在的污染源。用于去除肠道病毒或原虫的过滤处理工艺也应该能够去除产气荚膜梭菌。调查滤过设备性能时，可对处理后的水立即进行产气荚膜梭菌检测。

产气荚膜梭菌在大多数水环境中不会繁殖，是一个高度特异性的粪便污染指标。鉴于其孢子对消毒过程和其他不利环境条件的特殊抵抗力，提出产气荚膜梭菌可作为检测处理过的饮用水供水系统中肠道病毒和原虫的指标，此外，还可以作为以前发生粪便污染的指标，预示水源存在被间歇性污染的可能。由于产气荚膜梭菌芽孢的生存时间过长，远远超过了包括病毒和原虫在内的肠道致病微生物的生存时间，因此不推荐将该菌作为常规监测的指标。其孢子比原生动物（卵）囊小，可用作过滤效果评价的指标，但未对其准则值做出规定。

2011 年第四版，2017 年第四版第一次增补版，2022 年第四版第一、二次增补版均沿用了此规定。

### 3. 美国饮用水水质标准

美国饮用水水质标准未规定饮用水中产气荚膜梭菌的标准限值。

### 4. 欧盟饮用水水质标准

欧盟《饮用水水质指令》（2020/2184）规定产气荚膜梭菌可作为指示性指标，限值为 0 个/100mL。

### 5. 日本饮用水水质标准

日本《饮用水水质标准》（2020）未规定产气荚膜梭菌的限值。

（六）指标分类及限值制定依据

产气荚膜梭菌是人类肠道正常菌群，对人类的致病途径主要是通过摄入腐败食物或通过伤口感染，未见饮用水导致的人群健康报道。在距污染源排放点较远的水体沉积物中仍可检测到高浓度的产气荚膜梭菌，认为产气荚膜梭菌更适于指示过去发生的粪便污染。由于产气荚膜梭菌芽孢的生存时间过长，远远超过了包括病毒和原虫在内的肠道致病微生物的生存时间，因此把产气荚膜梭菌归为参考指标类型。其标准限值为每 100mL 水中不应检出。

# 第二节　原生动物病原体

## 一、贾第鞭毛虫

（一）基本信息

### 1. 基本情况

贾第鞭毛虫（*Giardia*）是一种可存在于水中或其他介质中的原虫类寄生虫，为单一细胞原生动物，大小为 10～15μm，含 4 对鞭毛和双核。代表性的种有 6 个，根据宿主不同分为：*G. agilis*（两栖类）；*G. muris*（啮齿类）；*G. lamblial*（人及多种哺乳动物）；*G. ardeae*（苍鹭）；*G. paittaci*（鹦鹉）和 *G. microti*（野鼠和麝鼠）。

### 2. 生物学性状

贾第鞭毛虫寄生于人体小肠、胆囊，主要在十二指肠，可引起腹痛、腹泻和消化吸收不良等症状，致贾第虫病，是人体肠道感染的常见寄生虫之一。该虫生活史中有滋养体和孢囊两个不同的发育阶段。孢囊为椭圆形，可随被污染的食物和饮用水进入人体，在十二指肠内脱囊形成 2 个滋养体。滋养体主要寄生于人的十二指肠内，有时也可寄生在胆囊内，借吸盘状陷窝吸附于肠壁。如果滋养体落入肠腔并随食物到达结肠腔或回肠下段，就形成孢囊，并随粪便排出，一般在硬度正常的粪便中只能找到孢囊，滋养体则可在腹泻者粪便中发现。

### 3. 饮用水污染源

水源性传播是人感染贾第鞭毛虫的重要途径，人体可以通过直接接触被污染的水（潜水、游泳、洗澡等）或食用被污染的食物而感染贾第鞭毛虫。

（二）环境暴露状况

我国多个地区已发现牛、鼠、犬、猪、兔、鸡、鸭、鹅等动物感染贾第鞭毛虫，如果对阳性粪便管理不当，粪便流入水源地，则会对水体造成污染，形成很大的健康隐患。2007～2015 年的几项调查研究显示，在对成都市水厂水源水、过程水和城市管网水中贾第鞭毛虫污染状况进行调查时发现，自然环境中特别是地表水中贾第鞭毛虫的污染普遍存在，虽经自来水厂处理但仍有少量存在于末梢水中。对江苏省部分地区水源及饮用水贾第鞭毛虫污染现状调查结果显示，222 份样本中有 6 份阳性样本，贾第鞭毛虫的检出率为 2.7%，总体的检出率较低。对上海市饮用水、水源水和环境水中贾第鞭毛虫污染状况进行调查时发现，饮用水中未检出贾第鞭毛虫，但在水源水和环境水中检出。我国南方 3 省农村集中式供水 30 个水厂的出厂水中贾第鞭毛虫检出率为 36.67%，而常州市、天津市、沈阳市及银川市的出厂水及末梢水调查时未发现贾第鞭毛虫。在 2014 年对哈尔滨、合肥、北京进行的调查中，60 件水源水中，贾第鞭毛虫的超标率为 10.0%；60 件末梢水中，贾第鞭毛虫均达标；枯、丰水期水源水贾第鞭毛虫的超标率均高于末梢水。

贾第鞭毛虫病患者遍布全球，且新发病例不断增加。近几十年来，水源性贾第鞭毛虫病相继在北美、英格兰、苏格兰和澳大利亚等国家和地区暴发流行。欧洲疾病预防控制中心 2012 年的监测数据显示，每 10 万人中有 5.43 个贾第鞭毛虫病例。

2013 年对广州市某哨点医院门诊腹泻儿童贾第鞭毛虫感染现状进行分析时发现，348 份粪便标本中蓝氏贾第鞭毛虫的检出率为 4.60%，且检出高峰在 7～10 月，以 3 岁以内婴幼儿为主。由水引起的感染事件中 10% 与贾第鞭毛虫有关。

2011～2016 年报告的寄生虫疫情，其中 37%（142 例）由贾第鞭毛虫引起。在有记载的原虫疫情中，82%（314 例）是由未经处理的饮用水、受污染的水源、失败的饮用水处理、水库的污染或后处理污染等原因引起的。在报告的隐孢子虫和贾第鞭毛虫疫情中 14%（55 例）的感染源被确认为娱乐性用水，而娱乐性水源通常是一个公共/社区的游泳池；还有 7 例疫情的来源是饮用水。

## （三）免疫学状况及健康效应

### 1. 免疫学状况

贾第鞭毛虫是我国常见的人体寄生原虫，人体感染后表现为腹泻等症状，与其他感染相比无特殊临床症状可借以诊断，无预防疫苗，绝大多数感染使用抗生素无效，依赖于人体自身抵抗力达到自愈。

### 2. 健康效应

（1）人体资料：志愿者的攻击实验显示，贾第鞭毛虫孢囊的半数感染剂量（$ID_{50}$）是 19 个孢囊，肠贾第鞭毛虫对人的最小感染剂量约为 10 个孢囊。

（2）动物资料：贾第鞭毛虫孢囊可感染动物，其潜伏期和排卵期有所不同。试验中发现感染贾第鞭毛虫孢囊后，连续 3 周粪检表明 36 只小鼠均被感染，其潜伏期不同，其中间歇性排囊小鼠有 32 只（88.9%），呈连续性排囊小鼠有 4 只（11.1%），2 小时所排粪便含孢囊数最高可达 $2.3 \times 10^7$ 个。

### （四）检测方法

《生活饮用水标准检验方法》（GB/T 5750—2023）提供了 2 种检测方法，分别为免疫磁分离荧光抗体法和滤膜浓缩/密度梯度分离荧光抗体法。

### （五）国内外饮用水标准情况

#### 1. 我国饮用水卫生标准

《生活饮用水卫生标准》（GB 5749—1985）未规定贾第鞭毛虫的限值。

《生活饮用水卫生标准》（GB 5749—2006）规定贾第鞭毛虫的限值为小于 1 个/10L。

《生活饮用水卫生标准》（GB 5749—2022）仍然沿用小于 1 个/10L 作为贾第鞭毛虫的限值。

#### 2. 世界卫生组织标准

1984 年第一版《饮用水水质准则》和 1993 年出版的第二版《饮用水水质准则》未规定饮用水中贾第鞭毛虫的准则值。

2004 年第三版《饮用水水质准则》提到了贾第鞭毛虫的危害。

2011 年第四版《饮用水水质准则》及后续增补版中对包括贾第鞭毛虫等影响人类健康的微生物进行了概述，认为贾第鞭毛虫应该主要通过水源和输配系统的保护来控制。

#### 3. 美国饮用水水质标准

美国饮用水水质标准规定地表水水源或者受地表水影响的地下水水源的供水系统应进行消毒、过滤，贾第鞭毛虫的去除或灭活率应达到 99.9%。

#### 4. 欧盟饮用水水质标准

欧盟《饮用水水质指令》（2020/2184）未规定饮用水中贾第鞭毛虫的标准限值。

#### 5. 日本饮用水水质标准

日本《饮用水水质标准》（2020）未规定饮用水中贾第鞭毛虫的标准限值。

（六）指标分类及限值制定依据

贾第鞭毛虫孢囊是通过人或动物的粪便排入水中的，其孢囊对传统的水处理方法中氯化消毒的抵抗力大于大肠埃希菌和脊髓灰质炎病毒，提示虽然饮用水常规检验大肠菌群达标，但致病原虫感染的危险性仍存在，由于其检出率不高，因此把贾第鞭毛虫归为扩展指标类型。

志愿者的攻击实验显示，贾第鞭毛虫孢囊的 $ID_{50}$ 为 10 个孢囊，肠贾第鞭毛虫对人或动物的最小感染剂量约为 10 个孢囊。结合人日饮水量 2L 计，在这一饮水量中的孢囊数少于 1 个可以认为是安全的。基于生物污染在水体中的不均匀性和原虫检测方法的特殊性，保守取每 10L 水样中孢囊数少于 1 个作为限值。

# 二、隐孢子虫

## （一）基本信息

### 1. 基本情况

隐孢子虫（*Cryptosporidium*）是一种存在于水中或其他介质中的原虫类寄生虫，为单一细胞原生动物，大小为 3～7μm。代表性的种有 10 个，根据宿主不同分为：*C. parvum*（哺乳动物，包括人类）；*C. meleagridis*（鸟类）；*C. muris*（鼠类）；*C. serpeatis*（爬行类动物）；*C. nasorum*（鱼类）；*C. andersoni*（牛类）；*C. baileyi*（鸡类）；*C. felis*（猫类）；*C. saurophilum*（石龙子科动物）和 *C. wrairi*（豚鼠类）。

### 2. 生物学性状

隐孢子虫为体积微小的球虫类寄生虫，广泛存在于多种脊椎动物体内，引起以腹泻为主要临床表现的人兽共患原虫病。隐孢子虫卵囊呈圆形或椭圆形，人或其他易感动物吞食成熟卵囊后，子孢子在消化液的作用下从囊内逸出，先附着于肠上皮细胞，再进入细胞，在胞膜下胞质外形成纳虫空泡，虫体即在泡内发育为滋养体，经三次核分裂发育成裂殖体。裂殖子释出后发育为雌配子体或雄配子体，雌雄配子结合后形成合子，合子发育为卵囊。薄壁卵囊孢子逸出后直接侵入宿主肠上皮细胞，继续无性繁殖，使宿主自身体内重复感染，厚壁卵囊在宿主细胞或肠腔内孢子化。孢子化的卵囊随宿主粪便排出体外，具感染性，整个生活史通常需 5～11 天完成。

### 3. 饮用水污染源

水源性传播是人感染隐孢子虫的重要途径，人体可以通过直接接触被污染的水（潜水、游泳、洗澡等）或食用被污染的食物而感染隐孢子虫。

### (二)环境暴露状况

我国多个地区已发现牛、鼠、犬、猪、兔、鸡、鸭、鹅等动物感染隐孢子虫,如果对阳性粪便管理不当,粪便流入水源地,则会对水体造成污染,形成很大的健康隐患,而空气、食品等检出隐孢子虫的报道很少。在对成都市水厂水源水、过程水和城市管网水中隐孢子虫污染状况进行调查时发现,自然环境中特别是地表水中隐孢子虫的污染普遍存在,虽经自来水厂处理但仍有少量存在。对江苏省部分地区水源水及饮用水中隐孢子虫污染现状调查结果显示,222 份样本中有 7 份阳性样本,其中隐孢子虫的检出率为 0.3%,总体检出率较低。对上海市饮用水、水源水和环境水中隐孢子虫污染状况调查时发现,饮用水中未检出隐孢子虫,但在水源水和环境水中检出。我国南方 3 省农村集中式供水 30 个水厂的出厂水中隐孢子虫检出率为 28.33%,而对常州市、天津市、沈阳市及银川市的出厂水及末梢水调查时未发现隐孢子虫污染。在 2014 年对哈尔滨、合肥、北京进行的水样本调查中,60 件水源水样本中,隐孢子虫的超标率为 26.7%;60 件末梢水样本中,隐孢子虫的超标率为 1.7%;枯、丰水期水源隐孢子虫的超标率均高于末梢水。

隐孢子虫病遍布全球,且新发病例不断增加。近几十年来,水源性隐孢子虫病相继在北美、英格兰、苏格兰和澳大利亚等国家和地区暴发流行。1984 年,美国暴发水源性隐孢子虫病,这是首次报道的隐孢子虫病。2010 年,瑞典暴发隐孢子虫病,超过 27 000 人感染,这是欧洲最大规模的水传播隐孢子虫病的暴发。欧洲疾病预防控制中心 2012 年的监测数据显示,平均每 10 万人中有 3.2 个隐孢子虫感染病例。

我国于 1987 年首次在南京地区发现人感染隐孢子虫病例,随后在江苏、安徽、内蒙古、福建、山东、湖南和浙江等省(区、市)也陆续出现了人感染隐孢子虫的病例。2012 年对翁牛特旗牧区儿童感染隐孢子虫现状进行调查时发现 1002 份儿童粪便样本中,有 42 份样本隐孢子虫卵囊阳性,阳性率为 4.19%。2014~2015年对安徽省潜山市和灵璧县 635 人进行隐孢子虫病原学检查时发现阳性率为2.36%;而血清学检查 642 人中,阳性率为 21.81%,提示既往感染较为严重,这与低龄、腹泻和家庭饲养家禽有关。

2011~2016 年报告的寄生虫疫情,其中 63%(239 例)系隐孢子虫起源。在有记录记载的隐孢子虫和贾第鞭毛虫疫情中,82%(314 例)是由未经处理的饮用水、受污染的水源、失败的饮用水处理、水库的污染或后处理污染等原因引起的。在报告的"两虫"疫情中 14%(55 例)的感染源被确认为娱乐性用水,而娱乐性水源通常是一个公共/社区的游泳池;还有 7 例疫情的来源是饮用水。

隐孢子虫是世界上第二常见的水传播性病原体,隐孢子虫病是在美国治疗的与娱乐性用水相关的疾病中最常见的胃肠道疾病。据估计在美国每年约有 30 000例隐孢子虫病病例,在发达国家所有腹泻病例中有 2%被确认为隐孢子虫病,其中有 7% 的儿童和 14% 的艾滋病患者感染隐孢子虫病。

## （三）免疫学状况及健康效应

### 1. 免疫学状况

隐孢子虫是我国常见的寄生原虫，人体感染后表现为腹泻等症状，与其他感染相比无特殊临床症状可借以诊断，无预防疫苗，绝大多数抗生素治疗无效，依赖于人体自身的抵抗力达到自愈。

### 2. 健康效应

（1）人体资料：志愿者的攻击实验显示，隐孢子虫对人的最小感染剂量约为 10 个卵囊；健康志愿者暴露实验，隐孢子虫卵囊的 $ID_{50}$ 是 132 个卵囊。

（2）动物资料：火鸡隐孢子虫（$C.$ $melaegridis$）小鼠感染实验中发现，小鼠的免疫抑制组排卵规律，潜伏期为 3 天；第二组非免疫抑制组其潜伏期为 6 天，为一过性，第 10 天排卵囊结束，但感染强度均很低；第三组空白对照组实验期 13 天，无阳性出现。鸭感染实验中免疫抑制组潜伏期为 2 天，高峰期出现在第 4 天，持续 4 天，排卵持续期为 9 天，非免疫抑制组其潜伏期为 3 天，高峰期出现在第 5 天，持续 2 天，排卵持续期为 6 天，但整个实验过程中感染强度计数均较低。第三组空白对照组，实验期 20 天，无阳性出现。此外，还有实验证实鹌鹑源火鸡隐孢子虫可感染哺乳动物和禽类。

动物感染实验中用小球隐孢子虫卵囊感染公牛，公犊牛潜伏期为 7 天，排卵囊高峰出现在第 16 天，高峰期持续 5 天，排卵囊持续期为 10 天。

实验中发现接受具有活力的 $1 \times 10^4$ 个隐孢子虫卵囊的 36 只小鼠均获得感染，且出现感染小鼠死亡，验证了"隐孢子虫感染在免疫抑制或缺陷的宿主体内可引起严重慢性感染甚至死亡"的结论。文献显示，隐孢子虫卵囊可感染动物，其潜伏期和排卵期有所不同。小鼠攻击实验 $ID_{50}$ 约为 100 个卵囊，隐孢子虫引起恒河猴发病的感染剂量为 10 个卵囊。

## （四）检测方法

《生活饮用水标准检验方法》（GB/T 5750—2023）提供了 2 种检测方法，分别为免疫磁分离荧光抗体法和滤膜浓缩/密度梯度分离荧光抗体法。

## （五）国内外饮用水标准情况

### 1. 我国饮用水卫生标准

《生活饮用水卫生标准》（GB 5749—1985）未规定隐孢子虫的限值。

《生活饮用水卫生标准》（GB 5749—2006）规定隐孢子虫的限值为小于 1 个/10L。

《生活饮用水卫生标准》（GB 5749—2022）仍然沿用小于 1 个/10L 作为隐孢子虫的限值。

**2. 世界卫生组织标准**

1984 年第一版和 1993 年第二版《饮用水水质准则》未规定饮用水中贾第鞭毛虫的准则值。

2004 年第三版《饮用水水质准则》提到了隐孢子虫的危害。

2011 年第四版《饮用水水质准则》及后续增补版中对包括隐孢子虫等影响人类健康的微生物进行了概述，认为贾第鞭毛虫应该主要通过水源和输配系统的保护来控制。

**3. 美国饮用水水质标准**

美国饮用水水质标准规定地表水水源或者受地表水影响的地下水水源的供水系统应进行消毒、过滤，隐孢子虫的去除或灭活率应达到 99%。

**4. 欧盟饮用水水质标准**

欧盟《饮用水水质指令》（2020/2184）未规定饮用水中隐孢子虫的标准限值。

**5. 日本饮用水水质标准**

日本《饮用水水质标准》（2020）未规定饮用水中隐孢子虫的标准限值。

## （六）指标分类及限值制定依据

隐孢子虫卵囊是通过人或动物的粪便排入水中的，其卵囊对传统的水处理方法中氯化消毒的抵抗力大于大肠埃希菌和脊髓灰质炎病毒，提示虽然饮用水常规检验大肠菌群达标，但致病原虫感染的危险性仍存在，由于其检出率不高，因此把隐孢子虫归类为扩展指标类型。

志愿者的攻击实验显示，隐孢子虫卵囊的 $ID_{50}$ 为 19 个。结合人日饮水量 2L 计，在这一饮水量中的卵囊数少于 1 个可以认为是安全的。基于生物污染在水体中的不均匀性和原虫检测方法的特殊性，保守取<1 个/10L 水样为限值。因为水厂常规加氯消毒对隐孢子虫无效，所以水源水检测变得更为重要，现行标准中的限值<1 个/10L，一旦超标表明水源遭受污染，应加强水厂处理措施，并提出预警，供水区域可通过烧开水饮用避免感染。

# 第三章　消毒剂指标

## 第一节　游　离　氯

### 一、基本信息

#### （一）基本情况

在水中加入消毒剂并维持适当的消毒剂余量是确保饮用水供水安全的重要环节，投加含氯消毒剂并反应足够时间后的消毒剂余量即余氯。

游离性余氯是余氯的一种存在形式，是指以次氯酸、次氯酸根离子或溶于水中的氯单质形式存在的氯。化合性余氯则是指以氯胺等化合物形式存在的氯，游离性余氯和化合性余氯的和为总氯。

氯及游离氯制剂与水反应生成次氯酸和次氯酸根。次氯酸是很小的中性分子，可扩散到带有负电荷的细菌表面，并穿透细胞膜进入细菌内部。通过次氯酸的氧化作用，细菌的磷酸脱氢酶遭到破坏，导致细菌糖代谢失调而死亡。次氯酸根也是较强的氧化剂，但因带有负电，难以接近带负电的细菌表面，杀菌能力较弱。一般情况下次氯酸的灭菌效果为次氯酸根的 $40\sim80$ 倍，从而成为氯消毒的主要有效成分。

饮用水消毒是为保障饮用水供应安全，防控微生物风险所采取的水处理措施，目的是杀灭水中对人体健康有害的绝大部分病原微生物，其中包括细菌、病毒、原生动物等，以防止通过饮用水传染疾病。

#### （二）理化性质

饮用水中常用的含氯消毒剂如表 3-1 所示。

表 3-1　氯气及游离氯制剂的理化性质

| | 氯气（液氯） | 次氯酸钠 | 次氯酸钙<br>（漂白粉主要成分） |
|---|---|---|---|
| 英文名称 | chlorine | sodium hypochlorite | calcium hypochlorite |
| CAS 号 | 7782-50-5 | 7681-52-9 | 7778-54-3 |
| 分子式 | $Cl_2$ | $NaClO$ | $Ca(ClO)_2$ |

续表

| | 氯气（液氯） | 次氯酸钠 | 次氯酸钙<br>（漂白粉主要成分） |
|---|---|---|---|
| 相对分子质量 | 70.91 | 74.44 | 142.98 |
| 熔点 | –101℃ | –6℃ | 100℃ |
| 沸点 | –34.6℃ | 102.2℃ | — |
| 水溶性 | 14.6g/L（0℃） | 易溶于水 | 200g/L |
| 外观与性状 | 黄绿色、有刺激性气味 | 一般以水溶液的形式存在，微黄<br>色，有似氯气的气味 | 白色粉末状固体，有强刺<br>激性氯味 |

注：—，次氯酸钙易分解，无沸点。

### （三）生产使用情况

我国城市供水主要采用氯消毒技术。水源水在进行常规处理前进行预氯化，再通过混凝、澄清、过滤等常规处理工艺后，投加氯进行消毒，然后进入供水管网。预氯化可以防止水厂构筑物中滋生青苔，还可以氧化破坏有机胶体表面的保护膜、提高混凝沉淀效果，在水库为水源的水厂中有一些应用。

由于水源污染等原因，预氯化过程会造成氯与水中有机物反应形成大量的三卤甲烷等副产物。上海、北京、深圳等大城市的自来水厂开始采用臭氧或二氧化氯等进行预氧化，并在主要消毒工艺前采用臭氧生物活性炭处理等工艺去除消毒副产物的前驱物，主要消毒过程仍以氯消毒为主，部分水厂用氯或者氯胺进行二次消毒，以保障供水管网中维持一定的消毒剂余量。

对于供水管网距离比较长的水厂，通常在出水时投加氯，以保障管网余氯。但近年来在管网中发现氯化消毒无效的耐氯菌群的问题，成为氯消毒面临的新隐患。

我国农村和乡镇的水厂规模较小，供水量少，管网短，消毒剂难以保证足够的接触时间，需选用消毒作用迅速、易于操作、建设和运行成本低廉的技术。氯消毒是农村水厂主要的消毒技术，液氯因运输、储存安全要求较高，仅在靠近气源、管理完善的水厂有使用，农村使用较多的是次氯酸钠发生器投加消毒剂，部分农村仍采用漂白粉或原白粉精片手工加药或简单设备加药，每天向井内投加漂白粉（或漂白粉精）溶液进行消毒。自 20 世纪 90 年代后，我国越来越多的村镇中小型供水工程开始采用二氧化氯进行消毒。

2017 年全国供水水质基础数据调查显示，游离氯检出浓度范围为 0.01～1.45mg/L，$P_{95}$ 为 0.81mg/L。世界卫生组织调查结果显示，在大多数消毒过的饮用水中游离氯的浓度在 0.2～1.0mg/L。

# 二、健 康 效 应

## （一）消毒剂余量

**1. 人体资料**

（1）暴露水平：人类接触氯的主要途径是饮用水、食物及日用化学品（漂白剂、消毒剂）。

1）空气：据报告，环境空气中氯的浓度水平为 1mg/m³。

2）水：主要为消毒后的饮用水，氯的浓度为 0.2～1mg/L。

3）食物：在用氯漂白的蛋糕面粉中，氯的含量为 1.3～1.9g/kg，在未漂白的面粉中，氯的含量为 400～500mg/kg。

（2）健康影响：在一项关于逐渐增加摄入氯剂量[0、0.001mg/(kg·d)、0.014mg/(kg·d)、0.071mg/(kg·d)、0.14mg/(kg·d)、0.26mg/(kg·d)或 0.34mg/(kg·d)]对健康男性志愿者（每剂量 10 人）影响的研究中，所有研究组都没有数据表明存在不利的、生理学上显著的毒理学影响。

在对威斯康星州中部 46 个社区的研究中，饮用水中氯含量为 0.2～1mg/L，用水社区中的人群血清胆固醇和低密度脂蛋白水平较高。高密度脂蛋白水平和胆固醇/高密度脂蛋白的比率随饮用水中钙离子浓度的变化而变化，但仅出现在使用氯消毒饮用水的社区中。据此推测，饮用水中的氯和钙可能以某种方式相互作用，影响人体的血脂水平。

**2. 动物资料**

（1）短期暴露：饲喂含氯剂量为 0、4.1mg/(kg·d)、8.1mg/(kg·d)或 15.7mg/(kg·d)的饮用水 6 周后，在所有雄性大鼠（每剂量 10 只）中均观察到了体重增加。持续给予雌性 C57BL/6N 小鼠超氯化自来水 4 周[4.8～5.8mg/(kg·d)]，结果表明对小鼠的巨噬细胞防御系统具有不利影响。该研究中的 LOAEL 为 4.8mg/(kg·d)。

在另一项研究中，持续给予雄性 Swiss 小鼠（每剂量 30 只）氯消毒的饮用水 120 天[0.02mg/(kg·d)、0.2mg/(kg·d)、2.9mg/(kg·d)或 5.8mg/(kg·d)]，没有一只小鼠的体液或细胞介导的免疫反应具有显著的统计学变化，由此确定 NOAEL 为 5.8mg/(kg·d)。

（2）长期暴露：饲喂 F344 大鼠（每剂量每性别 50 只）含次氯酸钠的饮用水 2 年[雄性剂量：75mg/(kg·d)或 150mg/(kg·d)，雌性剂量：150mg/(kg·d)或 300mg/(kg·d)]，产生的影响包括所有实验组中与剂量相关的抑郁症导致体重增加，75mg/(kg·d)剂量时雄性大鼠的肝脏、脑和心脏的重量降低，雄性和雌性大鼠的唾液腺重量均降低，300mg/(kg·d)剂量时雌性大鼠肾脏重量降低。

在为期 2 年的实验中，饲喂 F344 大鼠和 B6C3F1 小鼠含氯饮用水[雄性大鼠：

8mg/(kg·d)、13mg/(kg·d)或24mg/(kg·d)，雌性大鼠：5mg/(kg·d)、7mg/(kg·d)或15mg/(kg·d)，雄性小鼠：8mg/(kg·d)、15mg/(kg·d)或24mg/(kg·d)，雌性小鼠：1mg/(kg·d)、13mg/(kg·d)或22mg/(kg·d)]。虽然饲喂剂量7mg/(kg·d)或15mg/(kg·d)的雌性大鼠患单核细胞白血病的数量略有增加，但是鉴于对照组的数据不足，不能认为是其致癌的证据。该研究确定的NOAEL为15mg/(kg·d)。

（3）生殖影响：持续饲喂C3H/HEJ和C57BL/6J小鼠每升含10mg余氯的饮用水[1.9mg/(kg·d)]6个月，结果未显示对生殖的不良影响。

在一项七代毒性研究中，给大鼠饮用含氯100mg/L的氯消毒饮用水[10mg/(kg·d)]，未发现与治疗相关的对生育能力的影响。

（4）致突变性：已发现次氯酸钠在鼠伤寒沙门菌TA1530和TA100中具有诱变性，但TA1538不具有诱变性。钙和次氯酸钠在没有代谢激活的中国仓鼠成纤维细胞中均产生染色体畸变。次氯酸根离子和次氯酸在体内红细胞微核试验和骨髓畸变研究中均为阴性。

（5）致癌性：在一项七代毒性研究中，饮用含氯100mg/L的水[10mg/(kg·d)]的大鼠其恶性肿瘤的发病率与对照组无显著差异。国际癌症研究所（IARC）将次氯酸盐列为3组，即尚无足够的动物或人体资料以证明该物质是否为人类致癌物。

## （二）消毒副产物

氯消毒水中所含的消毒副产物：

（1）主要有机卤代产物：三卤甲烷类、卤乙酸类、卤乙腈类、水合氯醛、三氯硝基甲烷、氯酚类、N-氯胺类、卤代呋喃酮类、溴醇类。

（2）主要无机产物：氯酸盐（使用次氯酸盐消毒时）。

（3）主要非卤代产物：醛类、氰基甲酸类、链烷酸类、苯、羧酸类、N-亚硝基二甲胺（NDMA）。

# 三、检 测 方 法

《生活饮用水标准检验方法》（GB/T 5750—2023）提供了3种检测方法，分别为N, N-二乙基对苯二胺（DPD）分光光度法、3, 3′, 5, 5′-四甲基联苯胺比色法和现场N, N-二乙基对苯二胺法。

# 四、国内外饮用水标准情况

## （一）我国饮用水卫生标准

《生活饮用水卫生标准》（GB 5749—1985）将游离氯项目归为细菌学指标，名称为"游离余氯"，规定游离余氯在与水接触 30 分钟后应不低于 0.3mg/L。集中式给水除出厂水应符合上述要求外，管网末梢水不应低于 0.05mg/L。

《生活饮用水卫生标准》（GB 5749—2006）规定氯气或游离氯制剂与水接触时间≥30 分钟；出厂水中游离氯限值为<4mg/L，余量要求为≥0.3mg/L；管网末梢水中游离氯余量要求为≥0.05mg/L。

《生活饮用水卫生标准》（GB 5749—2022）规定采用液氯、次氯酸钠、次氯酸钙消毒方式时，应测定游离氯。消毒剂与水接触时间≥30 分钟；出厂水和末梢水中游离氯限值为<2mg/L；出厂水中余量要求为≥0.3mg/L，管网末梢水中游离氯余量要求为≥0.05mg/L。

### （二）世界卫生组织标准

1984 年第一版《饮用水水质准则》未规定饮用水中氯的准则值。

1993 年第二版《饮用水水质准则》规定饮用水中氯的准则值为 5mg/L。

2004 年第三版、2011 年第四版《饮用水水质准则》及后续增补版中沿用 5mg/L 作为饮用水中氯的准则值。为保证消毒效果，在 pH<8.0 的条件下，消毒接触时间不得小于 30 分钟，接触后游离氯的浓度应≥0.5mg/L。管网中必须保持一定浓度的余量，管网游离氯的浓度应≥0.2mg/L。

### （三）美国饮用水水质标准

美国饮用水水质标准规定氯的最大消毒剂余量为 4mg/L。

### （四）欧盟饮用水水质标准

欧盟《饮用水水质指令》（2020/2184）未规定饮用水中氯的限值。

### （五）日本饮用水水质标准

日本《饮用水水质标准》（2020）水质管理目标规定：饮用水中余氯在 1.0mg/L 以下，次氯酸在 0.6mg/L 以下。

## 五、指标分类及限值制定依据

含氯消毒剂是我国饮用水中最常用的消毒剂，游离氯在我国饮用水中检出非常普遍，因此将游离氯归为消毒剂常规指标类型。

未发现人畜因饮用水中的氯而产生的有害影响。IARC 将次氯酸盐列为 3 组（现有证据不能证明其对人类有致癌性）。根据实验得到的 NOAEL［15mg/(kg·d)］计算求得饮用水水质基准为 5mg/L，根据我国水厂在生产运行过程中的实际情况，为更好地控制消毒副产物的产生，将游离氯标准限值定为 2mg/L。保留"与水的接触时间≥30 分钟"，以保证消毒工艺对主要致病菌的灭杀效果。管网水中的游离氯≥0.2mg/L 时，即可较好地抑制微生物生长。为防止饮用水在输配水过程中污染，确定出厂水中游离氯的余量不小于 0.3mg/L，游离氯的嗅觉和味觉阈值浓度在 0.2～0.5mg/L。确定末梢水中游离氯的余量≥0.05mg/L，即可作为输配水过程有无再次污染的警示指标，又不致用户有不良的嗅觉或味觉感受。

# 第二节　总　　氯

## 一、基 本 信 息

（一）基本情况

消毒是饮用水处理系统中最后一道工序，对于降低饮用水的生物致病风险，保障饮用水生物安全性起着重要的作用。消毒主要作用是使经水传播的病原微生物灭活，针对的病原微生物包括细菌、病毒和原生动物。加氯是主要消毒方式之一，氯或游离氯制剂加入水中反应足够时间后，通常继续维持一定量的余氯以保证持续的消毒效果。余氯有游离性余氯和化合性余氯两种存在形式，游离性余氯是指以次氯酸、次氯酸根离子或溶于水中的氯单质形式存在的氯；化合性余氯是指氯与水中的氨反应生成的一氯胺（$NH_2Cl$）、二氯胺（$NHCl_2$）和三氯胺（$NCl_3$）等化合物，这些化合物也是氯胺消毒法中消毒剂的主要有效成分。游离性余氯和化合性余氯的和为总氯。

氯消毒剂加入水中后，首先与还原性物质反应生成氯离子，因氯离子不具备氧化能力，此时余氯为零，消毒效果无法保证。继续提高加氯量，若水中不含氨，氯消毒剂在水中生成次氯酸或次氯酸根，形成游离性余氯，若水中含氨，则氯与水中的氨反应生成氯胺，形成化合性余氯。继续提高加氯量，氯胺被氧化成为不起消毒作用的 HCl，进一步增加投氯量，水中生成的游离性余氯增加，形成游离性余氯和化合性余氯的混合物。若水中不含氨，总氯仅包含游离性余氯，消毒效果随着加氯量的增加而增强；若水中含氨，随着加氯量的增加，总氯由以化合性余氯为主逐渐转变为化合性余氯和游离性余氯之和，总氯量以及消毒效果均呈现先升高后降低再升高的趋势。

氯消毒的杀菌效果受 pH 影响很大，一般 pH 控制在 6.8～8.5，此条件下上述反应主要生成一氯胺，因此氯胺的主要成分是一氯胺。一氯胺可穿透细胞膜，使细胞内核酸变性，阻止蛋白质的合成，从而灭活细菌，因此一般化合性余氯主要成分是一氯胺，其消毒效果比游离氯差，但因较为稳定可用于管网中余氯的保持。

## （二）生产使用情况

在一般投加剂量下，氯消毒剂对病毒、病原虫（如贾第鞭毛虫、隐孢子虫等）和寄生虫卵基本无效，对于某些生活形式下的细菌也难以控制。氯胺杀灭病原微生物的能力相对更差，可为氯的 1/50～1/100，特别是杀灭水中病毒的作用比较差，故一般不将氯胺作为饮用水的主消毒剂使用。氯胺在美国的应用较多，在美国根据信息收集法（ICR）形成的 ICR 数据库中，统计使用两种消毒剂的水处理工艺系统，其中使用 $Cl_2/NH_2Cl$ 工艺的系统占总数的 60%，其次为 $ClO_2$（二氧化氯）$/Cl_2$ 或者 $ClO_2/NH_2Cl$，比例约为 20%，再次为 $O_3/Cl_2$ 或者 $O_3/NH_2Cl$，比例约为 12%。2017 年全国供水水质基础数据调查显示，一氯胺检出浓度范围为 0.03～0.12mg/L，$P_{95}$ 为 0.11mg/L。

# 二、健 康 效 应

## （一）消毒剂余量

自由氯在水中有较强烈的刺激性气味，如果水中有酚类物质存在，氯与酚类物质反应生成氯代芳烃（如氯酚）产生难闻的臭味。氯胺的臭味比游离氯小很多，且氯胺不与酚类物质反应，可避免臭味产生。

尽管在一些体外研究中，一氯胺显示出一定致突变性，但在体内研究中未显示遗传毒性。IARC 将一氯胺划为 3 组（基于现有的证据不能对其人类致癌性进行分类）。美国国家毒理学计划（NTP）对两个物种的一氯胺毒性进行了生物鉴定，发现雌性小鼠的单核细胞白血病发病率增加，但对于其他肿瘤类型，无明显证据表明有影响。国际化学品安全规划署（IPCS）并没有将上述白血病发病率增加纳入考虑。世界卫生组织的《饮用水水质准则》给出一氯胺的准则值为 3mg/L，并指出肾透析者对一氯胺较为敏感，应在采用氯胺消毒时引起重视。USEPA 指出当一氯胺浓度超过标准限值时，对人眼、鼻有刺激作用，还会引起腹部不适和贫血。

根据 NTP 的一项雄性大鼠饮用含氯胺水 2 年的毒性研究，在最高剂量下得出的 NOAEL 是 9.4mg/(kg·d)（虽然给予最高剂量饲喂的大鼠平均体重低于相应的对照组，但体重的减低有可能是饮用水不可口所致）。

## （二）消毒副产物

氯胺生成的消毒副产物数量远小于游离氯，据报道采用氯胺消毒可降低三卤甲烷达 50%～75%，对卤乙酸的数量也有显著的削减。氯胺消毒产生的管网腐蚀程度也比游离氯消毒小。

IPCS 研究表明采用氯胺消毒可能产生的消毒副产物主要包括卤乙腈类、氯化氰、有机氯胺类、氯代氨基酸类、水合氯醛、卤代酮类等。

氯胺消毒还容易产生硝化作用。当水厂采用氯胺消毒时，在饮用水由水厂经供水管网输送到用户的途中，氯胺会发生分解、水解或与天然有机物（NOM）、亚硝酸盐氮等发生氧化还原反应，其中与亚硝酸盐氮或自由氨氮的反应会使供水管网中产生不同程度的硝化作用。发生硝化作用后，管网中亚硝酸盐含量增加，氯胺的衰减加速，由此引起异养菌数量增加，饮用水中的微生物安全性降低。此外，研究表明，氯胺消毒中溶液的 pH 和氯氮比（Cl/N）对消毒过程中溶解性有机卤化物（DOX）、三卤甲烷（THMs）、卤乙酸（HAAs）的生成具有明显影响。低 pH 和高 Cl/N 条件下溶液中 DOX 和消毒副产物指标也较高。

## 三、检 测 方 法

《生活饮用水标准检验方法》（GB/T 5750—2023）提供了 1 种检测方法，即现场 $N, N$-二乙基对苯二胺（DPD）法。

## 四、国内外饮用水标准情况

### （一）我国饮用水卫生标准

《生活饮用水卫生标准》（GB 5749—1985）未规定饮用水中总氯的限值。

《生活饮用水卫生标准》（GB 5749—2006）规定一氯胺（总氯）与水接触时间≥120 分钟，出厂水中限值 3mg/L，出厂水中余量≥0.5mg/L，管网末梢水中余量≥0.05mg/L。

《生活饮用水卫生标准》（GB 5749—2022）规定采用氯胺消毒方式时，应测定总氯，与水接触时间≥120 分钟，出厂水中限值 3mg/L，出厂水中余量≥0.5mg/L，管网末梢水中余量≥0.05mg/L。

### （二）世界卫生组织标准

1984 年第一版《饮用水水质准则》未规定饮用水中总氯或氯胺的准则值。

1993 年第二版《饮用水水质准则》规定饮用水中一氯胺的准则值为 3mg/L。

2004 年第三版、2011 年第四版《饮用水水质准则》及后续增补版中沿用 3mg/L 作为饮用水中一氯胺的准则值。

### （三）美国饮用水水质标准

美国饮用水水质标准规定饮用水中氯胺的最大消毒剂余量为 4mg/L。

（四）欧盟饮用水水质标准

欧盟《饮用水水质指令》（2020/2184）未规定饮用水中氯胺的限值。

（五）日本饮用水水质标准

日本《饮用水水质标准》（2020）水质管理目标规定余氯的目标值小于1mg/L，包含游离性余氯和化合性余氯。

## 五、指标分类及限值制定依据

含氯消毒剂是我国饮用水中最常用的消毒剂，总氯在我国饮用水中检出非常普遍，因此将总氯归为消毒剂常规指标类型。

根据雄性大鼠 2 年饮水试验体重减少的健康效应，采用氯胺消毒方式时，确定饮用水中总氯标准限值为 3mg/L。为保证消毒效果，采用氯胺消毒方式使与水接触时间≥120 分钟，出厂水余量≥0.5mg/L，末梢水余量≥0.05mg/L。

# 第三节 臭 氧

## 一、基 本 信 息

（一）基本情况

臭氧（$O_3$）是一种强氧化剂，常应用于水处理、食品加工、医疗卫生等领域。水中臭氧氧化反应有以下两个途径：臭氧分子直接氧化，以及臭氧自身分解或与水中无机、有机化合物反应形成自由基（如超氧自由基、羟自由基）的间接氧化。臭氧氧化能力强、杀菌效果显著，用量少、作用快，消毒效果受环境影响小，能同时控制水中铁、锰、色、味、嗅。此外，臭氧也广泛用于医疗方面，还可以用于蔬菜、水果、肉类、禽蛋的储存、防霉和保鲜。

（二）理化性质

臭氧分子式为 $O_3$，相对分子质量 48，是氧气（$O_2$）的同素异形体，由 3 个氧原子组成。常温下臭氧是淡蓝色、草腥味气体。标准状态下，臭氧密度（$\rho$）= 2.144g/L，是空气的 1.6 倍。臭氧稳定性极差，常温下在空气和水中均易分解。在空气中臭氧的半衰期为 22.5 分钟，每小时的衰退率为 61%，且温度越高、湿度越大，半衰期越短。在酸性介质中，其还原电位仅次于氟，是氯的 600 倍，为已知最强的氧化剂之一。

臭氧具有较强的氧化能力,可去除水中的色、嗅、味和微量有机污染物,去除水中可溶解性铁、锰、氰化物、亚硝酸盐等,能够杀菌、除藻,改善絮凝和过滤效果,取代前加氯、减少氯消毒副产物,氧化无机物,以及促进有机物的氧化降解。

臭氧对微生物的灭活效果较氯及二氧化氯好。同时,氯化消毒对水中有些致病菌如隐孢子虫和贾第鞭毛虫等的灭活效果较差,而臭氧的灭活效果较好,其杀菌能力约是氯消毒的几百倍,可以杀灭饮用水中的大部分病菌。以贾第鞭毛虫为例,使用氯消毒灭活 99.99% 的贾第鞭毛虫所需 CT 值(消毒剂浓度与作用时间的乘积)为 170(mg·min)/L,而用臭氧所需 CT 值仅为 0.53(mg·min)/L;臭氧灭活摇蚊幼虫的 CT 值为 6(mg·min)/L,而加氯灭活摇蚊幼虫的 CT 值为 240(mg·min)/L。可以认为臭氧是一种较有潜力的消毒剂。

但臭氧消毒对细菌又有显著的后增长效果,而且由于臭氧分子不稳定,易自行分解,在水中保留时间很短,因此不能维持管网持续的消毒效率,不适合在长距离供水系统中单独用作消毒剂,可与氯或氯胺等联合使用。

### (三)生产使用情况

国内城市市政供水水厂一般将臭氧作为氧化剂,用于预处理及中间氧化工艺环节。北京的田村山水厂在 20 世纪 80 年代初首先使用了臭氧/生物活性炭深度处理技术;2008 年扩建的第三水厂 15 万 $m^3/d$ 及 2014 年建成的郭公庄水厂一期工程 50 万 $m^3/d$ 地表水处理工艺,都采用了预臭氧及主臭氧工艺,后续都有活性炭吸附及氯消毒工艺;第九水厂及其他地表水厂也先后经改造、扩建等增加了臭氧的预氧化或中间氧化工艺环节。深圳笔架山水厂 26 万 $m^3/d$ 及昆明第五水厂 10 万 $m^3/d$,采用了臭氧氧化/生物活性炭/氯工艺。广州南州水厂 100 万 $m^3/d$、深圳梅林水厂 60 万 $m^3/d$、香港牛潭尾水厂 23 万 $m^3/d$ 等使用了预臭氧、中间臭氧氧化加氯消毒工艺。在北京的二次供水单位及区县集中式供水厂有使用臭氧作为消毒剂的,使用臭氧消毒的比例分别约为 3.1% 和 8.1%。

## 二、健康效应

### (一)消毒剂

有研究表明,臭氧短期暴露水平的提升对于人群非意外死亡的增加具有显著影响,臭氧的 24 小时均值浓度与人群非意外死亡增加的关联更密切,24 小时均值浓度每增加 $10\mu g/m^3$,人群非意外死亡风险显著增加 0.46%(95%CI:0.03%~0.89%);每日 1 小时最大浓度值每升高 $10\mu g/m^3$,人群非意外死亡风险显著增加 0.26%(95%CI:0.07%~0.45%);每日 8 小时最大浓度值每升高 $10\mu g/m^3$,人群非意外死亡风险显著增加 0.19%（95%CI：0.02%～0.36%）。此外，臭氧暴露增加也会引起 65 岁以上老年人及女性非意外死亡风险的显著增加。

### （二）消毒副产物

臭氧消毒会产生一些中间产物，如不饱和醛类、环氧化合物等。同时，臭氧不能有效地去除氨氮，对水中有机氯化物亦无氧化效果。水中的溴化物与臭氧反应，氧化后会生成可能致癌的溴酸盐等物质。

## 三、检 测 方 法

《生活饮用水标准检验方法》（GB/T 5750—2023）提供了 3 种检测方法，分别为碘量法、靛蓝分光光度法和靛蓝现场测定法。

## 四、国内外饮用水标准情况

### （一）我国饮用水卫生标准

《生活饮用水卫生标准》（GB 5749—1985）未规定饮用水中臭氧的限值。

《生活饮用水卫生标准》（GB 5749—2006）规定采用臭氧消毒时，与水接触时间不小于 12 分钟。对臭氧浓度限值及末梢水余量进行了规定，分别为 0.3mg/L 和 0.02mg/L。

《生活饮用水卫生标准》（GB 5749—2022）规定采用臭氧消毒方式时，应测定臭氧，与水接触时间不小于 12 分钟。对臭氧浓度限值及末梢水余量进行了规定，分别为 0.3mg/L 和 0.02mg/L。如采用其他协同消毒方式，消毒剂限值及余量应满足相应要求。

### （二）世界卫生组织标准

世界卫生组织《饮用水水质准则》未规定饮用水中臭氧的准则值。

### （三）美国饮用水水质标准

美国饮用水水质标准未规定饮用水中臭氧的标准限值。

### （四）欧盟饮用水水质标准

欧盟《饮用水水质指令》（2020/2184）未规定饮用水中臭氧的标准限值。

（五）日本饮用水水质标准

日本《饮用水水质标准》（2020）未规定饮用水中臭氧的标准限值。

## 五、指标分类及限值制定依据

臭氧在我国水处理工艺中使用非常普遍，在我国饮用水中检出也较为普遍，因此将臭氧归为消毒剂常规指标类型。

为保证消毒效果，采用臭氧消毒方式时应测定臭氧，与水接触时间不小于 12 分钟。对臭氧浓度限值及末梢水余量进行了规定，分别为 0.3mg/L 和 0.02mg/L。如采用其他协同消毒方式，消毒剂限值及余量应满足相应要求。

# 第四节  二 氧 化 氯

## 一、基 本 信 息

（一）基本情况

二氧化氯（$ClO_2$）的消毒效果好，受温度和 pH 影响小，主要通过吸附、渗透作用进入细胞体，氯化细胞内酶系统和生物大分子，对常见的致病微生物、真菌及病毒均有快速、高效的杀灭能力，且生成的氯代副产物比氯消毒法低很多。

二氧化氯消毒剂在饮用水消毒中的主要副产物是亚氯酸盐（$ClO_2^-$）。在水处理条件下，大约 70% 参与反应的 $ClO_2$ 立即以 $ClO_2^-$ 的形式残留在水体中，只有在高 pH 或者游离次氯酸（HClO）存在时，才可生成氯酸盐（$ClO_3^-$）。

二氧化氯在实际使用中的消毒方式有 3 种，即投加于原水前后用作预氧化剂；投加于清水池用作消毒剂；滤前和滤后双点投加。其中，单独用作预氧化剂使用的水厂占被调查水厂比率为 15.6%，主要用于除铁锰、藻类等，此时多与液氯、次氯酸钠和氯胺等消毒剂联合投加使用。

（二）生产使用情况

我国自 20 世纪 90 年代开始，有越来越多的水厂采用二氧化氯消毒。二氧化氯在饮用水处理中主要用于中小型水厂，目前约 30% 的中小水厂使用二氧化氯作为消毒剂。2014 年全国二氧化氯使用情况的调查数据显示，国内使用二氧化氯的规模 79.05% 为日处理能力在 5 万吨以下的小型水厂。由于二氧化氯气体本身的不稳定性以及难以贮运的特性，水厂二氧化氯一般采用现场制备。国内使用的二氧化氯发生器主要分为高纯二氧化氯发生器和混合二氧化氯发生器两类。

## 二、健 康 效 应

（一）消毒剂

**1. 动物资料**

二氧化氯对白鼠、家鼠和海豚的半数致死量分别为 350mg/kg、350mg/kg 和 300mg/kg，不具有被皮肤吸收的作用，不易大量累积。二氧化氯已被证明在试验小鼠围产期会损害其神经行为和神经发育。饮用水研究中，在接触二氧化氯的鼠和猴子中也已观察到会伴有甲状腺激素显著抑制的现象。

**2. 人体资料**

正常情况下，使用二氧化氯消毒的饮用水不会对人体造成危害。水体中二氧化氯的浓度与人体的健康情况有一定的关系，低浓度时未造成不良影响，高浓度时可能损害肝、肾、中枢神经系统的功能，影响周围组织的组成，抑制甲状腺的功能。

（二）消毒副产物

二氧化氯消毒产生的主要消毒副产物是亚氯酸盐（$ClO_2^-$）和氯酸盐（$ClO_3^-$），也是不可避免的分解产物。研究认为，$ClO_2^-$ 的毒性比 $ClO_3^-$ 大，$ClO_2^-$ 在人体内作用于红细胞形成高铁血红蛋白，造成婴儿和少儿神经系统效应及导致溶血性贫血。

## 三、检 测 方 法

《生活饮用水标准检验方法》（GB/T 5750—2023）提供了 4 种检测方法，分别为 N, N-二乙基对苯二胺（DPD）硫酸亚铁铵滴定法、碘量法、甲酚红分光光度法和现场 N, N-二乙基对苯二胺法。

## 四、国内外饮用水标准情况

（一）我国饮用水卫生标准

《生活饮用水卫生标准》（GB 5749—1985）未规定饮用水中二氧化氯的限值。

《生活饮用水卫生标准》（GB 5749—2006）规定二氧化氯与水接触时间不小于 30 分钟。出厂水浓度限值为 0.8mg/L，出厂水余量为不小于 0.1mg/L，末梢水余量为不小于 0.02mg/L。

《生活饮用水卫生标准》（GB 5749—2022）规定二氧化氯与水接触时间不小于 30 分钟。出厂水浓度限值为 0.8mg/L，出厂水余量为不小于 0.1mg/L，末梢水余量为不小于 0.02mg/L。采用二氧化氯消毒时，应测定二氧化氯；采用二氧化氯与氯混合消毒剂发生器消毒时，应测定二氧化氯和游离氯。两项指标均应满足限值要求，至少一项指标应满足余量要求。

## （二）世界卫生组织标准

世界卫生组织《饮用水水质准则》未规定饮用水中二氧化氯的准则值。

## （三）美国饮用水水质标准

美国饮用水水质标准规定饮用水中二氧化氯的最大消毒剂余量为 0.8mg/L。

## （四）欧盟饮用水水质标准

欧盟《饮用水水质指令》（2020/2184）未规定饮用水中二氧化氯的标准限值。

## （五）日本饮用水水质标准

日本《饮用水水质标准》（2020）未规定饮用水中二氧化氯的标准限值。

## 五、指标分类及限值制定依据

二氧化氯是我国饮用水中常用的消毒剂，二氧化氯在我国饮用水中检出也非常普遍，因此将二氧化氯归为消毒剂常规指标类型。

为保证消毒效果，二氧化氯与水接触时间不小于 30 分钟。出厂水浓度限值为 0.8mg/L，出厂水余量为不小于 0.1mg/L，末梢水余量为不小于 0.02mg/L。采用二氧化氯消毒时，应测定二氧化氯；采用二氧化氯与氯混合消毒剂发生器消毒时，应测定二氧化氯和游离氯。两项指标均应满足限值要求，至少一项指标应满足余量要求。

# 第四章 毒理指标

## 第一节 无机化合物

### 一、氰化物

（一）基本信息

**1. 基本情况**

（1）中文名称：氰化物。

（2）英文名称：Cyanide。

（3）CAS 号：57-12-5。

**2. 理化性质**

以氰化氢（HCN）为例说明氰化物理化性质：

（1）外观与性状：氰化氢是一种无色液体或气体，易挥发，带有淡淡的苦杏仁味。

（2）熔点：634℃。

（3）沸点：（25.7±9.0）℃。

（4）溶解性：易溶于水、乙醇、甘油，微溶于甲醇、氢氧化钠水溶液。

**3. 生产使用情况及饮用水污染源**

氰化物多数是人工制造的，但也有少量存在于天然物质中，如苦杏仁、枇杷仁、桃仁、木薯和白果等。污染环境的氰化物，主要来自工业生产。煤焦化时，在干馏条件下碳与氨反应，也产生氰化物。氰化物可用作工业生产的原料或辅料，如氰化氢用于生产聚丙烯腈纤维，氰化钠用于金属电镀、矿石浮选，以及用于染料、药品和塑料生产；氰化钾用于白金的电解精炼，金属的着色、电镀，以及制药等化学工业。这些工业部门的废水中都含有氰化物，如焦化厂的冷凝废水中氰化物含量按氰化氢计约为 55mg/L，蒸馏废水中为 0～20mg/L，氨水中为 200～2000mg/L。在丙烯腈生产中，每生产 1 吨丙烯腈排出 110～120kg 乙腈和 50～100kg 氰化氢。

## （二）环境暴露状况

氰化物在水体中存在的形式比较多样，有简单的氰化物，如 HCN、KCN、NH₄CN 等，它们易溶于水，毒性较大；也有络合氰化物，如锌氰、镉氰、铁氰络合物等，其毒性虽然比简单氰化物小，但由于在水体中受 pH、温度、日光照射等影响，能分解为简单氰化物，故可认为仍具有较大毒性。

水中氰化物的来源主要是工业污染，一般电镀、焦化、合成有机玻璃、生产杀虫剂等工业废水中不同程度地含有氰化物，并随工业废水排入水源，对人体健康造成严重危害。有数据表明，饮用水中的氰化物浓度很低（＜100μg/L）。工业溢出或运输事故造成的污染可能导致原水供应中氰化物含量升高。人通过饮食和大气所接触到的氰化物的量被认为是极低的。

## （三）毒代动力学及健康效应

### 1. 毒代动力学

所有的氰化物中，氰化氢的毒性最大，其次为能在空气或组织中释放出氰化氢气体或含氰离子（CN⁻）的氰化物。CN⁻对金属离子具有超强的络合能力，细胞色素氧化酶对其最为敏感。氰化物经不同途径进入人体后，释放出的CN⁻迅速地与线粒体电子传递链的末端氧化酶即细胞色素 c 氧化酶的三价铁结合，从而抑制细胞色素 c 氧化酶的活性，阻断呼吸链使组织缺氧。人体吸入低浓度的氰化物，一部分转化为硫氰酸盐随尿排出，一部分逐渐在体内蓄积，可引起慢性中毒。

### 2. 健康效应

（1）人体资料：氰化物是剧毒或高毒物质，临床资料显示，最常见的 3 种氰化物中氰化钠的平均致死量为 150mg，氰化钾为 200mg，氰化氢为 100mg 左右。总的来说，人一次服氢氰酸和氰化物的平均致死量为 50～60mg 或 0.7～3.5mg/kg 体重，即少量的氰化物就会置人于死地。人吸入氢氰酸最低致死浓度为 120mg/(m³·h)、200mg/(m³·10min)、400mg/(m³·2min)。口服大量氰化物，或短时间内吸入高浓度的氰化氢气体，可在数秒内突然昏迷，造成"闪击样"中毒，一般急性中毒可分为前驱期、呼吸困难期、痉挛期和麻痹期 4 个时期，主要引起头晕、头痛、恶心、呕吐、胸闷和耳鸣等非特异性反应，严重时可导致口唇发紫、呼吸困难、抽搐、昏迷甚至呼吸衰竭而死亡。长期低剂量的氰化物暴露还可导致帕金森样综合征、意识错乱和智力衰退等神经系统损伤症状。

（2）动物资料：实验表明氰化物剂量为 0.025mg/kg 时，大鼠的过氧化氢酶活性增高，条件反射有改变；剂量为 0.005mg/kg 时，则未见异常改变，此剂量相当于 0.1mg/L。

动物实验证明长期经口摄入微量 KCN 对小鼠繁殖有影响，动物的子代死亡率升高，妊娠次数明显下降，死胎可增多。丙烯腈等有机氰对动物有致癌和诱变作用。

### （四）检测方法

《生活饮用水标准检验方法》（GB/T 5750—2023）提供了 4 种检测方法，分别为异烟酸-吡唑啉酮分光光度法、异烟酸-巴比妥酸分光光度法、流动注射法和连续流动法。

### （五）国内外饮用水标准情况

#### 1. 我国饮用水卫生标准

《生活饮用水卫生标准》（GB 5749—1985）规定氰化物的限值为 0.05mg/L。
《生活饮用水卫生标准》（GB 5749—2006）规定氰化物的限值为 0.05mg/L。
《生活饮用水卫生标准》（GB 5749—2022）仍然沿用 0.05mg/L 作为氰化物的限值。

#### 2. 世界卫生组织标准

1958 年世界卫生组织《国际饮用水标准》建议饮用水基于健康的氰化物的最高容许浓度为 0.01mg/L，在 1963 年的国际标准中该准则值被提高为 0.2mg/L。考虑到在一些烟熏食品中氰化氢残留的每日允许摄入量（ADI）为 0.05mg/kg 体重，以及确保水源不被工业排放物严重污染和水经过适当的处理，在 1971 年的国际标准中氰化物的暂行浓度上限降至 0.05mg/L。

1984 年第一版《饮用水水质准则》规定了氰化物的准则值为 0.1mg/L。

1993 年第二版规定了氰化物的准则值为 0.07mg/L。

2004 年第三版中沿用了此值。

2011 年第四版取消了对氰化物的准则值，理由是饮用水中出现的浓度远低于对健康有不良影响的浓度。

2017 年第四版第一次增补版，2022 年第四版第一、二次增补版《饮用水水质准则》沿用了第四版的规定。

#### 3. 美国饮用水水质标准

美国饮用水水质标准规定饮用水中氰化物 MCLG 为 0.2mg/L，MCL 的标准限值为 0.2mg/L。

#### 4. 欧盟饮用水水质标准

欧盟《饮用水水质指令》（2020/2184）规定氰化物的限值为 0.05mg/L。

**5. 日本饮用水水质标准**

日本《饮用水水质标准》（2020）规定氰化物（包括氰化物离子及氯化氰）的限值为 0.01mg/L。

## （六）指标分类及限值制定依据

水体中氰化物检出情况具备全国普遍性，同时考虑到氰化物为恐怖分子常用的投毒物质，因此把氰化物归为常规指标类型。

基于大鼠的动物实验，剂量相当于水中 0.1mg/L 时大鼠体重无异常变化，同时考虑氰化物毒性很强，采用一定的安全系数，确定限值为 0.05mg/L。本次修订继续保留 0.05mg/L 作为氰化物的生活饮用水卫生标准限值。

# 二、氟　化　物

## （一）基本信息

**1. 基本情况**

（1）中文名称：氟化物。
（2）英文名称：Fluoride。
（3）CAS 号：16984-48-8。

**2. 理化性质**

以氟化钠（NaF）为例说明氟化物理化性质：
（1）外观：无色立方或四方晶体。
（2）熔点：993℃。
（3）沸点：1704℃。
（4）水溶性：4.3g/100mL（25℃）。

**3. 生产使用情况及饮用水污染源**

氟化物广泛应用于化工产品的生产、造纸技术、钢铁冶炼、玻璃制造、航空航天领域以及农业生产用肥料等。

环境中氟污染的主要来源是钢铁、炼铝、化学、磷肥、玻璃、陶瓷、氟化工、砖瓦等工业和燃煤过程中排放的含氟"三废"。工业过程排放的含氟"三废"主要是使用冰晶石（$Na_3AlF_6$）、萤石（$CaF_2$）、氟磷灰石[$Ca_{10}(PO_4)_6F_2$]和氢氟酸

（HF）的企业排放的。此外，在某些地区，由于地质异常也可引起氟污染。自然环境中氟异常主要在火山地区、含氟矿床区及干旱、半干旱的沙漠和草原地区。

## （二）环境暴露状况

海水平均含氟量为 1.3mg/L，江河水中氟含量一般较低，多在 0.01～0.3mg/L。地下水中含氟量比地表水高，地区不同其含氟量也不相同，大部分地区在 1.0mg/L以下，而高氟区则在 2～5mg/L 或以上，最高存在含氟量 25mg/L 左右的地区。

在氟的多种暴露途径中，饮用水途径的暴露被认为是引起氟中毒的主要原因。使用高氟水灌溉农作物及清洗、烹饪食物是病区居民重要的氟暴露来源。

## （三）毒代动力学及健康效应

### 1. 毒代动力学

氟主要经消化道吸收，其次是经呼吸道。溶解于水溶液中的氟，包括饮料和饮水中的氟，几乎可以全部被消化道吸收，食物中的氟 80%左右可以被吸收。氟经吸收后进入血液，在血液中约 75%的氟存在于血浆，25%与血细胞结合，通过血液循环氟被逐渐转运到全身各组织器官，主要是在骨骼和牙齿等硬组织中分布较多。肾脏是氟的主要排泄器官，机体排泄的氟有 75%是由肾脏经尿排出的。还有部分氟在肠道内随粪便排出体外，少量通过汗液、乳汁、毛发、指甲、上皮细胞等排泄。

### 2. 健康效应

（1）人体资料：氟斑牙是反映氟健康损害的最直接、最敏感的表现。氟斑牙的主要临床表现为：釉质光泽度改变，表现为釉质失去光泽，不透明，可见白垩样（似粉笔样）线条、斑点、斑块，白垩样改变也可布满整个牙面；牙釉质着色，表现为不同程度的颜色改变，呈浅黄、黄褐乃至深褐色或黑色，着色范围可为细小斑点、条纹、斑块，直至布满大部分牙面；牙釉质缺损，表现为釉面小凹痕，较大凹窝，以至浅层釉质较大面积剥脱，或涉及整个牙面。缺损可仅限于釉质表层，或深及牙本质，以致牙齿断裂、牙体外形不整。氟斑牙的发生机制如下：牙齿发育过程中，过量氟进入体内，氟离子可进入正在形成的矿化的牙齿磷灰石晶体中，置换羟基磷灰石 $[Ca_{10}(PO_4)_6(OH)_2]$ 中的羟基，形成氟磷灰石 $[Ca_{10}(PO_4)_6F_2]$，从而影响钙的平衡，影响基质的生物合成、分泌或矿物质的组成；氟可改变造釉器中多种酶的活性，并可使分泌期造釉细胞形成发生改变，严重时坏死；氟直接或间接作用于基质蛋白酶，阻碍蛋白质的移除；氟通过直接作用于发育中的造釉细胞或间接与细胞外基质作用影响造釉细胞的功能和发育，使釉柱变细，排列紊乱、松散，釉间距加宽，中间出现空隙，釉柱及其基质中无机物晶体形态、大小及排列均不正常，甚至失去晶体结构，破坏了釉面的光学特征，出现白垩样改变。若釉柱间隙内有外源色素沉着，牙面即呈不同程度的着色。中毒严重时，成釉细胞坏死，造釉停止，出现釉质缺损。

氟骨症是氟中毒最为严重的后果，也是对机体健康损害程度最大的病理损伤。地方性氟中毒病区的居民，因摄入过量氟化物而引起以颈、腰和四肢大关节疼痛、肢体运动功能障碍，以及骨和关节 X 线征象异常为主要表现的慢性代谢性骨病。表现为骨和关节疼痛症状，其特征是颈、腰和四肢大关节持续性休息痛，不受季节、气候变化影响，可伴有肢体抽搐、麻木和关节晨僵。进一步严重时可表现出肢体变形和运动功能障碍体征。氟骨症的病理特征表现为成骨活性和破骨活性的异常活跃，导致成骨和破骨的正常生理过程被打破，影响了机体的钙磷代谢过程，促进甲状旁腺激素（PTH）的异常分泌，进而引发一系列的生理生化反应。总之，该病发病机制非常复杂，病理表现多样，被广泛认可的主要有"钙矛盾"疾病学说、氧自由基损伤学说、胶原病学说等多个学说。

氟中毒是一种全身性慢性蓄积性中毒，除了对骨相组织损伤明显直接之外，对非骨相组织的损伤也不容忽视。氟中毒可以导致神经系统、心血管系统、内分泌系统的损伤已经得到广大学者的广泛认可和高度关注。已有研究表明，高氟暴露可以导致儿童智力受损和成人认知功能的下降。王广吉等对江苏泗洪县氟中毒病村和非氟中毒病村儿童总摄氟量与智力关系的研究显示，总摄氟量与儿童智力低下率呈显著的剂量-效应关系，即随着总摄氟量的增加，儿童智商低下率呈升高趋势；Ding等分析了尿氟暴露与儿童智力的关系，发现尿氟水平与智商（IQ）呈负相关关系，尿氟每增加 1mg/L，IQ 会下降 0.642；Tang 等对 16 篇关于生命早期氟暴露与我国儿童智力之间关系的病例对照研究进行了 meta 分析，发现居住在氟中毒病区的儿童发生低 IQ 的危险是非氟中毒病区或轻度氟中毒病区儿童的 5 倍，表明长期高氟摄入对病区儿童的智力存在一定的不良影响。Li 等报道，在饮水型氟中毒病区，随着水氟暴露程度的增加，老年人的简单智能量表（MMSE）得分显著下降，呈现剂量-效应关系，说明成人的认知损伤程度受到氟暴露的影响。Sun 等在我国饮水型氟中毒病区进行了流行病学调查，校正混杂因素之后，分析了高氟暴露对原发性高血压患病率的影响，在国际上首次提出高氟暴露能够引起人群原发性高血压患病率的增加，并验证了氟引起人群血清内皮素（ET）表达增加进而导致血压增加的假设。Liu 等利用相同的病区开展的调查结果显示，高氟暴露同样能够引起动脉粥样硬化患病率显著增加，这种现象与氟导致人群细胞间黏附分子（ICAM）表达增加有关。

（2）动物资料：有研究表示体重为 30～39g 的实验小鼠的半数致死量为 51mg/kg（口服），半数致死量的可信限为 47～56mg/kg。已经有很多研究证实了氟化物具有一定的致畸作用，如姐妹染色单体交换（SCE）频率增加、DNA 损伤等。早在 20 世纪 70 年代即有国外学者用不同浓度的氟化钠培养鼠、羊的卵母细胞，发现高浓度的氟化钠可导致卵母细胞染色体损伤，认为氟化钠对哺乳类卵细胞是一种潜在诱变剂。高氟可使大鼠精子畸变率和骨髓细胞微核率增高。井玲等研究表明，氟化物刺激成纤维细胞向成骨细胞方向分化，成骨功能增强，在氟骨症骨周骨化发生机制中起重要作用。刘文天等发现饮用氟化钠的大鼠其胃组织中的胃泌素含量与对照组相比明显减低，说明氟化钠对胃黏膜组织中的 G 细胞也造成了破坏。胃泌素的分泌减少会导致胃酸分泌减少及胃肠道黏膜的萎缩，从而导致一系列的胃肠道症状，如食欲缺乏、腹胀、恶心等。

（四）检测方法

《生活饮用水标准检验方法》（GB/T 5750—2023）提供了 4 种检测方法，分别为离子选择电极法、离子色谱法、氟试剂分光光度法和双波长系数倍率氟试剂分光光度法。

（五）国内外饮用水标准情况

1. 我国饮用水卫生标准

《生活饮用水卫生标准》（GB 5749—1985）规定氟化物的限值为 1.0mg/L。
《生活饮用水卫生标准》（GB 5749—2006）规定氟化物的限值为 1.0mg/L。
《生活饮用水卫生标准》（GB 5749—2022）仍然沿用 1.0mg/L 作为氟化物的限值，小型集中式供水和分散式供水因水源与净水技术受限时，限值按 1.2mg/L。

2. 世界卫生组织标准

1958 年和 1963 年的世界卫生组织《国际饮用水标准》涉及氟化物的描述为每升饮用水中氟化物超过 1.0～1.5mg 时导致儿童氟斑牙，高浓度的氟化物最终可能导致儿童和成人的骨骼损伤。为预防儿童龋齿的发生，许多社区将供水氟化，使氟浓度升至 1.0mg/L。1971 年，国际标准提出各种范围年最高日平均气温下饮用水中氟化物的浓度控制限：温度为 26.3～32.6℃时，控制限范围为 0.6～0.8mg/L；温度为 10～12℃时，控制限范围为 0.9～1.7mg/L。

1984 年第一版《饮用水水质准则》规定了氟化物的准则值为 1.5mg/L。
1993 年第二版，2004 年第三版，2011 年第四版，2017 年第四版第一次增补版，2022 年第四版第一、二次增补版《饮用水水质准则》均沿用了此准则值。

3. 美国饮用水水质标准

美国饮用水水质标准中规定饮用水中氟化物 MCLG 为 4.0mg/L，MCL 为 4.0mg/L。

**4. 欧盟饮用水水质标准**

欧盟《饮用水水质指令》（2020/2184）规定氟化物的限值为 1.5mg/L。

**5. 日本饮用水水质标准**

日本《饮用水水质标准》（2020）规定氟化物的限值为 0.8mg/L。

### （六）指标分类及限值制定依据

考虑到我国水体中氟化物的检出情况具有全国普遍性，且饮水型地方性氟中毒病区的分布较广泛，现阶段虽然大部分病区进行了改水，但水质质量仍有待加强，因此把氟化物归为常规指标类型。

近年针对氟化物健康效应的研究表明，氟化物除了会引起氟斑牙、氟骨症外，还会对生殖发育系统、内分泌系统、免疫系统等产生不良影响，具有遗传毒性、致癌性、神经毒性等。综合考虑水中氟对牙齿的影响和防龋作用，以及我国广大高氟区饮水除氟的处理技术难度及成本，维持氟化物的限值为 1.0mg/L。

## 三、硝 酸 盐

### （一）基本信息

**1. 基本情况**

（1）中文名称：硝酸盐。
（2）英文名称：Nitrate。
（3）CAS 号：14797-55-8。

**2. 理化性质**

以硝酸钠（$NaNO_3$）为例说明硝酸盐理化性质：
（1）外观与性状：白色粉末或无色晶体。
（2）熔点：306.8℃。
（3）沸点：380℃，分解。
（4）溶解性：易溶于水、液氨，水中溶解度为 91.2g/100mL（25℃），微溶于甘油、乙醇。

**3. 生产使用情况及饮用水污染源**

硝酸盐广泛存在于土壤、水域及植物中。目前广泛采用的含氮农药和施用化学氮肥及含氮工业废水、废渣对环境土壤和水造成污染，使其中的硝酸盐不断增加。

而土壤则是水体、植物性食物硝酸盐的主要来源。调查显示，城市污水、工业废水和农业污水是水体氮素污染物的主要来源，大量含氮物残留经水体富集，在地表表现为水华现象的频繁发生，在地底则体现在地下水、井水污染和硝酸盐含量超标。

## （二）环境暴露状况

施肥、腐烂的动植物材料、生活污水、工业废物、垃圾堆、大气降水和矿物溶解等都是水中硝酸盐的来源。农田生态系统地下水体硝酸盐主要来自生活污水及农田施用化肥与粪肥。在农田生态系统中，化肥、农家肥及污水灌溉是地下水硝酸盐污染的主要源头，同时居住区还存在点源污染，如化粪池等对地下水造成污染。

一般而言，人类接触硝酸盐的主要途径是通过蔬菜饮食，但在某些特殊情况下，比如奶粉喂养的婴儿，其接触硝酸盐的主要来源就是饮用水。

## （三）毒代动力学及健康效应

### 1. 毒代动力学

人体小肠的上部吸收硝酸盐速度较快，硝酸盐经吸收后进入血液，在血液中与内源合成的硝酸盐混合。汗液中硝酸盐的浓度与血浆中相似，唾液和胃液中硝酸盐浓度比血浆中高，因为硝酸盐在唾液腺中具有活跃的运输机制，气管内分泌物的硝酸盐浓度也较高。口服硝酸盐，部分亚硝酸盐在肝微粒体内硝基还原酶的催化下，由还原型辅酶Ⅰ（NADH）和还原型辅酶Ⅱ（NADPH）供氢，反复还原脱水，形成氨基以解毒；而大部分摄入的硝酸盐或亚硝酸盐及其同化产物都会很快排出体外。硝酸盐主要通过尿液、汗液排出体外，少量硝酸盐在尿液和粪便中形成氨或尿素。

### 2. 健康效应

（1）人体资料：高浓度硝酸盐可能会导致6个月以下婴儿患高铁血红蛋白症（又称蓝婴综合征）。这是一种潜在的致命性血液疾病，会导致血液携氧能力下降，使婴儿的呼吸短促和皮肤发青，甚至导致婴儿死亡。儿童长期饮用硝酸盐含量高的水，听力和视觉的条件反射都会比较迟钝。

对于人类而言，高铁血红蛋白症是亚硝酸盐与红细胞中的血红蛋白反应生成高铁血红蛋白造成的，高铁血红蛋白与氧结合紧密而不能将氧释放，从而阻碍了氧的运输。尽管吸收的大多数亚硝酸盐在血液中被氧化为硝酸盐，但余下的亚硝酸盐仍可与血红蛋白发生反应。尽管成人和儿童在摄入极高浓度的硝酸盐后，临床上也会出现明显的高铁血红蛋白症，但绝大多数情况下这种症状发生在奶瓶喂养的婴儿身上。尽管有一些案例表明，已断奶的婴儿因从蔬菜中摄取了较高含量的硝酸盐而出现高铁血红蛋白症，但人们普遍认为高铁血红蛋白症主要是水中的硝酸盐浓度过高引起的。奶瓶喂养的婴儿患此病的风险更高，因为婴儿摄入的水量相对体重而言很大，且其体内形成的修复酶有限。高铁血红蛋白症流行病学的临床研究以及与饮用水中硝酸盐相关的高铁血红蛋白浓度增加的亚临床研究发现，97%的案例是在硝酸盐浓度超过 44.3mg/L（相当于 10mg/L 硝酸盐氮）的情况下发生的，临床症状与较高的硝酸盐浓度相关联。受影响的个体几乎无一例外都是 3 个月以下的婴儿。也有令人信服的证据表明，高铁血红蛋白症风险增加主要发生在同时存在胃肠感染的情况下。胃肠感染似乎是引起高铁血红蛋白症的主因。文献资料报道的大部分高铁血红蛋白症病例与个人井水受污染有关。

国际研究协会（IRIS）数据库资料显示，使用硝酸盐浓度超过 10mg/L（以 N 计）的饮用水为 0～3 个月婴儿配制配方奶粉，可导致婴儿出现高铁血红蛋白症（超过 10%）的早期临床症状。假设婴儿体重 4kg，日饮水量为 0.64L，每日摄入硝酸盐浓度不超过 10mg/L（以硝酸盐氮计），得出硝酸盐（以 N 计）的 NOAEL 为 1.6mg/(kg·d)。

2007 年，世界癌症研究基金会和美国癌症研究协会联合发表了一份病例对照研究报告，指出每天摄入 50g 腌肉，发生大肠癌的相对危险度是 1.21%。瑞典一份研究报告指出每天摄入 30g 腌肉，发生大肠癌的相对危险度是 1.0%。对于这个结果，根据 1994 年美国国家癌症研究院发布的报告，相对危险度低于 1.0% 不会增加癌症发生风险，低于 2.0% 的相对危险度不应该向公众推荐。也有研究指出，食用腌肉与大肠癌发生无关。许多研究也未证实，食品来源的硝酸盐、亚硝酸盐、N-亚硝基化合物与胃癌、脑癌、鼻咽癌、食管癌等癌症的发生有关。1995 年，Moller 调查了接触高浓度硝酸盐的化肥厂工人，也没有发现其胃癌患病率增加。

（2）动物资料：单次口服 10%硝酸钾（1.3g/kg）可引起山羊急性硝酸盐中毒，表现为轻度厌食、轻度抑郁、频繁的肌肉震颤、协调性障碍、呼吸困难和可见黏膜的褐色变色，最后出现卧位、流涎和结肠痉挛。急性硝酸盐中毒的临床症状因动物品种而异，反刍动物一般发生高铁血红蛋白症，单胃动物发生严重胃炎。硝酸盐的摄入也与甲状腺功能受损、饲料消耗减少、维生素 A 和维生素 E 代谢受到干扰有关。长期高硝酸盐暴露引起的血液学变化包括红细胞的代偿性增加，以及中性粒细胞和嗜酸性粒细胞的增加。

（四）检测方法

《生活饮用水标准检验方法》（GB/T 5750—2023）提供了 3 种检测方法，分别为麝香草酚分光光度法、紫外分光光度法和离子色谱法。

（五）国内外饮用水标准情况

**1. 我国饮用水卫生标准**

《生活饮用水卫生标准》（GB 5749—1985）规定的硝酸盐（以 N 计）限值为 20mg/L。

《生活饮用水卫生标准》（GB 5749—2006）规定的硝酸盐（以 N 计）限值为 10mg/L，地下水源限值为 20mg/L。

《生活饮用水卫生标准》（GB 5749—2022）规定的硝酸盐（以 N 计）限值为 10mg/L，小型集中式供水和分散式供水因水源与净水技术受限时，限值按 20mg/L。

**2. 世界卫生组织标准**

1984 年第一版《饮用水水质准则》规定了硝酸盐（以 N 计）的准则值为 10mg/L。

1993 年第二版提出了硝酸盐的准则值为 50mg/L。

2004 年第三版规定了硝酸盐（以 $NO_3^-$ 计）的准则值为 50mg/L（短期暴露）。

2011 年第四版，2017 年第四版第一次增补版，2022 年第四版第一、二次增补版《饮用水水质准则》均沿用 50mg/L 硝酸根离子（或 11mg/L 硝酸盐氮）（短期暴露）作为准则值。

**3. 美国饮用水水质标准**

美国饮用水水质标准规定饮用水中硝酸盐（以 N 计）MCLG 为 10mg/L，MCL 为 10mg/L。

**4. 欧盟饮用水水质标准**

欧盟《饮用水水质指令》（2020/2184）规定硝酸盐的限值为 50mg/L，并对硝酸盐与亚硝酸盐总含量做了限制。

**5. 日本饮用水水质标准**

日本《饮用水水质标准》（2020）规定"硝酸盐氮与亚硝酸盐氮"的限值为 10mg/L。

（六）指标分类及限值制定依据

考虑到我国水体中硝酸盐的检出情况具备全国普遍性，因此把硝酸盐（以 N 计）归为常规指标类型。

使用硝酸盐（以 N 计）浓度超过 10mg/L 的饮用水为 0～3 个月婴儿配制配方奶粉，可导致超过 10% 的婴儿出现高铁血红蛋白症的早期临床症状。为保护奶瓶喂养的婴儿，将限值设定为 10mg/L，鉴于我国现阶段小型集中式供水和分散式供水的实际情况，因水源与净水技术限制暂时无法全面达到 10mg/L 的要求，对这部分供水保留了过渡性要求，小型集中式供水和分散式供水因水源与净水技术限制时按 20mg/L 执行。

# 四、高 氯 酸 盐

## （一）基本信息

### 1. 基本情况

（1）中文名称：高氯酸盐。

（2）英文名称：Perchlorate。

（3）CAS 号：7790-98-9。

（4）常见化合物：高氯酸镁、高氯酸钾、高氯酸铵、高氯酸钠和高氯酸锂。

### 2. 理化性质

常见高氯酸盐理化性质如表 4-1 所示。

表 4-1  高氯酸盐理化性质

| | $Mg(ClO_4)_2$ | $KClO_4$ | $NH_4ClO_4$ | $NaClO_4$ | $LiClO_4$ |
|---|---|---|---|---|---|
| CAS 号 | 10034-81-8 | 7778-74-7 | 7790-98-9 | 7601-89-0 | 7791/3/9 |
| 相对分子质量 | 223.21 | 138.55 | 117.49 | 122.44 | 106.39 |
| 颜色 | 白色 | 无色或白色 | 白色 | 白色 | 无色 |
| 物理状态 | 固体颗粒或片状粉末 | 固体晶体 | 固体斜方晶体 | 潮解性固体晶体 | 固体晶体 |
| 熔点（℃） | 251 | 400 | — | 471 | 236 |
| 沸点（℃） | — | — | — | — | 400 |
| 密度（20℃）（g/cm³） | 2.21 | 2.52 | 1.95 | 2.02 | 2.43 |

注：—代表易分解，无熔点或沸点。

### 3. 生产使用情况及饮用水污染源

高氯酸盐既有自然来源又有人为来源，最主要的人为来源是高氯酸铵、高氯酸钾等高氯酸盐类的生产过程。高氯酸盐的用途主要包括作为强氧化剂用于火箭推进剂、烟火制造、军火工业、爆破作业等领域，以及作为添加剂用于润滑油、织物固定剂、电镀液、皮革鞣剂、橡胶制品、染料涂料、冶炼铝和镁电池等产品的生产过程。我国是传统的烟花制造消费大国和航天大国，高氯酸盐生产分布全国各地，推测我国存在高氯酸盐的职业暴露危害，且随着大量高氯酸盐的使用和未经处理的排放，易造成环境、饮用水和食品中高氯酸盐的污染。

## （二）环境暴露状况

高氯酸盐是烟花爆竹的重要原料，因此相关产业的生产排放是环境中高氯酸盐的主要来源。我国是全球最大的烟花生产国和消费国，烟花产量约占全球的90%。其中，湖南省是我国最大的烟花制造省份，相比于我国其他省份，湖南省水体中高氯酸浓度最高，最高浓度达到105μg/L。

我国地表水和地下水中，高氯酸盐的检出率为100%，其中长江流域污染最严重，高氯酸盐平均浓度为16.68μg/L，最高可达105μg/L，很多水样高氯酸盐浓度超过美国国家环境保护局（USEPA）的暂定限值（24.5μg/L）。我国的茶叶中也检出了高氯酸盐。

固态的高氯酸盐可以粉尘的形式经呼吸、皮肤接触进入人和动物体内，而溶解于水中的高氯酸盐会通过饮用水和食物经消化道进入人体，这也是高氯酸盐危害人体健康的主要途径。高氯酸盐对婴儿的暴露途径主要是通过母乳暴露，还可以通过胎盘和脐带血作用于胎儿，也就是胚胎暴露。

## （三）毒代动力学及健康效应

### 1. 毒代动力学

研究表明，高氯酸盐主要的人体暴露途径是摄入被高氯酸盐污染的水和食物，而皮肤吸收和呼吸吸入可以忽略不计。人体吸收高氯酸盐后，高氯酸根离子主要分布在甲状腺部位。

目前的研究表明，摄入大剂量的高氯酸盐后，其中至少99%可以从人体排泄出去而不发生结构上的变化。但尚不明确高氯酸盐是否可以持续与人体中的酶及酸性环境发生反应。如果这种反应存在，那么高氯酸盐就会持续氧化其周围的组织。如果高氯酸盐可以缓慢而持续地与人体内的酶或高酸性环境发生反应，那么可能其重要的毒性效应还未被发现。而且在这种情况下，高氯酸盐的毒性作用主要取决于作用的时间而不是剂量的大小。

### 2. 健康效应

（1）人体资料：目前高氯酸盐对人体健康影响的研究主要集中在对甲状腺功能的影响。高氯酸盐可以干扰甲状腺中碘化物的运输系统，它通过与碘离子竞争转运蛋白而抑制碘的吸收，削弱甲状腺功能，干扰甲状腺素的合成和分泌，最终导致甲状腺激素 $T_3$ 和 $T_4$ 合成量的下降，从而影响人体正常的新陈代谢，阻碍人体正常的生长和发育，对生长发育期的儿童、孕妇、胎儿和新生儿影响尤为严重。有研究认为，一旦婴幼儿体内的高氯酸盐过量，会出现智商偏低、学习障碍、发育迟缓、多动症、注意力分散甚至弱智等症状。在 1980～1989 年和 1990～1996 年，美国公共健康服务组织对加州、犹他州和亚利桑那州的健康普查数据表明，在高氯酸盐排放集中的地区，婴儿先天性甲状腺功能减退症的患病率高于全国平均水平 2～3 倍。

（2）动物资料：高氯酸盐对水生生物具有一定的毒性，且因不同的物种而存在差异。高氯酸盐对白鼠的碘摄取有抑制作用，有研究分别对正常和身体缺碘的白鼠进行了对比实验，发现高氯酸盐能显著影响正常白鼠对碘的摄取，缺乏碘的白鼠对高氯酸盐抑制碘的摄取有明显的抗性，并且只有最高浓度的高氯酸盐才对身体缺碘的白鼠产生副作用。

（四）检测方法

《生活饮用水标准检验方法》（GB/T 5750—2023）提供了 3 种检测方法，分别为离子色谱法-氢氧根系统淋洗液、离子色谱法-碳酸盐系统淋洗液和超高效液相色谱串联质谱法。

（五）国内外饮用水标准情况

**1. 我国饮用水卫生标准**

《生活饮用水卫生标准》（GB 5749—1985）、《生活饮用水卫生标准》（GB 5749—2006）均未规定饮用水中高氯酸盐的标准限值。

《生活饮用水卫生标准》（GB 5749—2022）规定高氯酸盐的标准限值为 0.07mg/L。

**2. 世界卫生组织标准**

世界卫生组织《饮用水水质准则》第一版至第四版均未规定饮用水中高氯酸盐的准则值。

2017 年第四版第一次增补版，2022 年第四版第一、二次增补版中规定高氯酸盐的准则值为 0.07mg/L。

**3. 美国饮用水水质标准**

美国饮用水水质标准未规定高氯酸盐的标准限值。

**4. 欧盟饮用水水质标准**

欧盟《饮用水水质指令》（2020/2184）未规定高氯酸盐的标准限值。

**5. 日本饮用水水质标准**

日本《饮用水水质标准》（2020）未规定高氯酸盐的标准限值。

## （六）指标分类及限值制定依据

考虑到我国水体中高氯酸盐的检出情况不具备全国普遍性，因此把高氯酸盐归为扩展指标类型。

基于对健康成人志愿者在饮用水中施用高氯酸盐的人体临床研究，得出 BMDL$_{50}$（50%效应的基准剂量 95%置信区间的下限）为 0.11mg/(kg·d)，不确定系数为 10，饮水贡献率选择 20%，推导得出限值为 0.07mg/L。

# 五、氯化乙基汞

## （一）基本信息

### 1. 基本情况

（1）中文名称：氯化乙基汞。
（2）英文名称：Ethylmercuric chloride。
（3）CAS 号：107-27-7。
（4）分子式：C$_2$H$_5$ClHg。
（5）相对分子质量：265.1。

### 2. 理化性质

（1）外观与性状：白、黄、灰、棕色粉末或结晶。
（2）密度：3.482g/cm$^3$。
（3）熔点：192.5℃。
（4）溶解性：不溶于水，微溶于冷乙醇、乙醚，溶于热乙醇、氯仿。
（5）稳定性：遇热容易挥发，遇光易分解成有毒含汞化物气体。

### 3. 生产使用情况及饮用水污染源

氯化乙基汞曾是一种农药，商品名西力生，作为杀菌剂用于防治农作物病害。因为其剧毒、高残留、难降解，我国在 20 世纪 70 年代已禁止将氯化乙基汞作为农药在生长期的作物上喷洒使用，但它仍作为疫苗、眼药水、眼部化妆品的防腐剂在使用。

饮用水中氯化乙基汞主要污染来源包括作为农药使用后的环境残留、工业生产过程中的废弃物及环境中汞的乙基化。

## （二）环境暴露状况

水中氯化乙基汞主要来自工业污染。在阿根廷中东部被制药公司污染的河水中检出氯化乙基汞含量为 7.7～30.1μg/L，但未检索到关于饮用水中氯化乙基汞含量的报道。误食含氯化乙基汞食物是人接触氯化乙基汞的主要途径，氯化乙基汞经饮用水途径的暴露未查到报道。

### （三）毒代动力学及健康效应

#### 1. 毒代动力学

氯化乙基汞可通过呼吸道、胃肠道及皮肤吸收。经胃肠道吸收率很高且完全。氯化乙基汞进入血液后，主要存在于红细胞内，血汞水平与脑内含汞量明显相关，之后集中在肝脏、肾脏、血液、脑、头发及皮肤内。通过小鼠注射给药研究表明氯化乙基汞吸收后主要分布在血液、脑和肾脏中，其中肾脏中的含量远高于血液和脑。

氯化乙基汞在生物体内分解缓慢（半衰期约为70天），有生物链放大作用，处于食物链顶端的人类富集系数更大，进入人体后可通过血脑屏障影响神经系统造成永久性损伤。氯化乙基汞主要是经胆汁排出，经尿排出只占总排出量的10%。排出肠道的氯化乙基汞又能再吸收，形成一反复的肝肠循环过程，这亦是氯化乙基汞在体内存留时间特别长的原因之一。

#### 2. 健康效应

（1）人体资料

1）短期暴露：氯化乙基汞中毒以神经系统和心脏损害为主，脑病及心肌损害为主要原因，神经精神症状常为突出的临床表现。情况严重的可发展为不同程度的中毒性脊髓-多发性神经病或中毒性脑脊髓病。误食量多者，可立即出现胃肠道刺激症状，或经一定的潜伏期，最后出现典型症状，有时可引起中毒性肝炎。症状的轻重与潜伏期的长短并非完全平行。

研究表明当氯化乙基汞含量达到 0.5～1mg/kg 时，就会引起轻度中毒，1.0～2.0mg/kg 会引起中度中毒，2.0～3.0mg/kg 会引起重度中毒，4.0mg/kg 以上会引起人死亡。

2）长期暴露：Mukhtarova 研究了 25 名长期（3年）暴露在低浓度氯化乙基汞的人员，病理表明早期神经系统出现一定变化，之后肾功能系统和脑部血管出现一定破坏，扩散后引起下丘脑主要结构的改变，导致精神疾病。

氯化乙基汞能够通过胎盘屏障并穿透进入胎儿，导致后者的器官发生严重的病理变化。母亲氯化乙基汞中毒后，母乳喂养的婴儿长达 3～4 年都会受到此危害影响。

（2）动物资料

1）短期暴露：氯化乙基汞对 4 个月大的中国稀有鮈鲫显示出明显的毒性，24

小时 $LC_{50}$ 为 24.8μg/L（以 Hg 计）。急性氯化乙基汞暴露可诱发鳃中毛细血管扩张和上皮细胞的去角质、坏死，以及肝细胞中的水肿、空泡和致密核。

氯化乙基汞对大鼠经口的半数致死量（$LD_{50}$）为 40mg/kg；大鼠经呼吸吸入氯化乙基汞的 $LC_{50}$ 为 689mg/m³；大鼠经皮肤接触的 $LD_{50}$ 为 200mg/kg。氯化乙基汞对小鼠经呼吸吸入的 $LC_{50}$ 为 5mg/m³，小鼠腹腔内实验氯化乙基汞 $LD_{50}$ 为 16mg/kg。

研究表明，小鼠腹腔注射 0.3mg/0.5mL 的氯化乙基汞 8 天以上，能观察到明显的神经系统中毒。

2）长期暴露：氯化乙基汞对稀有鮈鲫的慢性毒性实验显示，在 1.0μg/L 氯化乙基汞长期暴露下，稀有鮈鲫鱼鳃上皮细胞略有增生，未观察到肝、鳃组织明显的形态学变化。

（四）检测方法

《生活饮用水标准检验方法》（GB/T 5750—2023）提供了 3 种检测方法，分别为液相色谱-原子荧光法、液相色谱-电感耦合等离子体质谱法和吹扫捕集气相色谱-冷原子荧光法。

（五）国内外饮用水标准情况

**1. 我国饮用水卫生标准**

《生活饮用水卫生标准》（GB 5749—1985）未规定氯化乙基汞的限值。

《生活饮用水卫生标准》（GB 5749—2006）附录 A 中规定氯化乙基汞的限值为 0.0001mg/L。

《生活饮用水卫生标准》（GB 5749—2022）仍然沿用 0.0001mg/L 作为氯化乙基汞的限值。

**2. 世界卫生组织标准**

世界卫生组织《饮用水水质准则》未规定饮用水中氯化乙基汞的准则值。

**3. 美国饮用水水质标准**

美国饮用水水质标准未规定饮用水中氯化乙基汞的标准限值。

**4. 欧盟饮用水水质标准**

欧盟《饮用水水质指令》未规定氯化乙基汞的限值。

**5. 日本饮用水水质标准**

日本《饮用水水质标准》未规定氯化乙基汞的限值。

（六）指标分类及限值制定依据

目前未检索到饮用水中检出氯化乙基汞的报道，但考虑到制药企业的废弃物等物质中含有氯化乙基汞，因此把氯化乙基汞归为参考指标类型。

参考俄罗斯国家饮用水卫生标准，规定氯化乙基汞的限值为 0.0001mg/L。

# 六、四 乙 基 铅

## （一）基本信息

### 1. 基本情况

（1）中文名称：四乙基铅。

（2）英文名称：Tetraethyl lead。

（3）CAS 号：78-00-2。

（4）分子式：$Pb(CH_3CH_2)_4$。

（5）相对分子质量：323.44。

### 2. 理化性质

（1）外观与性状：无色油状液体，有芳香气味。

（2）密度：1.64g/cm$^3$（25℃）。

（3）熔点：−136℃。

（4）沸点：198～200℃。

（5）蒸气压：1.33kPa（38.4℃）。

（6）溶解性：不溶于水、稀酸、稀碱，易溶于汽油、煤油、乙醇、乙醚、丙酮、苯、氯仿等有机溶剂，也溶于脂肪和类脂。遇水分解放出有毒的腐蚀性气体。

### 3. 生产使用情况及饮用水污染源

20 世纪 20 年代以来，车用汽油就开始用四乙基铅作为汽油抗爆剂，相关作业工人有职业接触四乙基铅的机会。如在生产过程或在运输乙基液、乙基汽油过程中发生意外泄漏而防护不周，在通风不良的情况下清洗乙基汽油储油罐，或在高温和通风不良的室内大量使用乙基汽油，有可能因为大量接触四乙基铅而发生急性中毒。在作业中，长期经呼吸道或皮肤接触低浓度的四乙基铅，有可能发生慢性中毒。由于一般车用汽油含四乙基铅的浓度甚低，汽车加油站的工作人员、汽车司机、汽车修理工人中毒机会较少。

含铅汽油在汽车发动机中燃烧，四乙基铅中约 60% 的铅氧化成颗粒极细的氧化铅烟尘，另外还有一部分四乙基铅从汽油中蒸发，直接以有机铅的形式污染空气。空气中的氧化铅烟尘和四乙基铅蒸气被吸入体内会引起慢性中毒。由于四乙基铅的强烈神经毒作用，以及汽车在使用含铅汽油后引起铅对大气的污染，各国已经采用新型的抗爆剂如甲基叔丁基醚或有机锰来取代四乙基铅。我国从 2000 年起，陆续禁售含铅汽油。含四乙基铅产品的生产、使用及运输过程中均可导致周边环境污染，并对环境水体（特别是饮用水源地）造成影响。

### （二）环境暴露状况

四乙基铅不溶于水，遇水分解释放出有毒的腐蚀性气体。我国环境水体中，四乙基铅检出的报道较少，特别是饮用水源水。但含四乙基铅产品的生产、使用及运输过程可能导致周边环境污染，并对环境水体（特别是饮用水源地）造成影响。2010 年 1 月至 2011 年 3 月，一项关于巢湖水源区石油类污染物的研究表明，研究区内四乙基铅污染物平均含量为 0.000 19～0.001 85mg/L。

### （三）毒代动力学及健康效应

#### 1. 毒代动力学

四乙基铅有高度的挥发性，主要通过呼吸道进入人体。该物质也可以通过皮肤及消化道吸收。由于四乙基铅具有很强的脂溶性，机体内以脑、肝中含量最多，肺及肾中分布较少。人急性中毒死亡以后，各脏器的含铅量也以脑、肝中最多。

四乙基铅为神经毒物，具有高度的脂溶性，在体内肝细胞微粒体混合功能氧化酶的作用下转变为三乙基铅。三乙基铅无挥发性，在体内至少可稳定存在 4 天。在体内，四乙基铅被肝细胞微粒体转化为三乙基铅，三乙基铅又被缓慢分解为二乙基铅及无机铅，而后从尿中排出。

#### 2. 健康效应

（1）人体资料

1）短期暴露：如车间空气中四乙基铅浓度达到 $100mgPb/m^3$，吸入 1 小时后即可造成急性中毒。症状一般出现在意外接触后数小时或数天，潜伏期长者可达 3 周（或称亚急性中毒）。潜伏期长短与接触四乙基铅的浓度有关，高浓度下，可以立即致人昏迷。

2）长期暴露：发生于长期接触四乙基铅者，轻症主要表现为类神经症和自主神经功能失调。患者常有严重的失眠和顽固的头痛。头痛系持续性钝痛，多在枕部，常于晚间加重。健忘、头晕、乏力、多汗、急躁易怒、肢体酸痛、性欲减退比较多见。女性患者可发生月经紊乱。消化道障碍仅次于神经系统症状，出现食欲减退、上腹部不适、晨起恶心，一般不伴有呕吐。

严重慢性中毒患者可于上述症状基础上，出现慢性中毒性脑病，表现为精神迟钝、动作缓慢、记忆力减退、智力下降、情绪淡漠或激动、好哭、易怒、口中毛发感，也可表现为精神分裂症，出现幻觉及妄想。

（2）动物资料

1）短期暴露：小鼠经口 $LD_{50}$ 为 12.3mg/kg；大鼠吸入 $LC_{50}$ 为 850mg/m$^3$（1 小时）。

2）长期暴露：大鼠灌胃 0.000 08mg/(kg·d)，134～160 天，表现为心肌、肾脏、脾脏变性坏死，伴有炎症渗出增生改变。

3）生殖毒性：大鼠经口最低中毒剂量为（$TD_{Lo}$）11mg/kg（孕 6～16 天），引起胚胎毒性。

4）致癌性：动物实验表明四乙基铅可能引发癌症。Epstem 和 Mcntc 给出生 21 天小鼠皮下注射 0.6mg 四乙基铅（分 4 次等剂量），发现恶性淋巴癌发生明显增加，在第一次注射后的 36～51 周就观察到 3 个肿瘤。

（四）检测方法

《生活饮用水标准检验方法》（GB/T 5750—2023）提供了 1 种检测方法，即双硫腙比色法。

（五）国内外饮用水标准情况

**1. 我国饮用水卫生标准**

《生活饮用水卫生标准》（GB 5749—1985）未规定四乙基铅的限值。

《生活饮用水卫生标准》（GB 5749—2006）附录 A 中规定四乙基铅的限值为 0.000 1mg/L。

《生活饮用水卫生标准》（GB 5749—2022）仍然沿用 0.000 1mg/L 作为四乙基铅的限值。

**2. 世界卫生组织标准**

世界卫生组织《饮用水水质准则》未规定饮用水中四乙基铅的准则值。

**3. 美国饮用水水质标准**

美国饮用水水质标准未规定饮用水中四乙基铅的标准限值。

**4. 欧盟饮用水水质标准**

欧盟《饮用水水质指令》未规定四乙基铅的限值。

**5. 日本饮用水水质标准**

日本《饮用水水质标准》未规定四乙基铅的限值，规定铅及其化合物的限值为 0.01mg/L。

### （六）指标分类及限值制定依据

我国从 2000 年起，陆续推广使用无铅汽油，四乙基铅的污染正在逐步减少，空气、水和食物中四乙基铅的浓度正在降低，但是消除四乙基铅在环境中的污染需要一定的时间，因此把四乙基铅归为参考指标类型。

在缺少充分资料的情况下，参考《地表水环境质量标准》（GB3838—2002）及《生活饮用水卫生标准》（GB 5749—2006）中四乙基铅的限值，继续保留 0.0001mg/L 作为四乙基铅的生活饮用水卫生标准限值。

## 七、碘 化 物

### （一）基本信息

**1. 基本情况**

（1）中文名称：碘化物。
（2）英文名称：Iodide。
（3）CAS 号：20461-54-5。

**2. 理化性质**

以碘化钾（KI）为例说明碘化物理化性质：
（1）外观与性状：无色或白色晶体。
（2）密度：3.13g/cm³。
（3）熔点：681℃。
（4）沸点：1345℃。
（5）水溶性：易溶于水。

**3. 生产使用情况及饮用水污染源**

碘是人体必需微量元素。碘以化合物（碘化钾和碘酸钾）形式广泛分布于自然界中。不同地区的空气、水、土壤中碘的含量是不同的。饮用水中的碘主要以碘化钾的形式存在。

在生产领域，碘是无机基本原料之一，广泛应用于医药卫生、化学分析、试纸、照相、人工降雨等领域。在医药卫生领域，碘应用于消毒剂、特定疾病的治疗药物、造影剂等。在有机合成反应的甲基化、异构化和脱氢反应中，碘是良好的催化剂。碘还可以应用于放射性标记、激光、饲料添加剂、灭火剂等多个领域。饮用水中的碘主要来自于环境本底。

## (二) 环境暴露状况

降水中碘的平均浓度范围为 $(11.8 \sim 19.7) \times 10^{-9} mol/L$，雨水中碘化物和碘酸盐的比例在沿海和内陆有所不同。地下水中碘的含量和形态分布差异较大，Yang 等对山西高碘地区地下水的检测结果表明，不同村庄的井水中碘浓度范围跨越几个数量级，为 $(2.12 \sim 3242) \times 10^{-8} mol/L$，有些水样中既有 $IO_3^-$ 也有 $I^-$，而有些水样中则只有 $IO_3^-$ 或 $I^-$，也有部分样品中检测出有机碘。

## (三) 健康效应

### 1. 碘的生理作用

碘与人体的健康息息相关，是维持人体甲状腺功能正常所必需的元素。甲状腺所分泌的甲状腺激素在人体各种生理活动中发挥重要作用。健康成人体内的碘总量仅有 20～50mg，平均 30mg，其中 70%～80% 的碘存在于甲状腺中。碘在人体内每天都在进行代谢，在碘摄入停止的情况下，体内储备的碘仅够维持 2～3 个月。碘的生理功能是通过甲状腺激素来完成的。甲状腺利用碘和酪氨酸合成甲状腺激素，包括三碘甲腺原氨酸（triiodothyronine，$T_3$）和四碘甲腺原氨酸即甲状腺素（tetraiodothyronine，thyroxine，$T_4$），$T_3$ 为主要活性形式。甲状腺激素以甲状腺球蛋白（thyroglobulin，Tg）的形式贮存于甲状腺滤泡腔中。甲状腺激素是人体重要的激素，其生理功能包括促进生长发育、参与脑发育、调节新陈代谢等。

### 2. 碘缺乏对健康的影响

碘摄入不足可引起碘缺乏病，碘缺乏病是由自然环境碘缺乏造成机体碘营养不良所表现出的一组疾病和危害的总称。它包括地方性甲状腺肿、地方性克汀病、地方性亚临床克汀病，以及碘缺乏导致的流产、早产、死产、先天畸形等。碘缺乏可以对机体生长发育，尤其是神经系统、大脑的发育造成损害。缺碘对人体的损害程度与缺碘的严重程度、缺碘发生的时期、个体对缺碘的反应性三方面因素有关。

缺碘的程度不同，对人体的危害不同。即使轻度缺碘也会引起地方性甲状腺肿。大部分地方性甲状腺肿患者起病缓慢，除了颈部逐渐变粗外，一般无明显症状。但是当甲状腺肿发展到一定程度时，可压迫喉、气管、咽、食管、喉返神经等，导致呼吸困难、吞咽困难和声音嘶哑等症状。缺碘越严重，地方性甲状腺肿发病率越高。当缺碘至一定程度，就会导致地方性亚临床克汀病、地方性克汀病的发生, 严重影响儿童智力发育和体格发育。

### 3. 碘过量对健康的影响

碘过量的危害包括急性碘过量和慢性碘过量引起的危害。碘是甲状腺激素合成的原料, 同时也调节甲状腺激素的合成和释放。正常机体在短期急性碘过量摄入的情况下, 会抑制甲状腺激素的合成和释放, 产生碘阻滞效应 (又称 Wolff-Chaikoff 效应)。但是, 碘阻滞效应是暂时的, 正常机体会产生碘脱逸反应。当发生碘脱逸反应时, 甲状腺激素的合成和释放恢复。

需要注意的是, 婴幼儿人群的补碘同样需要避免碘过量问题。婴幼儿的甲状腺功能发育不成熟, 对碘过量耐受能力低, 容易引发甲状腺功能减退症 (简称甲减)。研究发现, 碘摄入过多的情况下, 6~24 个月大的婴幼儿亚临床甲减的发病率约为 7%。

### (四) 检测方法

《生活饮用水标准检验方法》(GB/T 5750—2023) 提供了 4 种检测方法, 分别为硫酸铈催化分光光度法、高浓度碘化物比色法、高浓度碘化物容量法和电感耦合等离子体质谱法。

### (五) 国内外饮用水标准情况

目前全球其他主要国家和地区对该项指标没有相关标准。我国水源性高碘地区和高碘病区的划定标准 (GB/T19380—2016) 中, 以村为单位水碘中位数 >100μg/L 则判定为高碘地区, 在此基础上如 8~10 周岁儿童甲状腺肿大率 >5% 或尿碘中位数超过 300μg/L 则判定为水源性高碘病区。

### (六) 指标分类及限值制定依据

综合考虑到我国水体中碘化物的检出情况, 以及碘的生理作用和对健康的影响, 把碘化物归为参考指标类型。

1997 年、2002 年和 2011 年开展的全国碘缺乏病监测项目中进行了水碘的抽样调查工作, 2017 年开展了以乡为单位的水碘调查, 在水碘超过 10μg/L 的乡进一步开展了以村为单位的水碘普查工作, 至此, 查清了我国缺碘地区以乡为单位和非缺碘地区以行政村为单位的生活饮用水水碘分布情况, 明确了我国 83.3% 的乡水碘中位数在 10μg/L 以下, 还有 11 个省份的 159 个乡为高碘地区, 覆盖 4697 万人。水体中碘超过 100μg/L 的情况不具备全国普遍性。因此, 以 100μg/L 作为饮用水中碘化物的标准限值。

# 八、亚 硝 酸 盐

## （一）基本信息

### 1. 基本情况

（1）中文名称：亚硝酸盐。

（2）英文名称：Nitrite。

（3）CAS 号：14797-65-0。

### 2. 理化性质

以亚硝酸钠（$NaNO_2$）为例说明亚硝酸盐理化性质：

（1）外观与性状：白色或淡黄色细晶体，无臭，略有咸味，易潮解。

（2）密度：2.17（相对密度，水=1）。

（3）熔点：271℃。

（4）沸点：320℃。

（5）溶解性：易溶于水，溶解度 84.5g/100mL（20℃）。

### 3. 生产使用情况及饮用水污染源

汽车、火车、轮船、飞机、锅炉等燃烧石油类燃料、煤炭、天然气，可产生大量二氧化氮气体，二氧化氮经降雨淋溶后可形成亚硝酸盐来到地面和水体中；化学工业、制药工业、燃料工业、橡胶工业、油漆燃料、钢铁生产、电子元件生产、汽车制造等工业废水的排放也是水中亚硝酸盐的重要外界来源。

## （二）环境暴露状况

由于农作物的大量种植，氮肥投入量较大，硝酸氮是土壤氮元素的主要存在形式，具有易溶于水、移动性强的特点，因此较高的土壤硝态氮积累会随着灌溉而引起地下水硝态氮水平的升高和污染。在缺乏供水净化和处理设施的农村地区，由于直接饮用地下水，饮用水可能成为硝酸盐和亚硝酸盐的主要暴露途径之一。总体来说，饮食是人体硝酸盐和亚硝酸盐暴露最主要的途径，一般情况下，人体摄入的硝酸盐和亚硝酸盐 80%以上来自蔬菜，经饮用水途径的暴露量只占每日总摄入量的一小部分。

## （三）毒代动力学及健康效应

### 1. 毒代动力学

经口摄入是硝酸盐和亚硝酸盐暴露的主要途径。经口摄入的硝酸盐通过胃进入小肠，并在此几乎完全被吸收到血液中。亚硝酸盐在胃内酸性环境中自发分解为一氧化氮和其他生物活性氮氧化物（如二氧化氮和三氧化二氮），亚硝酸盐也能与胃中的蛋白质、胺和酰胺反应。60%～75%的血浆亚硝酸盐在摄入 24 小时后以原形从尿液中排出。

**2. 健康效应**

（1）人体资料

1）长期暴露：婴儿高铁血红蛋白症。高铁血红蛋白症的形成是由于人体内大量的亚硝酸盐与血液中的血红蛋白结合，高铁血红蛋白含量上升，因高铁血红蛋白不能与氧结合，这时人会缺氧，临床表现为口唇、指甲发绀，皮肤出现紫斑等缺氧症状，可致死亡。该病经常发生在饮用水中硝酸盐含量较高的地区，而且多发于婴儿。

2）致畸性：婴儿先天畸形。我国学者李智文等做过大量有关亚硝酸盐暴露的流行病学研究，结果说明亚硝酸盐与先天畸形密切相关。

3）致癌性：亚硝酸盐能与可亚硝基化的化合物（主要是仲胺类化合物）发生反应，在体内形成 $N$-亚硝基化合物，此类物质中有许多种化合物被认为对人类有致癌作用。

（2）动物资料

1）短期暴露：小鼠的亚硝酸盐 $LD_{50}$ 为 190mg/kg，随着剂量的增加，小鼠出现中毒症状的时间缩短，死亡率增高，呈现明显的剂量-效应关系。亚硝酸盐急性中毒可导致小鼠肝组织受损，其损伤程度随剂量增加而加重，损伤机制与肝脏严重缺氧和自由基增多有关。肉鸭的亚硝酸盐的 $LD_{50}$ 为 158.8mg/kg，最大耐受量为 117.2mg/kg。

2）长期暴露：成年小鼠持续以 6g/L 的亚硝酸盐灌胃 3 个月后，学习记忆能力有所下降，这可能是亚硝酸盐引起 γ 突触核蛋白的过度表达，突触数量减少所导致的。

3）生殖影响：胡桑等研究显示孕期亚硝酸盐暴露可通过诱导氧化应激、抑制神经干细胞增殖、促进神经细胞炎性损伤和凋亡而对仔鼠海马造成损伤。另外，亚硝酸盐可通过促进颗粒细胞凋亡引起卵泡闭锁进而导致不孕。

4）致癌性：IARC 的致癌性评估结论是，亚硝酸钠对人类是致癌的（1组），产生的亚硝胺对人很可能是致癌的（2A 组），但是缺少经口接触亚硝酸盐致癌性风险的证据。

（四）检测方法

《生活饮用水标准检验方法》（GB/T 5750—2023）提供了 1 种检测方法，即重氮偶合分光光度法。

### （五）国内外饮用水标准情况

#### 1. 我国饮用水卫生标准

《生活饮用水卫生标准》（GB 5749—1985）未规定亚硝酸盐的限值。

《生活饮用水卫生标准》（GB 5749—2006）附录 A 中规定亚硝酸盐的限值为 1mg/L。

《生活饮用水卫生标准》（GB 5749—2022）仍然沿用 1mg/L 作为亚硝酸盐（以 N 计）的限值。

#### 2. 世界卫生组织标准

1984 年第一版《饮用水水质准则》建议亚硝酸盐的准则值必须相应地低于硝酸盐，并指出水如经过正确处理，则亚硝酸盐氮水平应大大低于 1mg/L。

1993 年第二版结论性意见中还提出应该制订亚硝酸盐的准则值，暂行的亚硝酸盐准则值为 3mg/L。样品中硝酸盐和亚硝酸盐二者各自的浓度除以各自准则值的比值总和不得超过 1。

2004 年第三版，2011 年第四版，2017 年第四版第一次增补版，2022 年第四版第一、二次增补版均沿用了此规定。

#### 3. 美国饮用水水质标准

美国水质标准规定，亚硝酸盐（以 N 计）MCLG 为 1mg/L，并以处理技术要求（TT）代替 MCL，污染物最高浓度为 1mg/L。

#### 4. 欧盟饮用水水质标准

欧盟《饮用水水质指令》（2020/2184）规定亚硝酸盐限值为 0.50mg/L，同时其成员国应确保硝酸根浓度/50+亚硝酸根浓度/3≤1，且出厂水亚硝酸盐含量要小于 0.1mg/L。

#### 5. 日本饮用水水质标准

日本《饮用水水质标准》（2020）规定硝酸盐和亚硝酸盐氮限值为 10mg/L，亚硝酸根离子限值为 0.04mg/L。

### （六）指标分类及限值制定依据

考虑到我国水体中亚硝酸盐的检出情况不具备全国普遍性，仅部分地区检出，因此把亚硝酸盐归为扩展指标类型。

根据相关实验数据，引起婴儿高铁血红蛋白症时的亚硝酸盐剂量浓度从 0.4mg/kg 到超过 200mg/kg，运用最低剂量 0.4mg/kg，以一个体重 5kg 的婴儿日饮水量 0.75L 计算，推导出饮用水中亚硝酸盐（以 N 计）的限值是 1mg/L。

# 九、石 棉

## （一）基本信息

### 1. 基本情况

（1）中文名称：石棉。

（2）英文名称：Asbestos。

（3）CAS 号：1332-21-4。

（4）分子式：$CaMg_3(SiO_3)_4$（主要成分）。

### 2. 理化性质

（1）外观与性状：纤维状固体。

（2）含水量：10%～15%。

（3）机械强度：轴向拉伸强度较高，但不耐褶皱。

（4）热稳定性：良好。

（5）导电性：低。

（6）耐酸性：蛇纹石类石棉耐酸性较差，角闪石类石棉耐酸性较好。

（7）耐碱性：良好。

### 3. 生产使用情况及饮用水污染源

世界上所用的石棉 95% 为温石棉，其纤维可以分裂成极细的元纤维，具有优良的纺丝性能。石棉也是一种环境污染物，工业上每消耗 1 吨石棉，就约有 10g 石棉纤维释放到环境中，释放出的石棉纤维能在大气和水中悬浮数月。当这些细小的石棉纤维进入人体后，就会附着并沉积在肺部，经过长时间的潜伏期，容易诱发石棉肺、间皮瘤及其他部位的病变。

水中的石棉可能来源于含石棉的材料和矿石在水中的分解、供水系统中石棉水泥管道的腐蚀剥落、工业废弃物向水源的排放，以及含石棉的大气污染物的沉降等。1971 年加拿大首次报道饮用水中含有石棉，引起了人们对饮用水中石棉污染的重视，之后英、美、日等国均对供水中的石棉纤维含量进行了检测，检测结果均显示饮用水含有不等量的石棉。

## （二）环境暴露状况

人群暴露水平与饮用水中石棉浓度和每日饮水摄入量有关，美国饮用水中石棉浓度为（0.385～1.71）×$10^6$f/L，每日人群暴露 0.77 百万～3.42 百万根。加拿大饮用水中石棉浓度为（2.0～172.7）×$10^6$f/L，每日人群暴露 4 百万～345.4 百万根。我国上海饮用水中石棉浓度为（1.8～3.6）×$10^6$f/L。日本秋田县饮用水中石棉浓度为（0.027～0.27）×$10^6$f/L。

## （三）毒代动力学及健康效应

### 1. 毒代动力学

石棉纤维作用于人体的靶器官（组织）主要是肺、胸膜和腹膜，其次是胃黏膜。在职业性暴露于石棉的人群中，发现扁桃体、胸腹部淋巴结、肝脏、脾脏、肾脏等肺外组织中有石棉体或者纤维出现。通过消化道进入机体的石棉纤维，部分可被直接排泄至粪便中。在饮用含石棉水的人群的尿液中可检测到石棉纤维，提示石棉也可通过肾脏经尿液排泄。

### 2. 健康效应

（1）人体资料：长期以来，在职业环境中吸入石棉引起的健康危害已被公认，世界卫生组织 IARC 将石棉列为 1 组致癌物。长期接触一定量的石棉纤维能引起胸膜斑、石棉肺、肺癌、间皮瘤等，但石棉暴露是否会增加胃肠道肿瘤的发病风险，目前尚无定论。

同时，通过饮用水途径摄入石棉对人体是否有致癌作用目前也尚无定论。芈静等发现饮用石棉污染区的井水、河水可导致消化道癌症死亡危险性增高。但是一项针对普吉特湾饮用水的病例对照研究发现，在饮用水中石棉含量高达 200MFL（million fibers per liter）时，仍不能得出石棉会增加癌症风险的结论。

综上所述，尽管石棉吸入致癌已被广泛认可，但通过饮用水途径摄入石棉是否对人体有致癌作用尚不能确定。

（2）动物资料

1）短期暴露：目前对石棉健康效应的动物实验研究，多采用经呼吸道长期（1 个月以上）暴露的染毒方式，缺乏经消化道短期暴露的动物健康效应资料。

2）长期暴露：通过呼吸道侵入机体的石棉纤维已被确认有致石棉肺、间皮瘤等作用，但经消化道长期暴露于石棉纤维的动物健康效应资料不充分，能证明经消化道长期摄入石棉致癌的证据尚不足。

3）生殖/发育影响：体内实验证明，小鼠妊娠 1～15 天时摄入剂量为 400mg/kg 以下的石棉，没有发现对其子代存活率产生影响，但会使胚胎移植后存活率降低。

4）致癌、致突变性：体外研究发现石棉可引起染色体畸变，但在以猴子为研究对象的试验中发现，石棉灌胃并不会引起染色体畸变增加。终身饲喂 F344 大鼠 1%的铁石棉或温石棉短纤维，亦未观察到饲喂引起的肿瘤发生率的增加，尽管与对照组相比较，饲喂 1%中长温石棉纤维的大鼠良性消化道上皮肿瘤发病率明显增加，但差异并无统计学意义，且这种变化仅局限于一种性别。

（四）检测方法

《生活饮用水标准检验方法》（GB/T 5750—2023）提供了 2 种检测方法，分别为扫描电镜-能谱法和相差显微镜-红外光谱法。

（五）国内外饮用水标准情况

**1. 我国饮用水卫生标准**

《生活饮用水卫生标准》（GB 5749—1985）未规定石棉的限值。

《生活饮用水卫生标准》（GB 5749—2006）附录 A 中规定石棉（纤维＞10μm）限值为 700 万个/L。

《生活饮用水卫生标准》（GB 5749—2022）仍然沿用 700 万个/L 作为石棉（纤维＞10μm）的限值。

**2. 世界卫生组织标准**

1984 年第一版《饮用水水质准则》至 2022 年第四版第一、二次增补版都未规定饮用水中石棉的准则值。

**3. 美国饮用水水质标准**

美国饮用水水质标准规定石棉限值为 700（＞10μm，万根/L）。

**4. 欧盟饮用水水质标准**

欧盟《饮用水水质指令》（2020/2184）未规定饮用水中石棉的标准限值。

**5. 日本饮用水水质标准**

日本《饮用水水质标准》（2020）未规定饮用水中石棉的标准限值。

（六）指标分类及限值制定依据

考虑到我国水体中石棉的检出情况不具备全国普遍性，且没有一致的证据表明通过饮用水途径摄入石棉对健康有危害，因此把石棉归为参考指标类型。

饮用水中石棉主要来自于管道中石棉合剂的腐蚀和自然沉淀物中石棉的分

解，长期饮用有导致肠性息肉发生的危险，设定石棉（纤维＞10μm）限值为 700 万个/L。

# 第二节　金属和类金属

## 一、砷

### （一）基本信息

#### 1. 基本情况

（1）中文名称：砷。
（2）英文名称：Arsenic。
（3）CAS 号：7440-38-2。
（4）元素符号：As。
（5）相对原子质量：74.921。

#### 2. 理化性质

（1）比重：5.73（14℃）。
（2）熔点：814℃。
（3）溶解性：不溶于水，溶于硝酸和王水。
（4）稳定性：不稳定。

#### 3. 生产使用情况及饮用水污染源

砷与其化合物主要应用于农药、玻璃制造、合金冶炼、半导体电子元件、防腐剂、医用消炎药等领域，还常以杂质形式存在于原料、废渣、半成品及成品中。

饮用水砷污染的来源主要有人为活动来源和天然来源两个方面。人为活动来源是人类的工农业生产活动直接或间接地将砷及其化合物排放到环境中而造成地表水及地下水的污染。主要包括含砷矿的开采、含砷农药的使用、农业灌溉、木材保存及含砷废水的排放等。天然来源主要指由于自然环境条件的变化造成地下水含砷量的增加，包括：①淋溶-蓄积作用形成局部地下高砷水；②富砷矿物中的砷以及固定在岩石上的砷溶解于流经的地下水中，使水砷含量增加；③当水源的含水层为富砷的湖沼相地层水时，表现为局部地区局限深度的水井含砷量偏高。

### （二）环境暴露状况

砷广泛分布于各类水体中，海水中砷的平均浓度为 2.0～10μg/L；江河水中砷的平均浓度为 2.5~10µg/L；一般来说，地下水中砷的平均浓度为 0.5~50µg/L。由于含水层深度、岩性、pH 不同，砷含量差异较大。在硫化铁矿床的氧化带或者矿坑中地下水含砷浓度范围在 50~3700µg/L。不同地区甚至同一地区不同的水井中砷浓度都存在较大差异。

在砷中毒病区进行的流行病学研究发现，饮用水途径是人群砷暴露的主要来源。我国饮水型砷中毒病区分布在山西、内蒙古、吉林、江苏、安徽、湖北、云南、甘肃、青海、宁夏、新疆及新疆生产建设兵团，有 914 个病区村，受威胁人口约 56 万。同时，在山西、内蒙古、吉林、江苏、安徽、河南、湖北、四川、云南、甘肃、青海、宁夏、新疆和新疆生产建设兵团，有 2102 个高砷村，受威胁人口约 115 万。目前，全国饮水型砷中毒病区村改水率为 95.3%，病区村改水工程正常使用率为 93.3%，基本达到了《全国地方病防治"十二五"规划》的目标要求。

## （三）毒代动力学及健康效应

### 1. 毒代动力学

室内外空气中的砷大部分是三价砷，多以颗粒物为载体被吸收入肺部；饮食中的砷以三价或五价砷的形式经消化道摄入后，大部分在胃肠道吸收，在消化道内五价砷较三价砷易吸收，无机砷较有机砷易吸收；砷化物可通过皮肤黏膜吸收，被吸收的砷可贮存于皮肤角蛋白中。

砷吸收入血后首先在血液中聚集，其中95%的三氧化二砷、砷酸盐、亚砷酸盐与血红蛋白中的珠蛋白结合，然后被运输至肝、肾、脾、肺、脑、皮肤及骨骼中。砷在体内有较强的蓄积性，三价砷易与角蛋白结合，故易蓄积于皮肤、指（趾）甲、毛发之中，五价砷主要以砷酸盐的形式取代骨组织中磷灰石的磷酸盐，从而蓄积于骨组织中。

砷在人体内半衰期较长，约 4 天以上，排泄较慢。肾脏是砷化物排泄的主要器官，故尿砷测定可灵敏反映机体砷的内暴露水平。砷进入机体后的甲基化主要发生在肝脏，少量在肾脏和肺脏中进行。机体摄入的砷经甲基化和其他代谢反应后，可由胆汁排入肠道，然后随粪便排出体外。另外，经皮肤、汗腺、唾液腺、泌乳、毛发、指甲脱落等途径也可排出部分砷。

### 2. 健康效应

（1）人体资料

1）短期暴露：急性砷中毒可出现溶血，使红细胞碎片堵塞肾小管，导致砷性急性肾衰竭，肾间质和肾小管充血、水肿。

皮肤是砷的主要靶器官，损伤特征主要包括色素沉着和（或）脱失、角化过度和细胞癌变。砷致皮肤损伤的机制主要与细胞缝隙连接通信抑制、细胞增殖异常、抑癌基因表达异常、DNA 氧化损伤等有关。

流行病学和实验研究表明砷的摄入会对机体免疫功能产生抑制作用。急性砷中毒患者机体细胞和体液免疫功能同时受到损害，主要特征为 T 淋巴细胞亚群（CD3、CD4）、免疫球蛋白 IgA、补体 C3 水平下降。慢性地方性砷中毒患者外周血 T 淋巴细胞亚群 CD2、CD4、CD4/CD8 水平较正常人显著降低，胃肠道症状（呕吐、抽筋和腹泻）和神经系统症状（眩晕、头痛和疲倦）是砷急性暴露后最常报道的效应。

2）长期暴露：砷长期暴露对循环系统的影响主要表现为与心肌损伤有关的心电图异常和局部微循环障碍导致的雷诺综合征、球结膜循环异常、心脑血管疾病等。急性砷中毒患者心肌酶天冬氨酸转氨酶（ASK）、肌酸磷酸激酶（CK）、肌酸激酶同工酶（CK-MB）、乳酸脱氢酶（LDH）、α-羟丁酸脱氢酶（α-HBDH）明显升高。

砷具有神经毒性，长期暴露可观察到神经系统抑制症状，对感觉神经和运动神经也有不同程度的影响。

慢性砷中毒可导致明显的肾脏损害，可能是由于砷暴露导致的肾小球滤过膜通透性下降和肾小球上皮细胞受损。

砷对消化系统影响的研究以肝脏较为多见，慢性砷暴露可引起人体肝纤维化，甚至肝硬化。

长期饮水型砷暴露，可出现肺功能受损的临床表现。

3）生殖毒性：砷具有一定的生殖发育毒性，长期砷暴露可使自然流产、死产、早产发生率，以及低出生体重危险度显著上升。

（2）动物资料

1）短期暴露：砷短期暴露可致小鼠皮肤脂质过氧化损伤，且与皮肤抗氧化能力下降有关。

2）长期暴露：砷长期暴露可直接导致乳鼠的心肌细胞损伤，生物膜损伤可能是砷所致心肌细胞损伤的重要机制之一，而生物膜损伤可能与砷致膜通透性增加和脂质过氧化有关。砷也可加速模型小鼠（载脂蛋白 E 缺乏）动脉粥样硬化的形成。

动物实验表明，砷可以通过血脑屏障进入脑实质，慢性砷暴露的豚鼠和大鼠脑中砷浓度与暴露量呈显著正相关。砷能够引起实验大鼠的学习记忆能力显著下降，并导致海马细胞发生内质网应激和细胞凋亡。

砷可引起小鼠肾组织发生肾脏脂质过氧化（LP），LP 可能是砷致肾脏损害的机制之一。

长期的砷暴露会导致小鼠非硬化性肝纤维化，造成肝细胞的过氧化损伤。

生命早期的砷暴露使小鼠对流感病毒的清除率下降、炎症反应加剧，肺功能下降。

砷对小鼠的体液免疫功能、单核巨噬细胞系统均有不同程度的损伤。

3）生殖影响：动物实验证实，砷可以使促性腺激素〔黄体生成素（LH）、卵泡刺激素（FSH）〕、性激素水平下降，精子发生受到抑制，卵巢羟类固醇脱氢酶（HSD）活性减弱，发情期延迟。

4）发育影响：砷对小鼠早期器官发育和胚胎具有一定的毒性作用，畸形类型和发育障碍主要有脑缺损，颅臀长度、头径和卵巢直径均减小，心包积液，肢体异常等。

5）致突变性：砷可引起哺乳动物细胞微核率增加，姐妹染色单体交换异常，染色体畸变增加，增强其他 DNA 损伤物质的致突变能力。

6）致癌性：无机砷化合物至今无致癌的动物模型，但无机砷的甲基化代谢产物二甲胺（DMA）具有明显的致癌作用，并已成功建立相应的动物致癌模型，如膀胱癌、肺癌、皮肤癌、肝癌、甲状腺癌等。

（四）检测方法

《生活饮用水标准检验方法》（GB/T 5750—2023）提供了 7 种检测方法，分别为氢化物原子荧光法、二乙氨基二硫代甲酸银分光光度法、锌-硫酸系统新银盐分光光度法、电感耦合等离子体发射光谱法、电感耦合等离子体质谱法、液相色谱-电感耦合等离子体质谱法和液相色谱-原子荧光法。

（五）国内外饮用水标准情况

**1. 我国饮用水卫生标准**

《生活饮用水卫生标准》（GB 5749—1985）规定砷的限值为 0.05mg/L。

《生活饮用水卫生标准》（GB 5749—2006）规定砷的限值为 0.01mg/L，并规定小型集中式供水和分散式供水砷的限值为 0.05mg/L。

《生活饮用水卫生标准》（GB 5749—2022）规定砷的限值为 0.01mg/L。

**2. 世界卫生组织标准**

世界卫生组织（WHO）1958 年制定的《国际饮用水标准》规定，饮用水砷准则值为 0.2mg/L，在 1963 年调整为 0.05mg/L，该准则值一直延续到 1984 年第一版《饮用水水质准则》。

1984 年第一版《饮用水水质准则》规定了砷的准则值为 0.05mg/L。

1993 年第二版将砷的准则值调整为 0.01mg/L。

2004 年第三版，2011 年第四版，2017 年第四版第一次增补版，2022 年第四版第一、二次增补版《饮用水水质准则》均沿用了第二版的规定。

### 3. 美国饮用水水质标准

美国饮用水水质标准规定饮用水中砷 MCLG 为 0，MCL 的标准限值为 0.01mg/L。

### 4. 欧盟饮用水水质标准

欧盟《饮用水水质指令》（2020/2184）规定砷的限值为 0.01mg/L。

### 5. 日本饮用水水质标准

日本《饮用水水质标准》（2020）规定砷的限值为 0.01mg/L。

## （六）指标分类及限值制定依据

考虑到砷在自然水体中普遍存在，且国内饮用水砷污染不仅来自于环境本底，还很有可能来自于工业污染、生产生活污染等，因此把砷归为常规指标类型。

IARC 主要依据污染物经饮用水途径摄入的致癌风险，将砷列为 1 组，即有足够的证据证明砷及其化合物对人类的致癌性。美国国家环境保护局（USEPA）给出砷的经口致癌斜率因子为 $1.5[mg/(kg \cdot d)]^{-1}$，饮用水单位致癌风险为 $5 \times 10^{-5}(\mu g/L)^{-1}$，肿瘤类型为皮肤癌。按照致癌物风险 $\leq 10^{-4}$ 测算，饮用水水质基准（WQC）应该 $\leq 0.002mg/L$。考虑到砷对人体有致癌作用，同时考虑低浓度时砷实际健康风险有很大的不确定性，在其毒性作用方式上，已有的资料不能为应用线性或非线性外推法提供生物学依据；考虑到目前国际上砷处理技术难度及成本，并兼顾砷的测定技术的检出限等综合因素，将砷的标准限值设定为 0.01mg/L。

# 二、镉

## （一）基本信息

### 1. 基本情况

（1）中文名称：镉。
（2）英文名称：Cadmium。
（3）CAS 号：7440-43-9。
（4）元素符号：Cd。
（5）相对原子质量：112.41。
（6）主要化合物：氯化镉（CAS：10108-64-2）、氧化镉（CAS：1306-19-0）。

**2. 理化性质**

镉及其主要化合物理化性质见表 4-2。

表 4-2　镉及其主要化合物理化性质

| | 镉 | 氯化镉 | 氧化镉 |
|---|---|---|---|
| 化学式 | Cd | CdCl$_2$ | CdO |
| 相对分子质量（相对原子质量） | 112.41 | 183.32 | 128.41 |
| 常温状态 | 银白色软质金属 | 白色晶体 | 棕色立方晶体 |
| 沸点 | 767℃ | 960℃ | 1559℃（升华） |
| 熔点 | 320.691℃ | 568℃ | — |
| 密度 | 8.69g/cm$^3$（25℃） | 4.08g/cm$^3$ | 8.15g/cm$^3$ |
| 溶解性 | 不溶于水 | 25℃，每 100g 水中溶解 120g | 不溶于水 |

注：—代表直接升华，无熔点。

**3. 生产使用情况及饮用水污染源**

金属镉主要用作电镀工艺中的防腐蚀剂。硫化镉和硒化镉通常用作塑料中的颜料。镉化合物可用于电池、电子元件和核反应堆的制造。世界上金属镉的初级生产大多数是在亚洲，全球产量最多的生产国有中国、韩国和日本。二次生产的镉占全球产量的 20%左右。镉的消耗主要是在比利时、印度、中国和日本。镍镉电池生产消耗的镉占全球消费量的 80%以上，而其余的镉被用于颜料、涂料、电镀、稳定剂、塑料、有色金属合金和其他用途。在我国，由于国内环保法规的增加，一些镉生产工厂关闭，镉镍电池产量下降。

饮用水的镉污染可能来源于配件、热水器、水冷却器和水龙头等所使用的镀锌管或焊料中的镉杂质。在瑞典酸化土壤地区的浅井中，饮用水中镉浓度接近 5μg/L。在沙特阿拉伯，饮用水样品中镉平均浓度为 1～26μg/L，其中一些水样来自于私人水井或者腐蚀的管道。在低 pH 的软水供水地区，因增加了含镉管道系统的腐蚀性，饮用水中镉浓度水平较高。在荷兰，一项针对 256 家水厂开展的调查中，只有 1%的水样检测到镉（0.1～0.2μg/L）。

**（二）环境暴露状况**

在地表水和地下水中天然存在的镉的浓度水平大多在 1～10μg/L，饮用水的摄入量通常小于 2μg/d。食物是非职业性镉暴露的主要来源，经饮用水途径的暴露量只占每日总摄入量的一小部分。此外，吸烟也会增加每日镉摄入量。有研究称，在西欧、美国和澳大利亚，生活在未受污染地区的非吸烟者平均每日经口镉暴露量为 10～25μg。

## （三）毒代动力学及健康效应

### 1. 毒代动力学

镉不易通过皮肤被吸收，易通过吸入途径吸收，沉积在肺部的镉大部分可能被吸收。胃肠道对镉的吸收受其化合物溶解性的影响。对于健康人，摄入的镉有3%～7%被吸收；铁缺乏的人，吸收比例将增加。

在大鼠和人体中，镉分布于全身，其中大部分累积在肾脏和肝脏中。作为饮用水无机污染物，镉不会代谢为其他化合物，一旦进入人体，镉容易和低相对分子质量的金属硫蛋白结合。镉被吸收后主要通过尿液排出。

### 2. 健康效应

（1）人体资料

1）短期暴露：对于人体，镉急性暴露毒性症状包括恶心、呕吐、腹泻、肌肉痉挛和流涎。成人镉盐经口急性暴露呕吐的 NOAEL 为 0.043mg/(kg·d)。

2）长期暴露：在日本镉污染地区生活的人群中，已报道多例痛痛病（骨软化症与各种程度的骨质疏松症伴严重肾小管疾病）和低相对分子质量蛋白尿病例，这些人群镉暴露途径是食物和饮用水。在污染最严重的地区每日镉摄入量达600～2000μg/d，在其他污染不太严重的地区，已发现的每日摄入量为 100～390μg/d。没有证据显示慢性职业镉暴露或镉污染地区通过饮食慢性经口暴露与高血压之间有关系。

3）致癌性：在流行病学研究中，虽然在镉冶炼厂工人中观察到前列腺癌和肺癌，但镉在人类经口暴露致癌性的证据在很大程度上只是推测。

IARC 将镉列为 1 组。对人类而言，有足够的证据证明镉及镉化合物的致癌性，镉及镉化合物可导致肺癌。同时，已观察到暴露于镉和镉化合物与肾癌和前列腺癌之间的联系。在动物实验中，有足够的证据证明镉化合物的致癌性。仅有限的证据可证明镉金属的致癌性。

（2）动物资料

1）短期暴露：镉化合物在大鼠中急性经口半数致死量（$LD_{50}$）随化合物不同而不同，氰化镉为 16mg/kg，硫化镉为大于 5000mg/kg。

动物重复经口给药试验主要效应是肾近端小管的特征性病变，会导致肾小管重吸收障碍和低相对分子质量蛋白尿。对于猕猴，这种效应的 NOAEL 为 3mg/kg（以氯化镉形式通过食物给药）。对大鼠通过饮用水以 10mg/L 经口给药或者通过食物以 10mg/kg 及以上剂量经口给药（以氯化镉形式），也产生此种效应。在剂量为 10～30mg/kg 的食物、10mg/L 及以上的饮用水给药试验中，也经常出现对骨骼（骨质疏松症）的影响。镉对肝脏、造血系统和免疫系统的影响也有报道。

2）长期暴露：在缺失肾组织病理学研究的情况下，动物实验中观察到镉诱导的肾毒性（如蛋白尿）。

24 周的雄性大鼠饮用水的研究中，在 2.15mg/(kg·d)和 6.44mg/(kg·d)的暴露浓度下，实验动物发生镉蛋白尿的现象显著增加（$P<0.05$），动物在暴露于试验最低浓度 0.84mg/(kg·d)（NOAEL）时，未发生蛋白尿。

3）生殖/发育影响：在成年雄性、雌性大鼠口服给药研究中，给药浓度分别为 0、0.1mg/(kg·d)、1mg/(kg·d)和 10mg/(kg·d)（氯化镉），大鼠给药周期为 6 周；雄性和雌性交配 3 周，交配期给药；妊娠雌鼠妊娠期间给药。10mg/(kg·d)组活胎总数显著下降（$P<0.05$），而氯化镉吸收量显著增加（$P<0.01$）；胎儿表现为体重下降（$P<0.05$）与胸骨和尾椎骨骨化延迟。0.1mg/(kg·d)或 1mg/(kg·d)浓度水平经观察没有效果。

在一项大鼠饮用水经口暴露研究中，在 0.1mg/L 或 10mg/L 剂量组没有观察到显著变化，而在 100mg/L 剂量组大鼠妊娠过程中观察到胎儿生长发育迟缓现象。

在经口暴露研究中，当剂量水平低于对母体动物有毒性作用的剂量水平时，不能提供有致畸作用的证据。在毒性剂量水平观察镉的胎儿毒性和胚胎毒性。在一项多代大鼠研究中，当食物中剂量高达 100mg/kg 时，并未对生殖产生影响。在四代研究中，镉浓度为 1mg/L 的饮用水和 0.125mg/kg 的食物可对大鼠和小鼠生育能力造成影响。大鼠经口暴露剂量为 50mg/kg 的镉 15 个月后，可观察到睾丸的轻度变化。大鼠暴露剂量为 5mg/kg 或暴露于 70mg/L 的饮用水 70 天时，没有观察到健康效应。

4）致癌性：通过吸入途径，镉的各种化合物（包括氯化镉、氧化镉、氧化镉粉尘、镉氧化物烟雾、硫化镉）能诱导大鼠肺肿瘤。氯化镉和硫化镉经气管给入会诱导大鼠肺肿瘤。在一项研究中，皮下注射氯化镉会致小鼠肺肿瘤。各种镉化合物和金属镉会引起大鼠或小鼠局部肉瘤。镉的各种盐类会引起大鼠睾丸肿瘤。氯化镉皮下或口服给药可致大鼠前列腺增生性病变和睾丸肿瘤。IARC 将镉列为 1组。对人类有足够的证据证明镉及镉化合物的致癌性。

（四）检测方法

《生活饮用水标准检验方法》（GB/T 5750—2023）提供了 5 种检测方法，分别为无火焰原子吸收分光光度法、火焰原子吸收分光光度法、原子荧光法、电感耦合等离子体发射光谱法和电感耦合等离子体质谱法。

（五）国内外饮用水标准情况

**1. 我国饮用水卫生标准**

《生活饮用水卫生标准》（GB 5749—1985）规定镉的限值为 0.01mg/L。

《生活饮用水卫生标准》（GB 5749—2006）规定镉的限值为 0.005mg/L。

《生活饮用水卫生标准》（GB 5749—2022）仍然沿用 0.005mg/L 作为镉的限值。

**2. 世界卫生组织标准**

1958 年的世界卫生组织《国际饮用水标准》没有涉及镉。1963 年国际标准建议，镉基于健康的最大容许浓度为 0.01mg/L。1971 年的国际标准保留了该值，作为暂行的上限值。

1984 年第一版《饮用水水质准则》规定饮用水中镉的准则值为 0.005mg/L。

1993 年第二版依据联合国粮农组织和世界卫生组织联合食品添加剂专家委员会（JECFA）制定的暂定每周可耐受摄入量（PTWI），将饮用水中镉的准则值降至 0.003mg/L。

2004 年第三版，2011 年第四版，2017 年第四版第一次增补版，2022 年第四版第一、二次增补版中镉的准则值均沿用了此值。

**3. 美国饮用水水质标准**

美国饮用水水质标准规定饮用水中镉 MCLG 为 0.005mg/L，MCL 为 0.005mg/L。

**4. 欧盟饮用水水质标准**

欧盟《饮用水水质指令》（2020/2184）规定镉的限值为 0.005mg/L。

**5. 日本饮用水水质标准**

日本《饮用水水质标准》（2020）规定镉的限值为 0.003mg/L。

## （六）指标分类及限值制定依据

考虑到镉的致癌性，且我国饮用水中镉的检出率较高，水源性镉污染时有发生，因此把镉归为常规指标类型。

对于镉的慢性经口暴露，肾脏是最敏感的器官。基于经口摄入导致人体肾功能损伤的研究，得到 LOAEL 为 0.005mg/(kg·d)，不确定系数为 10，饮用水贡献率选择 25%，推导得出限值为 0.005mg/L。

# 三、铬

## （一）基本信息

**1. 基本情况**

（1）中文名称：铬。

（2）英文名称：Chromium。

（3）CAS号：7440-47-3。

（4）元素符号：Cr。

（5）相对原子质量：51.996。

**2. 理化性质**

铬及其常见化合物理化性质见表4-3。

表4-3 铬及其常见化合物理化性质

| | 铬 | 氯化铬 | 铬酸钾 |
|---|---|---|---|
| 元素符号/化学式 | Cr | $CrCl_3$ | $K_2CrO_4$ |
| 相对分子质量（相对原子质量） | 51.996 | 158.355 | 194.191 |
| 外观与性状 | 蓝白或蓝灰色固体 | 紫色晶体 | 黄色晶体 |
| 沸点 | 2642℃ | 1300℃（分解） | 1300℃（分解） |
| 熔点 | 1907℃ | 1152℃ | 975℃ |
| 密度/比重 | 7.14g/cm³（20℃） | 2.87g/cm³（25℃） | 2.73g/cm³ |
| 溶解性 | 不溶于水，易溶于无机酸（但不溶于硝酸），可溶于强碱溶液 | 不溶于水、乙醇、丙酮、甲醇和乙醚 | 65.0g/100g（水，25℃）。不溶于乙醇、丙酮、苯基氰 |

**3. 生产使用情况及饮用水污染源**

铬及其化合物广泛应用于制革行业、催化剂制造、颜料和油漆、杀菌剂、玻璃和陶瓷行业、摄影、铬合金和铬金属生产。三价铬是动物和人类必不可少的微量元素。铬最主要的用途是以铬铁合金的形式作为冶金工业不锈钢生产的重要原料，我国自2006年以来一直是世界不锈钢第一生产大国，是世界上最大的铬资源消费国。

饮用水中天然存在的六价铬可能来源于钠锰石中三价或四价锰氧化物对天然存在的三价铬的氧化作用。饮用水中人为铬污染主要来源于工业活动六价铬的排放。

**（二）环境暴露状况**

铬是地壳中天然存在的元素，存在于大多数岩石和矿物中。铬从矿物矿床中自然浸出到水体。雨水中铬的平均浓度为0.2～1μg/L，海水中天然铬浓度为0.4～0.5μg/L。地表水的天然总铬含量为0.5～2μg/L，溶解的铬含量为0.02～0.3μg/L。总体来说，食物是铬摄入的主要来源，经饮用水途径的暴露量只占每日总摄入量的一小部分。但是，当饮用水中总铬水平高于25μg/L时，其贡献率会增加。

### （三）毒代动力学及健康效应

#### 1. 毒代动力学

人体经口暴露于铬约有 10% 被吸收。Cr（Ⅵ）比 Cr（Ⅲ）更易从胃肠道被吸收。铬在体内的迁移转化取决于其氧化态。Cr（Ⅵ）易于穿透细胞膜，而 Cr（Ⅲ）不容易穿透。胃肠道吸收 Cr（Ⅵ）后在红细胞和血浆中均存在铬，但胃肠道吸收 Cr（Ⅲ）后，仅可在血浆中发现。一旦通过细胞膜，Cr（Ⅵ）迅速被还原为 Cr（Ⅲ），随后与大分子结合。人体铬最高浓度出现在肺门淋巴结和肺中，其次是脾、肝和肾脏，组织中铬的水平随着年龄的增长而下降。

口服六价铬在胃液作用下可部分转化为三价铬。六价铬可在抗坏血酸和谷胱甘肽的作用下，在肺上皮层液体中被还原为三价铬。肾脏是铬化合物的主要排泄途径，80% 以上吸收到体内的铬经泌尿系统排泄，粪便中也有部分铬的排出。

#### 2. 健康效应

（1）人体资料

1）经口暴露：铬的毒性主要归因于 Cr（Ⅵ），Cr（Ⅵ）已被证明会引发肝肾损害、内部出血、皮炎和呼吸系统危害，所导致的最直接的症状通常是恶心、反复呕吐和腹泻。

研究显示，儿童暴露于 $K_2Cr_2O_7$ 的最低致死剂量（LDLO）为 26mg/kg[Cr（Ⅵ）为 9.2mg/kg]。

2）吸入暴露：人群流行病学研究显示，吸入途径的铬暴露和肺癌发生有相关性，主要是铬的职业暴露，发生在铬盐生产、电镀铬和铬颜料、铬铁生产、黄金开采、皮革鞣剂、铬合金生产等职业人群。通过尘土或空气慢性吸入 Cr（Ⅵ）可能导致呼吸困难，包括鼻中隔的穿孔或溃疡和肺功能测定值下降。

（2）动物资料

1）短期暴露：大鼠口服暴露 Cr（Ⅵ）和 Cr（Ⅲ）的 $LD_{50}$ 分别为 20~250mg/kg 和 185~615mg/kg。

NTP 进行了大鼠和小鼠饮食暴露六价铬的生殖毒性研究。对大鼠和小鼠每天通过饮食给药，给予 0~400mg/L 的重铬酸钾 9 周后，对动物进行体重，饲料和水的消耗，器官重量，对肝、肾、卵巢的微观评价，血液检查，附睾和睾丸的睾丸支持细胞核及前细线期精母细胞的组织学染色质分析等研究。接受 400mg/L 重铬酸钾[Cr（Ⅵ）：24mg/(kg·d)]的处理组的雄性和雌性，除了平均红细胞体积（MCV）和平均红细胞血红蛋白含量（MCH）轻微下降，没有发现血液学变化。研究得出的 NOAEL 为 6mg/(kg·d)。

2）长期暴露：在大鼠经饮用水暴露于铬化合物 1 年的试验研究中，饮用水中含有 0~25mg/L Cr(Ⅵ)(K$_2$CrO$_4$)或 Cr(Ⅲ)(CrCl$_3$)[雄性大鼠:0~1.87mg/(kg·d);雌性大鼠:0~2.41mg/(kg·d)],结果在体重、毛色外观、病理组织分析和血液生化检测方面均显示无显著影响,由此确定雄性大鼠 NOAEL 为 1.87mg/(kg·d),雌性大鼠 NOAEL 为 2.41mg/(kg·d)。

将雌性犬分为 5 个剂量组,每组 2 只,通过饮用水暴露,研究期限为 4 年,Cr(Ⅵ)(K$_2$CrO$_4$)暴露浓度为 0.45~11.2mg/L(暴露剂量为 0.012~0.30mg/kg)。在外观条件、食物消耗量、生长率、脏器重量、尿检结果和血液学分析等方面未观察到异常,得出 NOAEL 为 0.30mg/(kg·d)。

一项毒性研究中,瑞士小鼠(雌雄各 54 只)通过饮用水途径终身暴露(从断奶到死亡)于 5mg/L 的 Cr(Ⅵ)(K$_2$CrO$_4$),结果显示小鼠的生存参数和体重未受到影响。

在一项进行了 29 个月的三代小鼠研究中,小鼠通过饮用水途径暴露于 135mg/L 的 Cr(Ⅵ)(K$_2$CrO$_4$),结果显示小鼠的生长和生存未受到影响。

3)生殖/发育影响:Sprague-Dawley(SD)大鼠(24 只雄性和 48 只雌性)每日饮食暴露于 0、15mg/L、50mg/L、100mg/L、400mg/L 的重铬酸钾,暴露 9 周,随后有一个 8 周的恢复期。分别在第 3、6、9 周及恢复期结束后处死 6 只雄性和 12 只雌性大鼠,对动物进行体重,饲料和水的消耗,器官重量,对肝、肾、卵巢的微观评价,血液检查,附睾和睾丸的睾丸支持细胞核及前细线期精母细胞的组织学和染色质分析等研究。接受 400mg/L 的重铬酸钾[Cr(Ⅵ):24mg/(kg·d)]的雄性和雌性出现平均红细胞体积(MCV)和平均红细胞血红蛋白含量(MCH)轻微下降,但 MCV 和 MCH 的下降趋势不大,均在参考值范围,研究得到 NOAEL 为 100mg/L[6mg/(kg·d)]。

BALB/C 小鼠(24 只雄性和 48 只雌性)每日饮食暴露于 0、15mg/L、50mg/L、100mg/L、400mg/L 的重铬酸钾,暴露 9 周,随后有一个 8 周的恢复期。分别在第 3、6、9 周及恢复期结束后处死 6 只雄性和 12 只雌性大鼠,对动物进行体重,饲料和水的消耗,器官重量,对肝、肾、卵巢的微观评价,血液检查,附睾和睾丸的睾丸支持细胞核及前细线期精母细胞的组织学和染色质分析等研究。结果发现,400mg/L 暴露组的雄性和 100mg/L 暴露组的雌性平均体重轻微下降,在所有剂量组食物消耗量略有增加,400mg/L 暴露组的 MCV 和 MCH 轻微下降,50mg/L、100mg/L 和 400mg/L 暴露组的肝细胞胞质空泡化。在此基础上,研究确定 NOAEL 为 15mg/L[4mg/(kg·d)]。

NTP 评价了重铬酸钾对 BALB/C 小鼠潜在的生殖毒性。基于前述 BALB/C 小鼠生殖影响的研究,在研究的连续育种阶段,20 组雌雄动物组(F$_0$)分别暴露于 0、100mg/L、200mg/L 和 400mg/L 重铬酸钾。连续育种阶段之后出生的小鼠为 F$_1$ 代,接受与它们的父母 F$_0$ 代同样浓度的重铬酸钾暴露水平。F$_1$ 动物用于第二代生殖毒性的评价。同一个剂量组选择性成熟的雌雄各 20 只对照动物和 20 只暴露组动物作为繁殖对（避免同胞交配），同居 7 天，然后分离。对后代进行数量统计、身体检查和器官重量测定、精子和组织分析等研究。生殖评估表明，饮食中暴露于 100mg/L、200mg/L、400mg/L 重铬酸钾，对于雄性和雌性 BALB/C 小鼠而言，并非生殖毒物，持续暴露于重铬酸钾不会影响生育（多产）和妊娠指数。与对照组相比，暴露组在平均一窝幼崽、每窝活的幼崽数、出生后活着的幼崽比例、性别比、幼崽体重绝对值、幼崽体重调整值方面均未观察到差异。与对照组相比，高剂量组的 $F_0$ 和 $F_1$ 动物体重略有下降，$F_1$ 动物的平均食物消耗增加。高剂量组 $F_0$ 动物的平均绝对肝重低于对照。同时观察到暴露组 $F_1$ 动物的血液数据，高剂量组雄性 MCV 略有下降，所有剂量组雌性 MCH 略有下降。这项研究中没有 NOAEL，因为在 100mg/L[22.4mg/(kg·d)]暴露组雌性 MCH 轻微下降。

有研究将着床前 20 天的雌性 Swiss albino 大鼠通过饮用水暴露于 250mg/L、500mg/L、750mg/L 重铬酸钾，观察六价铬的潜在致畸性。在对照组和暴露组均未发现动物行为或临床症状的显著变化。血液、胎盘和胎儿中铬的水平在 500mg/L 和 750mg/L 剂量组显著增加。研究发现黄体和着床数量减少、胎儿发育迟缓、胚胎和胎儿毒性效应包括每窝胎儿数量减少（活胎和死胎），而在 500mg/L 和 750mg/L 暴露组的雌鼠死产和着床缺失明显增加，在高剂量组发现顶骨和顶间骨骨化显著降低。

研究小鼠暴露于远高于 NTP 使用浓度的重铬酸钾后的生育力。性成熟的雄性和雌性小鼠通过饮用水暴露于 1000mg/L、2000mg/L、4000mg/L、5000mg/L 的重铬酸钾 12 周，在第 140 天检测暴露对其生育能力的影响。任何浓度暴露的任一组雄性或雌性小鼠均无死亡或毒性相关临床症状。暴露于六价铬化合物 12 周，对雄性小鼠生殖系统和生育能力有不利影响，但小鼠交配能力不受影响。暴露于 5000mg/L 重铬酸钾的雄性小鼠生育后代数量明显减少。在 2000mg/L 和 5000mg/L 暴露组雄性睾丸的重量显著增加，而 5000mg/L 暴露组雄性精囊、包皮腺重量显著减少。与暴露于 2000mg/L 和 4000mg/L 的雄鼠交配并成功受孕的雌鼠，着床位置和存活胎儿的数量明显降低。暴露于六价铬化合物 2000mg/L、4000mg/L、5000mg/L 的孕鼠，着床位置和存活胎儿的数量明显降低。

4）致突变性：铬的遗传毒性效应有体内和体外研究资料支持。主要途径为：Cr（Ⅵ）通过渗透穿过细胞膜，随后在细胞内被还原为 Cr（Ⅲ）。Cr（Ⅵ）还原为 Cr（Ⅲ）的过程中可导致许多对 DNA 的损伤，包括 DNA 链断裂、碱不稳定的点位、DNA-蛋白质交联、DNA-DNA 交联和 DNA 氧化损伤，如 8-羟基脱氧鸟嘌呤核苷。细胞外的 Cr（Ⅲ）也可以穿过细胞膜，但效率较低。一旦进入细胞内，Cr（Ⅲ）即可与 DNA 形成紧密的具有潜在致突变性的配合物。

5）致癌性：IARC 的致癌性评估结论是，尚不确定金属铬和三价铬化合物是否对人体致癌（3 组），六价铬化合物对人类有确认的致癌性（1 组）。

A. 金属铬：大鼠气管内、肌肉内、股动脉内给药，小鼠和大鼠胸腔及腹腔给药，小鼠、大鼠和家兔静脉注射暴露于金属铬（粉末）致癌性证据不足。

B. 三价铬化合物。①乙酸铬：小鼠和大鼠口服给药，大鼠胸腔内、肌内注射给药，肿瘤发生率无增加。②三氧化二铬：大鼠支气管内或口服给药，肿瘤发生率无增加。③氯化铬或铬鞣（一种碱式硫酸铬）：大鼠支气管内给药，肿瘤发生率并没有增加；大鼠暴露于 Cr（Ⅲ）（氧化铬颜料），暴露于 293mg/(kg·d)、586mg/(kg·d) 或 1466mg/(kg·d) 的饮食 2 年，与对照组动物相比，没有增加肿瘤发生率。④硫酸铬：大鼠和小鼠腹腔给药，肿瘤的发生率并没有增加，但这些研究具有一定局限性。⑤铬铁矿：大鼠支气管内、胸腔和股动脉给药，肿瘤发生率没有增加。

C. 六价铬化合物。①铬酸钙：小鼠通过吸入途径给药铬酸钙可导致肺部肿瘤，大鼠气管内或支气管内给药可导致肺部肿瘤（腺瘤、鳞状细胞癌、腺癌），大鼠支气管内给药可导致支气管的癌症（腺癌和鳞状细胞癌）。②三氧化二铬：两项大鼠支气管内给药实验出现肺部肿瘤，小鼠吸入给药实验结果显示无论低剂量还是高剂量均出现鼻中隔穿孔，在高剂量组出现肺腺癌的低发病率，低剂量组出现鼻乳头状瘤的低发病率。③重铬酸钠：吸入和气管内给药出现肺肿瘤，支气管内、胸腔内或肌内注射给药局部肿瘤发生率无增加。④铬酸钡：大鼠支气管内给药，肿瘤的发生率无增加。⑤铬酸铅：大鼠支气管内给药，肿瘤发生率无明显增加。⑥铬酸钾：瑞士小鼠（雌雄各 54 只）通过饮用水途径终身暴露（从断奶到死亡）于 5mg/L 的 Cr（Ⅵ）（铬酸钾），作者提示 Cr（Ⅵ）具有致癌性，但数据有限无法进行评估；NMRI 小鼠 29 个月的三代研究中，NMRI 小鼠通过饮用水途径暴露于 135mg/L 的 Cr（Ⅵ）（铬酸钾），未产生胃内的致癌活性。

（四）检测方法

《生活饮用水标准检验方法》（GB/T 5750—2023）提供了 2 种检测方法，分别为二苯碳酰二肼分光光度法和液相色谱-电感耦合等离子体质谱法。

（五）国内外饮用水标准情况

**1. 我国饮用水卫生标准**

《生活饮用水卫生标准》（GB 5749—1985）规定铬（Ⅵ）的限值为 0.05mg/L。
《生活饮用水卫生标准》（GB 5749—2006）和《生活饮用水卫生标准》（GB 5749—2022）仍然沿用 0.05mg/L 作为铬（Ⅵ）的限值。

**2. 世界卫生组织标准**

1958 年世界卫生组织《国际饮用水标准》基于健康的考虑，第一次提出六价铬的准则值，建议六价铬的最大容许浓度为 0.05mg/L。这个值一直保留到 1963 年版的国际标准。在 1971 年版的国际标准中，铬没有被评估。

1984 年第一版《饮用水水质准则》规定了总铬的准则值为 0.05mg/L。世界卫生组织认为，分别测定六价铬与三价铬是有困难的，因此将指标铬修改为总铬，而非专指六价铬。由于毒理学资料的不确定性，没有充足的毒性研究资料提供 NOAEL，因此准则值设为暂行值。

1993 年第二版，2004 年第三版，2011 年第四版，2017 年第四版第一次增补版，2022 年第四版第一、二次增补版《饮用水水质准则》均沿用了此准则值。

**3. 美国饮用水水质标准**

美国饮用水水质标准规定饮用水中总铬 MCLG 为 0.1mg/L，MCL 为 0.1mg/L。

**4. 欧盟饮用水水质标准**

欧盟《饮用水水质指令》（2020/2184）规定铬的限值为 0.05mg/L，到 2036 年 1 月 12 日此限值应达到 0.025mg/L。

**5. 日本饮用水水质标准**

日本《饮用水水质标准》（2020）规定六价铬的限值为 0.02mg/L。

## （六）指标分类及限值制定依据

考虑到铬在自然水体中存在较普遍，六价铬对人体有确定的致癌性，因此把六价铬归为常规指标类型。

世界卫生组织《国际饮用水标准》中对铬的限值见前文。我国饮用水中铬的标准为六价铬。根据我国现有资料，多年来实行的饮用水中六价铬的标准 0.05mg/L 是安全的，也是可行的。

# 四、铅

## （一）基本信息

**1. 基本情况**

（1）中文名称：铅。

（2）英文名称：Lead。

（3）CAS 号：7439-92-1。

（4）元素符号：Pb。

（5）相对原子质量：207.2。

**2. 理化性质**

（1）外观与性状：灰白色质软的粉末，切削面有光泽，延性弱，展性强。

（2）相对密度：11.36（水=1）。

（3）蒸气压：0.13kPa（970℃）。

（4）熔点：327℃。

（5）沸点：1740℃。

（6）爆炸极限：粉体在受热、遇明火或接触氧化剂时会引起燃烧爆炸。

（7）溶解性：不溶于水，溶于硝酸、热浓硫酸、碱液，不溶于稀盐酸。

（8）稳定性：稳定。

**3. 生产使用情况及饮用水污染源**

根据美国地质调查局公布的数据，截至 2016 年底，全球铅储量为 20 亿吨，主要集中在澳大利亚、中国、冰岛、墨西哥、秘鲁、葡萄牙、俄罗斯、美国等国；2016 年全球铅产量有轻微下降，总量为 482 万吨，其中我国的铅产量为 240 万吨，比 2015 年增长约 6 万吨。

水环境中的铅少部分来源于天然含铅矿物的溶出，大部分来自含铅矿山、含铅化合物冶炼和生产工厂及企业排放的废水。自来水中的铅基本上来源于家用饮用水管道系统，包括含铅的水管、配件、连接设备、焊料等，如 PVC 管渗漏出来的铅会导致饮用水中铅浓度显著升高。水环境中的铅很难被降解，最终会以一种或多种形态长期存留在水体中，造成永久性的潜在危害。

（二）环境暴露状况

我国许多海洋、河流、水库等水体中都有检出铅的报道，铅浓度水平在 0.1μg/L 至 0.2mg/L 不等。饮用水中的铅主要来自家庭含铅管道系统中的水管、焊料、配件或入户连接设施。含铅管道中铅的排出占自来水中总铅的 50%～75%。历史上水曾占铅暴露途径的 14%～20%，而现今食物和饮用水是成年人群铅暴露的主要来源。

（三）健康效应

**1. 毒代动力学**

经口暴露于铅后胃肠道吸收量取决于暴露个体的生理状态（如年龄、空腹、钙和铁摄入量）以及摄入的铅的物理化学特性（如粒径、溶解度和铅的种类）。

铅的皮肤吸收及呼吸吸入要远低于消化道的吸收。一旦进入体内，铅将主要分布于血液、软组织和骨中。由于铅在骨中的积累，骨生物动力学将在确定血铅浓度时起重要作用，随着年龄的增长，骨吸收可显著影响血铅的含量。成人骨铅占总铅含量的80%～95%，儿童骨铅约占总铅含量的70%。

无机铅主要与蛋白质和非蛋白配体形成复合物，有机铅化合物的代谢研究较少，烷基铅化合物通过肝细胞色素 P450 酶的氧化脱烷基代谢。铅的排泄途径主要是通过尿、粪排泄，少量经胆汁排泄。经口暴露的大多数铅通过粪便途径被清除。

**2. 健康效应**

（1）人体资料

1）短期暴露：成人血铅浓度为 100～120μg/L，或儿童血铅浓度为 80～100μg/L会形成铅急性中毒，明显症状包括迟钝、烦躁、易怒、注意力分散、头痛、肌肉震颤、腹部痉挛、肾损伤、幻觉、记忆丧失和脑病。

2）长期和慢性效应

A. 神经影响：有明显证据表明，当成人血铅浓度为 40～80μg/dL 时会产生周围神经功能障碍。

铅对人类健康的重要影响之一是儿童的神经发育效应。电生理学结果表明，儿童血铅在 30μg/dL 时，即可对神经系统造成影响。横断面流行病学研究发现，儿童血铅水平在 30μg/dL 或以上与约 4 个智商点下降之间有显著相关性。年龄在 0～5 岁的儿童接触极低水平的铅也会影响发育和引起智力下降。在 3～18 岁儿童的研究中，有证据表明，血铅低于 5μg/dL 时铅暴露与注意力相关行为改变有关，如注意力缺陷多动障碍（ADHD）。一项荟萃分析显示，铅暴露与血液、牙齿和毛发铅水平，以及 ADHD 症状（包括注意力不集中和多动/冲动）之间存在着显著的相关性。

一项研究调查了铅暴露与智商递减的关系，此研究仅使用纵向数据，而该数据已被欧洲食品安全局（EFSA）和 JECFA 使用，分别确定的 $BMDL_{01s}$ 值为 1.2μg/dL和 0.8μg/dL。

B. 心血管影响：有证据表明铅暴露与高血压有关，研究还发现铅暴露与冠心病、心率变异性和脑卒中死亡有关，但证据较为有限。暴露于较高浓度铅的人，在臭氧和细颗粒水平较高时期，心脏自主神经功能障碍的风险更高。

C. 肾影响：流行病学文献的回顾表明，即使在血液浓度中低于 5μg/dL 时铅也有肾脏毒性，尤其是在敏感人群中，如高血压和糖尿病患者，以及慢性肾脏疾病人群。

3）致畸性/生殖影响：铅对男性和女性生殖系统都有影响。在男性中，当血铅水平超过 40μg/dL 时，精子数量减少，精子体积、运动能力和形态发生变化。孕妇的血铅水平升高可导致流产、早产、低出生体重儿和儿童发育问题。铅能够通过胎盘进入母乳，母亲与婴儿的血铅水平通常是相似的。如果母体骨骼中的铅由于妊娠的新陈代谢而变化，胎儿可能会在子宫内中毒；妊娠期增加钙摄入量可能有助于缓解这种现象。

4）致癌性：几项流行病学研究表明铅在人体中的致癌性是阴性的，或只显示出癌症导致的极小的过量死亡。但大多数研究中，要么同时暴露于其他致癌剂，要么同时暴露于其他混杂因素如吸烟等，这些因素都没有被考虑在内。一项对 700 名冶炼厂工人（平均血铅浓度 79.7μg/L）和电池厂工人（平均血铅浓度 62.7μg/L）的研究表明，消化系统和呼吸系统癌症会导致超额死亡（96 人），但其显著性存在争议。一项关于澳大利亚铅冶炼厂工人的研究没有发现癌症显著增加，但是慢性肾脏疾病导致的死亡人数却相当多。

（2）动物资料

1）神经毒性：动物研究已经表明，暴露于铅可导致显著的行为和认知缺陷，如活动、注意力、适应性、学习能力和记忆的损害，以及注意力分散的加重。铅能影响中枢神经系统信号传导过程中钙离子和蛋白激酶功能。铅通过影响细胞内 $Ca^{2+}$ 正常流动，干扰神经细胞膜对 $Ca^{2+}$ 的摄取和释放，扰乱细胞内 $Ca^{2+}$ 稳态而发挥毒性作用。铅也可取代 $Ca^{2+}$ 与钙调素（CaM）结合或直接与 CaM 结合，使之改变构型，并可结合及激活其依赖性酶与载体在内的调节蛋白，干扰神经细胞的功能。

2）生殖毒性、胚胎毒性和致畸性：铅所致睾丸和附睾的损伤、支持细胞和滋养细胞的改变等都可影响精子的发生，从而对精子的生成和发育起一定的干预作用。血铅水平在 30μg/mL 以上可影响雄性大鼠精子数量和睾丸（睾丸萎缩），雌性大鼠发情周期也会受到影响。

3）致突变性：铅可诱导机体产生过量的活性氧（reactive oxygen species，ROS），高度活跃的 ROS 会攻击细胞内生物大分子，导致蛋白修饰和脂质过氧化，甚至造成细胞内 DNA 链断裂，从而对细胞、器官组织产生毒害。

4）致癌性：超过 10 项相关研究证明了对于大鼠和小鼠，口服或注射铅盐（主要是磷酸酯和乙酸乙烯酯）具有潜在致癌性。最显著的肿瘤反应是双边肾细胞癌。大鼠口服乙酸铅或乙酸会导致神经胶质瘤，研究显示小鼠腹腔给药后，碱式乙酸铅也会导致肺腺瘤。

IARC 在 1980 年把铅归为 3 组致癌物质，这表明虽然有充足的动物数据可判断铅可使动物致癌，但并没有充足的证据表明其会使人致癌。但 1987 年 IARC 把金属铅归为 2B 组，把无机铅化合物归为 2A 组，把有机铅化合物归为 3 组。

（四）检测方法

《生活饮用水标准检验方法》（GB/T 5750—2023）提供了 5 种检测方法，分

别为无火焰原子吸收分光光度法、火焰原子吸收分光光度法、氢化物原子荧光法、电感耦合等离子体发射光谱法和电感耦合等离子体质谱法。

### （五）国内外饮用水标准情况

#### 1. 我国饮用水卫生标准

《生活饮用水卫生标准》（GB 5749—1985）规定铅的限值为 0.05mg/L。
《生活饮用水卫生标准》（GB 5749—2006）规定铅的限值为 0.01mg/L。
《生活饮用水卫生标准》（GB 5749—2022）仍然沿用 0.01mg/L 作为铅的限值。

#### 2. 世界卫生组织标准

1984 年第一版《饮用水水质准则》建立了饮用水中基于健康的铅的准则值为 0.05mg/L。

1993 年第二版建立了饮用水中基于健康的铅的准则值为 0.01mg/L。

2004 年第三版，2011 年第四版，2017 年第四版第一次增补版，2022 年第四版第一、二次增补版《饮用水水质准则》沿用了第二版的规定。

#### 3. 美国饮用水水质标准

美国饮用水水质标准规定饮用水中铅的 MCLG 为 0，MCL 为 0.015mg/L。
美国饮用水水质标准中铅的限值为《铜铅法案》中规定的铅的限值 0.015mg/L。USEPA 于 1991 年颁布《铜铅法案》，该法案规定当水管中的水滞留 6 小时以上，这时抽取出来的水中铅的含量限值为 15μg/L。同时《铜铅法案》中也限定了非强制执行的最大污染目标水平为 0，该情况下饮用水中铅的水平不会对人群健康产生危害。但 USEPA 也认为该值是不太合理的，因为水中铅的污染源并不全都在水厂的控制中，因此《铜铅法案》要求水厂监测家庭自来水管网（其材质中含有铜铅）水样中铅的含量。

《铜铅法案》只是一种水处理技术的法案，而未设置污染物最大浓度水平的铅或铜，该法案要求公共供水系统（PWSS）采取一定的措施来减少饮用水中的铅和铜，法案规定的处理技术需要供水系统来监测水龙头的饮用水。如果 10% 以上的水龙头水样铅浓度超过法案规定的 15μg/L，系统必须采取一些额外的措施来控制腐蚀。

#### 4. 欧盟饮用水水质标准

欧盟《饮用水水质指令》（2020/2184）规定铅的限值为 0.01mg/L，到 2036 年此限值应达到 0.005mg/L。

**5. 日本饮用水水质标准**

日本《饮用水水质标准》（2020）规定铅的限值为 0.01mg/L。

## （六）指标分类及限值制定依据

考虑我国水体中铅的检出情况具备全国普遍性，大多数饮用水中的铅是由管道和配件带来的，因此把铅归为常规指标类型。

JECFA 为婴儿和儿童建立的 PTWI 为 25μg/(kg·d)，其依据为铅是一种蓄积性毒物，人体不应有铅蓄积负荷，婴儿是人群中最敏感的一组人，其准则值对其他年龄组人群也具有保护作用。JECFA 根据剂量响应分析确定的 PTWI 值，与儿童至少 3 点智商（IQ）的减少，以及成人大约 3mmHg（0.4kPa）收缩压的增加是相关联的。以饮用水贡献率为 50%，婴儿体重为 5kg，日饮水量 0.75L/d 为例，推导得出限值为 0.01mg/L。

# 五、汞

## （一）基本信息

**1. 基本情况**

（1）中文名称：汞。
（2）英文名称：Mercury。
（3）CAS 号：7439-97-6。
（4）元素符号：Hg。
（5）相对原子质量：200.59。

**2. 理化性质**

（1）外观与性状：常温、常压下唯一以液态存在的金属。
（2）相对密度：13.5939（水=1）。
（3）熔点：-38.87℃。
（4）沸点：356.58℃。
（5）水溶性：不溶于水。

**3. 生产使用情况及饮用水污染源**

美国地质调查局 2018 年的统计数据显示，汞可用于氯碱、牙科、电子和荧光灯制造业。中国、吉尔吉斯斯坦、墨西哥、秘鲁、俄罗斯、斯洛文尼亚、西班牙和乌克兰拥有世界上大约 60 万吨汞资源。我国是汞的生产、使用和排放大国，《斯德哥尔摩公约》生效后将采取强制性、有效性措施管控汞的生产、使用和排放。水体中的汞主要存在于沉积物中,工业生产排放的废水是水体中汞的主要污染来源。

## (二)环境暴露状况

地表水和地下水中以无机汞形式存在的汞通常低于 0.5μg/L。有研究表明水体中汞的本底浓度,内陆地下水为 0.1g/kg,海水为 0.03~2g/kg,泉水可达 80g/kg 以上,湖水、河水一般不超过 0.1g/kg,雨水中汞的平均浓度为 0.2g/kg。假设饮用水中汞的浓度为 0.5μg/L,平均每天通过这一来源摄入的无机汞约为 1μg。平均每天通过食物摄入的汞为 2~20μg。

## (三)毒代动力学及健康效应

### 1. 毒代动力学

无机汞经口服摄入后,据估计,有 7%~15% 会被人体吸收。汞主要分布于肾脏、肝脏、血液、皮肤和肌肉中,其他组织中含量较少。汞会在肾脏中持续累积。汞的排泄途径主要是粪便,其次是尿液。

### 2. 健康效应

(1)人体资料

1)短期暴露:汞短期暴露主要导致神经紊乱和肾脏毒性,无机汞主要产生肾脏毒性。人类口服汞盐的致死剂量为 1~4g(相当于 14~57mg/kg)。通常摄入 1.5g 氯化汞 5 分钟后会引起呕吐,紧接着是剧烈腹痛并伴有短暂的意识丧失。

一般来说,摄入汞的急性致死毒性剂量会导致休克、心力衰竭、急性肾衰竭和严重胃肠道损伤等。急性口服中毒主要发生于出血性胃炎和结肠炎患者,最终损害肾脏。急性中毒的临床症状包括咽炎、吞咽困难、腹痛、恶心呕吐、血性腹泻和休克,随后症状为唾液腺肿大、口腔炎、牙齿松动、肾炎、无尿、肝炎发生。

2)长期暴露

A. 对神经的影响:针对 1000 人以上的调查研究表明,长期暴露于汞浓度超过 0.1mg/m³ 的空气中会出现汞中毒症状(震颤、精神紊乱和牙龈炎等)。非特异性神经和生理症状与汞的低水平暴露有关。

据报道,温度计工厂工人体内汞含量较高。将长期暴露于汞蒸气中的 41 名氯碱厂工人和与之相匹配的对照组作比较,暴露组工人血汞的平均水平为 12μg/L,尿汞的平均水平为 20μg/L;通过计算机对脑电图进行分析发现,暴露组工人的大脑活动明显减慢和衰弱。这些变化的频率与脑皮质汞含量有关(在其他研究中测得)。根据 Roels 等的换算因子计算出暴露量为 0.025mg/m³。

对 42 名在化工厂生产汞化合物的工人进行检查,结果显示尿汞水平(范围为 100~250μg/L)与神经心理症状发生数、尿 N-乙酰-β-D-氨基葡萄糖苷酶(NAG)排出量和运动神经传导速度减慢之间存在正相关($P<0.01$~$P<0.005$)。

B. 对肾脏功能的影响:在对 60 名在汞蒸气中暴露 13.7~15.5 年的氯碱厂工人的研究中,暴露组的平均血汞水平为 14μg/L,平均尿汞水平为 17μg/L。作者推测肾脏的 NOAEL 为 0.025mg/m³。追踪研究中,在 58 名暴露于平均暴露水平为 0.059mg/m³ 汞蒸气 7.9 年的工人身上没有发现血清抗层粘连蛋白抗体增多。

对 100 名暴露于无机汞蒸气平均 8 年的氯碱厂工人的肾功能进行研究发现,当尿汞水平大于 100μg/g 肌酸酐时,较高活性的 NAG 和 γ-谷氨酰转移酶会轻微增加。

在 63 名尿汞水平超过 50μg/g 肌酸酐的氯碱厂工人身上发现了肾功能不全(血浆和尿液中 β-半乳糖苷酶浓度增加、尿排出的高相对分子质量蛋白质增多、血浆中 β-微球蛋白浓度轻度增加)。血汞水平 50μg/L 的工人会出现尿中 NAG 水平增高的现象。在 20 名平均尿汞水平超过 50μg/g 肌酸酐的工人身上出现了尿液中刷状缘蛋白质浓度增高的情况。

C. 对生殖的影响:将 349 名在工作场所通过吸入暴露于金属汞蒸气(未明确暴露浓度)的女性与 215 名未暴露女性作比较,暴露组女性妊娠和分娩并发症的发生率较高,影响大小取决于工作时间长短和汞蒸气浓度。

有研究通过调查问卷来评价暴露于汞蒸气的男性工人的生育能力。暴露组工人的尿汞水平为 5.1~272.1μg/g 肌酸酐,结果显示暴露组与对照组相比孩子出生数量没有明显的统计学改变。

3)致癌性:世界卫生组织对汞的致癌性的整体评价为,甲基汞化合物可能对人类致癌(2B 类),金属汞和无机汞化合物为对人的致癌性尚无法分类的物质(3 类)。

(2)动物资料

1)短期暴露:在一项为期 2 周的研究中,每组有 5 只雄性大鼠和 5 只雌性大鼠,通过灌胃的方式给予氯化汞,汞剂量为 0、1.25mg/(kg·d)、2.5mg/(kg·d)、5mg/(kg·d)、10mg/(kg·d)和 20mg/(kg·d),每周 5 天。在 2.5mg/kg 剂量组发现雄性大鼠出现了显著的肾脏重量增加的情况;在 5mg/kg 剂量组发现雌性大鼠出现了严重的肾小管坏死,并有剂量反应关系。这一发现在另一项研究中得到了证实。研究通过灌胃的方式给予大鼠含氯化汞的去离子水,汞的剂量相当于 0、0.23mg/(kg·d)、0.46mg/(kg·d)、0.93mg/(kg·d)、1.9mg/(kg·d)和 3.7mg/(kg·d),每周 5 天,持续 26 周。根据肾脏重量的增加确定的 NOAEL 为 0.23mg/(kg·d)。世界卫生组织基于以上数据确定了目前汞的准则值。

2)长期暴露:在一项为期 2 年的研究中,每组每个性别 60 只大鼠,通过灌胃给予大鼠氯化汞,每周 5 天,汞的剂量相当于 0、1.9mg/(kg·d)和 3.7mg/(kg·d),试验组雄性大鼠的生存率低于对照组。15 个月后,试验组雄性大鼠的肾脏重量显著增加，肾病严重性增加，但雌性大鼠中没有出现这一情况。雄性和雌性大鼠均出现了胃贲门窦基底层细胞轻度增生的现象。2 年后，大鼠的慢性肾病发展更快。随剂量的增加，雄性大鼠贲门窦增生的发病率增加，高剂量组雌性大鼠和雄性大鼠鳞状细胞乳头状瘤发病率增加。高剂量组的动物鼻黏膜炎症的发病率也有所增加。基于对肾脏的影响确定的 LOAEL 为 1.9mg/(kg·d)。

3）生殖/发育影响：在控制交配试验中雄性小鼠注射单剂量的氯化汞（汞剂量为 1mg/kg），结果显示生育率与对照组相比显著降低。正常生育率在 2 个月后恢复。以 0.05～0.1mg/kg 汞对雄性大鼠染毒，90 天内大鼠睾丸组织逐渐变化。与对照组相比，实验组大鼠生精小管直径、生精细胞计数和间质细胞（Leydig 细胞）核直径均有所减少。

雌性仓鼠在发情周期的第 1 天注射高剂量汞（12.8mg/kg、16mg/kg）后其排卵受到抑制。雌性仓鼠在一个发情周期中每天注射 1mg 氯化汞，其垂体中的卵泡刺激素水平显著高于对照组。

对 Wistar 大鼠在妊娠不同阶段静脉注射氯化汞。结果显示，在妊娠中期汞的最小有效致畸剂量为 0.79mg/kg，而胎儿畸形（主要是脑缺陷）的发生率在所有活胎中为 23%。使用这一剂量水平的氯化汞处理不同胎龄的大鼠，胎鼠对汞的摄取在第 12 天和第 13 天后急剧下降。

4）致突变性：一项体外研究表明氯化汞与 DNA 结合可能导致链断裂。氯化汞也已被证明会增加中国仓鼠卵巢细胞的染色体畸变。总体来说，氯化汞具有弱基因毒性，但不会引起点突变。没有数据证明在细菌测定时氯化汞能引起点突变。

（四）检测方法

《生活饮用水标准检验方法》（GB/T 5750—2023）提供了 4 种检测方法，分别为原子荧光法、冷原子吸收法、双硫腙分光光度法和电感耦合等离子体质谱法。

（五）国内外饮用水标准情况

1. 我国饮用水卫生标准

《生活饮用水卫生标准》（GB 5749—1985）规定汞的限值为 0.001mg/L。
《生活饮用水卫生标准》（GB 5749—2006）规定汞的限值为 0.001mg/L。
《生活饮用水卫生标准》（GB 5749—2022）仍然沿用 0.001mg/L 作为汞的限值。

2. 世界卫生组织标准

1984 年第一版《饮用水水质准则》规定了总汞的准则值为 0.001mg/L。

1993 年第二版、2004 年第三版均沿用了此值。

2005 年第三版第一次增补本认为饮用水中存在的汞不应包括有机汞，而将汞的准则值改为无机汞的值，并将准则值修改为 0.006mg/L。

2011 年第四版，2017 年第四版第一次增补版，2022 年第四版第一、二次增补版《饮用水水质准则》沿用了此准则值。

**3. 美国饮用水水质标准**

美国饮用水水质标准规定饮用水中汞（无机汞）MCLG 为 0.002mg/L，MCL 为 0.002mg/L。

**4. 欧盟饮用水水质标准**

欧盟《饮用水水质指令》（2020/2184）规定汞的限值为 0.001mg/L。

**5. 日本饮用水水质标准**

日本《饮用水水质标准》（2020）规定汞的限值为 0.0005mg/L。

## （六）指标分类及限值制定依据

考虑到我国水体中汞的检出情况具备全国普遍性，因此把汞归为常规指标类型。

基于 JECFA 1972 年制订并于 1988 年重新确认的 PTWI，普通人群的总汞 PTWI 为 5μg/kg，甲基汞 PTWI 为 3.3μg/kg。以饮用水贡献率为 10% PTWI，体重为 60kg，日饮水量 2L 为例，推导得出限值为 0.001mg/L。

# 六、锑

## （一）基本信息

**1. 基本情况**

（1）中文名称：锑。

（2）英文名称：Antimony。

（3）CAS 号：7440-36-0。

（4）元素符号：Sb。

（5）相对原子质量：121.75。

（6）主要化合物：三氧化二锑（CAS：1309-64-4）、酒石酸锑钾（CAS：28300-74-5）。

**2. 理化性质**

（1）外观与性状：银白色、坚硬、脆性金属。

（2）相对密度/比重：6.691（20℃）。

（3）蒸气压：0.133kPa（886℃）。

（4）熔点：630℃。

（5）沸点：1635℃。

（6）水溶性：不溶于水。

### 3. 生产使用情况及饮用水污染源

目前我国是最大的锑资源国，储量和产量均列世界第一。近十年来，我国锑金属产量每年保持在 10 万～15 万吨，2017 年锑产量为 11 万吨，约占全球总产量的 73%。

锑在自然界主要存在于硫化矿物辉锑矿（$Sb_2S_3$）中。锑的用途广泛，被誉为"灭火防火的功臣""战略金属""金属硬化剂""荧光管、电子管的保护剂"，在医学上还用作催吐剂和抗原虫剂。

水环境中的锑主要来自于锑矿矿区土壤流失、岩石风化，以及采矿业、制造业污水的排放。据报道，在普吉特海湾距铜冶炼企业 8～15km 的沉积物中锑的浓度是背景值的 2～3 倍。

## （二）环境暴露状况

锑是一种天然元素，以各种盐的形式存在于海水、地表水、土壤和沉积物中。自然水域中存在 Sb（Ⅲ）和 Sb（Ⅴ）及甲基锑化合物，海洋中锑的浓度约为 0.15μg/L，地下水和地表水中锑的浓度为 0.1～0.2μg/L。李雪华对广西某锑矿矿区下游河流的 14 个水样进行了检测，锑的浓度范围为 59.1～213.8μg/L，平均值为 139.9μg/L。

## （三）毒代动力学及健康效应

### 1. 毒代动力学

研究表明，锑的吸收率相对较低，即使是可溶性形式，锑也不容易从胃肠道吸收，无论其价态如何。在动物体内观察到锑的吸收率为 5%～20%。在实验动物中，锑在吸收后与红细胞结合，然后主要运输到脾脏、肝脏和骨骼，并在一定程度上进入皮肤和头发。

### 2. 健康效应

（1）人体资料

1）短期暴露：据报道，在一例锑中毒致死案例中，患者口服含锑药物，用于治疗头痛、肾脏病和发热，用药量为正常口服剂量（包含 66mg 锑）的 2～3 倍。服药后有剧烈呕吐和腹泻，持续 18 小时后最终死亡。16 名患有皮肤病的英国士兵静脉注射葡萄糖酸锑钠 10 天，每日剂量为 Sb（Ⅴ）600mg，其肾小球和肾功能均未出现不良反应。

2）长期暴露：59 名患有利什曼病的肯尼亚患者，口服含锑药物进行治疗，锑口服剂量为 10mg/(kg·d)时，心电图异常的发生率为 22%（2/9 患者）；口服剂量为 20~30mg/(kg·d)时，心电图异常的发生率为 52%（25/48 患者）；口服剂量为 40~60mg/(kg·d)时，心电图异常的发生率为 100%（8/8 患者）。临床上观察锑精炼车间的 51 名男性工人，年龄为 31~54 岁，暴露在 Sb（Ⅲ）（浓度范围为 39%~89%）和 Sb（Ⅴ）（浓度范围为 2%~8%）的混合烟尘中 9~31 年。结果显示，在一半以上的暴露工人中观察到"锑皮炎"，其特点为水疱或脓疱。

（2）动物资料

1）短期暴露：通过动物实验得出，小鼠和大鼠急性经口酒石酸锑钾的 $LD_{50}$ 为 115~600mg/kg，兔子的经口 $LD_{50}$ 为 15mg/kg。小鼠、大鼠、豚鼠和兔子对锑及其多种盐的静脉注射和腹腔内注射的 $LD_{50}$ 总体较低，范围为 11~329mg/kg。由于三氧化二锑在水中的溶解度极低，所以它几乎无毒（$LD_{50}$＞20 000mg/kg）。

Poon 等在 SD 大鼠（15 只/性别/剂量）的饮用水中添加浓度相当于 0.5mg/L、5.0mg/L、50mg/L、500mg/L 的酒石酸锑钾（APT）。日摄入量相当于雌性 0.06~45.39mg/kg、雄性 0.06~42.17mg/kg。将另外一组（10 只/性别）暴露在 0 和 500mg/L 的含锑饮用水中 90 天后观察 4 周，用于观察锑停止给药后是否有可逆的不良反应或没有不良反应。结果发现，暴露在 APT 的 SD 大鼠中均未观察到明显的临床毒性。高剂量组的雄性有明显但可逆的体重增长减慢，但可能与该剂量组水和食物摄入量减少有关。基于雄性甲状腺细微的组织病理学改变（上皮高度增加、滤泡变小），得出饮用水中 APT 的 NOAEC（作用浓度）为 0.5mg/L，相当于 NOAEL 为 0.06mg/(kg·d)。然而，Lynch 等指出该研究对于甲状腺、其他生物化学、组织学的"临界点"缺乏定量的剂量反应关系。此外，Poon 等指出"在 NTP 的研究中没有发现细微的组织学改变"。Lynch 推荐的是 Poon 等 APT 浓度相当于 50mg/L 的饮用水研究中的亚慢性 NOAEL，为 6.0mg/(kg·d)，而不是 0.06mg/(kg·d)，Lynch 等推荐的 NOAEL 是基于体重增长减慢和食物/水摄入量减少。

2）长期暴露：Schröder 等在 Long-Evans 大鼠的饮用水中加入酒石酸锑钾（0 和 5mgSb/L）。每组大鼠至少有 50 只雄性、50 只雌性。从断奶至死亡整个过程中持续给药，平均剂量相当于 0.43mg/(kg·d)。研究结果表明，大鼠的平均寿命（单位：天数±标准误差）：对照组雄性为（1160±27.8）天，对照组雌性为（1304±36.0）天，实验组雄性为（999±7.8）天，实验组雌性为（1092±30.0）天；锑对大鼠体重的影响很小；将实验组动物与对照组进行对比发现，血清胆固醇水平在雄性大鼠中升高[实验组（97.6±4.9）mg/100mL，对照组（77.5±2.1）mg/100mL]，在雌性大鼠中降低[实验组（97.0±5.6）mg/100mL，对照组（116.0±6.0）mg/100mL]；空腹血糖水平在雄性和雌性中均未见显著差异，实验组餐后血糖雄性[实验组

（94.5±6.2）mg/100mL，对照组（134.4±5.1）mg/100mL]和雌性[实验组（82.5±7.0）mg/100mL，对照组（114.2±5.4）mg/100mL]均偏低；没有观察到锑对尿糖、尿蛋白、心脏重量或心脏/体重重量比有明显影响；没有证据证明锑有致癌作用；在肾脏、肝脏、心脏、肺和脾脏中观察到了锑（对照组样本中没有检测到锑），锑随着时间延长在软组织中累积，混合样本显示出浓度升高的趋势（$P<0.05$），相关系数为0.525。基于寿命降低、血糖和血清胆固醇的改变，研究确定LOAEL为0.43mg/(kg·d)。

## （四）检测方法

《生活饮用水标准检验方法》（GB/T 5750—2023）提供了4种检测方法，分别为氢化物原子荧光法、氢化物原子吸收分光光度法、电感耦合等离子体发射光谱法和电感耦合等离子体质谱法。

## （五）国内外饮用水标准情况

### 1. 我国饮用水卫生标准

《生活饮用水卫生标准》（GB 5749—1985）未规定锑的限值。

《生活饮用水卫生标准》（GB 5749—2006）规定锑的限值为0.005mg/L。

《生活饮用水卫生标准》（GB 5749—2022）仍然沿用0.005mg/L作为锑的限值。

### 2. 世界卫生组织标准

1984年第一版《饮用水水质准则》未规定饮用水中锑的准则值。

1993年第二版规定饮用水中锑的准则值为0.005mg/L。

2004年第三版规定饮用水中锑的准则值为0.02mg/L。

2011年第四版及后续增补版沿用0.02mg/L作为饮用水中锑的准则值。

### 3. 美国饮用水水质标准

美国饮用水水质标准规定锑的污染物最大浓度目标值（MCLG）和污染物最大浓度（MCL）均为0.006mg/L。

### 4. 欧盟饮用水水质标准

欧盟《饮用水水质指令》（2020/2184）规定饮用水中锑的标准限值为0.01mg/L。

### 5. 日本饮用水水质标准

日本《饮用水水质标准》（2020）水质目标管理项目规定饮用水中锑的标准

限值为 0.02mg/L。

（六）指标分类及限值制定依据

考虑到我国水体中锑的检出情况不具备全国普遍性，仅部分地区检出，因此把锑归为扩展指标类型。

基于 Schröder 等对 Long-Evans 大鼠的饮用水中酒石酸锑钾的终身暴露染毒实验，以大鼠寿命降低、血糖和血清胆固醇的改变为健康效应终点，LOAEL 为 0.43mg/(kg·d)，饮用水贡献率为 40%，推导得出限值为 0.005mg/L。

# 七、钡

（一）基本信息

**1. 基本情况**

（1）中文名称：钡。
（2）英文名称：Barium。
（3）CAS 号：7440-39-3。
（4）元素符号：Ba。
（5）相对原子质量：137.33。

**2. 理化性质**

（1）外观与性状：银色固体。
（2）密度：3.6g/cm³。
（3）熔点：729～730℃。
（4）沸点：1637～1638℃。
（5）蒸气压：0.00133kPa（629℃）。

**3. 生产使用情况及饮用水污染源**

钡广泛用于合金，如铅、钙、镁、钠、锂、铝及镍等合金。金属钡可用作除去真空管和显像管痕量气体的消气剂、精炼金属的脱气剂。钡化合物有多种工业用途，用于制钡盐、合金、焰火、核反应堆等，也是精炼铜时的优良除氧剂。硝酸钡与氯酸钾、镁粉、松香混合，可以用来制造信号弹与烟火。可溶性的钡化合物常用作杀虫剂，如氯化钡，以防治多种植物害虫；可用于精制电解法制烧碱的盐水和锅炉用水；也可用于制备颜料，在纺织工业和皮革工业中用作媒染剂和人造丝消光剂。硫酸钡是 X 线检查辅助用药，主要用于胃肠道造影，偶用于其他目的检查。重晶石是钡的最常见矿物，它的成分为硫酸钡。2018 年，我国重晶石产量为 320 万吨，储量为 3600 万吨。

钡化合物（主要是硫酸钡和碳酸钡）作为矿石存在于自然界中。自然沉积物的淋溶和侵蚀会污染地下水资源。当水中钡的浓度高时，饮用水暴露途径可能对钡的总摄入量起到重要的作用。

## （二）环境暴露状况

通常情况下水中钡的浓度低于 100μg/L，某些情况下在来自地下水的饮用水中曾经检测出钡的浓度高于 1mg/L。研究表明，在美国几乎所有的饮用水源中都可检测到钡（约 99%），浓度范围为 <5～15 000μg/L，平均浓度为 10～60μg/L。在美国的一项城市供水研究中，钡的中位数浓度为 43μg/L，检出率 94%，检出浓度低于 100μg/L。在美国地质调查局的一份报告中，收集到的 630 个水井样品中有 625 个检出钡，中位数和 90%百分位浓度分别为 46.7μg/L 和 164.1μg/L，最大浓度为 11mg/L。四川某水源地钡浓度调查显示，38 个地表水水源地钡的浓度为 0.065～0.180mg/L，均值为 0.110mg/L；18 个乡镇地下水水源地钡的浓度为 0.027～0.370mg/L，均值为 0.130mg/L。

从食物、水和空气中平均每日钡的摄入量估计为 0.7～1.9mg/d，食物是非职业暴露人群的主要摄入来源，但在水中钡浓度较高（mg/L 级）时，饮用水暴露途径可能对钡的摄入量有显著贡献。

## （三）毒代动力学及健康效应

### 1. 毒代动力学

可溶性钡盐比不溶性化合物更容易被吸收。从胃肠道吸收钡的程度取决于动物种类、胃肠道内容物、饮食类型和年龄等因素，在实验动物研究中钡的吸收范围从 1%到 80%不等。钡在血浆中迅速转运，主要分布到骨骼中。儿童暴露于含 10mg/L 钡的饮用水，发现牙齿中钡/钙比率升高。此外，有研究表明钡还可通过人类胎盘屏障。钡可以通过尿液和粪便排泄，粪便是主要的排泄途径。人类口服钡后，大约有 72%通过粪便排出。

### 2. 健康效应

（1）人体资料

1）短期暴露：急性钡中毒与低钾血症、心电图改变及其他相关症状有关。氯化钡对人类的致死剂量为 0.8～0.9g，相当于摄入 550～600mg 的钡。

2）长期暴露：有人群研究调查了长期摄入钡对血压的影响。在两个饮用水中钡浓度相差 70 倍的社区（7.3mg/L 和 0.1mg/L），将 11 名受试者暴露于含两种钡浓度的饮用水 10 周，比较他们暴露前后的情况，结果显示人群的血压没有显著差异。在两个研究的最高剂量组均未发现钡对高血压的影响。

（2）动物资料

1）短期暴露：急性口服钡的 $LD_{50}$ 会随着物种、化合物、年龄和其他因素的变化而有很大的不同。对于刚断奶的大鼠，急性口服氯化钡的 $LD_{50}$ 是 220mg/kg，而成年大鼠是 132mg/kg。

2）长期暴露：给予 F344/N 大鼠和 B6C3F1 小鼠含二水合氯化钡（$BaCl_2 \cdot 2H_2O$）的饮用水，饲喂 13 周或 2 年，可在雌雄小鼠身上观察到化学相关性肾病，这些损害的特征包括肾小管扩张、肾小管萎缩、肾小管细胞增生、形成透明管型、多病灶间质纤维化、在肾小管内腔中出现晶体。这些损害在形态上与小鼠老化后常见的自发性退行性肾病不同。与对照组相比，高剂量组大鼠的生存率明显降低，雄性降低 65%，雌性降低 26%；死亡可归因于化学相关的肾脏损伤。长期暴露于高剂量组的小鼠中，有许多小鼠罹患轻至重度肾病（雄性：19/60；雌性：37/60）。在中间剂量组有 1 只雌性小鼠和 2 只雄性小鼠罹患轻度或中度化学相关性肾病。化学相关性肾病在亚慢性暴露大鼠中也有发现。在大鼠的慢性暴露研究中，试验组和剂量组的大部分大鼠均发生了自发性肾病，阻碍了剂量相关影响的研究。在暴露 13 周后，在雌雄大鼠和雌性小鼠身上观察到了肾脏重量增加的情况；在暴露 15 个月后，雌性大鼠是唯一出现肾脏重量增加的动物。根据实验数据，利用 BMD 模型确定了 $BMDL_{05}$ 为 63mg/(kg·d)。

（四）检测方法

《生活饮用水标准检验方法》（GB/T 5750—2023）提供了 3 种检测方法，分别为无火焰原子吸收分光光度法、电感耦合等离子体发射光谱法和电感耦合等离子体质谱法。

（五）国内外饮用水标准情况

**1. 我国饮用水卫生标准**

《生活饮用水卫生标准》（GB 5749—1985）未规定钡的限值。

《生活饮用水卫生标准》（GB 5749—2006）规定钡的限值为 0.7mg/L。

《生活饮用水卫生标准》（GB 5749—2022）仍然沿用 0.7mg/L 作为钡的限值。

**2. 世界卫生组织标准**

1984 年第一版《饮用水水质准则》未规定饮用水中钡的准则值。

1993 年第二版《饮用水水质准则》规定饮用水中钡的准则值为 0.7mg/L。

2004 年第三版和 2011 年第四版《饮用水水质准则》仍然沿用 0.7mg/L 作为钡的准则值。

2017 年第四版《饮用水水质准则》第一次增补版,以及 2022 年第一、二次增补版规定饮用水中钡的准则值为 1.3mg/L。

**3. 美国饮用水水质标准**

美国饮用水水质标准中规定钡的污染物最大浓度目标值(MCLG)和污染物最大浓度(MCL)均为 2mg/L。

**4. 欧盟饮用水水质标准**

欧盟《饮用水水质指令》(2020/2184)未规定饮用水中钡的标准限值。

**5. 日本饮用水水质标准**

日本《饮用水水质标准》(2020)水质目标管理项目规定饮用水中钡的标准限值为 0.02mg/L。

## (六)指标分类及限值制定依据

考虑到我国水体中钡的检出情况不具备全国普遍性,仅在部分地区检出,因此把钡归为扩展指标类型。

钡对人类最大的毒理学威胁是引起高血压的潜在可能性。流行病学研究显示,在饮用水中钡的平均浓度为 0.1~7.3mg/L,人群高血压和心血管疾病的发生率没有显著差异。按上述研究直接将 NOAEL 定为 7.3mg/L,不确定系数(UF)为 10(种内差异),推导确定钡的标准限值为 0.7mg/L。

# 八、铍

## (一)基本信息

### 1. 基本情况

(1)中文名称:铍。

(2)英文名称:Beryllium。

(3)CAS 号:7440-41-7。

(4)元素符号:Be。

(5)相对原子质量:9.01。

（6）常见化合物：硫酸铍、氯化铍、氧化铍、碳酸铍。

**2. 理化性质**

（1）外观与性状：银白色金属。
（2）密度：1.85g/cm³（25℃）。
（3）熔点：1278℃。
（4）沸点：2970℃。
（5）溶解性：不溶于水。

**3. 生产使用情况及饮用水污染源**

美国地质调查局 2015 年公布的数据显示，全球铍矿产量 270 吨，美国占 89%（240 吨），中国是第二大产国。2014 年全球铍矿产量与 2013 年相比略有上涨。铍的独特性质（一种熔点很高的轻金属）使它在工业上非常有用。其合金可增加导电、导热性能及强度；铜中添加 2%铍形成的铍铜合金强度是铜的 6 倍。2010 年美国地质调查局的调查报告称，根据矿产品销售收入，近一半的铍应用于计算机和电信产品，而其余的铍主要应用于航空航天、国防、家电、汽车电子、工业部件。铍还是原子能、火箭、导弹、航空、宇宙航行及冶金工业中不可缺少的宝贵材料。氧化铍是最重要的高纯度商业铍化学生产品，广泛应用于高科技陶瓷、电子散热片、电绝缘体、微波炉部件、陀螺仪、军用车辆装甲、火箭喷嘴、坩埚、核反应堆燃料、热电偶管、激光组件、高密度电路基板和汽车点火系统，并作为玻璃、陶瓷、塑料的一种添加剂。氯化铍主要用于实验室电解生产铍金属，无水氯化铍可作为有机合成的催化剂。硫酸铍主要用于生产陶瓷氧化铍粉。硝酸铍用作化学试剂并用于气灯和乙炔灯灯罩的硬化。

许多铍化合物易溶于水（氯化铍、硝酸铍），而硫酸铍为中度可溶，碳酸铍等在冷水中则为不溶。在天然水中很难发现铍离子，主要原因为在天然水的 pH 范围内（5～8），铍的氧化物或氢氧化物是不可溶的。通常地表水、地下水、雨水中铍的浓度低于 1μg/L。

**（二）环境暴露状况**

调查发现我国珠江三角洲地区浅层地下水中铍的含量在 0～40.3μg/L，普遍低于 0.5μg/L，平均值为 0.66μg/L，超标率为 2.24%。2017 年无锡市地下水调查检测了 12 个样品中的铍，浓度范围为 0.010～0.184μg/L。

饮用水中的铍来源于金属精炼厂和燃煤工厂的排放，以及电气、航天和国防工业的排放。饮用水中铍的浓度很低，通常低于 0.1μg/L。某些食物可能含有少量铍，但总膳食摄入量低于 0.015mg/d。经饮用水摄入的量可能低于总摄入量的 30%。自空气吸入铍的量可能比食物和水要少得多，但其显示的毒性和危害比较大。

## （三）毒代动力学及健康效应

### 1. 毒代动力学

铍的经口吸收量非常低。铍主要分布于骨骼和肠道，另有少量铍分布于血液和肝脏中。铍是化学活性很强的元素，它能置换酶系统活动所必需的镁、锰或其他微量元素。铍化合物还可与血浆蛋白作用生成铍蛋白复合物，致使组织增大。研究发现大鼠的给药途径会影响铍的排泄途径。口服或吸入铍，粪便是其主要排泄途径；静脉给药，尿是其主要排泄途径。

### 2. 健康效应

（1）人体资料：铍人群流行病学研究主要涉及两方面健康问题——慢性铍病和肺癌。慢性铍病，以前被称为"铍中毒"或"慢性铍中毒"，是一种由于吸入铍引起的炎症性肺部疾病。其特点是形成肉芽肿（免疫细胞的病理簇），伴有不同程度的间质纤维化，并涉及铍特异性免疫反应。铍加工工人的队列死亡率研究和英国癌症登记处的研究结果都表明，铍暴露与肺癌风险增加之间存在因果关系。

（2）动物资料

1）短期暴露：通常铍化合物经口摄入比其他途径摄入产生的急性毒性要小，原因为铍盐很难被肠道吸收。

2）长期暴露：长期比格犬喂养研究中，给5只雄性和5只雌性比格犬（年龄在8～12个月）分别饲喂（每天1小时）含0、5ppm、50ppm、500ppm铍的硫酸铍水172周。由于毒性的明显迹象，500ppm组在第33周终止。同时，一组5雄5雌犬被添加到研究中，并饲喂含有1ppm铍的饮食，本组暴露时间为143周。平均食物摄入量为300g/d，1ppm、5ppm、50ppm和500ppm的浓度相当于雄性犬摄入铍0.023mg/(kg·d)、0.12mg/(kg·d)、1.1mg/(kg·d)和12.2mg/(kg·d)，雌犬摄入铍0.029mg/(kg·d)、0.15mg/(kg·d)、1.3mg/(kg·d)和17.4mg/(kg·d)。通过日常观察食物消耗、体重、血液学、血清生化、尿常规、脏器（心、肝、肾、脑、脾、脑垂体、甲状腺、肾上腺、性腺、全面的组织病理学）变化情况来评估毒性。雄性和雌性犬小肠病变的剂量反应模型数据，被用来推导铍基准剂量，最终推导出 $BMD_{10}$ 为 0.46mg/(kg·d)。

3）生殖/发育影响：研究人员观察到，对妊娠 CFW 小鼠腹腔注射140mg/d硫酸铍[约 0.0047mg/(kg·d)]，在妊娠期间连续3天每天8次注射硫酸铍，间隔1天，共11天，其后代有轻度神经毒性效应。

4）致癌性：注射或吸入铍化合物能引发实验动物恶性肿瘤，常见的为肺癌及骨肉瘤。

（四）检测方法

《生活饮用水标准检验方法》（GB/T 5750—2023）提供了 5 种检测方法，分别为桑色素荧光分光光度法、无火焰原子吸收分光光度法、铝试剂（金精三羧酸铵）分光光度法、电感耦合等离子体发射光谱法、电感耦合等离子体质谱法。

（五）国内外饮用水标准情况

**1. 我国饮用水卫生标准**

《生活饮用水卫生标准》（GB 5749—1985）未规定铍的限值。
《生活饮用水卫生标准》（GB 5749—2006）规定铍的限值为 0.002mg/L。
《生活饮用水卫生标准》（GB 5749—2022）仍然沿用 0.002mg/L 作为铍的限值。

**2. 世界卫生组织标准**

世界卫生组织《饮用水水质准则》未规定饮用水中铍的准则值。

**3. 美国饮用水水质标准**

美国饮用水水质标准规定铍的 MCLG 和 MCL 均为 0.004mg/L。

**4. 欧盟饮用水水质标准**

欧盟《饮用水水质指令》（2020/2184）未规定饮用水中铍的标准限值。

**5. 日本饮用水水质标准**

日本《饮用水水质标准》（2020）未规定饮用水中铍的标准限值。

（六）指标分类及限值制定依据

考虑到我国水体中铍的检出情况不具备全国普遍性，仅部分地区检出，因此把铍归为扩展指标类型。

以大鼠为研究对象，饮用含铍浓度为 0.2mg/L 饮水 3 个月，与对照组相比，未见任何明显差异，未观察到有害作用剂量（NOAEL）为 0.2mg/L。选用不确定系数为 100（种内和种间差异），推导确定铍的标准限值为 0.002mg/L。

# 九、硼

## （一）基本信息

### 1. 基本情况

（1）中文名称：硼。

（2）英文名称：Boron。

（3）CAS 号：7440-42-8。

（4）元素符号：B。

（5）相对原子质量：10.81。

### 2. 理化性质

硼及其化合物的理化性质见表 4-4。

表 4-4 硼及其化合物的理化性质

| | 硼 | 硼酸 | 硼砂 | 氧化硼 |
|---|---|---|---|---|
| CAS 号 | 7440-42-8 | 10043-35-3 | 1303-96-4 | 1303-86-2 |
| 化学式 | B | $H_3BO_3$ | $Na_2B_4O_7 \cdot 10H_2O$ | $B_2O_3$ |
| 相对分子质量（相对原子质量） | 10.81 | 61.83 | 381.37 | 69.62 |
| 物理性状 | 固体，黑色晶体或黄棕色无定型粉末 | 固体，白色或无色结晶颗粒或粉末，无色三斜晶体 | 固体，白色或无色结晶颗粒或粉末 | 固体，白色或无色晶体颗粒 |
| 沸点 | 2550℃ | 300℃ | 未确定 | 1500～1860℃ |
| 熔点 | 2300℃ | 171℃（封闭空间）；450℃（无水晶体形式） | >62℃（封闭空间）；75℃（分解） | 450℃ |
| 密度（20℃） | 2.34g/cm³ | 1.51g/cm³ | 1.73g/cm³ | 2.46g/cm³（晶体）；1.85g/cm³（粉末） |
| 溶解性 | 不溶于水，微溶于 $HNO_3$ | 4.72%（20℃） | 62.5g/L（25℃） | 迅速水合成硼酸 |

### 3. 生产使用情况及饮用水污染源

全球硼资源丰富，2012 年全球硼资源（$B_2O_3$）储量约为 2.14 亿吨，基础储量约 4.1 亿吨。我国硼矿资源量仅次于土耳其、美国、俄罗斯，排世界第 4 位。2015年，我国硼矿储量为 7575.7 万吨，硼矿石年产量约为 140 万吨，其中辽宁占近一半，其他分布在青海、上海、山东、新疆、内蒙古及河南等地。硼酸和硼酸盐可用于玻璃（玻璃纤维、硼硅酸盐玻璃、珐琅）、肥皂、洗涤剂、阻燃剂的制造，以及用作核装置的中子吸收剂。

天然的硼通常存在于地下水中，主要来源于含有硼酸盐和硼硅酸盐的岩石与土壤的浸出。

## （二）环境暴露状况

地球上大部分的硼出现在海洋中，平均浓度为 4.5mg/L。地下水中硼的浓度范围在世界上存在很大差异，从 0.3mg/L 到 100mg/L 不等。除天然高硼地区外，地表水中硼的浓度大多低于 0.5mg/L。

饮食中硼的平均每日摄入量约 1.21mg。饮水对总摄入量的贡献通常与食物相似，但当硼浓度较高（＞1mg/L）时，饮水会成为每日总摄入量的主要贡献来源。

## （三）毒代动力学及健康效应

### 1. 毒代动力学

硼可由口服、吸入途径吸收，破损皮肤对硼有少量吸收。硼经口暴露可由胃肠道快速吸收，90%以上的剂量可在短时间内排出体外。动物资料显示体内的硼酸和硼酸盐化合物主要以未解离的硼酸形式存在，并均匀分布于软组织中，同时，在骨组织中也有一定蓄积。硼酸在体内不容易代谢，因为需要大量的能量打破硼氧键。口服暴露的硼酸 90%可在短时间内经尿排出。

### 2. 健康效应

（1）人体资料

1）短期暴露：有两名误服硼酸洗眼液的婴儿，男婴（14 月龄、11.2kg）硼的暴露量为 0.34g（30.4mg/kg）；女婴（24 日龄、4.8kg）硼的暴露量为 0.45g（94.7mg/kg）。女婴出现呕吐、轻度腹泻、烦躁症状，尿布区出现明显的红斑，眼睛有脓性分泌物。男婴面部和颈部出现轻微的红斑皮疹和双侧结膜充血症状。研究人员估计，对于误服且未接受透析治疗的婴儿，硼在其体内的半衰期约为 8 小时。

成人急性经口暴露硼的定量剂量反应范围为 1.4～70mg/kg。暴露低于 3.68mg/kg 时无健康影响，暴露于 25mg/kg 时出现恶心、呕吐症状，暴露于 35mg/kg 时出现皮肤潮红症状（25～35mg/kg 暴露水平的数据来源于正在接受硼中子俘获治疗的脑肿瘤患者）。

2）长期暴露：人群长期硼暴露的资料源于 19 世纪中后期，硼化合物被用于治疗多种疾病，包括癫痫、疟疾、尿路感染和渗出性胸膜炎等。最早用硼治疗癫痫的剂量为 2.5～24.8mg/(kg·d)。接受治疗剂量≥5mg/(kg·d)硼化合物的患者会出现消化不良、皮炎、秃头症（脱发）和厌食等症状。一名癫痫患者在接受 15 天 5mg/(kg·d)硼化合物治疗后，出现消化不良、厌食、皮炎等症状，当剂量减少到 2.5mg/(kg·d)时，上述症状消失。

3）生殖/发育影响：1998 年，Sayli 等研究饮用水硼暴露与人群生育能力之间的关系，结果显示高硼区（饮用水中硼浓度为 2.05～29mg/L）与低硼区（饮用水中硼浓度为 0.03～0.4mg/L）相比，新生儿的存活率无差异。2001 年，Sayli 研究了所有原发性不育症患者（已婚成人）及其配偶的所有兄弟姐妹的生育史，结果显示各组不育症无显著差异，硼砂工人的家庭成员之间也没有差异。2003 年，Sayli 等将 191 名直接接触硼砂设施的工人作为暴露人群进行问卷调查，结果显示硼砂工人的不育症发病率和普通人群相似。

4）致癌性：无资料显示硼及其化合物对人体有致癌性。

（2）动物资料

1）短期暴露：实验动物单次大剂量口服暴露于硼砂和硼酸，可出现抑郁症、共济失调、抽搐、死亡等急性中毒症状，以及肾脏衰退和睾丸萎缩。

SD 大鼠（10 只/性别/组）通过饲喂暴露于硼酸或硼砂 90 天［硼浓度为 0、52.5mg/L、175mg/L、525mg/L、1750mg/L；硼剂量（饲喂硼酸）为 0、3.9mg/(kg·d)、13mg/(kg·d)、38mg/(kg·d)、124mg/(kg·d)、500mg/(kg·d)；硼剂量（饲喂硼砂）为 0、4.0mg/(kg·d)、14mg/(kg·d)、42mg/(kg·d)、125mg/(kg·d)、455mg/(kg·d)］。结果显示，硼浓度为 1750mg/L 的高剂量组出现体重减轻、部分器官绝对重量降低，雄性大鼠出现睾丸萎缩。基于对雄性大鼠睾丸萎缩的毒性效应，硼的 LOAEL 为 124～125mg/(kg·d)（1750mg/L），NOAEL 为 38～42mg/(kg·d)（525mg/L）。

2）长期暴露：SD 大鼠（35 只/性别/暴露组，70 只/性别/对照组）通过饲喂暴露于硼砂或硼酸 2 年［硼的浓度分别为 0、117mg/L、350mg/L、1170mg/L，暴露剂量分别为 0、7.3mg/(kg·d)、17.5mg/(kg·d)、58.5mg/(kg·d)］。结果显示，中低剂量组［7.3mg/(kg·d)、17.5mg/(kg·d)］未发现剂量相关的健康影响；高剂量组［58.5mg/(kg·d)］观察到爪子肿胀和脱皮、鳞片尾、眼睑炎症、眼睛出现血性分泌物等症状，雄性大鼠出现睾丸萎缩、生精上皮萎缩等；基于对睾丸的影响，该研究得出 LOAEL 为 58.5mg/(kg·d)，NOAEL 为 17.5mg/(kg·d)。

小鼠（50 只/性别/组）通过饲喂暴露于硼酸 103 周［硼酸暴露剂量为 0、275mg/(kg·d)、550mg/(kg·d)，硼的暴露剂量为 0、48mg/(kg·d)、96mg/(kg·d)］，高暴露组出现体重下降（10%～17%）、雄性睾丸萎缩和间质细胞增生，雄性死亡率显著增加。这项研究的 LOAEL 为 212mg/(kg·d)（5000mg/L），NOAEL 为 48mg/(kg·d)（2500mg/L）。

3）生殖/发育影响：SD 大鼠在妊娠 0～20 天通过饲喂暴露于硼酸，第一批大鼠在妊娠 20 天时结束暴露，硼的暴露剂量为 0、3.3mg/(kg·d)、6.3mg/(kg·d)、9.6mg/(kg·d)、13.3mg/(kg·d)、25.0mg/(kg·d)；第二批大鼠产后喂养子代到断奶结束（即产后 21 天），硼的暴露剂量为 0、3.2mg/(kg·d)、6.5mg/(kg·d)、9.7mg/(kg·d)、

12.9mg/(kg·d)、25.3mg/(kg·d)。结果未发现母体与暴露相关的不良健康效应，所以没有得到母体毒性的 LOAEL。研究发现孕期暴露于硼酸造成产前和产后的发育异常。高暴露组[13mg/(kg·d)、25mg/(kg·d)]胎儿体重减少、短 XIII 肋（畸形）或波浪肋骨（变异）的发生率增加。基于胎儿体重减少，得到硼的产前发育毒性的 NOAEL 为 9.6mg/(kg·d)，LOAEL 为 13.3mg/(kg·d)。产后发育中，高暴露组[25.3mg/(kg·d)]短 XIII 肋的发生率明显增加，得到硼的产后发育毒性的 NOAEL 为 12.9mg/(kg·d)。

4）致突变性：大多数致突变研究结果表明硼没有致突变毒性。在鼠伤寒沙门菌和小鼠淋巴瘤试验中，硼酸无致突变活性。中国仓鼠卵巢细胞未发现姐妹染色单体交换或染色体畸变。硼酸钠不会引起鼠伤寒沙门菌基因突变。在中国仓鼠细胞、小鼠胚胎细胞和人成纤维细胞的细胞转化试验中硼砂不产生致突变作用。

5）致癌性：B6C3F1 小鼠通过饲喂途径暴露于硼酸[硼酸浓度为 0、2500mg/L、5000mg/L；硼剂量为 0、85mg/(kg·d)、212mg/(kg·d)]103 周，SD 大鼠通过饲喂途径暴露于硼砂或硼酸 2 年[硼浓度分别为 0、117mg/L、350mg/L、1170mg/L，硼剂量分别为 0、7.3mg/(kg·d)、17.5mg/(kg·d)、58.5mg/(kg·d)]，并未发现肿瘤发病率的提高。

（四）检测方法

《生活饮用水标准检验方法》（GB/T 5750—2023）提供了 3 种检测方法，分别为甲亚胺-H 分光光度法、电感耦合等离子体发射光谱法和电感耦合等离子体质谱法。

（五）国内外饮用水标准情况

1. 我国饮用水卫生标准

《生活饮用水卫生标准》（GB 5749—1985）未规定硼的限值。
《生活饮用水卫生标准》（GB 5749—2006）规定硼的限值为 0.5mg/L。
《生活饮用水卫生标准》（GB 5749—2022）规定硼的限值为 1.0mg/L。

2. 世界卫生组织标准

1984 年第一版《饮用水水质准则》未提出硼的准则值。
1993 年第二版准则提出硼的基于健康的准则值为 0.3mg/L。
1998 年发表的第二版准则增补本中，硼的准则值调整为 0.5mg/L，该准则值被设定为暂行准则值。
2004 年第三版中硼的暂行准则值仍沿用 0.5mg/L。

2011 年第四版准则对硼的暂行准则值再次进行了修订，提出饮用水中硼的准则值为 2.4mg/L。

2017 年第四版第一次增补版，2022 年第四版第一、二次增补版中硼的准则值仍沿用 2.4mg/L。

**3. 美国饮用水水质标准**

美国饮用水水质标准未规定硼的标准限值。

**4. 欧盟饮用水水质标准**

欧盟《饮用水水质指令》（2020/2184）规定硼的限值为 1.5mg/L。

**5. 日本饮用水水质标准**

日本《饮用水水质标准》（2020）规定硼的限值为 1.0mg/L。

## （六）指标分类及限值制定依据

考虑到我国水体中硼的检出情况不具备全国普遍性，仅部分地区检出，因此把硼归为扩展指标类型。

采用 BMD 评价方法，以大鼠发育毒性（胎儿体重下降）为健康效应终点，得到 $BMDL_{05}$ 为 10.3mg/(kg·d)，不确定系数为 60，饮用水贡献率选择 20%，推导得出限值为 1.0mg/L。

# 十、钼

## （一）基本信息

**1. 基本情况**

（1）中文名称：钼。
（2）英文名称：Molybdenum。
（3）CAS 号：7439-98-7。
（4）元素符号：Mo。
（5）相对原子质量：95.94。

**2. 理化性质**

（1）外观与性状：灰黑色金属，硬而坚韧，是难熔金属元素之一。
（2）密度：10.2g/cm³。
（3）熔点：2610℃。

（4）沸点：5560℃。

（5）蒸气压：0.133kPa（3102℃）。

（6）水溶性：不溶于水。

### 3. 生产使用情况及饮用水污染源

我国是全球钼资源最为丰富的国家。我国钼矿分布就地区来看，中南部地区占全国钼储量的35.7%，居首位，其次是东北（19.5%）、西北（14.9%）、华东（13.9%）、华北（12%），而西南仅占4%。就各省（区）来看，河南储量最多，占全国钼矿总储量的29.9%，其次是陕西（13.6%）、吉林（13%）。目前，国内钼制品的消费量约为15 000t/a，主要用于耐热和耐酸腐蚀合金、电热器材的发热体、玻璃熔炉的电极、线切割的电极、陶瓷的制造等。其中，用于液晶PVD面板涂层制造的钼及钼合金靶材消费量约为2000t/a；用于高力学性能钼板和钼棒生产的消费量约为5000t/a。

钼在饮用水中的浓度通常低于0.01mg/L，在矿区附近其检出浓度可高达0.2mg/L，这表明工业活动所生成的含钼废水可能是地下水和地表水污染的来源。

### （二）环境暴露状况

全球河流钼平均摩尔浓度为5nmol/L，我国长江钼平均摩尔浓度为10nmol/L。我国钼储量排在世界前列，辽宁葫芦岛地区是我国主要产钼地之一。

### （三）毒代动力学及健康效应

#### 1. 毒代动力学

膳食及饮用水中的钼化合物极易被吸收。人类饮食摄入的钼30%～70%通过胃肠道吸收。膳食中的各种含硫化合物对钼的吸收有相当强的阻抑作用。钼酸盐被吸收后仍以钼酸根的形式与血液中的巨球蛋白结合，并与红细胞有松散的结合。血液中的钼大部分被肝、肾摄取。人体主要以钼酸盐形式通过肾脏排泄钼，膳食钼摄入增多时，肾脏排泄钼也随之增多。因此，人体主要是通过肾脏排泄而不是通过控制吸收来保持体内钼平衡。此外，也有一定数量的钼随胆汁排泄。

#### 2. 健康效应

（1）人体资料：1979年Chappell等在科罗拉多州的两个城市调查饮用水中钼对人体的影响，对比了这两个城市饮用水人群尿中钼和铜、血清铜蓝蛋白和尿酸水平，发现尿钼的浓度、血清铜蓝蛋白浓度随钼的摄入增加而升高，血清尿酸水平随钼的摄入增加而降低。低钼人群组由 42 名来自丹佛（Denver）的志愿者组成，该城市饮用水中钼含量为 1～50μg/L，高钼人群组由 13 名来自戈尔登（Golden）的大学生组成，该城市饮用水中钼含量≥200μg/L。低剂量组的人群，血浆钼在正常范围，没有观察到有害健康效应；而钼摄入量越高，尿钼含量也越高：丹佛人群尿钼均值为 87μg/d，而戈尔登人群尿钼均值为 187μg/d；钼摄入越多，血清铜蓝蛋白均值越高（30mg/100mL *vs.* 401mg/100mL），而血清尿酸均值越低（5.3mg/100mL *vs.* 4.4mg/100mL）。该研究建议饮用水中钼的 NOAEL 为 200μg/L。

一项在印度开展的纳入 557 人的流行病学研究发现，人群通过谷物摄入高浓度的钼与下肢骨质疏松有关。2007～2010 年美国国家健康和营养检查调查（NHANES）利用 1496 名成人的样本及健康数据，按性别和年龄分层的多元线性回归模型评估关联，发现在 50～80 岁及以上女性的调整模型中，尿钼与股骨颈骨密度和腰椎骨密度之间存在负相关关系，显示人体暴露于钼可能通过干扰类固醇性激素水平来降低骨矿物质密度。

（2）动物资料

1）短期暴露：大鼠六价钼氧化物、钼酸钙、钼酸氨经口 $LD_{50}$ 钼含量分别为 125mg/(kg·d)、101mg/(kg·d) 和 330mg/(kg·d)。钼对牛的致死剂量为 10mg/kg，豚鼠为 250mg/kg。

给 21 日龄 Holtzman 大鼠（4 只/剂量组）饲喂含 75ppm 和 300ppm[7.5mg/(kg·d) 和 30mg/(kg·d)]钼酸氢的食物。结果显示，钼显著抑制生长，肝脏铜和钼的浓度增加，这些效应随硫酸盐的补充而减少。在两剂量组的大鼠中都观察到胫骨关节扩大，股骨、胫骨的骨骺加厚。基于体重减轻及骨头变形，建议 LOAEL 为 7.5mg/(kg·d)。

2）长期暴露：钼的毒性是非常复杂的，最敏感的物种通常是反刍动物，特别是牛和羊。自 19 世纪 30 年代中期开始，家畜钼中毒常有报道，较著名的有牛钼过多症，俗称"泥炭腹泻"或"牛下泻病"，一般症状是腹泻、消瘦和雄性不育，通常可以通过加铜饮食而逆转。有学者对几个物种铜、钼、硫酸盐之间的相互作用进行了研究，发现当动物缺铜时易形成铜-钼-硫化合物。给 12 只雄性 Holstein 牛（3 只/组）饲喂含 0、1mg/L、10mg/L、50mg/L 钼的水[平均日剂量为<0.01mg/(kg·d)、0.07mg/(kg·d)、0.7mg/(kg·d)、3.7mg/(kg·d)]21 天，没有观察到生长效应，但非血浆铜蓝蛋白铜显著升高，血浆进入肝脏的铜低于摄入高剂量钼牛体内损失的铜。建议钼的最小毒性剂量为 10～50mg/L，因此 NOAEL 被建议为 0.07mg/(kg·d)。

物种不同，钼的毒性症状也有所不同，主要包括体重减轻、生长减缓、骨骼畸形和雄性不育。亚临床研究报道大鼠、小鼠、豚鼠摄入膳食水平是正常的 5～10 倍（5～10ppm 钼等效食物）。这些亚临床效应包括对生殖的影响（尤其是导致性激素水平下降）、对铜代谢的影响、生长发育迟缓和对压力的反应普遍降低。

3）生殖/发育影响：研究显示，大鼠摄入含钼 5～10mg/L 的水（以钼酸钠的形式），其生长显著受抑制，但食物中这种浓度的钼酸盐不产生效果。

给 4 只妊娠 Cheviot 母羊饲喂添加 50mg/d 钼（钼酸铵）的日粮，结果生出 4 只小羊，其中 3 只出现共济失调症状，组织学检测发现其大脑和脊髓的脱髓鞘改变及细胞结构的退行性改变，病变类似于其他研究者描述的"背凹症"。

4）致突变性：有关钼的致突变信息较少，根据世界卫生组织的报道钼酸铵有一些阳性结果，如钼酸铵可使两种埃希菌菌株突变。而其他钼化合物如三氧化二钼、氯化钼、钼酸钠等在不同的试验下既不致突变，也不导致基因重组。

5）致癌性：腹腔注射六价钼氧化物的 SA 小鼠肺腺瘤发病率显著增加。

研究表明，钼可预防实验室动物由 N-亚硝基化合物诱导的癌症的形成（如食管癌、前胃癌和乳腺癌）。

## （四）检测方法

《生活饮用水标准检验方法》（GB/T 5750—2023）提供了 3 种检测方法，分别为无火焰原子吸收分光光度法、电感耦合等离子体发射光谱法和电感耦合等离子体质谱法。

## （五）国内外饮用水标准情况

### 1. 我国饮用水卫生标准

《生活饮用水卫生标准》（GB 5749—1985）未规定钼的限值。
《生活饮用水卫生标准》（GB 5749—2006）规定钼的限值为 0.07mg/L。
《生活饮用水卫生标准》（GB 5749—2022）仍然沿用 0.07mg/L 作为钼的限值。

### 2. 世界卫生组织标准

1984 年第一版《饮用水水质准则》未提出钼的准则值。
1993 年第二版准则提出钼的基于健康的准则值为 0.07mg/L。
2004 年第三版，2011 年第四版，2017 年第四版第一次增补版，2022 年第四版第一、二次增补版中钼的健康准则值仍为 0.07mg/L。

### 3. 美国饮用水水质标准

美国饮用水水质标准未规定钼的标准限值。

### 4. 欧盟饮用水水质标准

欧盟《饮用水水质指令》（2020/2184）未规定钼的限值。

**5. 日本饮用水水质标准**

日本《饮用水水质标准》（2020）未规定钼的限值。

（六）指标分类及限值制定依据

考虑到我国水体中钼的检出情况不具备全国普遍性，仅部分地区检出，因此把钼归为扩展指标类型。

基于 2 年的人群资料推导钼的 NOAEL 为 0.2mg/L，不确定系数为 3（种内差异），推导得出标准限值为 0.07mg/L。

# 十一、镍

（一）基本信息

**1. 基本情况**

（1）中文名称：镍。
（2）英文名称：Nickel。
（3）CAS 号：7440-02-0。
（4）元素符号：Ni。
（5）相对原子质量：58.69。

**2. 理化性质**

（1）外观与性状：银白色金属固体。
（2）密度：8.902g/cm$^3$。
（3）熔点：1453℃。
（4）沸点：2732℃。
（5）溶解性：不溶于水，溶于稀硝酸，微溶于盐酸、硫酸。

**3. 生产使用情况及饮用水污染源**

镍在地壳中的平均丰度为 0.018%。工业上大部分镍被用于制造不锈钢和抗腐蚀合金。此外，镍还被用于陶瓷制品、特种化学器皿、电子线路及镍化合物制备等领域。

饮用水中镍的主要污染源来自与饮用水接触的金属管道和配件中镍的溶出，此外，含镍岩石中也会溶出镍，从而在一些地下水中被检出。

（二）环境暴露状况

天然水中的镍通常以卤化物、硝酸盐、硫酸盐，以及某些有机和无机络合物的形式存在。由于镍化合物在水中溶解度低，镍在水中的浓度受其水源的影响较大，在大部分地表水和地下水中，镍的含量处于较低水平，饮用水中镍的浓度大多数低于 10μg/L。食品是人摄入镍的主要暴露途径，镍经饮用水途径的暴露量只占每日总摄入量的一小部分。

### （三）健康效应

#### 1. 毒代动力学

对人群的研究显示，镍经口暴露后，饮用水中的镍有 27% 会被吸收。镍可以通过胎盘传递给胎儿。动物实验显示，若在母体的食物中加入 1000ppm 镍，则新生大鼠体内镍的水平为 22～30ppm。口服摄入镍后，镍在动物组织内的分布情况取决于化合物的浓度水平，化合物质量浓度水平越高，组织中镍的含量越高。在人类、兔子、大鼠和牛科动物的血清中，血清蛋白是镍主要的载体蛋白。人类和动物吸收的镍主要通过尿液排出，也可通过粪便排出。有研究发现在人体的胆囊胆汁标本中检出镍，平均质量浓度为（2.3±0.8）μg/L，说明镍也可以通过胆汁排出。也有研究在人类的头发中检出了镍，表明头发的沉积也可能是镍的一种排泄机制。

#### 2. 健康效应

（1）人体资料

1）短期暴露：胃肠道症状（呕吐、抽筋和腹泻）和神经系统症状（眩晕、头痛和疲倦）是镍急性暴露后最常报道的反应。Picarelli 等在 86 例口腔黏膜斑贴试验小队列中研究发现，腹胀、腹痛、腹泻、便秘和口腔炎可能与摄入含镍食物有关。

2）致敏性：过敏性接触性皮炎，即Ⅳ型超敏反应，是一般人群中最常见的镍效应。在美国，镍过敏性接触性皮炎的发生率为 14.3%，在欧盟及亚洲也有类似的研究结果。

Nielsen 等选取 20 名镍过敏女性及 20 名年龄匹配对照组摄入含镍 12μg/kg 的饮用水并进行监测，持续 72 小时，受试者禁食、空腹，结果显示两组均有手部湿疹，20 例镍过敏性湿疹患者中，9 例出现镍中毒后手部湿疹加重，3 例出现丘疹性湿疹，对照组无明显加重症状，得出 LOAEL 为 12μg/kg。

3）致癌性：已经证实吸入镍和镍化合物后会引起肺癌、鼻腔癌和鼻窦癌，然而该数据与饮用水中镍的经口摄入无关。

（2）动物资料

1）短期暴露：单剂量口服致死性研究表明，可溶性镍化合物比不溶性镍化合物毒性更大。硫酸镍 $LD_{50}$ 为 39～190mg/kg，氯化镍 $LD_{50}$ 为 3～130mg/kg，硝酸镍 $LD_{50}$ 为 >404mg/kg。

2）长期暴露：在大鼠饮食中分别加入 0、100ppm、1000ppm 和 2500ppm 的硫酸镍（0、5mg/kg、50mg/kg 和 125mg/kg），饲喂 2 年，在 100ppm 剂量下未观察到明显的影响。与对照组相比，2500ppm 剂量组的雌雄大鼠体重均有明显下降（$P<0.05$）。1000ppm 剂量组的大鼠体重也有所下降，雌性大鼠在第 6 周和第 26～104 周时体重降低明显，而雄性大鼠仅在第 52 周表现出体重下降。与对照组相比，两个高剂量组的雌性大鼠心脏在体内所占比重明显升高（$P<0.05$），肝脏在体内所占比重明显降低。在 100ppm 剂量组没有观察到明显影响。该研究确定的 LOAEL 为 1000ppm（50mg/kg），NOAEL 为 100ppm（5mg/kg）。

3）生殖影响：在一项大鼠两代生殖实验中，通过管饲法摄入镍，一代生殖毒性研究使大鼠暴露于 0、10mg/(kg·d)、20mg/(kg·d)、30mg/(kg·d)、50mg/(kg·d) 和 75mg/(kg·d)六水合硫酸镍；基于一代研究结果，二代研究使 5 组雄性和雌性大鼠暴露于 1mg/(kg·d)、2.5mg/(kg·d)、5.0mg/(kg·d) 和 10mg/(kg·d)六水合硫酸镍。二代研究的结果表明，所选的最高剂量 10mg/(kg·d)[2.2mg/(kg·d)的镍]是所有研究终点的成年和子代大鼠的 NOAEL，研究终点包括雌雄生殖系统的整体及功能、后代生长发育的改变，以及胚胎植入后期/围产期的致死率变量。

4）发育影响：Saini 等研究了暴露于 0、46mg/(kg·d)、92mg/(kg·d)和 185mg/(kg·d)六水合氯化镍对妊娠期（GD6-13）Swiss 白化病小鼠的影响，观察到当剂量≥92mg/(kg·d)时的母体毒性（饲料消耗、饮用水和体重降低）和胎儿毒性（体重降低），以及胚胎毒性和畸胎瘤，母体毒性 NOAEL 为 46mg/(kg·d)，LOAEL 为 92mg/(kg·d)，发育毒性 LOAEL 为 46mg/(kg·d)。

5）致突变性：Ohshima 报道了硫酸镍在中国仓鼠 V79 细胞中诱导非整倍体发生实验，这种效应清楚地表明染色体数目和着丝粒阳性微核频率增加。此外，由于不对称分离，硫酸镍还会诱导后期/终末期细胞染色体异常分离。

6）致癌性：在实验动物口服镍的长期暴露研究中没有发现镍有致癌性的证据。

IARC 的致癌性评估结论是：吸入镍化合物对人类是致癌的（1 组），金属镍可能是致癌的（2B 组），但是缺少经口接触镍致癌性风险的证据。

（四）检测方法

《生活饮用水标准检验方法》（GB/T 5750—2023）提供了 3 种检测方法，分别为无火焰原子吸收分光光度法、电感耦合等离子体发射光谱法和电感耦合等离子体质谱法。

（五）国内外饮用水标准情况

1. 我国饮用水卫生标准

《生活饮用水卫生标准》（GB 5749—1985）未规定镍的限值。

《生活饮用水卫生标准》（GB 5749—2006）规定镍的限值为 0.02mg/L。

《生活饮用水卫生标准》（GB 5749—2022）仍然沿用 0.02mg/L 作为镍的限值。

**2. 世界卫生组织标准**

1984 年第一版《饮用水水质准则》认为没有必要制订饮用水中镍的准则值。

1993 年第二版提出镍的基于健康的准则值为 0.02mg/L。

2004 年第三版，2011 年第四版，2017 年第四版第一次增补版，2022 年第四版第一、二次增补版中镍的基于健康的准则值为 0.07mg/L。

**3. 美国饮用水水质标准**

1995 年之前美国饮用水中镍的 MCLG 和 MCL 均为 0.1mg/L。1995 年 2 月 9 日美国对镍的饮用水标准限值进行重新评定后，其饮用水水质标准中未设定镍的饮用水标准限值。

**4. 欧盟饮用水水质标准**

欧盟《饮用水水质指令》（2020/2184）规定镍的限值为 0.02mg/L。

**5. 日本饮用水水质标准**

日本《饮用水水质标准》（2020）规定镍的限值为 0.02mg/L。

（六）指标分类及限值制定依据

考虑到我国水体中镍的检出情况不具备全国普遍性，仅部分地区检出，因此把镍归为扩展指标类型。

基于禁食空腹病人经口服药的致敏实验得出 LOAEL 为 12μg/(kg·d)，不确定系数为 3（研究对象是敏感人群且 LOAEL 与 NOAEL 非常接近），饮用水贡献率选择 20%，推导得出限值为 0.02mg/L。

# 十二、银

（一）基本信息

**1. 基本情况**

（1）中文名称：银。

（2）英文名称：Silver。

（3）CAS 号：7440-22-4。

（4）元素符号：Ag。

（5）相对原子质量：107.868。

**2. 理化性质**

（1）外观与性状：白色固体。

（2）熔点：2212℃。

（3）沸点：960.5℃。

（4）溶解性：银不溶于水，但可溶于碱金属的氢氧化物、过氧化物和氰化物、热硫酸和硝酸。

**3. 生产使用情况及饮用水污染源**

2011 年世界银储量为 53 万吨，主要分布在秘鲁、波兰、智利、澳大利亚、中国、墨西哥、美国、玻利维亚和加拿大等国，合计约占世界总储量的 80%以上。我国银矿资源丰富，截至 2015 年底，全国查明银矿储量 25.4 万吨。银为过渡金属的一种，因其具有稳定的理化特性、较好的导热导电性能，被广泛应用于制作首饰和器皿、制币业、电镀、焊接制造、照相加工、镜面生产和牙科合金等。饮用水中的银可能来自于地下水中天然存在的银，由于地质原因某些地区地下水中有银元素检出。

（二）环境暴露状况

自然界中银主要以氧化物、硫化物和某些盐类形式存在，它们不易溶解、不易迁移。银偶尔会在地下水、地表水和饮用水中检出。银在水中的溶解度很低（0.1～10mg/L，取决于 pH 和氯离子浓度）。海水中银的平均含量为 0.15～0.3ng/kg。在天然水中银的平均浓度为 0.2～0.3μg/L。饮用水中含有极低浓度的银。

饮用水中的银可能源于经银消毒处理过的饮用水，监测数据表明，一般人群可能通过吸入环境空气，摄入食物和饮用水，以及与含有银化合物的消费品皮肤接触而暴露于银及银化合物。每天从水和食物中摄入银的平均含量分别为 20μg 和 35～88μg。

（三）毒代动力学及健康效应

**1. 毒代动力学**

银可通过胃肠道、肺、黏膜和皮肤吸收。银主要储存在肝脏和皮肤，其他器官中较少。

在血液中，银结合球蛋白进行转运。在组织中，银与金属硫蛋白结合并存在于胞质部分。在人体中（肝脏）银的生物半衰期为几天到 50 天。动物实验表明，90%～99%的 $^{110}$Ag 从粪便中排出，少量由尿中排出。银主要通过胆汁排泄。

**2. 健康效应**

（1）人体资料

1）短期暴露：误服大剂量的硝酸银可能导致腹痛、腹泻、呕吐、消化道腐蚀、休克、抽搐和死亡。口服硝酸银的致死剂量约为 10g，对于一名体重 70kg 的成人约为 143mg/kg。

2）长期暴露：研究表明，过量摄入银的唯一明显体征是患银沉着病，组织中的银可使皮肤和毛发脱色。根据人的病例报告和长期动物实验结果，以人患银沉着病为健康效应终点估计 NOAEL，相当于终身经口摄入银量为 10g。对 10 名男性（23～64 岁）和 1 名女性（49 岁）通过静脉注射肿凡纳明银进行临床治疗，治疗时间 2～9.75 年，注射次数 30～100 次，注射的肿凡纳明银的总剂量为 4.1～20g（0.13～0.475g/次注射）。在一些病人中，累计注射的肿凡纳明银的总量达 4g、7g、8g 时即出现银沉着病。而另一些病人中，累计注射的肿凡纳明银的总量达 10g、15g、20g 才出现银沉着病。皮肤变色的程度与肿凡纳明银的注射量和暴露时间成比例。同时，对 10 个病例进行了活检并得出结论：当肿凡纳明银总量达 8g 时才会出现银沉着病的临床症状。

一名 33 岁女性病例，口服含有 16mg 硝酸银的胶囊，3 次/日，隔周给药，持续 1 年出现皮肤色素沉着、乏力和贫血症状。血液样本的光谱分析显示为银沉着病；停止银摄入 1 周后血液中银含量为 0.5mg/L；停止银摄入 3 个月后，血银水平才有小幅下降。停止口服胶囊后 3 个月检测样本发现皮肤中有大量的银痕迹，其次是尿液和粪便，唾液中含痕量银。在 1 年交替给药期间该病人服用的银的总量约为 6.4g（35mg/d），此值被确定为该研究基于最低皮肤颜色变化的银浓度。

3）致畸性：在 12 例人类无脑胎儿中发现其肝脏中的银浓度[（0.75±0.15）mg/kg]比 9 例早产儿[（0.68±0.22）mg/kg]高。12 例治疗性流产的胎儿肝脏中的银浓度为（0.23±0.05）mg/kg，14 例自然流产胎儿肝脏中银浓度为（0.21±0.05）mg/kg。但作者无法确定无脑胎儿中高浓度的银与畸形或与胎龄是否相关。

（2）动物资料

1）短期暴露：研究发现单次经口暴露 420mg/kg 银胶体不会导致大鼠死亡，但连续 4 天经口暴露 1680mg/kg 银胶体可使大鼠死亡。小鼠暴露于不同浓度的银盐，口服 $LD_{50}$ 为 50～100mg/kg。小鼠暴露于银 4.5mg/kg，125 天，出现行为活动减弱现象。

4 只断奶仔猪，饲喂含有足够的硒、维生素 E 和 0.5%乙酸银的食物[银浓度为 3250mg/L，依据 Lehman 的假设相当于 130mg/(kg·d)]，4 周后动物出现厌食、腹泻和生长抑制，3 只死亡。4 只仔猪的肝脏病变与营养性肝病一致。而饲喂 0.2%乙酸银[银浓度为 1300mg/L，依据 Lehman 的假设相当于 50mg/(kg·d)]的仔猪则没有出现肝脏病变。食物中补充维生素 E（100IU/kg 食物，2 只）可以阻止病变发展和死亡，而补充硒（1mg/L，2 只）则不能。银的 LOAEL、NOAEL 分别为 130mg/(kg·d)、52mg/(kg·d)。

2）长期暴露：大鼠通过饮用水暴露于硝酸银溶液（1∶1000）[假设一只体重 200g 的大鼠每日饮水 20mL，银剂量为 63.5mg/(kg·d)]218 天，可出现多组织色素沉着，包括肾小球基底膜、肾小管之间的血管壁、门静脉、肝脏的其他部分、大脑脉络丛、甲状腺和眼睛的脉络膜层。未观察到寿命的缩短或体重减少。NOAEL 为 63.5mg/(kg·d)。

139 只大白鼠通过饮用水暴露于硝酸银溶液（1∶1000）[假设一只体重 200g 的大鼠每日饮水 20mL，银剂量为 63.5mg/(kg·d)]，在暴露期间观察其眼睛的变化，最后尸检观察组织变化。暴露 218 天（银暴露总量为 3.2g），眼睛为轻微的灰色（阶段 1）；暴露 373 天（银暴露总量为 5.7g），眼睛为灰色多于粉红色（阶段 2）；暴露 447 天（银暴露总量为 6.8g），眼睛为黑暗但半透明（阶段 3）；暴露 553 天（银暴露总量为 9.4g），眼睛为不透明（阶段 4）。组织切片显示在阶段 1 的 Bruch 膜有少量颗粒，在第 4 阶段，Bruch 膜几乎是均匀的黑色。没有观察到毒性。NOAEL 为 63.5mg/(kg·d)。

3）生殖/发育影响：有研究对两窝 Wistar 大鼠幼崽皮下注射水合乳酸银，每窝 2 只，每天注射 0.1mg（第 1 周）、0.2mg（第 2 周）、0.35mg（第 3 或 4 周）。结果发现暴露组胎儿的海马组织锥体细胞明显缩小（$P < 0.05$），表明锥体细胞是银的神经毒性的敏感细胞。

4）致突变性：硝酸银（0.1μm）对 E. coli WP2 没有致突变作用，对紫外线照射后培养的 E. coli WP2 没有助诱变作用。氯化银（0.05mol/L）在单一非激活剂量下，可使枯草芽孢杆菌的重组修复（h-17）和修复缺陷（M-45）产生相应抑制作用。

5）致癌性：对 26 只存活超过 14 个月的大鼠皮下注射胶体银，有 8 只（30.8%）出现了肿瘤，其中 6 只的肿瘤位于皮下注射部位。700 只未经处理的大鼠，自发肿瘤的形成率为 1%～3%。

（四）检测方法

《生活饮用水标准检验方法》（GB/T 5750—2023）提供了 4 种检测方法，分别为无火焰原子吸收分光光度法、巯基棉富集-高碘酸钾分光光度法、电感耦合等离子体发射光谱法和电感耦合等离子体质谱法。

（五）国内外饮用水标准情况

1. 我国饮用水卫生标准

《生活饮用水卫生标准》（GB 5749—1985）规定银的限值为 0.05mg/L。

《生活饮用水卫生标准》（GB 5749—2006）仍然沿用 0.05mg/L 作为银的限值。
《生活饮用水卫生标准》（GB 5749—2022）仍然沿用 0.05mg/L 作为银的限值。

**2. 世界卫生组织标准**

1984 年第一版，1993 年第二版，1998 年第二版增补本，2004 年第三版，2011 年第四版，2017 年第四版第一次增补版，2022 年第四版第一、二次增补版《饮用水水质准则》均未提出银的准则值。

**3. 美国饮用水水质标准**

美国饮用水水质标准将银纳入《国家二级饮用水标准》（NSDWR）中，SMCL 为 0.1mg/L。

**4. 欧盟饮用水水质标准**

欧盟《饮用水水质指令》（2020/2184）未规定饮用水中银的标准限值。

**5. 日本饮用水水质标准**

日本《饮用水水质标准》（2020）未规定饮用水中银的标准限值。

（六）指标分类及限值制定依据

考虑到我国水体中银的检出情况不具备全国普遍性，仅部分地区检出，因此把银归为扩展指标类型。

饮用水中银的浓度一般低于 5μg/L，从银沉着病方面考虑对人体健康影响很小（基本没有影响）。水处理装置可以使用银作为抑菌剂，当应用在供水系统时，可能出现潜在的污染威胁。我国 1985 年版标准中银的限值为 0.05mg/L，现继续保留 0.05mg/L 作为银的生活饮用水卫生标准限值。

# 十三、铊

（一）基本信息

**1. 基本情况**

（1）中文名称：铊。
（2）英文名称：Thallium。
（3）CAS 号：7440-28-0。
（4）元素符号：Tl。

（5）相对分子质量：204.38。

（6）主要化合物：三氧化二铊（CAS：1314-32-5）、硫酸铊（CAS：7440-18-6）。

**2. 理化性质**

铊及其主要化合物理化性质见表4-5。

表4-5　铊及其主要化合物理化性质

|  | 铊 | 三氧化二铊 | 硫酸铊 |
|---|---|---|---|
| 元素符号/化学式 | Tl | $Tl_2O_3$ | $Tl_2SO_4$ |
| 相对原子质量/相对分子质量 | 204.38 | 456.76 | 504.83 |
| 常温状态 | 青白色固体 | 棕色晶体 | 白色晶体 |
| 沸点（℃） | 1473 | 875 | — |
| 熔点（℃） | 304 | 717 | 632 |
| 密度（g/cm³） | 11.8 | 10.2 | 6.77 |
| 溶解性 | 不溶于水 | 不溶于水和强碱 | 溶于水 |

注：—硫酸铊易分解，无沸点。

**3. 生产使用情况及饮用水污染源**

我国（含）铊矿床资源丰富，分布范围广。矿石资源提炼时，铊随着工艺流程流向废水、废气、废石中，给环境带来一定的影响。铊广泛应用于颜料、耐腐蚀合金、催化剂、低温温度计、光电管、计数器和其他电子设备的生产，铊盐可用于晶体制造、人工首饰、光学系统和玻璃纤维领域。

饮用水中铊的主要污染源来自于采矿区的工业活动或排放的污染物，该区附近的地表水及地下水中常检出铊。

## （二）环境暴露状况

自然水体中，海水、河水及湖水中铊含量为 0.001～0.715μg/L。在硫化物矿区，水中铊含量可高出环境背景值几十倍甚至上百倍，严重的可超出背景值几千倍甚至上万倍。我国黔西南汞铊矿地下水中铊含量可高达 13～1966μg/L，地表溪流中的平均含量仅为 1.9～8.1μg/L；在以黄铁矿为原料制取硫酸的硫酸厂的洗涤废水中，铊含量为 15.4～400μg/L。

水源水中的铊主要源于含铊矿石的工业活动和工业废水的排放污染。地下水中检出的铊主要源于矿区附近被污染的地下水或地表水。尽管存在某些地区地下水中铊含量异常高的特殊情况，但总体来说，食物是人接触铊的主要途径。

## （三）毒代动力学及健康效应

### 1. 毒代动力学

人群和动物研究表明，各种途径暴露的铊化合物均容易被吸收。实验动物和人类暴露于铊离子，无论哪种暴露途径、剂量和程度，均可快速分布于全身，最早可出现在暴露后1小时。肾脏中铊浓度最高，脑组织中最低。铊是一种元素，无其他代谢产物。铊盐主要通过尿和粪便排出，也可通过乳汁、汗液、唾液、泪液排出。

### 2. 健康效应

（1）人体资料

1）短期暴露：铊的急性中毒症状主要表现为脱发、疼痛、胃肠道症状（腹痛、呕吐）、神经系统症状（条件反射异常、神经病变、嗜睡、共济失调、精神异常、昏迷、惊厥、肌肉无力、运动异常、视觉异常、头痛）及死亡。儿童（1~11岁）铊暴露后最常见的表现是发育迟缓和精神病变。有研究表明铊暴露致微核率明显高于对照组。

2）长期暴露：对生活在Lengerich水泥厂附近的1200人进行流行病学研究，评估铊对健康的影响。结果表明，尿铊或发铊水平与自述症状（包括睡眠障碍、疲劳、虚弱、紧张、头痛、心理的改变，以及神经和肌肉症状）呈正相关。

（2）动物资料

1）短期暴露：大鼠（5只/性别/剂量）经食物给药三氧化二铊（$Tl_2O_3$）15周，三氧化二铊的浓度分别为0、20mg/kg、35mg/kg、50mg/kg、100mg/kg、500mg/kg，铊的剂量分别为0、1.8mg/(kg·d)、3.1mg/(kg·d)、4.5mg/(kg·d)、9.0mg/(kg·d)、44.8mg/(kg·d)。结果显示引起了剂量相关的体重下降和脱发，雌性大鼠肾脏的绝对重量在统计学上明显增加（$P \leq 0.05$），肾重/体重比存在剂量反应趋势。皮肤的组织病理学评价显示毛囊和毛发数量减少、皮脂腺的尺寸减小、表皮高度角化。

2）长期暴露：80只雌性SD大鼠经饮用水途径给药硫酸铊36周，铊浓度为10mg/L，以大鼠体重200g计算，铊剂量为1.4mg/(kg·d)。给药40天、240天后死亡率分别为15%、21%。32天后约20%的动物出现脱发，周围神经出现功能和病理性改变，包括运动和感觉神经动作电位改变、坐骨神经髓鞘病理变化、以Wallerian变性为特征的轴索损伤、线粒体变性和溶酶体活性升高。10只成年雄性大白鼠口服（可能通过灌胃）暴露于硫酸铊0.8mg/kg（$LD_{50}$的5%）3个月，分别在0、1、2、3个月时取血样，所有时间间隔之间的暴露组血尿素氮、血肌酐、血清胆红素、血清谷丙转氨酶（ALT）水平均明显增加，差异具有统计学意义（$P < 0.001$），第一个月增加最明显，增幅<90%，随后增幅减少。

3）生殖/发育影响：研究表明铊对雄性大鼠、小鼠的生殖有影响，铊暴露会对睾丸和精子产生影响，但现有研究均不足以评估生殖终点，也没有发现铊对雌性动物的潜在生殖毒性。

大鼠发育毒性研究和鸡胚发育毒性研究表明，在发育阶段的铊暴露可导致发育异常（包括对血管自主神经系统和骨骼发育的不良影响）和胎儿体重减少。其中，只有一项大鼠研究为口服饮用水暴露铊，其他大鼠发育研究均为腹腔注射暴露铊。

4）致癌性：IARC 未对铊的致癌性进行评估；USEPA 将铊列为 I 组，即评估铊潜在致癌性的信息不足。

## （四）检测方法

《生活饮用水标准检验方法》（GB/T 5750—2023）提供了 2 种检测方法，分别为无火焰原子吸收分光光度法和电感耦合等离子体质谱法。

## （五）国内外饮用水标准情况

### 1. 我国饮用水卫生标准

《生活饮用水卫生标准》（GB 5749—1985）未规定铊的限值。

《生活饮用水卫生标准》（GB 5749—2006）规定铊的限值为 0.0001mg/L。

《生活饮用水卫生标准》（GB 5749—2022）仍然沿用 0.0001mg/L 作为铊的限值。

### 2. 世界卫生组织标准

1984 年第一版，1993 年第二版，1998 年第二版增补本，2004 年第三版，2011 年第四版，2017 年第四版第一次增补版，2022 年第四版第一、二次增补版《饮用水水质准则》均未提出铊的准则值。

### 3. 美国饮用水水质标准

美国《国家一级饮用水标准》规定铊的 MCLG 是 0.0005mg/L。同时基于检测方法的限制，将铊的 MCL 确定为 0.002mg/L。此值于 1992 年生效，沿用至今。

### 4. 欧盟饮用水水质标准

欧盟《饮用水水质指令》（2020/2184）未规定饮用水中铊的标准限值。

### 5. 日本饮用水水质标准

日本《饮用水水质标准》（2020）未规定饮用水中铊的标准限值。

（六）指标分类及限值制定依据

考虑到我国水体中铊的检出情况不具备全国普遍性，仅部分地区检出，因此把铊归为扩展指标类型。

基于雌性大鼠的毛囊萎缩、脱发得出 NOAEL 为 0.04mg/(kg·d)，不确定系数为 3000，饮用水贡献率选择 20%，推导得出限值为 0.0001mg/L。

# 十四、硒

（一）基本信息

**1. 基本情况**

（1）中文名称：硒。
（2）英文名称：Selenium。
（3）CAS 号：7782-49-2。
（4）元素符号：Se。
（5）相对原子质量：78.96。

**2. 理化性质**

（1）外观与性状：红色或灰色带金属光泽的固体粉末。
（2）密度：4.81g/cm³。
（3）熔点：221℃。
（4）沸点：685℃。
（5）导电性：能导电，且其导电性随光照强度急剧变化。
（6）溶解性：不溶于水。

**3. 生产使用情况及饮用水污染源**

硒（Se）是稀散非金属之一，硒在地壳中的含量为 0.05ppm，通常极难形成工业富集。硒的用途非常广泛，可应用于冶金、玻璃、陶瓷、电子、太阳能、饲料等众多领域，工业冶金是其主要的污染途径。

（二）环境暴露状况

地下水和地表水中硒含量为 0.06～400μg/L；在一些地区，地下水硒水平可能接近 6000μg/L。由于硒可以转化成水溶性更高的化合物，因此在高 pH 和低 pH 下硒的浓度会有所增加。全球公共供水的自来水样品中硒的含量通常远低于 10μg/L。据报道，我国高硒地区的饮用水含硒 50～160μg/L。有研究表明，一般人群可通过饮水和食物摄入硒，尤其是谷类和鱼类。除了在某些富硒地区，大多数饮用水中硒含量低于 10μg/L，按 2L/d 饮用水量算，通过饮用水途径摄入硒的量低于 20μg/d。一般人群从空气和吸烟中摄入硒很少，估计低于 1~2μg/d。

## （三）毒代动力学及健康效应

### 1. 毒代动力学

硒主要通过口服吸收。食物中大多数水溶性硒化合物和硒在胃肠道中可被有效吸收。水溶性硒化合物可迅速分布到大多数器官中，肾中浓度最高，其次为肝、脾和睾丸。硒在体内有两种主要代谢途径：一种为直接掺入或与蛋白质结合，另一种是先还原，继而甲基化，产生二甲硒离子和三甲硒离子。当二甲硒的形成速度超过进一步甲基化为一种尿中的代谢物三甲硒离子时，挥发性的二甲硒被呼出。在一般人群接触的情况下，硒以从尿中排泄为主。

### 2. 健康效应

（1）人体资料：硒是许多物种的基本微量元素，人体中硒含量很低与青少年的地方性心肌病（称为克山病）和软骨营养不良（称为大骨节病）有关。急性口服亚硒酸盐和其他硒化合物会引起如恶心、腹泻、腹痛、寒战、震颤、四肢麻木、月经不规则和明显的脱发等症状。

在美国南达科他州的富硒地区，对硒的高膳食摄入量研究发现，尿中硒水平高的人出现的症状有胃肠道紊乱、皮肤变色和龋齿。一项在委内瑞拉开展的对比研究显示，富硒地区的儿童病理性指甲改变、头发脱落和皮炎的发生率要高于加拉加斯的儿童。在中国，Yang 等研究了地方性硒中毒，5 个村庄 248 名居民的发病率为 49%，每日硒摄入量约为 5mg，主要症状为头发脆弱，毛囊完整，新发色素缺乏，指甲变厚易碎，皮肤损伤；仅在一个村庄严重受影响的 22 名居民中的 18 名居民中观察到神经紊乱症状。

（2）动物资料

1）短期暴露：亚硒酸盐、硒酸盐、硒代半胱氨酸和硒代甲硫氨酸毒性很高，能以 1.5~6mg/kg 体重的单一剂量使实验动物致死。

2）长期暴露：缺硒可以导致实验动物器官的退行性改变、发育迟缓和无法繁殖。在大鼠中，饮食摄入 5mg/kg 硒可能导致生长迟缓。在硒（以亚硒酸盐形式给予）6.4mg/kg 的饮食水平下，可出现肝脏变化和脾大。在 8mg/kg 硒暴露时，可观察到贫血、胰腺肿大和死亡率增加。硒聚集于脑垂体中，可引起垂体前叶生长激素分泌减少，导致生长迟缓，NOAEL 为 0.4mg/(kg·d)。有报道在饮食中摄入大量硒后，有肝毒性效应。基于生长迟缓和器官毒性，建议 LOAEL 为 0.03mg/(kg·d)。

研究显示，由于生物富集作用，长期食用富硒植物的食草动物会出现"盲蹒跚"和"碱中毒"等症状。

3）生殖/发育影响：长期以来硒被认为是动物成功繁殖的关键，硒是人类精子成熟和精子活力所必需的微量元素，还可能降低流产的风险。

硒酸盐、亚硒酸盐、氨基酸硒代半胱氨酸和硒代甲硫氨酸在禽类、鱼类、绵羊和猪中都观察到了致畸性。但是，在一项以猴子为研究对象，硒代甲硫氨酸摄入浓度为 25μg/(kg·d)、150μg/(kg·d)和 300μg/(kg·d)的研究中，没有观察到致畸性。已报道硒酸盐（3mg/L 饮用水）对小鼠和大鼠生殖有不利影响，但也有两份亚硒酸盐在仓鼠和小鼠中无生殖或发育毒性的报道。

4）致突变性：在鼠伤寒沙门菌 TA100 菌株中，亚硒酸盐和硒酸盐都表现出弱的碱基对置换致突变活性。亚硒酸盐、硒酸盐和硒化物可导致体外培养的细胞 DNA 合成异常、姐妹染色单体交换和染色体畸变。在一项体内研究中发现高剂量的亚硒酸盐可引起仓鼠骨髓细胞染色体畸变和姐妹染色单体交换。

5）致癌性：早期研究中，由于研究限制，实验动物中观察到肿瘤的研究结论受到严重质疑，并且一些评估者发现实验数据并不准确。在两项关于小鼠的研究中，施用亚硒酸盐或硒酸盐（3mg/L）或氧化硒（2mg/L）后，肿瘤发病率没有增加或减少。综合进一步研究表明，硒化合物在低或中等剂量下不会起致癌物的作用。如通过灌胃给予高剂量硫化硒可导致大鼠和小鼠肝细胞癌，但当施用于小鼠皮肤时低中剂量并不会引起肿瘤发生率的增加。

（四）检测方法

《生活饮用水标准检验方法》（GB/T 5750—2023）提供了 5 种检测方法，分别为氢化物原子荧光法、二氨基萘荧光法、氢化原子吸收分光光度法、电感耦合等离子体质谱法和液相色谱-电感耦合等离子体质谱法。

（五）国内外饮用水标准情况

1. 我国饮用水卫生标准

《生活饮用水卫生标准》（GB 5749—1985）规定硒的限值为 0.01mg/L。

《生活饮用水卫生标准》（GB 5749—2006）和《生活饮用水卫生标准》（GB 5749—2022）仍然沿用 0.01mg/L 作为硒的限值。

2. 世界卫生组织标准

1984 年第一版《饮用水水质准则》提出基于健康考虑建议硒的最大容许浓度为 0.05mg/L。

1993 年第二版提出硒的基于健康的准则值为 0.01mg/L。

2004 年第三版中硒的准则值仍沿用 0.01mg/L。

2011 年第四版对硒的暂行准则值进行了修订，提出饮用水中硒的准则值为 0.04mg/L。

2017 年第四版第一次增补版，2022 年第四版第一、二次增补版准则值仍沿用 0.04mg/L。

**3. 美国饮用水水质标准**

美国《国家一级饮用水标准》中硒的限值为 50μg/L。20 世纪 70 年代末和 80 年代初期，关于饮用水中硒的浓度限值有两大提议：一个为 10μg/L，另一个为 50μg/L。美国国家环境保护局环境卫生委员会金属小组分会经过科学评估，决定将该限值从 10μg/L（20 世纪 80 年代以前）改为 50μg/L（20 世纪 80 年代后）。

**4. 欧盟饮用水水质标准**

欧盟《饮用水水质指令》（2020/2184）规定硒的限值为 20μg/L。

**5. 日本饮用水水质标准**

日本《饮用水水质标准》（2020）规定硒的限值为 0.01mg/L。

## （六）指标分类及限值制定依据

考虑到我国水体中硒的检出情况不具备全国普遍性，仅部分地区检出，因此把硒归为扩展指标类型。

基于 142 个人群的调查数据，得出 NOAEL 为 4μg/(kg·d)，不确定系数为 1，饮用水贡献率选择 10%，推导得出限值为 0.01mg/L。

# 十五、钒

## （一）基本信息

### 1. 基本情况

（1）中文名称：钒。

（2）英文名称：Vanadium。

（3）CAS 号：7440-62-2。

（4）元素符号：V。

（5）相对原子质量：50.9415。

## 2. 理化性质

（1）外观与性状：银灰色固态金属。
（2）密度：6.0g/cm$^3$。
（3）蒸气压：0.0031kPa（1916℃）。
（4）熔点：1910℃。
（5）沸点：3407℃。
（6）溶解性：不溶于水，溶于硝酸、氢氟酸和浓硫酸，遇碱形成可溶性钒酸盐。
（7）稳定性：稳定（在硫酸、盐酸、碱中）。

## 3. 生产使用情况及饮用水污染源

2011年全球钒产量约60 000吨，其中中国钒产量约23 000吨。约80%的钒应用于生产防锈、弹簧和高速工具钢，钒是制造钢的重要碳化物稳定剂；五氧化二钒应用于陶瓷、催化剂及超导磁体的生产中；硫酸氧钒和偏钒酸钠应用于膳食补充剂中。水体中钒主要是天然来源，少部分来自于人为排放。

### （二）环境暴露状况

中国是世界上最大的钒生产国，也是世界上钒产品产量增长最快、消费量最大的国家，钒污染在中国正成为一个重要的环境问题。钒在天然水体中主要以+4和+5价的氧化形式存在，是地下水和地表水重要的污染物。钒污染主要受采矿活动的影响，常在河流、湖泊和海洋等水资源中发现。1998年，世界卫生组织报道饮用水中钒的浓度一般低于10μg/L，常见范围为1～30μg/L，平均含量为5μg/L。我国饮用水中钒的浓度监测数据缺乏，2006年调查攀枝花地区水源水、出厂水和管网末梢水中钒的浓度分别为9μg/L、3μg/L和3μg/L。

食物是非职业人群摄入钒的主要途径，据估计成人每天从食物中正常摄入的钒为10～20μg/d，而经饮用水摄入的钒为2μg/d。因此，钒经饮用水的暴露贡献为10%～20%。

### （三）毒代动力学及健康效应

#### 1. 毒代动力学

钒很少经胃肠道吸收。大鼠经口摄入钒15分钟后，血液中钒的浓度小于0.1%摄入量。呼吸道暴露于钒后，大部分在3小时内经肺排出。大鼠急性经口暴露研究表明骨骼中钒浓度最高，吸入暴露于五价或四价钒化合物3小时后，肺、肝、肾中分别检出15%～17%、2.8%、2%的吸收剂量。钒是一种元素，无其他代谢产物，易蓄积，在血液中以聚钒酸盐循环（五价钒），在组织内以氧钒基阳离子（四价钒）形式存在。吸入暴露后，钒主要通过肺排出，也可通过尿液或粪便排出，尿液排出钒的量大于粪便的排出。钒在胃肠道中的吸收很差，口服暴露后大部分钒不被吸收而经粪便排出，少部分经尿液排出。

**2. 健康效应**

（1）人体资料

1）短期暴露：据报道，非胰岛素依赖型糖尿病患者连续几周每天服用 100mg 硫酸氧钒，相当于摄入 0.52mg/(kg·d)的钒，可能会导致胃肠道不适，包括恶心、腹泻、腹部绞痛和胀气等症状。

两名受试者吸入暴露于 $0.6mg/m^3$ 钒 8 小时，暴露终止后持续咳嗽 8 天，未观察到肺功能的改变。

2）长期暴露：我国一项关于孕期钒暴露对胎儿及婴儿出生结局影响的 3025 人的出生队列研究，检测了母亲孕期尿钒暴露水平（5th～95th: 0.33～2.67μg/L），发现母亲妊娠期尿钒暴露水平每增加 1 倍，妊娠晚期胎儿生长参数以及婴儿出生体重、身长及体重指数降低的风险将会显著增加。我国另一项纳入 7297 个母子对的横断面研究发现，高于第 75 百分位数尿钒暴露水平（2.96μg/g 肌酐）可增加婴儿早产及低出生体重的风险。此外，一项纳入 816 人的巢式病例对照研究也发现高暴露组（2.91μg/g 肌酐）婴儿发生早产的风险是最低剂量组（≤1.42μg/g 肌酐）的 2.23 倍。

40 名工人持续吸入暴露于五氧化二钒，12 人吸入组胺或运动挑战后出现支气管高反应性，未发现基线肺功能的显著改变，脱离五氧化二钒暴露环境 5～23 个月后，9 名工人仍然存在支气管高反应性，其中 5 人反应较轻，1 人反应较严重。

（2）动物资料

1）短期暴露：金属钒毒性较低，钒化合物的毒性随化合价和溶解度的增高而增高，对动物有中至高度毒性。大鼠经口 $LD_{50}$ 为 41mg/kg，小鼠经口 $LD_{50}$ 为 31mg/kg。

三氧化二钒：小鼠经口 $LD_{50}$ 为 130μg/kg；偏钒酸铵：大鼠皮下注射 $LD_{50}$ 为 20～30μg/kg；正钒酸钠：大鼠皮下注射 $LD_{50}$ 为 50～60μg/kg。

2）长期暴露：F344 大鼠、B6C3F1 小鼠吸入暴露于钒，6 小时/天，5 天/周，持续暴露 2 年，呼吸系统可观察到肺泡、细支气管上皮细胞，以及会厌、鼻腔上皮杯状细胞增生，大鼠 LOAEL 为 $0.28mg/m^3$，小鼠 LOAEL 为 $0.56mg/m^3$；大鼠和小鼠心、肝、肾、胃的 NOAEL 分别为 $1.1mg/m^3$ 和 $2.2mg/m^3$。

3）生殖发育影响：雄性大鼠交配前 60 天，雌性大鼠交配前 16 天至哺乳期分别以 0、5mg/(kg·d)、10mg/(kg·d)和 20mg/(kg·d)剂量偏钒酸钠灌胃染毒，在 5mg/(kg·d)、10mg/(kg·d)和 20mg/(kg·d)剂量组均观察到子代发育迟缓。Sanchez 等以原钒酸钠为原料，在 14～20 只 Swiss 小鼠妊娠期第 6～15 天分别以 0、7.5mg/(kg·d)、

15mg/(kg·d)、30mg/(kg·d)和 60mg/(kg·d)的剂量灌胃给药。观察到当剂量≥15mg/(kg·d)时母体体重增加，未观察到胚胎毒性和致畸性，但在剂量≥30mg/(kg·d)时，可见延迟骨化过程形式的胎儿毒性。在该研究条件下，母体毒性 NOAEL 为 7.5mg/(kg·d)，约等于 2mg/(kg·d)的钒，得出发育毒性的 NOAEL 为 15mg/(kg·d)，约等于 4mg/(kg·d)的钒。

此外，Llobet 等在各组雄性 Swiss 小鼠的饮用水中分别加入剂量为 0、20mg/(kg·d)、40mg/(kg·d)、60mg/(kg·d)、80mg/(kg·d)的偏钒酸钠，持续 64 天。在暴露期结束时，每组分为两组：8 只动物进行交配试验，16 只动物进行睾丸病理和精子检查。当剂量≥60mg/(kg·d)时妊娠率明显下降，精子数减少，但精子活力不受影响。剂量为 80mg/(kg·d)时动物体重和附睾重量下降。得出的 NOAEL 为 40mg/(kg·d)，相当于 17mg/(kg·d)的钒。

4）致癌性：IARC 的致癌性评估结论是，五氧化二钒可能是致癌的（2B 组）。

（四）检测方法

《生活饮用水标准检验方法》（GB/T 5750—2023）提供了 3 种检测方法，分别为无火焰原子吸收分光光度法、电感耦合等离子体发射光谱法和电感耦合等离子体质谱法。

（五）国内外饮用水标准情况

**1. 我国饮用水卫生标准**

《生活饮用水卫生标准》（GB 5749—1985）未规定钒的限值。
《生活饮用水卫生标准》（GB 5749—2006）未规定钒的限值。
《生活饮用水卫生标准》（GB 5749—2022）规定 0.01mg/L 作为钒的限值。

**2. 世界卫生组织标准**

世界卫生组织《饮用水水质准则》未规定饮用水中钒的准则值。

**3. 美国饮用水水质标准**

美国饮用水水质标准未规定饮用水中钒的标准限值。

2000 年美国加州环境健康风险评估委员会提出饮用水中钒的限值为 15μg/L，该限值依据 1986 年 Domingo 等所做的一项动物生殖发育毒性研究结果推导而来，研究者在雄性 SD 大鼠交配前 60 天分别给予 0、5mg/kg、10mg/kg 和 20mg/kg 的偏钒酸钠口服，雌鼠在交配前 14 天以及妊娠和哺乳期的 21 天内也给予了同样的处理，最终实验结果表明，所有钒暴露组的幼鼠体重与身长均显著低于对照组，该研究的 LOAEL 为 5mg/(kg·d)（偏钒酸钠），相当于 2.1mg/(kg·d)的钒。美国加州环境健康风险评估委员会依据该研究得出的 LOAEL 值,饮用水贡献率 20%,成人体重取 70kg,每日饮用水量 2L/d,不确定系数 1000,制定钒的限值为 15μg/L。此外,1998 年美国国家环境保护局就将钒列入饮用水污染物的候选名单。

**4. 欧盟饮用水水质标准**

欧盟《饮用水水质指令》(2020/2184)未规定钒的限值。

**5. 日本饮用水水质标准**

日本《饮用水水质标准》(2020)未规定钒的限值。

## (六)指标分类及限值制定依据

考虑到钒在我国部分地区环境水体中有检出,但饮用水中钒的检出率极低,因此把钒归为参考指标类型。

目前的动物及人群研究资料表明,摄入高浓度的钒可能会对人体健康产生危害,尤其是敏感人群,孕期暴露于钒会增加早产、低出生体重等风险。为了保护公众健康,尤其是敏感人群,如孕妇及婴幼儿,依据一项关于孕期暴露与婴幼儿不良出生结局的人群研究的结果,利用第 95 百分位数尿钒暴露水平,推导饮用水中限值为 0.01mg/L。

# 第三节 有 机 物

# 一、二 氯 甲 烷

## (一)基本信息

### 1. 基本情况

(1)中文名称:二氯甲烷。

(2)英文名称:Dichloromethane。

(3)CAS 号:75-09-2。

(4)分子式:$CH_2Cl_2$。

(5)相对分子质量:84.93。

### 2. 理化性质

(1)外观与性状:无色透明液体,有芳香气味。

(2)密度:1.3162g/cm$^3$(25℃)。

(3)熔点:−97℃。

（4）沸点：39.8℃。

（5）溶解性：微溶于水，溶于乙醇、乙醚。

### 3. 生产使用情况及饮用水污染源

二氯甲烷具有溶解能力强和毒性低的优点，被大量用于制造安全电影胶片、聚碳酸酯，另外也用作涂料溶剂、金属脱脂剂、气烟雾喷射剂、聚氨酯发泡剂、脱模剂、脱漆剂。

二氯甲烷属于易挥发性物质，有研究对沈阳地区主要河流（浑河、蒲河、细河、沈抚灌渠）地表水及其沿岸地下水进行分析，结果表明，在浑河和蒲河河水中检出了二氯甲烷，检出率为 33.3%。

## （二）环境暴露状况

饮用水中二氯甲烷主要来源于两方面：一是氯化消毒过程中产生的消毒副产物；二是水源污染。人群除可通过饮用水途径摄入二氯甲烷外，还可能在沐浴过程中经呼吸吸入从水中挥发到空气中的二氯甲烷，此外，沐浴、洗衣和洗菜时皮肤接触也是其摄入途径。相比空气暴露和职业暴露，二氯甲烷的饮用水暴露途径相对较低。

## （三）毒代动力学及健康效应

### 1. 毒代动力学

二氯甲烷可被大鼠的胃肠道完全吸收，它对细胞膜磷脂壁有很好的穿透效果，在组织内扩散一般遵循一级动力学。二氯甲烷也可通过呼吸道吸入人体内，其血液内的浓度与空气暴露的浓度直接相关，在暴露 1~2 小时后，血液中二氯甲烷的浓度会达到一个稳定值，体内脂肪指数与二氯甲烷的吸收呈正相关。

二氯甲烷是脂溶性物质，在人体中易分布于脂肪组织。短时间内，二氯甲烷的浓度（每克组织）与体脂百分比呈负相关；但暴露 4 小时后，越肥胖的人，其体内二氯甲烷的总量越高。另有动物实验表明，二氯甲烷分布的主要器官依次是肝脏、肾脏和肺。

二氯甲烷主要有两种代谢途径。在低浓度水平时，由细胞色素 P450 氧化（CYP 途径）成 CO、$CO_2$；在高暴露水平时，CYP 途径变得饱和，谷胱甘肽-$S$-转移酶（GST）-谷胱甘肽（GSH）系统开始起催化反应，使其 $H^+$ 和 $Cl^-$ 得到释放，最终代谢为 $CO_2$。

二氯甲烷主要通过肺直接呼出，或经组织代谢后生成 CO、$CO_2$ 再经呼吸排出。

### 2. 健康效应

（1）人体资料：有报道工人在急性吸入含二氯甲烷的空气后，二氯甲烷及其代谢产物 CO 可降低血液中血红蛋白的载氧能力。有研究发现人吸入二氯甲烷会增加其血液中血清胆红素的水平。有研究发现工人在吸入二氯甲烷后有眩晕、恶心、头痛的表现。另有研究发现暴露 10～14 小时吸入 800ppm 剂量的二氯甲烷后人群的精神活动显著减弱。

一起二氯甲烷被用作脱漆剂致命的中毒案例中，尸检发现肝脏（14.4mg/100g 组织）、血液（510mg/L）和脑（24.8mg/100g 组织）中存在二氯甲烷。

（2）动物资料

1）短期暴露：腹腔一次性注射 1330mg/kg 二氯甲烷可以引起成年 F344 大鼠肾小管远端病变；肾皮质和外髓质可以观察到形态学改变。犬类持续性暴露于 3792mg/m$^3$（1000ppm）的二氯甲烷可引起脂肪肝、黄疸、肺炎、脾萎缩，并在 5～7 周内死亡；大白兔单剂量注射 0.1mL 二氯甲烷即可引起 1 周的持续性流泪，结膜和嘴唇周围充血、角膜肿胀。Morris 等研究发现通过呼吸道暴露于 19 718mg/m$^3$（5200ppm）的二氯甲烷 6 小时，可以引起肝脏甘油三酯升高 2.5 倍，血清甘油三酯下降 63%，造成脂肪肝。

2）长期暴露：以 F344 小鼠为试验对象，暴露于 347mg/m$^3$ 的二氯甲烷持续 10 周，可引起脂肪浸润、空泡形成。小鼠持续 168 小时暴露于 17 350mg/m$^3$ 的二氯甲烷可引起体重下降、肝脏相对重量增加、脂肪浸润，甘油三酯浓度增加、蛋白质合成受到抑制、肝细胞坏死。

以 F344 大鼠为试验对象（85 只/性别/组），在饮用水中给予大鼠二氯甲烷 104 周，剂量分别为 0、6mg/(kg·d)、52mg/(kg·d)、125mg/(kg·d)、250mg/(kg·d)，结果表明动物肿瘤发生率未增加，生存率未受影响，125mg/(kg·d) 和 250mg/(kg·d) 剂量组大鼠体重下降，52mg/(kg·d) 剂量组开始出现肝脏损伤，据此确定的 NOAEL 为 6mg/(kg·d)，LOAEL 为 52mg/(kg·d)。

3）致癌性：IARC 于 1999 年将二氯甲烷归为 2B 组，即对人类是可能致癌物；2014 年将二氯甲烷归为 2A 组，即很可能对人类致癌。

（四）检测方法

《生活饮用水标准检验方法》（GB/T 5750—2023）提供了 3 种检测方法，分别为吹扫捕集气相色谱质谱法、顶空毛细管柱气相色谱法（氢火焰检测器）和顶空毛细管柱气相色谱法（电子捕获检测器）。

（五）国内外饮用水标准情况

**1. 我国饮用水卫生标准**

《生活饮用水卫生标准》（GB 5749—1985）未规定二氯甲烷的限值。

《生活饮用水卫生标准》（GB 5749—2006）规定二氯甲烷的限值为 0.02mg/L。

《生活饮用水卫生标准》（GB 5749—2022）仍然沿用 0.02mg/L 作为二氯甲烷的限值。

### 2. 世界卫生组织标准

1984 年第一版《饮用水水质准则》未提出二氯甲烷的准则值。

1993 年第二版提出二氯甲烷的准则值为 0.02mg/L。

2004 年第三版，2011 年第四版，2017 年第四版第一次增补版，2022 年第四版第一、二次增补版中二氯甲烷的准则值仍保持为 0.02mg/L。

### 3. 美国饮用水水质标准

美国饮用水水质标准规定二氯甲烷的 MCLG 为 0，MCL 为 0.005mg/L，此值于 1992 年生效，沿用至今。

### 4. 欧盟饮用水水质标准

欧盟《饮用水水质指令》（2020/2184）未规定二氯甲烷的限值。

### 5. 日本饮用水水质标准

日本《饮用水水质标准》（2020）规定二氯甲烷的限值为 0.02mg/L。

## （六）指标分类及限值制定依据

考虑到我国水体中二氯甲烷的检出情况不具备全国普遍性，仅在部分地区检出，因此把二氯甲烷归为扩展指标类型。

基于一项大鼠 2 年饮水实验，大鼠每天摄入 6mg/kg 的二氯甲烷会造成肝脏组织病变，得出 NOAEL 为 6mg/(kg·d)，不确定系数为 1000，饮用水贡献率选择 10%，推导得出限值为 0.02mg/L。

# 二、1,2-二氯乙烷

## （一）基本信息

### 1. 基本情况

（1）中文名称：1,2-二氯乙烷。

（2）中文别名：二氯化乙烯。

（3）英文名称：1,2-dichloroethane。

（4）CAS 号：107-06-2。

（5）分子式：$C_2H_4Cl_2$。

（6）相对分子质量：98.96。

### 2. 理化性质

（1）密度：$1.23g/cm^3$（20℃）。

（2）熔点：-35℃。

（3）沸点：83℃。

（4）蒸气压：8.69kPa（20℃）。

（5）水溶性：8.69g/L（20℃）。

（6）水中嗅阈值：7mg/L。

### 3. 生产使用情况及饮用水污染源

1,2-二氯乙烷主要用于生产氯乙烯和其他化学物质的中间体，其次是用作有机溶剂。生产或使用该化合物的工业单位可通过排放使其进入地表水中。随着废水的排放，也可进入地下水而长期持续存在。

## （二）环境暴露状况

1,2-二氯乙烷在地表水中经常被检出，特别是近工业区，在非工业区其浓度通常小于0.5μg/L。我国环境水体中也有1,2-二氯乙烷检出的报道，如上海市某区地表水中1,2-二氯乙烷浓度为2.69~24.65μg/L，辽河平原地区地下水中1,2-二氯乙烷的平均浓度为8.33μg/L。另一项包括我国31个省（自治区、直辖市）69个城市791组地下水样品的检测结果表明，1,2-二氯乙烷的检出率为4.42%，平均浓度大于0.2μg/L。

空气是一般人群暴露于1,2-二氯乙烷的主要来源，仅有5%的人群的主要暴露于饮用水，对于饮用水中1,2-二氯乙烷质量浓度大于6μg/L的地区，通过饮用水的暴露可能高于通过空气的暴露。饮用水中的1,2-二氯乙烷主要来源于两方面：一是在饮用水净化的氯消毒过程中氯与原水中污染物生成消毒副产物，另一个是水源水受到含有1,2-二氯乙烷污染物的工业废水的污染。

## （三）毒代动力学及健康效应

### 1. 毒代动力学

1,2-二氯乙烷以消化道和呼吸道吸收为主，也可经皮肤吸收。大鼠单剂量口服浓度为150mg/kg的1,2-二氯乙烷48小时后，该物质在肝脏和肾脏中的浓度最高，在前胃、胃和脾脏中的浓度较低。1,2-二氯乙烷容易通过血脑屏障。此外，在职业暴露人群的母乳中也检出了1,2-二氯乙烷。小鼠腹腔给药后，1,2-二氯乙烷可代谢成 2-氯乙醇,继而转化为乙醇,并且在醛脱氢酶的作用下生成一氯乙酸,一氯乙酸在肝脏与谷胱甘肽或半胱氨酸相互作用(脱卤素酶)生成 5-羧甲基半胱氨酸和硫二乙酸。1,2-二氯乙烷的尿代谢物包括氯乙酸、2-氯乙醇、5-羧甲基半胱氨酸、复合 5-羧甲基半胱氨酸、硫二乙酸和 5,5-乙烯-二-半胱氨酸。小鼠腹腔注射剂量为 0.05~0.17g/kg 的 1,2-二氯乙烷,其中 11%~46% 未发生改变,直接通过肺呼气排出;5%~13% 代谢为二氧化碳和水;50%~73% 通过尿排泄。

**2. 健康效应**

(1)人体资料:人体摄入或吸入 1,2-二氯乙烷可引起循环和呼吸衰竭从而导致死亡。在职业环境中反复暴露于 1,2-二氯乙烷可引起厌食、恶心反胃、腹部疼痛、黏膜刺激、肝脏和肾脏的功能障碍及神经紊乱等。

5 项脑肿瘤队列研究和 1 项脑肿瘤巢式病例对照研究探讨了潜在的 1,2-二氯乙烷暴露工人的癌症发生风险。其中,3 项研究发现过多淋巴和造血系统肿瘤发生,1 项研究发现过多胃癌发生,1 项研究发现 1 例胰腺癌发生。但是所有研究对象都可能暴露于多个污染物,无法单独研究 1,2-二氯乙烷的暴露风险。美国国家职业安全与健康研究所及美国国家环境保护局报道反复吸入 1,2-二氯乙烷的工人所发生的症状与急性毒性相似,会产生头痛、厌食、恶心呕吐、胃痛、眼和呼吸道刺激症状,并影响肝和肾的功能,但一般不会导致死亡。在暴露于 4mg/m³ 1,2-二氯乙烷工人中,淋巴细胞姐妹染色单体交换的频率增加。IARC 将 1,2-二氯乙烷列为 2B 组(可能对人类致癌)。吸入 1,2-二氯乙烷气体是人体暴露的主要途径。

(2)动物资料

1)短期暴露:1,2-二氯乙烷对大鼠的经口 $LD_{50}$ 为 680mg/kg,兔子的经口 $LD_{50}$ 为 860mg/kg。1,2-二氯乙烷中毒的明显体征是坐立不安、极度虚弱、头晕、肌肉失调、呼吸不规则和意识丧失。中毒死亡主要是休克或心血管功能衰竭所致。

2)长期暴露:将 1,2-二氯乙烷溶于玉米油中,在 78 周内分别给予大鼠和小鼠 95mg/(kg·d) 和 299mg/(kg·d) 剂量灌胃,发现动物死亡率显著增高。2 年内在饮食中给予大鼠 250mg/(kg·d) 或 500mg/(kg·d) 剂量,未发现 1,2-二氯乙烷摄入对大鼠的生长及生化指标产生影响。

3)生殖/发育影响:一项多代生殖研究中,给瑞士 ICR 小鼠摄入 1,2-二氯乙烷剂量为 0、5mg/(kg·d)、15mg/(kg·d) 和 50mg/(kg·d) 的饮用水,25 周后,未观察到 1,2-二氯乙烷对小鼠繁殖率、妊娠、存活率、乳汁分泌、仔鼠存活率及体重增长等指标的影响,研究也未观察到染毒组仔鼠内脏和骨骼畸形率的增加。

将雌雄小鼠暴露于与上述研究同等剂量 1,2-二氯乙烷的饮用水中,检测小鼠胎儿的内脏或者骨骼发育情况,结果表明 1,2-二氯乙烷和发育之间的关系没有统计学意义。

4）致突变性：1,2-二氯乙烷有致突变性，代谢活化后其致突变性作用更强，已被证明对鼠伤寒沙门菌菌株 TA1530、TA1535 和 TA1538 具有弱致突变性，并且可导致大肠埃希菌的 DNA 聚合酶缺陷；对经过肝微粒体酶（S9）活化的鼠伤寒沙门菌菌株 TA1530 和 TA1535 具有较强致突变性；可诱导黑腹果蝇性别相关的隐性致死；对沙门菌的微粒体没有致突变性。

5）致癌性：IARC 将 1,2-二氯乙烷列为 2B 组，即可能对人类致癌。1,2-二氯乙烷可引起雄性大鼠前胃鳞状细胞癌和循环系统血管肉瘤，雌性大鼠乳腺癌，雌性小鼠的乳腺癌、子宫肌瘤和肉瘤，以及雌性和雄性小鼠的肺泡/细支气管腺瘤。

USEPA 基于同样的证据将 1,2-二氯乙烷列为 B2 组，即对实验动物致癌性证据充分，对人类致癌性证据不足或没有证据。

## （四）检测方法

《生活饮用水标准检验方法》（GB/T 5750—2023）提供了 3 种检测方法，分别为吹扫捕集气相色谱质谱法、顶空毛细管柱气相色谱法（氢火焰检测器）和顶空毛细管柱气相色谱法（电子捕获检测器）。

## （五）国内外饮用水标准情况

### 1. 我国饮用水卫生标准

《生活饮用水卫生标准》（GB 5749—1985）未规定 1,2-二氯乙烷的限值。

《生活饮用水卫生标准》（GB 5749—2006）规定 1,2-二氯乙烷的限值为 0.03mg/L。

《生活饮用水卫生标准》（GB 5749—2022）仍然沿用 0.03mg/L 作为 1,2-二氯乙烷的限值。

### 2. 世界卫生组织标准

1984 年第一版《饮用水水质准则》提出 1,2-二氯乙烷基于健康的准则值为 0.01mg/L。

1993 年第二版提出 1,2-二氯乙烷的准则值为 0.03mg/L。

2004 年第三版，2011 年第四版，2017 年第四版第一次增补版，2022 年第四版第一、二次增补版中 1,2-二氯乙烷的准则值均沿用 0.03mg/L。

### 3. 美国饮用水水质标准

美国《国家一级饮用水标准》规定 1,2-二氯乙烷的 MCLG 为 0。同时，考虑到成本、效益、检测、净化处理等因素，规定 MCL 为 0.005mg/L。此值于 1989 年生效，并沿用至今。

**4. 欧盟饮用水水质标准**

欧盟《饮用水水质指令》（2020/2184）规定 1,2-二氯乙烷的限值为 3μg/L。

**5. 日本饮用水水质标准**

日本《饮用水水质标准》（2020）将 1,2-二氯乙烷作为饮用水水质管理设定项目，其目标浓度为 4μg/L 以下。

### （六）指标分类及限值制定依据

考虑到我国水体中 1,2-二氯乙烷的检出情况不具备全国普遍性，仅在部分地区检出，因此把 1,2-二氯乙烷归为扩展指标类型。

基于雄性大鼠的 78 周饲喂试验，毒性终点为血管肉瘤，采用多级线性回归模型分析，确定饮用水中 1,2-二氯乙烷的浓度分别为 300μg/L、30μg/L、3μg/L，相应致癌风险上限为 $10^{-4}$、$10^{-5}$ 和 $10^{-6}$。以 $10^{-5}$ 风险等级为基础，计算饮用水中 1,2-二氯乙烷的限值为 30μg/L。

## 三、四 氯 化 碳

### （一）基本信息

**1. 基本情况**

（1）中文名称：四氯化碳。
（2）英文名称：Carbon tetrachloride。
（3）CAS 号：56-23-5。
（4）分子式：$CCl_4$。
（5）相对分子质量：153.82。

**2. 理化性质**

（1）外观与性状：无色透明、易挥发液体，具有特殊的芳香气味，味甜。
（2）密度：1.594g/cm³（20℃）。
（3）相对密度：1.60（水=1），5.41（空气=1）。
（4）熔点：-23℃。
（5）沸点：76.8℃。
（6）水溶性：793mg/L（25℃）。
（7）水中嗅阈值：0.52mg/L。

**3. 生产使用情况及饮用水污染源**

四氯化碳曾广泛用作溶剂、灭火剂、有机物的氯化剂、香料的浸出剂、纤维的脱脂剂、粮食的蒸煮剂、药物的萃取剂、织物的干洗剂，但是由于其毒性及可破坏臭氧层，现在甚少使用并被限制生产，很多用途也被二氯甲烷等所替代，四氯化碳主要排放到大气中，也可能从工业废水中排放。

## （二）环境暴露状况

四氯化碳被释放到环境中主要是通过直接排放到空气中，少量排放到土壤和水中。工业废水污染会导致环境水体中检出四氯化碳，默西河中四氯化碳浓度为 $3.3\sim14\mu g/L$，曼彻斯特船区四氯化碳浓度为 $0.3\sim110g/L$，莱茵河中四氯化碳浓度为 $160\sim1500\mu g/L$，美因河中四氯化碳浓度均值为 $75\mu g/L$。

吸入暴露是人群摄入四氯化碳的主要暴露途径。人群可通过吸入受污染的空气暴露于四氯化碳，还可通过受污染的饮用水和食物摄入，饮用水中四氯化碳的主要来源为受到污染的水源。饮用水中四氯化碳的浓度通常小于 $5\mu g/L$。我国贵州省丰水期市政水厂出厂水中四氯化碳的浓度为 $0.00005\sim0.0015mg/L$，平均浓度为 $0.00007mg/L$。人体除通过饮用水摄入四氯化碳外，还可能吸入从饮用水挥发到室内空气中的四氯化碳，如淋浴、盆浴时的吸入，也可通过与水接触经皮肤吸收。

## （三）毒代动力学及健康效应

### 1. 毒代动力学

四氯化碳可以经胃肠道、呼吸道和皮肤吸收进入人体。四氯化碳在被吸收之后可分布于机体所有的主要器官中，如在脂肪组织、肝脏、血液、脑部、肾脏和肌肉中都分布有四氯化碳，尤其是在脂肪组织中浓度很高。四氯化碳的代谢主要发生在肝脏。一般认为，四氯化碳代谢的第一步是形成三氯甲基自由基，然后再经一系列反应，最终代谢为光气。四氯化碳及其挥发性代谢产物主要通过呼气排出体外，也可以通过尿液和粪便排出。

### 2. 健康效应

（1）人体资料：四氯化碳暴露的人体效应与动物实验中产生的效应类似。吸入四氯化碳会引发肝肾和中枢神经系统的损伤。一项研究结果表明，人体暴露于四氯化碳，当浓度为 $63mg/m^3$ 时，3 小时未发生不良反应；暴露浓度为 $2309mg/m^3$ 时，70 分钟可导致肝损伤；更高浓度的暴露可导致严重中毒甚至死亡。

（2）动物资料

1）短期暴露：四氯化碳的大鼠经口（玉米油）$LD_{50}$ 为 10 054mg/kg。

已有研究发现四氯化碳的肝脏毒性效应（血清酶增加、病理学改变）。以玉米油作为溶剂，四氯化碳浓度水平为 20mg/kg 及更高，在 11 天的实验中对大鼠进行灌胃，以血清酶水平和肝脏中部空泡化显著升高为判定依据，LOAEL 为 20mg/(kg·d)。

将四氯化碳溶解于玉米油中对大鼠进行灌胃处理，每周 5 次，连续进行 12 周，灌胃剂量分别为 1mg/kg、10mg/kg、33mg/kg。以肝脏毒性效应为终点，研究给出的 NOAEL 为 1mg/(kg·d)，LOAEL 为 10mg/(kg·d)。

2）长期暴露：四氯化碳长期暴露的效应与短期暴露类似，肝脏是最敏感组织，表现为脂肪浸润、肝药酶释放、细胞内酶活性抑制及炎症，最终发生细胞坏死。

3）生殖毒性：用四氯化碳浓度为 80ppm 和 200ppm 的食物喂养大鼠 2 年，未发现生殖毒性。

4）发育毒性：暂未发现能够证明四氯化碳有致畸效应的研究证据。

5）致癌作用：四氯化碳对动物有致癌作用，主要引起肝癌。剂量在 30mg/kg 或更高时，6 个月或更长时间的暴露会引起小鼠、大鼠、仓鼠肝脏肿瘤发生率升高。

## （四）检测方法

《生活饮用水标准检验方法》（GB/T 5750—2023）提供了 3 种检测方法，分别为毛细管柱气相色谱法、吹扫捕集气相色谱质谱法和顶空毛细管柱气相色谱法。

## （五）国内外饮用水标准情况

### 1. 我国饮用水卫生标准

《生活饮用水卫生标准》（GB 5749—1985）规定四氯化碳的限值为 0.003mg/L。
《生活饮用水卫生标准》（GB 5749—2006）规定四氯化碳的限值为 0.002mg/L。
《生活饮用水卫生标准》（GB 5749—2022）仍然沿用 0.002mg/L 作为四氯化碳的限值。

### 2. 世界卫生组织标准

1984 年第一版《饮用水水质准则》提出四氯化碳的暂行准则值为 0.003mg/L。
1993 年第二版将饮用水中四氯化碳基于健康的准则值调整为 0.002mg/L。
2004 年第三版，2011 年第四版，2017 年第四版第一次增补版，2022 年第四版第一、二次增补版将四氯化碳的准则值修订为 0.004mg/L。

### 3. 美国饮用水水质标准

美国《国家一级饮用水标准》规定四氯化碳的 MCLG 为 0。同时，考虑到成本、效益、检测、净化处理等因素，规定 MCL 为 0.005mg/L。此值于 1989 年生效，沿用至今。

**4. 欧盟饮用水水质标准**

欧盟《饮用水水质指令》（2020/2184）未规定四氯化碳的限值。

**5. 日本饮用水水质标准**

日本《饮用水水质标准》（2020）规定四氯化碳的限值为 0.002mg/L。

## （六）指标分类及限值制定依据

考虑到我国水体中四氯化碳的检出情况不具备全国普遍性，仅在部分地区检出，因此把四氯化碳归为扩展指标类型。

基于大鼠四氯化碳染毒试验得出 NOAEL 为 1mg/(kg·d)，不确定系数为 1000（种间和种内差异为 100，12 周试验为 10），饮用水贡献率选择 10%，推导得出限值为 0.002mg/L。

# 四、氯 乙 烯

## （一）基本信息

### 1. 基本情况

（1）中文名称：氯乙烯。
（2）英文名称：Vinyl chloride。
（3）CAS 号：75-01-4。
（4）分子式：$C_2H_3Cl$。
（5）相对分子质量：62.5。

### 2. 理化性质

（1）外观与性状：无色气体。
（2）密度：0.9106g/cm³（20℃）。
（3）熔点：−153.8℃。
（4）沸点：−13.37℃。
（5）溶解性：微溶于水（25℃，1.1g/L），溶于乙醇，易溶于乙醚、四氯化碳和苯。

### 3. 生产使用情况及饮用水污染源

氯乙烯是生产聚氯乙烯（PVC）（＞95%）的主要原料，可用作塑料、橡胶、纸张、玻璃和汽车工业的原料，还可用于绝缘电线、电缆、管道、工业和家用设备，以及医疗用品、食品包装材料、建筑材料的制造。氯乙烯的产量在全球呈直线上升趋势，我国年产量可达 1000 万吨，已成为世界聚氯乙烯生产第一大国。

氯乙烯具有高挥发性，有研究表明地表水中氯乙烯的浓度一般不超过 10μg/L，污染场地的浓度最高可达 570μg/L。日本大阪的氯乙烯和 PVC 生产厂附近采集的河水样本中检测出的氯乙烯最高浓度为 55.6μg/L（平均为 3.35μg/L）。

## （二）环境暴露状况

由于其高挥发性，在地表水中很少检测到氯乙烯，测得的浓度一般不超过 10μg/L，污染场地氯乙烯的浓度最高为 570μg/L。吸入可能是摄入氯乙烯最重要的途径；在配水管网中使用具有高残留量氯乙烯单体的 PVC 管道时，饮用水对日常氯乙烯的摄入也有很大的贡献。饮用水对氯乙烯暴露的相对贡献取决于受污染的程度。按现代标准制造的管道不应对暴露有重大贡献。煮沸可以降低受污染水中氯乙烯的浓度。由于氯乙烯具有挥发性，所以在用污染的水淋浴时也可通过吸入暴露。

## （三）毒代动力学及健康效应

### 1. 毒代动力学

动物研究显示，氯乙烯可通过口服或吸入途径被大鼠迅速吸收。动物口服氯乙烯后，超过 95%的氯乙烯可被吸收，氯乙烯在气态下经皮肤暴露吸收不明显。大鼠吸入或摄食经 [14]C 标记的氯乙烯，72 小时后，可在其肝脏、肾脏、肌肉、肺及脂肪中检测到氯乙烯。另一项研究显示，给大鼠大剂量染毒 [14]C 标记的氯乙烯后，可立即在大鼠的肝脏、肾脏、脾脏和大脑中发现氯乙烯。有研究认为氯乙烯代谢可能通过乙醇脱氢酶和多功能氧化酶两个途径进行。另有研究认为在较低暴露水平时，乙醇脱氢酶为主要代谢途径。氯乙烯的主要代谢产物通过尿液排出或通过二氧化碳呼出。

### 2. 健康效应

（1）人体资料：在 40～900ppm（相当于 104～2344mg/m³）高剂量水平吸入暴露下，职业工人会出现头晕、头痛、精神兴奋和昏迷现象。研究显示工人在吸入含有氯乙烯、聚氯乙烯的工业物质后，可出现如肝细胞毒性、肢端骨质变异、中枢神经系统紊乱、肺功能不全、心血管毒副反应和肠胃毒副反应等症状。另有研究显示，人类职业接触氯乙烯、聚氯乙烯后，肝血管肉瘤、脑肿瘤、肺癌、造血系统和淋巴细胞组织癌的发生增加。

（2）动物资料

1）短期暴露：氯乙烯吸入暴露急性毒性低，大鼠 2 小时 $LC_{50}$ 为 295g/m³，豚鼠和兔子为 595g/m³。氯乙烯急性吸入暴露后有麻醉作用，大鼠、小鼠和仓鼠死亡前活动增加、运动失调和抽搐，继之呼吸衰竭。

2）长期暴露：以 Wistar 雄性和雌性大鼠（60～80 只/性别/组）为试验对象，摄入含有 1%聚氯乙烯的粉末和不同比例氯乙烯单体的食物，暴露期为 135～144 周，每周 7 天，剂量组分别为 0、1.7mg/(kg·d)、5.0mg/(kg·d)和 14.1mg/(kg·d)。试验结果表明，在每个剂量组均有肝脏相关的肿瘤和非肿瘤病变发生。在另一项较低剂量的研究中，试验对象为 Wistar 大鼠（100 只/性别/组），同样摄入含有 1%聚氯乙烯的粉末和不同比例氯乙烯单体的食物，持续 149 周，每周 7 天，每天 4 小时，剂量分别为 0、0.014mg/(kg·d)、0.13mg/(kg·d)和 1.3mg/(kg·d)。在 1.3mg/(kg·d)剂量组大鼠中可观察到肝血管肉瘤、肿瘤结节、肝细胞癌、细胞病灶（透明细胞、嗜碱性粒细胞和嗜酸性粒细胞）、肝细胞多态性和囊肿发生率的增加，该研究以肝细胞多态性（肝细胞及其核大小和形状的变化）作为健康效应终点，确定 LOAEL 为 1.3mg/(kg·d)，NOAEL 为 0.13mg/(kg·d)。

3）生殖/发育影响：在 2 项氯乙烯暴露的大鼠实验中，观察到大鼠睾丸的形态学改变，显示生育率降低的证据，LOAEL 为 26mg/m³。现有的关于胚胎毒性和致畸性的研究表明在产生母体毒性的剂量水平下，存在胚胎毒性或胎儿毒性，包括胚胎生化增加、活胎数量减少和发育延迟。有证据表明氯乙烯可以通过胎盘屏障。

4）致突变性：氯乙烯具有致突变性。IARC 指出，氯乙烯代谢物有遗传毒性，可直接与 DNA 相互作用。职业暴露于氯乙烯可导致染色体异常、微核率改变和姐妹染色体交换，这些效应的响应水平均与暴露水平相关。在暴露于氯乙烯的工人的血液中发现 p21$^{ras}$ 和 p53 蛋白基因突变，可以反映氯乙烯的致突变效应。

5）致癌性：IARC 将氯乙烯列为 1 组，即对人类有确认的致癌性，可导致肝血管肉瘤和肝细胞癌。

USEPA 将氯乙烯列为 H 组，即人类致癌物。给出的经口暴露斜率因子为 1.5 [mg/(kg·d)]⁻¹，饮用水单位致癌风险为 $4.2×10^{-5}$（μg/L）⁻¹，吸入单位致癌风险为 $8.8×10^{-6}$（g/m³）⁻¹，肿瘤类型为肝血管肉瘤、血管瘤、肝细胞癌和肿瘤结节。

（四）检测方法

《生活饮用水标准检验方法》（GB/T 5750—2023）提供了 2 种检测方法，分别为毛细管柱气相色谱法和吹扫捕集气相色谱质谱法。

## （五）国内外饮用水标准情况

### 1. 我国饮用水卫生标准

《生活饮用水卫生标准》（GB 5749—1985）未规定氯乙烯的限值。

《生活饮用水卫生标准》（GB 5749—2006）规定氯乙烯的限值为 0.005mg/L。

《生活饮用水卫生标准》（GB 5749—2022）规定氯乙烯的限值为 0.001mg/L。

### 2. 世界卫生组织标准

1984 年第一版《饮用水水质准则》未提出氯乙烯的准则值。

1993 年第二版提出氯乙烯的准则值为 0.005mg/L。

2004 年第三版将氯乙烯的准则值调整为 0.0003mg/L。

2011 年第四版，2017 年第四版第一次增补版，2022 年第四版第一、二次增补版准则值仍沿用 0.0003mg/L。

### 3. 美国饮用水水质标准

美国《国家一级饮用水标准》中，基于氯乙烯为人类致癌物将其 MCLG 定为 0，并结合分析技术的可行性，确立 MCL 为 0.002mg/L，此值于 1987 年生效，沿用至今。

### 4. 欧盟饮用水水质标准

欧盟《饮用水水质指令》（2020/2184）规定氯乙烯的限值为 0.5μg/L。

### 5. 日本饮用水水质标准

日本《饮用水水质标准》（2020）未规定氯乙烯的限值。

## （六）指标分类及限值制定依据

考虑到我国水体中氯乙烯的检出情况不具备全国普遍性，仅在部分地区检出，因此把氯乙烯归为扩展指标类型。

基于药代动力学模型确定给药剂量（结果是大鼠生物测试中 10% 的动物出现肿瘤，包括经口接触的和零接触剂量的），应用线性外推法在不同剂量间绘制直线，确定与 $10^{-5}$ 风险水平上限相应的数值，并假设从出生即开始接触的风险水平为上述数值的 2 倍。最终推导出氯乙烯的限值约为 0.0003mg/L。但由于我国目前开发的氯乙烯的检验方法（吹扫-气质）定量检出限仅为 0.0006mg/L，因此充分考虑检测方法的可行性，暂定限值为 0.001mg/L。

# 五、1, 1-二氯乙烯

## （一）基本信息

### 1. 基本情况

（1）中文名称：1, 1-二氯乙烯。

（2）英文名称：1, 1-Dichloroethene。

（3）CAS 号：75-35-4。

（4）分子式：$C_2H_2Cl_2$。

（5）相对分子质量：96.94。

### 2. 理化性质

（1）外观与性状：无色液体，芳香气味较淡，类似氯仿。

（2）熔点：-122.5℃。

（3）沸点：31.7℃。

（4）溶解性：0.63g/100g（水，50℃），3.5g/L（水，4℃），溶于乙醇、丙酮、苯、四氯化碳，易溶于乙醚、氯仿。

### 3. 生产使用情况及饮用水污染源

全球 1, 1-二氯乙烯产量约为 29 万吨，主要与氯乙烯、丙烯腈及其他单体形成共聚物，应用于包装材料、胶粘剂和合成纤维。1, 1-二氯乙烯是一种偶然的饮用水污染物，通常与其他氯代烃一起被发现。地下水源饮用水中检测的 1, 1-二氯乙烯中位数浓度为 0.28～1.2μg/L；公共饮用水供应中检测的 1, 1-二氯乙烯浓度可高达 0.5μg/L。

## （二）环境暴露状况

国内外均有文献报道 1, 1-二氯乙烯在环境水体中的存在情况。在生产或使用 1, 1-二氯乙烯的工作场所，1, 1-二氯乙烯职业暴露途径主要是吸入和皮肤接触。一般人群可能通过吸入环境空气、摄入食物和饮用水，以及与含有 1, 1-二氯乙烯的消费品进行皮肤接触而暴露于 1, 1-二氯乙烯。在四川省南充市饮用水有机物测定研究中，以水源水、出厂水、管网水为样本，每个季度采样 1 次，每次布 10 个监测点，其中 3 个水源水、3 个出厂水和 4 个管网水，采集样本 10 份，连续采样 4 个季度，总计 40 份水样，均未检出 1, 1-二氯乙烯。

## （三）健康效应

### 1. 毒代动力学

1,1-二氯乙烯经口和吸入暴露后可被迅速吸收。大鼠口服单一剂量1,1-二氯乙烯25mg/kg，30分钟后1,1-二氯乙烯在肝脏和肾脏呈高浓度分布，1小时后普遍分布在其他软组织中。动物的1,1-二氯乙烯已知代谢物为氯乙酸、氯乙酰氯和二氯乙醛。1,1-二氯乙烯排泄的速度相对较快，经24～72小时可排泄完成。在低剂量时，大部分代谢物通过肾脏和胆汁排泄，代谢形成的二氧化碳通过肺部排出；当剂量水平较高、接近最大代谢能力时，未降解的1,1-二氯乙烯通过肺部排出。

### 2. 毒代动力学及健康效应

（1）人体资料：高浓度（≥4000ppm，15 880mg/m³）吸入1,1-二氯乙烯后可导致抑郁发作，如果继续暴露会导致昏迷。有报道称工人暴露于1,1-二氯乙烯及其他乙烯基化合物环境中，会出现肝功能异常、头痛、视力问题、虚弱、疲劳和神经感觉障碍等症状。

（2）动物资料

1）短期暴露：成年大鼠经口暴露$LD_{50}$范围为200～1800mg/kg。小鼠和犬经口暴露$LD_{50}$分别为200mg/kg和5750mg/kg。

1,1-二氯乙烯毒性最敏感的终点是肝损伤，如肝脏脂肪浸润甚至坏死。以SD大鼠为研究对象，通过含0.5%乳化剂T-80的饮用水饲喂剂量为200mg/kg的1,1-二氯乙烯，引起SD大鼠血浆中丙氨酸的水平轻微增加。此外，还在动物肝脏中观察到病理变化，加一些分散的微小病灶坏死，以此确立LOAEL为200mg/(kg·d)。

2）长期暴露：以大鼠为研究对象，在饮用水中给予大鼠1,1-二氯乙烯，持续90天，剂量分别为0、100ppm和200ppm。结果表明，大鼠在最高暴露剂量时肝脏细胞质液泡化增加，据此确定NOAEL为100ppm[相当于10mg/(kg·d)的1,1-二氯乙烯]。

以SD大鼠（6～7周）为试验对象，开展1,1-二氯乙烯慢性毒性和致癌性研究。通过饮用水途径给予SD大鼠1,1-二氯乙烯，剂量分别为0、50ppm、100ppm和200ppm，持续2年。结果没有观察到死亡率、体重、脏器重量、血、尿及临床生化的改变。大鼠染毒后的相关影响为轻微的肝细胞脂肪变和肝细胞肿胀。至试验终止，雄性大鼠仅在200ppm剂量下出现轻微的肝细胞脂肪变发生率上升和轻微的肝细胞肿胀且差异有显著统计学意义（$P < 0.05$）。雌性大鼠在100ppm和200ppm剂量下出现轻微的肝细胞脂肪变发生率上升且有显著统计学意义（$P < 0.05$）；雌性大鼠所有剂量组有轻微的肝细胞肿胀且差异有显著统计学意义（$P < 0.05$）。任何剂量组均无肿瘤、明显的肝细胞坏死发生。

3）生殖/发育影响：以 SD 大鼠为实验对象，进行 1,1-二氯乙烯的生殖和发育毒性研究。三代实验动物都是通过饮用水暴露，1,1-二氯乙烯浓度为 0（雄性 15 只，雌性 30 只）、50ppm、100ppm 和 200ppm（每个剂量组雄性 15 只，雌性 20 只）。研究者未提供饮用水量信息。暴露 100 天后雌雄交配。在试验暴露剂量下，生育指数、平均每窝子代数量、子代平均体重、子代存活数均未出现重大变化。$F_2$ 和 $F_{3a}$ 代大鼠经饮用水摄取 1,1-二氯乙烯，同期控制值表明新生大鼠存活率降低，然而生存指数在控制值范围内。研究者认为通过饮用水暴露于 1,1-二氯乙烯，可增加同胎仔数导致 $F_2$ 代生存指数减少。$F_{3a}$ 代出现明显的生存指数减少，但 $F_{3b}$ 代或 $F_{3c}$ 代不能重现，因此认为 $F_{3a}$ 代生存指数减少是偶然现象。该研究基于生殖和发育毒性确定的 NOAEL 为 200ppm[相当于约 30mg/(kg·d)1,1-二氯乙烯]。

4）致突变性：1,1-二氯乙烯具有致突变性。

5）致癌性：IARC 将 1,1-二氯乙烯列为 3 组，即尚不能确定是否对人体致癌；USEPA 将 1,1-二氯乙烯列为 S 组，即有潜在致癌的暗示性证据。

## （四）检测方法

《生活饮用水标准检验方法》（GB/T 5750—2023）提供了 3 种检测方法，分别为吹扫捕集气相色谱法、吹扫捕集气相色谱质谱法和顶空毛细管柱气相色谱法。

## （五）国内外饮用水标准情况

### 1. 我国饮用水卫生标准

《生活饮用水卫生标准》（GB 5749—1985）未规定 1,1-二氯乙烯的限值。

《生活饮用水卫生标准》（GB 5749—2006）规定 1,1-二氯乙烯的限值为 0.03mg/L。

《生活饮用水卫生标准》（GB 5749—2022）仍然沿用 0.03mg/L 作为 1,1-二氯乙烯的限值。

### 2. 世界卫生组织标准

1984 年第一版《饮用水水质准则》提出 1,1-二氯乙烯的基于健康的准则值为 0.0003mg/L。

1993 年第二版将 1,1-二氯乙烯的准则值调整为 0.03mg/L。

2004 年第三版，2011 年第四版，2017 年第四版第一次增补版，2022 年第四版第一、二次增补版将饮用水中 1,1-二氯乙烯基于健康的准则值进一步调整为 0.14mg/L。该值明显高于通常饮用水中 1,1-二氯乙烯的浓度水平，因此认为没有必要设定饮用水中 1,1-二氯乙烯的正式准则值。

**3. 美国饮用水水质标准**

美国《国家一级饮用水标准》规定 1,1-二氯乙烯的 MCLG 为 0.007mg/L，MCL 也确定为 0.007mg/L。此值于 1987 年生效，沿用至今。

**4. 欧盟饮用水水质标准**

欧盟《饮用水水质指令》（2020/2184）未规定 1,1-二氯乙烯的限值。

**5. 日本饮用水水质标准**

日本《饮用水水质标准》（2020）规定 1,1-二氯乙烯的限值为 0.1mg/L。

## （六）指标分类及限值制定依据

考虑到我国水体中 1,1-二氯乙烯的检出情况不具备全国普遍性，仅在部分地区检出，因此把 1,1-二氯乙烯归为扩展指标类型。

基于大鼠 2 年饮用水染毒试验得出的 LOAEL 为 9mg/(kg·d)，不确定系数为 1000，饮用水贡献率选择 10%，推导得出限值为 0.03mg/L。

# 六、1,2-二氯乙烯

## （一）基本信息

**1. 基本情况**

（1）顺-1,2-二氯乙烯

1）中文名称：顺-1,2-二氯乙烯。

2）英文名称：（Z）-1,2-Dichloroethene。

3）CAS 号：156-59-2。

4）分子式：$C_2H_2Cl_2$。

5）相对分子质量：96.95。

（2）反-1,2-二氯乙烯

1）中文名称：反-1,2-二氯乙烯。

2）英文名称：（E）-1,2-Dichloroethene。

3）CAS 号：156-60-5。

4）分子式：$C_2H_2Cl_2$。

5）相对分子质量：96.95。

**2. 理化性质**

（1）顺-1, 2-二氯乙烯

1）外观与性状：无色液体，淡芳香气味。

2）密度：1.2837g/cm³。

3）蒸气压：26.66kPa（25℃）。

4）熔点：−80℃。

5）沸点：60.1℃（101.32kPa）。

6）溶解性：水中的溶解度为6.41g/L（25℃），溶于乙醇、乙醚、丙酮、苯、氯仿。

（2）反-1, 2-二氯乙烯

1）外观与性状：无色液体，淡芳香气味。

2）密度：1.2565g/cm³。

3）蒸气压：44.13kPa（25℃）。

4）熔点：−49.8℃。

5）沸点：48.7℃（101.32kPa）。

6）溶解性：水中的溶解度为4.52g/L（25℃），溶于乙醇、乙醚、丙酮、苯、氯仿。

**3. 生产使用情况及饮用水污染源**

1, 2-二氯乙烯主要用作有机材料萃取剂、冷冻剂、溶剂，还可应用于塑料制造和有机合成。顺-1, 2-二氯乙烯还曾作为麻醉剂使用。

1, 2-二氯乙烯有顺式和反式两种形式，作为水源污染物时多以顺式形式存在。在废水和厌氧性地下水中，这两种异构体是其他不饱和卤代烃的代谢产物。若发现它们同时存在，可能指示同时还存在毒性更大的有机氯化合物，如氯乙烯。由于三氯乙烯和四氯乙烯等高度氯化的化学物质的厌氧降解，1, 2-二氯乙烯也可能存在于地下水中，曾在以地下水为水源的饮用水中检出其浓度高达 120μg/L。尽管在无菌微环境中没有发生降解，但已有报道顺式异构体经厌氧生物降解成氯乙烷和氯乙烯，以及单独将反式异构体生物降解成氯乙烯。顺式异构体比反式异构体更容易降解，因此监测 1, 2-二氯乙烯的浓度非常必要。

**（二）环境暴露状况**

作为水源污染物时 1, 2-二氯乙烯多以顺式形式存在。一项对苏、浙、鲁地区主要饮用水地表水源挥发及半挥发有机物的调查显示，对 21 个主要城市地表水源 126 件水样进行检测，结果表明 1, 2-二氯乙烯的浓度均低于检出限（0.16μg/L）。

　　1, 2-二氯乙烯可通过经口暴露、吸入及皮肤接触等多种途径进入人体。非职业人群从水中摄入 1, 2-二氯乙烯主要通过饮用水、饮食、刷牙和漱口等经口暴露途径。

## （三）毒代动力学及健康效应

### 1. 毒代动力学

　　1, 2-二氯乙烯是电中性、小相对分子质量、脂溶性化合物，任何途径（口服、吸入、皮肤）暴露都易于吸收。顺-1, 2-二氯乙烯比反-1, 2-二氯乙烯更易于吸收。顺式和反式 1, 2-二氯乙烯在大鼠血液/空气中分配系数分别为 21.6 和 9.58；在人体内血液/空气分配系数分别为 9.85 和 6.04。1, 2-二氯乙烯经口暴露后主要分布在受试动物的肝脏、肾脏和肺中。1, 2-二氯乙烯的代谢产物主要为醇类和羧酸。1, 2-二氯乙烯在体内的排泄过程与 1, 1-二氯乙烯类似，主要经尿液排出和通过二氧化碳呼出，但比 1, 1-二氯乙烯排泄速度要快。

### 2. 健康效应

　　（1）人体资料：两项人体受试者试验得出反-1, 2-二氯乙烯气味阈值为 280ppm（1100mg/m$^3$）；吸入 1, 2-二氯乙烯浓度为 830ppm（3300mg/m$^3$），30 分钟后可发生轻微的眼睛刺激；吸入浓度为 4800～8800mg/m$^3$ 的 1, 2-二氯乙烯 5～10 分钟受试者出现了恶心、嗜睡、疲劳、眩晕和有颅内压感等症状。

　　（2）动物资料

　　1）短期暴露：1, 2-二氯乙烯两种异构体混合物的大鼠经口 LD$_{50}$ 为 770mg/kg。

　　成年雌性 Wistar 大鼠（体重 180～200g）通过吸入暴露于反-1, 2-二氯乙烯，暴露剂量分别为 0、200ppm、1000ppm 和 3000ppm（相当于 0、800mg/m$^3$、4000mg/m$^3$ 和 12000mg/m$^3$）。研究结果表明，暴露 8 小时后，200ppm 剂量组大鼠肝脏没有明显损伤，有轻微的肺毛细血管充血和肺泡隔膨胀，对生物化学和血液参数进行检测，血清胆固醇、白蛋白、尿酸、尿素氮、葡萄糖、碱性磷酸酶、谷草转氨酶（AST）、谷丙转氨酶（ALT）没有变化；1000ppm 剂量组大鼠血清白蛋白、尿素氮和碱性磷酸酶显著减少；200ppm 和 1000ppm 剂量组，白细胞的数量显著减少，由于白细胞计数可能受外界刺激的影响没有呈现剂量关系，因此白细胞减少不作为 NOAEL 设置依据。该研究根据常规生化指标变化及轻微的肝脏影响，得出反-1, 2-二氯乙烯的 NOAEL 为 200ppm（800mg/m$^3$）。

　　2）长期暴露：以 CD-1 小鼠为试验对象（15～24 只/性别/剂量），通过饮用水给予反-1, 2-二氯乙烯 90 天，剂量分别为 0、17mg/(kg·d)、175mg/(kg·d)和 387mg/(kg·d)（雄性），0、23mg/(kg·d)、224mg/(kg·d)和 452mg/(kg·d)（雌性）。研

究结果表明，在两个最高剂量组，雄性小鼠血清碱性磷酸酶水平明显增加，雌性小鼠胸腺重量明显减少。在最高剂量组，雄性小鼠肝脏谷胱甘肽浓度减少，雌性小鼠肺重量减少及苯胺羟化酶活性显著降低。血清碱性磷酸酶增高和胸腺及肺重量减轻，并可观察到短暂的免疫反应，但该现象的毒理学意义尚不清楚。该研究以雄性小鼠血清碱性磷酸酶的水平增高为观察终点，得出 NOAEL 为 17mg/(kg·d)。

将顺-1,2-二氯乙烯溶解于玉米油中对 SD 大鼠（10 只/性别/组）进行连续 90 天的饲喂试验，共设定 0、32mg/(kg·d)、97mg/(kg·d)、291mg/(kg·d)和 872mg/(kg·d) 5 个剂量组，暴露 90 天后将受试动物处死并对大脑、性腺、心脏、肾脏、肾上腺、肝脏、脾脏和胸腺称重，进行病理学检查及采集血液样本进行血液和临床化学检验。研究结果表明，雄性大鼠随着暴露剂量的增加，肾脏相对重量增加，染毒组雄性大鼠相对肾脏重量增加分别为 14%、19%、19%和 27%。肾脏组织无显著的病理学损伤。所有剂量组均未观察到组织病理学改变。在 3 个高剂量组，雄性和雌性大鼠肝脏相对重量显著增加；组织病理学研究并未发现具体的肝脏损伤；血红蛋白和血细胞比容减少。该研究以雄性和雌性大鼠肾脏相对重量显著增加为健康效应终点确定的雄性大鼠的 $BMD_{10}$ 和 $BMDL_{10}$ 分别为 19.8mg/(kg·d)和 5.1mg/(kg·d)；雌性大鼠的 $BMD_{10}$ 和 $BMDL_{10}$ 分别为 55.2mg/(kg·d)和 10.4mg/(kg·d)。

3）生殖/发育影响：通过饲料喂食妊娠的 CD-1 小鼠 1,2-二氯乙烯（12 只/组），持续时间为妊娠 6～16 天，暴露剂量分别为 0、97mg/(kg·d)、505mg/(kg·d)、979mg/(kg·d)、2087mg/(kg·d)和 2918mg/(kg·d)。在母体妊娠 17 天时将母体处死并进行子宫检查。研究结果表明，妊娠子宫重量、胎儿体重、胎儿数量、着床部位等均发现毒性效应。

4）致突变性：一些研究通过对哺乳动物和非哺乳动物的体外和体内实验对顺式和反式 1,2-二氯乙烯的遗传毒性与诱变性进行了评估。顺-1,2-二氯乙烯对于鼠伤寒沙门菌和大肠埃希菌、酵母菌的突变性试验显示为阴性结果，仓鼠细胞未产生染色体畸变及姐妹染色单体交换。研究显示对于沙门菌菌株（TA98），无论 S9 是否激活，反-1,2-二氯乙烯均有突变性；顺-1,2-二氯乙烯未发现突变性，但是阳性试验需要进一步确证。

5）致癌性：IARC 未对 1,2-二氯乙烯的致癌性进行评估；USEPA 将 1,2-二氯乙烯列为 I 组，即评估潜在致癌性的信息不足。

（四）检测方法

《生活饮用水标准检验方法》（GB/T 5750—2023）提供了 3 种检测方法，分别为吹扫捕集气相色谱法、吹扫捕集气相色谱质谱法和顶空毛细管柱气相色谱法。

（五）国内外饮用水标准情况

**1. 我国饮用水卫生标准**

《生活饮用水卫生标准》（GB 5749—1985）未规定 1, 2-二氯乙烯的限值。

《生活饮用水卫生标准》（GB 5749—2006）规定 1, 2-二氯乙烯的限值为 0.05mg/L。

《生活饮用水卫生标准》（GB 5749—2022）仍然沿用 0.05mg/L 作为 1, 2-二氯乙烯的限值。

**2. 世界卫生组织标准**

1984 年第一版《饮用水水质准则》未制订 1, 2-二氯乙烯的准则值。

1993 年第二版使用反式异构体的资料，计算出适用于 1, 2-二氯乙烯两个异构体的准则值为 0.05mg/L。

2004 年第三版，2011 年第四版，2017 年第四版第一次增补版，2022 年第四版第一、二次增补版中 1, 2-二氯乙烯的准则值均沿用了 0.05mg/L。

**3. 美国饮用水水质标准**

美国《国家一级饮用水标准》规定顺-1, 2-二氯乙烯 MCLG 和 MCL 均为 0.07mg/L，反-1, 2-二氯乙烯 MCLG 和 MCL 均为 0.1mg/L。两个标准值都是 1992 年生效的，并沿用至今。

**4. 欧盟饮用水水质标准**

欧盟《饮用水水质指令》（2020/2184）未规定 1, 2-二氯乙烯的限值。

**5. 日本饮用水水质标准**

日本《饮用水水质标准》（2020）规定 1, 2-二氯乙烯的限值为 0.04mg/L。

（六）指标分类及限值制定依据

考虑到我国水体中 1, 2-二氯乙烯的检出情况不具备全国普遍性，仅部分地区检出，因此把 1, 2-二氯乙烯归为扩展指标类型。

以 CD-1 小鼠为试验对象（15~24 只/性别/剂量），通过饮用水给予反-1, 2-二氯乙烯 90 天，以血清碱性磷酸酶水平增高和胸腺重量增加为毒性终点，得出 NOAEL 为 17mg/(kg·d)，不确定系数为 1000（种内和种间差异为 100，由于试验持续时间短的不确定系数为 10），饮用水贡献率选择 10%，推导得出限值为 0.05mg/L。

# 七、三 氯 乙 烯

## （一）基本信息

### 1. 基本情况

（1）中文名称：三氯乙烯。

（2）英文名称：Trichloroethene，TCE。

（3）CAS 号：79-01-6。

（4）分子式：$C_2HCl_3$。

（5）相对分子质量：131.388。

### 2. 理化性质

（1）外观与性状：无色液体，类似乙醚的气味。

（2）味道：甜味。

（3）熔点：-84.7℃。

（4）沸点：87.2℃。

### 3. 生产使用情况及饮用水污染源

三氯乙烯用于金属脱脂工艺过程中，主要被排放到大气中，也能进入地下水，以工业污水的形式进入地表水中。污水处理不当及垃圾填埋场对三氯乙烯的不当处置是造成地下水污染的主要原因。

## （二）环境暴露状况

三氯乙烯经常在国内外天然水和饮用水中被检出。由于其高挥发性，地表水的三氯乙烯浓度通常较低（约为 1μg/L）。从水中去除三氯乙烯的主要途径是挥发。然而，在地下水系统中，挥发和生物降解是有限的，如果附近有污染发生，则浓度会更高。由于其挥发性和脂溶性，三氯乙烯也可以发生皮肤暴露和吸入暴露，特别是通过洗澡和淋浴暴露。

## （三）毒代动力学及健康效应

### 1. 毒代动力学

三氯乙烯经口和吸入暴露后很容易被吸收，一旦被吸收，三氯乙烯容易扩散穿过生物膜，并通过循环系统广泛分布于组织和器官，主要分布部位包括肺、肝、肾和中枢神经系统。由于其脂溶性，三氯乙烯可能在脂肪组织中积聚。从脂肪中缓慢释放三氯乙烯可能是暴露的内部来源，最终导致较长的平均停留时间和较高的生物利用度。三氯乙烯代谢可产生多种中间体和最终产物，主要通过两个途径：细胞色素 P450（CYP）依赖的氧化途径和谷胱甘肽-$S$-转移酶（GST）催化的谷胱甘肽（GSH）结合途径。吸入后 5 天通过肺的排泄量占摄入量的 19%～35%，尿液中占 24%～39%。

**2. 健康效应**

（1）人体资料

1）短期暴露：三氯乙烯对中枢神经系统的影响是其主要的急性效应。人类吸入暴露于三氯乙烯后出现的症状包括嗜睡、疲劳、头痛、困惑和欣快感。同时暴露于三氯乙烯和乙醇可导致三氯乙烯代谢的显著抑制，导致三氯乙烯在血液中的积累，并加重抑郁症的程度。三氯乙烯对肝脏、肾脏、胃肠系统和皮肤也有影响，过去作为人类吸入性麻醉剂使用，三氯乙烯浓缩溶液被证明对胃肠道有刺激作用，并可引起恶心和呕吐。中枢神经系统是毒性最敏感的器官，其次是肝脏和肾脏。

2）长期暴露：三氯乙烯引起的全身性效应没有暴露途径的差异性。有报道职业暴露中存在肝脏毒性（如引起血液和尿液中肝功能指标变化、肝大等），也有报道存在肾毒性。但在饮用水中长期暴露研究中，没有明确的肾脏效应的证据。

（2）动物资料

1）短期暴露：急性暴露动物实验研究表明三氯乙烯会产生神经、肺、肾和心脏方面的健康效应。大鼠、小鼠急性暴露试验表明三氯乙烯吸入暴露具有低毒性，经口暴露有中等毒性。三氯乙烯急性经口暴露 14 天的 $LD_{50}$：小鼠为 2400mg/kg，大鼠为 4920mg/kg。

13 周的三氯乙烯经口暴露研究中，对 F344/N 大鼠和 B6C3F1 小鼠（10 只/剂量/性别）采用玉米油灌胃。雌性大鼠每天给药量最多为 1000mg/kg，雄性大鼠每天给药量最多为 2000mg/kg。两种性别的小鼠给药量最多为 6000mg/kg，每周给药 5 天。在 2000mg/kg 剂量组，雄性大鼠体重下降。在 1000mg/kg 剂量组，雌性大鼠出现肺静脉血管炎。在大鼠 1000mg/kg（雌性）或 2000mg/kg（雄性）剂量组，发生了肾小管上皮细胞轻至中度巨细胞瘤和核细胞瘤。大鼠 NOAEL 确定为 1000mg/(kg·d)（雄性）和 500mg/(kg·d)（雌性）。在小鼠中，750mg/kg 及以上剂量组，雌性和雄性存活率下降，雄性体重增量减少。雌性和雄性小鼠 3000mg/kg 及以上剂量组，相关效应为肝脏中央小叶坏死和多灶性钙化、肾小管上皮细胞轻至中度巨细胞瘤和核细胞瘤。小鼠 NOAEL 确定为 375mg/(kg·d)。

2）长期暴露：在三氯乙烯暴露对发育/生殖功能影响的研究中，雌性 SD 大鼠通过饮用水暴露于三氯乙烯。剂量组分别为 0、0.18mg/(kg·d) 和 132mg/(kg·d)。有 3 种染毒方案：妊娠前 3 个月，妊娠前 2 个月及妊娠期 21 天，仅妊娠期 21 天。在任何剂量水平或方案中未观察到母体毒性，但观察到胎儿心脏缺陷发病率的增加。其中，在妊娠前和妊娠期间暴露方案中，对照组增加 3%；两个剂量组 [0.18mg/(kg·d)和 132mg/(kg·d)]分别增加 8.2%和 9.2%。在妊娠期间暴露方案中仅在高剂量组[132mg/(kg·d)]观察到上述效应（10.4%）。这项研究的局限性在于，它仅以剂量组心脏缺陷胎儿总数的比例来表示畸形的发生率，并没有试图以每窝为基础确定心脏缺陷的发生率。尽管存在缺陷并缺乏明确的剂量-反应关系，该研究支持了在流行病学研究中先天性缺陷发生率增加的类似发现。基于上述关键研究，使用基准计量法（BMD）估算 $BMDL_{10}$ 为 0.146mg/kg。

使用三氯乙烯进行的动物致癌性研究表明：经口途径长期暴露于该化合物可导致雌性和雄性小鼠恶性肝肿瘤，雄性小鼠肾肿瘤；吸入暴露可导致雌性小鼠的淋巴瘤、雌性和雄性小鼠恶性肝肿瘤和肺肿瘤，雄性大鼠的恶性肾肿瘤。

### （四）检测方法

《生活饮用水标准检验方法》（GB/T 5750—2023）提供了 2 种检测方法，分别为吹扫捕集气相色谱质谱法和顶空毛细管柱气相色谱法。

### （五）国内外饮用水标准情况

#### 1. 我国饮用水卫生标准

《生活饮用水卫生标准》（GB 5749—1985）未规定三氯乙烯的限值。
《生活饮用水卫生标准》（GB 5749—2006）规定三氯乙烯的限值为 0.07mg/L。
《生活饮用水卫生标准》（GB 5749—2022）规定三氯乙烯的限值为 0.02mg/L。

#### 2. 世界卫生组织标准

1984 年第一版《饮用水水质准则》提出三氯乙烯的暂定准则值为 0.03mg/L。
1993 年第二版提出三氯乙烯的基于健康的临时准则值为 0.07mg/L。
2004 年第三版提出三氯乙烯的基于健康的临时准则值为 0.02mg/L。
2011 年第四版仍沿用 0.02mg/L。
2017 年第四版第一次增补版，2022 年第四版第一、二次增补版提出三氯乙烯的准则值为 0.008mg/L。

#### 3. 美国饮用水水质标准

美国《国家一级饮用水标准》基于三氯乙烯癌症分类为 2B 类（可能的人类致癌物），建立了 MCLG 为 0；基于分析方法的可行性，建立了 MCL 为 0.005mg/L。

#### 4. 欧盟饮用水水质标准

欧盟《饮用水水质指令》（2020/2184）规定三氯乙烯和四氯乙烯的标准值为

两种物质的浓度总和，限值为 0.01mg/L。

**5. 日本饮用水水质标准**

日本《饮用水水质标准》（2020）规定三氯乙烯的限值为 0.01mg/L。

（六）指标分类及限值制定依据

考虑到我国水体中三氯乙烯的检出情况不具备全国普遍性，仅部分地区检出，因此把三氯乙烯归为扩展指标类型。

基于大鼠发育毒性研究得出 $BMDL_{10}$ 为 0.146mg/(kg·d)，不确定系数为 100，饮用水贡献率选择 50%，推导得出限值为 0.02mg/L。

# 八、四氯乙烯

（一）基本信息

**1. 基本情况**

（1）中文名称：四氯乙烯。
（2）英文名称：Tetrachloroethylene。
（3）CAS 号：127-18-4。
（4）分子式：$C_2Cl_4$。
（5）相对分子质量：165.83。

**2. 理化性质**

（1）外观与性状：无色液体，有氯仿样气味。
（2）密度：1.6230g/cm³（20℃）。
（3）熔点：−22.3℃。
（4）沸点：121.3℃（101.3kPa）。
（5）蒸气压：2.46kPa（20℃）。
（6）溶解性：水溶性为 150mg/L（20℃），206mg/L（25℃）。可混溶于乙醇、乙醚、氯仿、苯、己烷和大多数挥发性油中。

**3. 生产使用情况及饮用水污染源**

四氯乙烯用途广泛，主要用作干洗剂、化合物中间体和金属脱脂溶剂。现虽已被证明也可由几种温带和亚热带海洋大型藻类自然产生，但大部分人类接触的四氯乙烯仍然是通过人为来源。饮用水中四氯乙烯污染主要来自使用四氯乙烯的各种工业（如金属脱脂和干洗）产生的含有该化合物的液体废物的排放。废物处理厂的四氯乙烯从废物中渗出并进入土壤会发生土壤污染，而四氯乙烯可以从浅层土壤中快速蒸发，或者通过土壤渗透到地下水中。

## （二）环境暴露状况

四氯乙烯已经在饮用水、地下水和地表水中被检测到，大部分是由于工业使用或公众使用消费品后在水中排放。在污染源附近的地区，地下水和地表水中四氯乙烯的浓度可能远高于平均水平。

在我国，某些饮用水水源地采集的水样中也有四氯乙烯检出，如江苏省水源地（0.09μg/L）、黄浦江南市水厂断面（0.08μg/L）。在某垃圾堆放场周围的地下水中四氯乙烯的检出率可达50%以上。在地下水、地表水，以及空气、土壤、食品和母乳中均检测出四氯乙烯。蒸气吸入和污染水摄入被认为是人体首要的暴露途径。污染的自来水也可通过淋浴、泡澡或游泳等方式经皮肤暴露，但皮肤暴露通常不被认为是一种主要暴露途径，有研究显示，与吸入蒸气相比，血液中四氯乙烯仅有15%源于皮肤暴露。

## （三）毒代动力学及健康效应

### 1. 毒代动力学

四氯乙烯在经口和吸入暴露后迅速被吸收到血液，也可以通过经皮肤接触或蒸气形式被吸收。吸入是四氯乙烯的主要暴露途径。四氯乙烯一旦被吸入则通过一阶扩散过程分配到哺乳动物的所有组织，由于化合物的亲脂性，四氯乙烯在脂肪组织中的浓度最高，是非脂肪组织的9～18倍，骨骼肌中浓度最低。进入体内的四氯乙烯的总体代谢相对有限，大量吸收的物质以母体分子形式通过呼吸排泄，部分通过肝脏代谢。人类经吸入暴露后的代谢程度可通过测量尿液中的三氯化合物和呼气中的四氯乙烯来估计。四氯乙烯通过母体化合物的肺分泌物和代谢产物的尿排泄而从体内消除，并具有少量代谢产物的肺分泌物。未被代谢的四氯乙烯以原形形式呼出，并且该过程是四氯乙烯排泄的主要途径，极少量的四氯乙烯通过皮肤排泄。

### 2. 健康效应

（1）人体资料：吸入高浓度四氯乙烯蒸气后，可引起呼吸中枢过度抑制和（或）致命的心律失常。暴露水平在216ppm或1464mg/m$^3$左右，可以观察到呼吸道刺激。

人体中四氯乙烯的急性和慢性暴露对神经功能具有广泛影响。长期暴露于四氯乙烯的工人或居民的流行病学研究表明，神经系统是一个靶器官，并且大多数研究显示一个或多个神经系统功能受损。视觉和认知领域受到的影响最普遍。

横断面研究评估了暴露于四氯乙烯相关的遗传毒性和细胞遗传学效应。对日本 27 名干洗工人和 26 名对照者的横断面研究中，没有观察到姐妹染色单体交换与四氯乙烯暴露频率的相关性，与同一工厂中暴露于四氯乙烯的脱脂工人与非暴露工人的比较研究结果一致。在美国的横断面研究中，18 名暴露于四氯乙烯的女性干洗工人与 18 名未接触四氯乙烯的工人相比，没有观察到无着丝粒断片和染色体易位的频率统计学上的显著差异。

（2）动物资料

1）短期暴露：在急性持续暴露后，对四氯乙烯致死作用的敏感性没有物种或性别差异。雄性和雌性大鼠的口服 $LD_{50}$ 分别为 3835mg/kg 和 3005mg/kg。急性效应主要是中枢神经系统抑制。短期暴露还可引起肝脏甘油三酯水平和肝脏与体重比率增加。

2）长期暴露。系统性影响：动物实验显示，吸入或者灌胃 2 年，可影响肝脏和肾脏。肝脏效应在小鼠中比在大鼠中更普遍。在一项研究中肝脏效应的 NOAEL 为 50ppm。在美国国家毒理学计划（NTP）研究中，基于雄性小鼠坏死的非肿瘤性肝脏效应的 LOAEL 为 100ppm。日本工业安全协会（JISA）研究中肾脏效应的 NOAEL 为 50ppm，核增大发生在 250ppm；NTP 研究中的 LOAEL 为 100ppm，效果相同。

3）生殖/发育影响：有 3 项研究可用于评估口服途径四氯乙烯暴露对生殖和（或）发育的影响。此外，这 3 项研究由于较少的剂量浓度组和观察终点而具有局限性。对于生殖和发育影响的动物研究主要集中在吸入途径。在妊娠期间吸入暴露导致的小鼠、大鼠和兔子的母体毒性可以影响后代的存活，并且可能产生骨化的改变。妊娠或早期发育时期的吸入暴露与成年期的神经学影响有关。

4）致癌性：EPA《致癌物风险评估指南》认为四氯乙烯在所有接触途径中均"可能对人类致癌"。这种结论是基于流行病学研究中致癌性的可能证据，以及对性成熟大鼠和小鼠通过摄入或吸入途径给予四氯乙烯后肿瘤发病率增加的确凿证据。

美国国家研究委员会（NRC）大多数同行评审小组建议将小鼠肝细胞肿瘤用于癌症风险评估。因此，基于 JISA 生物试验的雄性小鼠肝细胞肿瘤数据，吸入单位风险为 $2 \times 10^{-3}$/ppm 或 $3 \times 10^{-7}$/($\mu g \cdot m^3$)。基于同一数据资料的 PBPK 模型衍生的接触途径外推产生的斜率因子是 $2 \times 10^{-3}$ [mg/(kg·d)]$^{-1}$。

（四）检测方法

《生活饮用水标准检验方法》（GB/T 5750—2023）提供了 2 种检测方法，分别为吹扫捕集气相色谱质谱法和顶空毛细管柱气相色谱法。

（五）国内外饮用水标准情况

**1. 我国饮用水卫生标准**

《生活饮用水卫生标准》（GB 5749—1985）未规定四氯乙烯的限值。

《生活饮用水卫生标准》（GB 5749—2006）规定四氯乙烯的限值为 0.04mg/L。

《生活饮用水卫生标准》（GB 5749—2022）仍沿用四氯乙烯的限值为 0.04mg/L。

**2. 世界卫生组织标准**

1984 年第一版《饮用水水质准则》提出四氯乙烯的暂定准则值为 0.01mg/L。

1993 年第二版提出四氯乙烯的基于健康的准则值为 0.04mg/L。

2004 年第三版及 2011 年第四版中四氯乙烯的准则值仍沿用 0.04mg/L。

2017 年第四版第一次增补版，2022 年第四版第一、二次增补版提出四氯乙烯的准则值为 0.1mg/L。

**3. 美国饮用水水质标准**

美国《国家一级饮用水标准》基于四氯乙烯的癌症分类为 2B 类，建立了 MCLG 为 0；根据分析的可行性，确立了 MCL 为 0.005mg/L。

**4. 欧盟饮用水水质标准**

欧盟《饮用水水质指令》（2020/2184）规定三氯乙烯和四氯乙烯的标准值为两种物质的浓度总和，限值为 0.01mg/L。

**5. 日本饮用水水质标准**

日本《饮用水水质标准》（2020）规定四氯乙烯的限值为 0.01mg/L。

（六）指标分类及限值制定依据

考虑到我国水体中四氯乙烯的检出情况不具备全国普遍性，仅部分地区检出，因此把四氯乙烯归为参考指标类型。

为期 6 周的雄性小鼠灌胃研究和在雌雄性大鼠中进行的 90 天饮用水研究均显示，每天 14mg/kg 的剂量会导致肝毒性，NOAEL 为 14mg/(kg·d)，不确定系数为 1000（100 表示种间和种内差异性，10 表示毒理学终点的局限性），饮用水贡献率选择 10%，推导得出限值。

# 九、六氯丁二烯

## （一）基本信息

### 1. 基本情况

（1）中文名称：六氯丁二烯。
（2）英文名称：Hexachlorobutadiene。
（3）CAS号：87-68-3。
（4）分子式：$C_4Cl_6$。
（5）相对分子质量：260.76。

### 2. 理化性质

（1）外观与性状：透明无色液体，温和的类似松节油的气味。
（2）熔点：-21℃。
（3）沸点：215℃（101.32kPa）。
（4）密度/比重：1.556g/cm$^3$（25℃）。
（5）溶解性：溶于乙醇、乙醚。在水中溶解度为3.20mg/L（25℃）。

### 3. 生产使用情况及饮用水污染源

六氯丁二烯（HCBD）是一种脂肪族卤代烃。六氯丁二烯主要用于生产橡胶的化学中间体、液压油、陀螺仪用液体、热传导液体、溶剂、实验室试剂、去除$C_4$和高分子碳氢化合物的洗涤液，以及含氯氟烃和润滑油的化学中间体，也是化工生产氯化过程（三氯乙烯、四氯乙烯、四氯化碳）中产生的副产品。在俄罗斯、法国、意大利、希腊、西班牙和阿根廷，六氯丁二烯也被用作熏蒸消毒剂。

## （二）环境暴露状况

六氯丁二烯在氯气生产中作为有机溶剂，既是一种农药，又可在橡胶化合物和润滑剂的制造加工过程中作为一种中间媒介。化工厂出水中的六氯丁二烯浓度高达6μg/L。根据文献资料，我国北京官厅水库中检出六氯丁二烯浓度为0.14～0.40μg/L，江苏省水源水中检出六氯丁二烯浓度为未检出至0.04μg/L。

地表水中六氯丁二烯主要来源于工业废水的排放，地表水中的检出浓度不超过数微克每升，饮用水中浓度低于0.5μg/L。

研究表明饮食暴露往往是人体接触六氯丁二烯的重要途径，世界卫生组织、澳大利亚健康与医学研究理事会和美国国家环境保护局制定饮用水中的六氯丁二烯允许参考值分别为0.6μg/L、0.7μg/L和0.9μg/L。

### （三）毒代动力学及健康效应

#### 1. 毒代动力学

动物实验表明，六氯丁二烯经口服后会被迅速吸收。有研究表明给药后 16 小时内六氯丁二烯几乎被完全吸收。口服给药后，六氯丁二烯的同位素标记物优先分布到实验动物的肾脏、肝脏、脂肪组织和大脑中。六氯丁二烯主要在人体肝脏中代谢。六氯丁二烯及其代谢物可通过粪便、尿液和呼出的气体排出。

#### 2. 健康效应

（1）人体资料：针对暴露于六氯丁二烯对人体健康影响的研究十分有限。有研究表明间歇暴露于六氯丁二烯 4 年的农场工人，低血压、心肌萎缩、神经紊乱、肝功能异常、呼吸道病变的发病率高。

（2）动物资料

1）短期暴露：通过食物对雌性 SD 大鼠进行六氯丁二烯染毒，暴露时长为 30 天，共设定 0、1mg/(kg·d)、3mg/(kg·d)、10mg/(kg·d)、30mg/(kg·d)、65mg/(kg·d) 和 100mg/(kg·d) 7 个剂量组。研究结果表明，在 30mg/(kg·d)、65mg/(kg·d) 和 100mg/(kg·d)的暴露剂量下，大鼠相对肾重量增加，出现肾小管病变和坏死。在 100mg/(kg·d)的暴露剂量下，观察到肝细胞肿胀。在 10mg/(kg·d)、30mg/(kg·d)、65mg/(kg·d) 和 100mg/(kg·d)的暴露剂量下，观察到大鼠食物消耗量减少、体重增长降低、血红蛋白浓度增加。在 3mg/(kg·d)的暴露剂量下，没有观察到六氯丁二烯对大鼠有影响。该研究据此确定 NOAEL 为 3mg/(kg·d)，LOAEL 为 10mg/(kg·d)。

给雄性 Wistar 大鼠饲喂六氯丁二烯，暴露时长为 3 周，共设定 0、7.2mg/(kg·d)、36mg/(kg·d) 和 180mg/(kg·d) 4 个剂量组。研究结果表明，在 36mg/(kg·d) 和 180mg/(kg·d)暴露剂量下，大鼠平均体重偏低，肾脏重量不受影响。肾脏组织病理学检查发现，在 180mg/(kg·d)暴露剂量下，近端小管直部大范围增生，低剂量组未观察到类似病变。该研究基于对体重增加和肾脏组织病理学未产生影响，确定 NOAEL 为 7.2mg/(kg·d)。

2）长期暴露：通过饮食对 SD 大鼠进行六氯丁二烯染毒，暴露时长为 2 年，共设定 0、0.2mg/(kg·d)、2mg/(kg·d) 和 20mg/(kg·d) 4 个剂量组。研究结果表明，雄性大鼠在 2mg/(kg·d)、20mg/(kg·d)的暴露剂量下，多病灶散布的肾小管上皮细胞增生的发病率增加；在 20mg/(kg·d)的暴露剂量下，绝对和相对肾脏重量增加，观察到肾小管上皮细胞病灶腺瘤增生。雌性大鼠在 2mg/(kg·d)、20mg/(kg·d)的暴露剂量下，观察到肾小管上皮细胞病灶腺瘤增生。在 0.2mg/(kg·d)暴露剂量下，均未观察到有害影响，由此确定的 NOAEL 为 0.2mg/(kg·d)。

以刚断奶的 Wistar 大鼠为试验对象，通过灌胃饲喂含六氯丁二烯的花生油，暴露时长为 13 周，共设定 0、0.4mg/(kg·d)、1.0mg/(kg·d)、2.5mg/(kg·d)、6.3mg/(kg·d) 和 15.6mg/(kg·d) 6 个剂量组。研究结果表明，雄性大鼠在所有暴露剂量下均观察到相对肾脏重量增加。在 2.5mg/(kg·d) 的暴露剂量下，雌性大鼠近端肾小管病变，观察到多尿症和尿渗透压减小。在 6.3mg/(kg·d) 和 15.6mg/(kg·d) 暴露剂量下，大鼠体重增加延缓、食物消耗量和食物利用率减少；雌性大鼠相对肾脏重量增加，相对脾脏重量增加；雄性大鼠近端肾小管病变，相对肝脏重量增加，肝脏细胞质嗜碱性增加。在 15.6mg/(kg·d) 暴露剂量下，观察到雄性大鼠多尿症和尿渗透压减小，相对脾脏重量增加；雌性大鼠相对肝脏重量增加。该研究确定雌性大鼠的 NOAEL 为 1.0mg/(kg·d)，雄性大鼠的 NOAEL 为 2.5mg/(kg·d)。

3）生殖/发育影响：通过饮食给雄性和雌性 SD 大鼠饲喂六氯丁二烯，在交配前饲喂 90 天，交配期间饲喂 15 天，妊娠期间饲喂 22 天，哺乳期间饲喂 21 天，共设定 0、0.2mg/(kg·d)、2.0mg/(kg·d) 和 20mg/(kg·d) 4 个剂量组。研究结果表明，在 2.0mg/(kg·d) 和 20mg/(kg·d) 两个暴露剂量下，成年大鼠表现出食物消耗量减少、体重增加减缓、肾小管病变等多种毒性反应。未观察到受孕率、分娩时间、新生大鼠存活率、新生大鼠性别比受到给药影响，也未观察到新生大鼠外貌、内脏、骨骼畸形的发生率受到给药影响。此外，在 20mg/(kg·d) 暴露剂量下，还观察到出生 21 天的新生大鼠体重轻微下降。该研究确定的生殖发育影响的 NOAEL 为 2mg/(kg·d)。

4）致突变性：大多数有或无 S9 活化的标准鼠伤寒沙门菌回复突变检测结果呈阴性。在大鼠肝 S9 进行代谢激活的鼠伤寒沙门菌中进行实验，得到了阳性结果。

有研究报道大鼠暴露于六氯丁二烯 3 周，暴露剂量为 20mg/(kg·d)，大鼠肾细胞中程序外 DNA 合成（UDS）活动和 DNA 烷基化有轻微增加，提示六氯丁二烯具有轻微肾基因毒性。

5）致癌性：IARC 将六氯丁二烯列为 3 组，即尚不能确定是否对人体致癌。目前没有足够的六氯丁二烯人体致癌性证据，其对实验动物的致癌性证据也有限。

USEPA 将六氯丁二烯列为 L 组，即可能为人类致癌物。经口单位致癌风险是 $1.1 \times 10^{-6}$（μg/L）$^{-1}$，肿瘤类型为肾小管腺瘤和腺癌。

（四）检测方法

《生活饮用水标准检验方法》（GB/T 5750—2023）提供了 2 种检测方法，分别为吹扫捕集气相色谱质谱法和顶空毛细管柱气相色谱法。

（五）国内外饮用水标准情况

**1. 我国饮用水卫生标准**

《生活饮用水卫生标准》（GB 5749—1985）未规定六氯丁二烯的限值。

《生活饮用水卫生标准》（GB 5749—2006）规定六氯丁二烯的限值为 0.0006mg/L。

《生活饮用水卫生标准》（GB 5749—2022）仍然沿用 0.0006mg/L 作为六氯丁二烯的限值。

**2. 世界卫生组织标准**

1984 年第一版《饮用水水质准则》未提出六氯丁二烯的准则值。

1993 年第二版提出了以健康为基准的六氯丁二烯准则值为 0.0006mg/L。

2004 年第三版，2011 年第四版，2017 年第四版第一次增补版，2022 年第四版第一、二次增补版中六氯丁二烯的准则值均为 0.0006mg/L。

**3. 美国饮用水水质标准**

美国饮用水水质标准未规定六氯丁二烯的 MCL。1994 年曾规定六氯丁二烯的 MCLG 为 0.001mg/L，但 2002 年取消了该规定。

**4. 欧盟饮用水水质标准**

欧盟《饮用水水质指令》（2020/2184）未规定六氯丁二烯的标准限值。

**5. 日本饮用水水质标准**

日本《饮用水水质标准》（2020）未规定六氯丁二烯的标准限值。

## （六）指标分类及限值制定依据

考虑到我国水体中六氯丁二烯的检出情况不具备全国普遍性，仅部分地区检出，因此把六氯丁二烯归为扩展指标类型。

基于对 SD 大鼠的六氯丁二烯给药研究得出 NOAEL 为 0.2mg/(kg·d)，不确定系数为 1000（种间和种内差异为 100，一些六氯丁二烯代谢产物的致癌性和遗传毒性研究不足造成的不确定系数为 10），饮用水贡献率选择 10%，推导得出限值为 0.0006mg/L。

# 十、苯

## （一）基本信息

**1. 基本情况**

（1）中文名称：苯。

（2）英文名称：Benzene。

（3）CAS号：71-43-2。

（4）分子式：$C_6H_6$。

（5）相对分子质量：78.11。

**2. 理化性质**

（1）外观与性状：无色透明液体，有强烈芳香味。

（2）密度：0.88g/cm³（20℃）。

（3）相对密度：0.88（水=1），2.77（空气=1）。

（4）蒸气压：13.33kPa（26.1℃）。

（5）熔点：5.5℃。

（6）沸点：80.1℃。

（7）溶解性：1750mg/L（水，25℃）。能与乙醇、乙醚、丙酮和氯仿混溶。

（8）水中嗅阈值：2.0mg/m³。

**3. 生产使用情况及饮用水污染源**

苯是一种石油化工基本原料。2016年，我国石油苯生产能力为11 890千吨/年，比2015年增加390千吨/年，我国华东、东北和华南地区石油苯的生产能力约占全国总生产能力的64%。

**（二）环境暴露状况**

水中苯的主要来源是大气沉降、汽油和其他石油产品的泄漏及化工厂废水。化工厂废水中苯的浓度可达179μg/L。美国饮用水调查显示约1.3%的地下水中苯浓度大于0.5μg/L（最高浓度水平为80μg/L）。我国江苏省15个饮用水水源地水样中检出苯的浓度范围在0.12~0.44μg/L，检出率为26.7%。

食品中苯的主要来源为包装材料的金属覆盖层或环境污染。食品的估计贡献量为180μg/d。非吸烟者平均每日苯摄入量为200~450μg，吸烟者平均每日苯摄入量增加2~3倍（城市）或2~6倍（农村地区）。与食品和空气摄入量相比，饮用水摄入量占每日摄入量的比例最低。

**（三）毒代动力学及健康效应**

**1. 毒代动力学**

苯容易被实验动物和人通过吸入、经口和皮肤接触吸收。无论通过何种暴露途径，苯都能迅速分布于全身。研究发现，通过经口暴露途径，苯在肝脏和肾脏中浓度最高，其次是血液、外耳道皮脂腺、鼻腔、口腔、乳腺，骨髓中浓度最低。400mg/L

浓度水平以下的苯在人类尿液中的主要代谢物是苯酚硫酸盐。当高于此浓度水平时，葡萄糖醛酸也会存在于尿液中。在低暴露水平下，苯主要通过尿液排泄。

**2. 健康效应**

（1）人体资料：苯的高浓度急性暴露主要对中枢神经系统产生影响，比如头晕眼花、欣快感、恶心、呕吐、头痛、困倦、步态不稳、昏迷和死亡等。苯会给血液循环系统带来一系列不同程度变化，从血小板的轻微减少，到再生障碍性贫血。

流行病学研究显示，苯的暴露水平在 10ppm 或者更低，暴露时间大约 1 年，会使人患癌的风险增加 560 倍；暴露时间为 5 年或 5 年以上时，会使人患癌的风险增加 2100 倍。接触苯的工人的血清中免疫球蛋白 G（IgG）和免疫球蛋白 A（IgA）减少。

（2）动物资料

1）短期暴露：苯具有较低的急性毒性。小鼠和大鼠的经口 $LD_{50}$ 为 $1\sim10g/kg$，2.8 小时的 $LC_{50}$ 为 $15\sim60g/m^3$。犬类暴露于苯浓度为 $600\sim1000ppm$ 的空气中，暴露时间为 $12\sim15$ 天，可导致白细胞减少症。小鼠暴露于苯浓度为 $600\sim1000ppm$ 的空气中，暴露时间为 $12\sim15$ 天，可导致致命的贫血症。

2）长期暴露：NTP 的一项研究将苯溶于玉米油中，对 F344/N 大鼠和 B6C3F1 小鼠进行灌胃，每周 5 天，暴露时长 103 周，F344/N 大鼠暴露剂量为 0、5mg/kg、100mg/kg 和 200mg/kg，B6C3F1 小鼠暴露剂量为 0、25mg/kg、50mg/kg 和 100mg/kg。结果发现雌性小鼠出现白血病和淋巴细胞瘤，雄性大鼠出现口腔鳞状细胞癌。

3）致癌性：IARC 将苯列为 1 组，即对人类有确认的致癌性。有足够的人类证据证明苯的致癌性。苯可引起急性髓细胞白血病/急性非淋巴细胞白血病。此外，还可观察到苯和急性淋巴细胞白血病、慢性淋巴细胞白血病、多发性骨髓瘤和非霍奇金淋巴瘤之间呈正相关。

USEPA 将苯致癌性列为 H 组，即人类致癌物，肿瘤类型为白血病。苯的经口致癌斜率因子为 $(1.5\sim5.5)\times10^{-2}[mg/(kg\cdot d)]^{-1}$，饮用水单位致癌风险为 $4.4\times10^{-7}\sim1.6\times10^{-6}(\mu g/L)^{-1}$，吸入单位致癌风险为 $(2.2\sim7.8)\times10^{-6}(\mu g/m^3)^{-1}$。

**（四）检测方法**

《生活饮用水标准检验方法》（GB/T 5750—2023）提供了 3 种检测方法，分别为液液萃取毛细管柱气相色谱法、顶空毛细管柱气相色谱法、吹扫捕集气相色谱质谱法。

**（五）国内外饮用水标准情况**

**1. 我国饮用水卫生标准**

《生活饮用水卫生标准》（GB 5749—1985）未规定苯的限值。

《生活饮用水卫生标准》（GB 5749—2006）规定苯的限值为 0.01mg/L。

《生活饮用水卫生标准》（GB 5749—2022）仍然沿用 0.01mg/L 作为苯的限值。

**2. 世界卫生组织标准**

1984 年第一版《饮用水水质准则》提出饮用水中苯基于健康的准则值为 0.01mg/L。

1993 年第二版，2004 年第三版，2011 年第四版，2017 年第四版第一次增补版，2022 年第四版第一、二次增补版中，苯的准则值均为 0.01mg/L。

**3. 美国饮用水水质标准**

美国《国家一级饮用水标准》规定苯的 MCLG 为 0，MCL 为 0.005mg/L，此值于 1989 年生效，沿用至今。

**4. 欧盟饮用水水质标准**

欧盟《饮用水水质指令》（2020/2184）规定苯的限值为 0.001mg/L。

**5. 日本饮用水水质标准**

日本《饮用水水质标准》（2020）规定苯的限值为 0.001mg/L。

### （六）指标分类及限值制定依据

考虑到我国水体中苯的检出情况不具备全国普遍性，仅部分地区检出，因此把苯归为扩展指标类型。

根据苯吸入暴露致白血病的流行病学研究数据，采用定量外推法计算出终身患癌的超额危险度为 $10^{-5}$ 时，饮用水中苯质量浓度为 0.01mg/L。此外，依据大鼠和小鼠的 2 年灌胃染毒实验数据，采用线性外推模型也得出类似的结果。

## 十一、甲　苯

### （一）基本信息

**1. 基本情况**

（1）中文名称：甲苯。

（2）英文名称：Toluene。

（3）CAS 号：108-88-3。

（4）分子式：$C_7H_8$。

（5）相对分子质量：92.15。

**2. 理化性质**

（1）外观与性状：无色透明液体，有类似苯的芳香味。

（2）密度：0.86g/cm$^3$（20℃）。

（3）相对密度：0.87（水=1），3.14（空气=1）。

（4）蒸气压：3.82kPa（25℃）。

（5）熔点：−94.9℃。

（6）沸点：110.6℃。

（7）水溶性：526mg/L（25℃）。

（8）空气中嗅阈值：0.6～140mg/m$^3$。

（9）水中嗅阈值：0.04mg/L。

（10）水中味阈值：0.04mg/L。

**3. 生产使用情况及饮用水污染源**

甲苯主要用作油漆、涂料、树胶、石油、树脂等的溶剂，还可作为生产苯、酚或其他有机溶剂的原料。地表水、地下水和饮用水中甲苯的检出浓度一般为μg/L级别，点源排放会导致地下水中甲苯浓度升高（超过1mg/L）。

（二）环境暴露状况

甲苯在地表水和地下水中都有检出。美国河流中甲苯浓度为1～5μg/L，德国、瑞士的莱茵河中甲苯浓度分别为0.8μg/L、1.9μg/L。加拿大开展的一项针对30个供水单位的调查发现，出厂水中甲苯浓度平均为2μg/L。美国的安大略湖饮用水调查发现，饮用水中甲苯浓度达到0.5μg/L。我国江苏地区90件水源水样本中，甲苯检出水样数为17件，检出率为18.9%，甲苯浓度范围为0.10～0.56μg/L。

甲苯通过食物和饮用水途径的暴露量比通过空气途径的暴露量低。荷兰研究表明，人群空气的摄入量为0.3～12mg，交通和吸烟会增加人群的甲苯暴露量。

（三）毒代动力学及健康效应

**1. 毒代动力学**

有研究通过胃插管的方式对人类志愿者给药，给药剂量为2mg/min，给药3小时，通过监测呼气中甲苯和尿液中甲苯代谢物的浓度计算甲苯的吸收情况，结果表明吸收率几乎为100%。现有的人体资料表明，暴露方式不同，甲苯在体内的分布也有差异，吸入甲苯容易聚集在脑部，经口摄入甲苯容易聚集在肝脏。肝脏是甲苯的主要代谢器官，其主要代谢途径是甲苯经过羟基化和氧化作用生成苯甲酸，苯甲酸与甘氨酸结合生成马尿酸。人和动物经口摄入或吸入甲苯后，少量会以原形的形式从呼吸系统迅速排出，剩余的甲苯主要生成代谢产物马尿酸从尿中排出。

**2. 健康效应**

（1）人体资料

1）短期暴露：相关的人体研究资料中，甲苯的暴露方式均为吸入。急性暴露于浓度约为 200ppm（754mg/m³）的甲苯 8 小时，主要产生中枢神经系统毒性症状，比如疲倦、头痛、恶心、肌力下降、共济失调等。这些症状的严重程度会随着暴露甲苯浓度的增加而增大。亚急性暴露于浓度 50~1500ppm（189~5660mg/m³）的甲苯 1~3 周，可产生与急性暴露相似的症状，症状的严重程度也与暴露水平密切相关。

2）长期暴露：慢性暴露于浓度 200~800ppm 的甲苯主要产生中枢神经系统症状，也有可能对周围神经系统产生影响。在慢性暴露于甲苯的人群中，会出现大脑和小脑机能失调症状，如运动、平衡失调，语言、视觉及听觉能力受损，记忆能力受损等。

职业接触甲苯（浓度 200~800ppm）2 周到 6 年的时间，会导致肝大，对肝功能也有一定影响。长期接触甲苯的人群，肾功能也受到一定影响。

（2）动物资料

1）短期暴露：短期暴露研究中，吸入甲苯后主要的毒性反应有肝酶诱导、肝重量增加及神经电化学改变等。研究发现，大鼠暴露于甲苯 6 小时，$LC_{50}$ 为 4618ppm（17 400mg/m³）；大鼠暴露于浓度 620~1100ppm 的甲苯中，不会产生影响，但暴露浓度达到 1250ppm 后，会导致共济失调及黏膜组织过敏。

2）长期暴露：由 NTP 开展的一项以 F344 大鼠（雌鼠、雄鼠各 10 只）和 B6C3F1 小鼠（雌鼠、雄鼠各 10 只）为实验对象的研究，以经口方式给药，给药剂量为 0、312mg/(kg·d)、625mg/(kg·d)、1250mg/(kg·d)、2500mg/(kg·d)、5000mg/(kg·d)，连续给药 13 周，每周给药 5 天。大鼠组结果显示，5000mg/(kg·d)剂量组的大鼠在第一周全部死亡；625mg/(kg·d)及以上剂量组均出现了肝肾重量增加（无组织病理学改变）；1250mg/(kg·d)和 2500mg/(kg·d)剂量组出现了海马和齿状回的神经元坏死等神经病理学改变。因此，基于肾重量增加（无组织病理学改变），得出甲苯 NOAEL 为 312mg/(kg·d)，LOAEL 为 625mg/(kg·d)。小鼠组结果显示，312mg/(kg·d)剂量组出现肝重量增加（无组织病理学改变），高剂量组则出现神经毒性反应及心肌退行性变等病理学改变，因此得出甲苯的 LOAEL 为 312mg/(kg·d)。

3）致癌性：一项关于甲苯致癌性的研究发现，大鼠和小鼠吸入浓度为 4500mg/m³ 的甲苯未出现致癌效应。另一项以雄性小鼠为对象的皮肤致癌性研究发现，经皮肤暴露于甲苯后出现皮肤刺激性和皮肤肿瘤略有增加（无统计学意义）

的现象。IARC 将甲苯归为 3 组，尚不能确定其是否对人体致癌。

### （四）检测方法

《生活饮用水标准检验方法》（GB/T 5750—2023）提供了 3 种检测方法，分别为吹扫捕集气相色谱质谱法、液液萃取毛细管柱气相色谱法、顶空毛细管柱气相色谱法。

### （五）国内外饮用水标准情况

**1. 我国饮用水卫生标准**

《生活饮用水卫生标准》（GB 5749—1985）未规定甲苯的限值。

《生活饮用水卫生标准》（GB 5749—2006）规定甲苯的限值为 0.7mg/L。

《生活饮用水卫生标准》（GB 5749—2022）仍然沿用 0.7mg/L 作为甲苯的限值。

**2. 世界卫生组织标准**

1984 年第一版《饮用水水质准则》未提出甲苯的准则值。

1993 年第二版建立了甲苯基于健康的准则值为 0.7mg/L。

2004 年第三版，2011 年第四版，2017 年第四版第一次增补版，2022 年第四版第一、二次增补版中，甲苯的准则值均为 0.7mg/L。

**3. 美国饮用水水质标准**

美国《国家一级饮用水标准》规定甲苯的 MCLG 为 1mg/L，甲苯的 MCL 也为 1mg/L，此值于 1991 年生效，沿用至今。

**4. 欧盟饮用水水质标准**

欧盟《饮用水水质指令》（2020/2184）未规定甲苯的限值。

**5. 日本饮用水水质标准**

日本《饮用水水质标准》（2020）规定甲苯的限值为 0.4mg/L。

### （六）指标分类及限值制定依据

考虑到我国水体中甲苯的检出情况不具备全国普遍性，仅部分地区检出，因此把甲苯归为扩展指标类型。

基于 B6C3F1 小鼠经口给药试验，以肝脏重量增加为观察终点得出甲苯 LOAEL 为 312mg/(kg·d)，一周 5 天的给药方案换算为一周 7 天的暴露模式，不确定系数为 1000（100 为种内、种间推算，10 为短期暴露推导长期值和 LOAEL 推导 NOAEL），饮用水贡献率为 10%，推导得出限值为 0.7mg/L。

# 十二、二 甲 苯

## （一）基本信息

### 1. 基本情况

（1）中文名称：二甲苯。
（2）英文名称：Xylene。
（3）CAS 号：1130-20-7。
（4）分子式：$C_8H_{10}$，$C_6H_4(CH_3)_2$。
（5）相对分子质量：106.17。

### 2. 理化性质

二甲苯的理化性质参见表 4-6。

表 4-6 二甲苯的理化性质

| 性质 | 间二甲苯 | 邻二甲苯 | 对二甲苯 |
|---|---|---|---|
| 外观与性状 | 无色透明液体，有类似甲苯的气味 | 无色透明液体，有类似甲苯的气味 | 外观无色液体，低温时成片状或柱状结晶体，有特殊气味 |
| 密度 | 0.864g/cm³（20℃） | 0.88g/cm³ | 0.86g/cm³（20℃） |
| 相对密度 | 0.86（水=1）；3.66（空气=1） | 3.66（空气=1） | 3.7（空气=1） |
| 蒸气压 | 1.10kPa（25℃） | 0.88kPa（25℃） | 1.18kPa（25℃） |
| 熔点 | −47.9℃ | −25.2℃ | 13.2℃ |
| 沸点 | 139℃ | 144.5℃ | 138.3℃ |
| 爆炸极限 | 空气中1.1%~7.0%(体积分数) | 空气中0.9%~7.0%(体积分数) | 空气中1.1%~7.0%(体积分数) |
| 闪点 | 27℃（密闭） | 32℃（密闭） | 27℃（密闭） |
| 溶解性 | 水中的溶解度为 161mg/L（25℃），可混溶于乙醇、乙醚、氯仿等有机溶剂 | 水中的溶解度为 178mg/L（25℃），可混溶于乙醇、乙醚、氯仿等有机溶剂 | 不溶于水，可混溶于乙醇、乙醚、氯仿等有机溶剂 |
| 稳定性 | 稳定；本品易燃，禁与强氧化剂或强酸混合 | 稳定；本品易燃，禁与强氧化剂或强酸混合 | 稳定；本品易燃，禁与强氧化剂或强酸混合 |

### 3. 生产使用情况及饮用水污染源

二甲苯主要用作化工原料和溶剂。车船喷漆等多种化工行业排放的废水是环境水体中二甲苯的主要来源，饮用水中二甲苯的污染主要来源于油漆、树脂、橡胶、油脂、涂料等的生产和使用。原油泄漏也会造成水体二甲苯污染。以石油产品为原料的车船发动机在使用时会向水体排放二甲苯。

## （二）环境暴露状况

大气中二甲苯主要来源于汽油、柴油等燃料的燃烧。饮用水中的二甲苯含量较低，空气很可能是其暴露的主要来源。如果平均通风量为 20m³/d（75%室内空气，25%室外空气），并假设65%被吸收，则每日暴露量可估计为 0.05～0.5mg。但也有报道指出地表水和饮用水中二甲苯的浓度可达 8μg/L，受点源污染的地下水中二甲苯的浓度水平可达到 mg/L 级。因此，饮用水途径的暴露也不能忽略。

## （三）毒代动力学及健康效应

### 1. 毒代动力学

二甲苯是亲脂性物质，通过各种途径暴露进入人体的二甲苯可被迅速吸收。吸收的二甲苯可迅速分布到全身各处，在体内分布以脂肪组织和肾上腺中最多，其余依次为骨髓、脑、血液、肾和肝。吸收的二甲苯约90%由肝脏代谢，体内二甲苯在肝脏内氧化为水溶性的甲基马尿酸。吸收的二甲苯一部分通过呼气排出。

### 2. 健康效应

（1）人体资料：通过各种途径暴露进入人体的二甲苯的主要效应是神经系统毒性，呼吸吸入量多时对呼吸道有毒害作用，消化道摄入量高时可产生肝脏、肾脏和体重效应。有研究显示暴露于二甲苯会影响人体免疫功能。一项对儿童的研究发现，所有二甲苯异构体都与牛奶过敏概率增加有关。另一项研究发现成人的"眼部症状"和"咽喉及呼吸道症状"与二甲苯接触的概率增加有关。儿童暴露于二甲苯可出现肺功能下降。邻二甲苯与老年人夜间呼吸困难的可能性相关，而间/对二甲苯则无关。

（2）动物资料

1）短期暴露：二甲苯异构体经口服途径具有较低的急性毒性；大鼠的 $LD_{50}$ 为 3.6～5.8g/kg。

2）长期暴露：大鼠和小鼠的致癌性研究在口服给药二甲苯的毒性作用方面提供了相关信息。通过灌胃方式给大鼠每天饲喂含二甲苯 0、250mg/kg、500mg/kg 的玉米油，每周5天，持续103周。500mg/kg 剂量组大鼠体重下降，未观察到组织学病变。大鼠的 NOAEL 为 250mg/(kg·d)。

3）致癌性：IARC 根据缺乏足够的人类数据和不确定的动物数据，把二甲苯归为3类致癌物。USEPA/IRIS 认为目前的数据不足以评估二甲苯对人的潜在致癌性。美国国家毒理学计划第十三次致癌物报告也尚未对二甲苯引起人类癌症的可能性进行评估。

### （四）检测方法

《生活饮用水标准检验方法》（GB/T 5750—2023）提供了 3 种检测方法，分别为吹扫捕集气相色谱质谱法、液液萃取毛细管柱气相色谱法和顶空毛细管柱气相色谱法。

### （五）国内外饮用水标准情况

**1. 我国饮用水卫生标准**

《生活饮用水卫生标准》（GB 5749—1985）未规定二甲苯的限值。

《生活饮用水卫生标准》（GB 5749—2006）规定二甲苯的限值为 0.5mg/L。

《生活饮用水卫生标准》（GB 5749—2022）仍然沿用 0.5mg/L 作为二甲苯的限值。

**2. 世界卫生组织标准**

1984 年第一版《饮用水水质准则》未提出二甲苯的准则值。

1993 年第二版建立了二甲苯基于健康的准则值为 0.5mg/L。

2004 年第三版，2011 年第四版，2017 年第四版第一次增补版，2022 年第四版第一、二次增补版中，二甲苯的准则值均为 0.5mg/L。

**3. 美国饮用水水质标准**

美国《国家一级饮用水标准》规定二甲苯的 MCLG 为 10mg/L。二甲苯的 MCL 也为 10mg/L。

**4. 欧盟饮用水水质标准**

欧盟《饮用水水质指令》（2020/2184）未规定饮用水中二甲苯的限值。

**5. 日本饮用水水质标准**

日本《饮用水水质标准》（2020）未规定饮用水中二甲苯的限值。

### （六）指标分类及限值制定依据

考虑到我国水体中二甲苯的检出情况不具备全国普遍性，仅部分地区检出，因此把二甲苯归为扩展指标类型。

基于一项为期 103 周的大鼠填喂试验，以体重降低为观察终点得出二甲苯 NOAEL 为 250mg/kg，一周 5 天的给药方案换算为一周 7 天的暴露模式，不确定系数为 1000（100 表示种间和种内差异性，10 表示毒理学终点的局限性），饮用水贡献率选择 10%，推导得出限值为 0.5mg/L。

# 十三、苯 乙 烯

## （一）基本信息

### 1. 基本情况

（1）中文名称：苯乙烯。

（2）英文名称：Styrene。

（3）CAS 号：100-42-5。

（4）分子式：$C_8H_8$。

（5）相对分子质量：104.16。

### 2. 理化性质

（1）外观与性状：无色透明油状液体，有芳香气味。

（2）密度：0.9016g/cm³（25℃）。

（3）熔点：−30.65℃。

（4）沸点：145.3℃。

（5）溶解性：水中溶解度为 300mg/L（25℃）。溶于二硫化碳、乙醇、乙醚、甲醇、丙酮。

（6）水中嗅阈值：0.004～2.6mg/L。

### 3. 生产使用情况及饮用水污染源

苯乙烯主要用于生产塑料和树脂、乳胶漆、涂料、合成橡胶，这些产品主要用于包括建筑、包装、汽车和家用物品。2014 年我国苯乙烯生产能力约为 709.0 万吨/年，进口量约为 373 万吨/年。据报道偶尔可在河口水、内陆水、饮用水中检出苯乙烯，一般来源于工业源污染或违规排放。

## （二）环境暴露状况

北美五大湖苯乙烯检出浓度为 0.1～0.5μg/L。美国地表水为水源的饮用水中检出苯乙烯的浓度为 0.2～0.6μg/L。一项对我国黑龙江省 6 个水源地 15 个水样挥发性有机物的调查中，有 2 个水样检出苯乙烯，浓度为 0.23～0.40μg/L；另一项对江苏、浙江、山东省 21 个城市地表水源 126 个水样有机物水平的调查中，在浙江省主要地表水源 4 个水库 19 个水样中检出苯乙烯，浓度为 0.06～1.76μg/L；山东省 6 个水样中有 2 个检出苯乙烯，最高浓度为 0.76μg/L。

普通人群最主要的苯乙烯暴露途径是主动吸烟（500μg/d），被动吸烟摄入量相对较少。非吸烟者在非工业区苯乙烯的人群暴露水平估计约为每人 40g/d。该值是基于空气（2μg/d）、交通（平均 10～50μg/d）和食品（5μg，来自消费苯乙烯产品包装的奶制品 500g）中的水平计算所得。

### （三）毒代动力学及健康效应

#### 1. 毒代动力学

苯乙烯能被胃肠道迅速吸收，广泛分布于全身脂类较多的组织中。口服苯乙烯分布情况研究表明，以含 20mg/kg $^{14}$C-苯乙烯的玉米油单剂量饲喂大鼠后，苯乙烯含量最高的器官是肾脏、肝脏和胰腺。苯乙烯主要在肝脏及其他组织和器官中通过混合功能氧化酶系统转化为苯乙烯-7,8-氧化物，进一步被环氧化物水解酶水解为苯乙二醇，然后转化为扁桃酸、苯乙醛酸、马尿酸，以及共轭葡萄糖醛酸。人类主要通过尿排泄苯乙酸的代谢终产物。

#### 2. 健康效应

（1）人体资料：志愿者暴露于 217mg/m$^3$ 和 499mg/m$^3$ 的苯乙烯环境中，分别吸入 1 小时和 2 小时，未出现明显毒副作用；受试者在 921mg/m$^3$ 浓度下暴露 20 分钟，出现鼻部刺激；受试者在 1600mg/m$^3$ 的苯乙烯环境中暴露 1 小时，出现眼、鼻刺激，闻到较强的气味，出现神经功能紊乱。6 名受试者在 422mg/m$^3$ 的苯乙烯气体环境中暴露 7 小时，未出现严重不良影响。综合以上试验结果，苯乙烯 NOAEL 为 422mg/m$^3$。

（2）动物资料

1）短期暴露：苯乙烯的急性毒性较低，大鼠的口服 LD$_{50}$ 为 5～8g/kg。小鼠口服 LD$_{50}$ 约为 316mg/kg。在口服致死剂量下，大鼠在死前出现昏迷，尸检显示肝脏和肾脏改变。

2）长期暴露：在 2 年经口毒性研究中，SD 大鼠通过饮用水摄入苯乙烯，剂量为 0、125mg/L 和 250mg/L。250mg/L 剂量组雌鼠体重明显低于对照组雌鼠，没有出现其他效应。此研究以体重下降为观察终点得出 NOAEL 为 125mg/L［相当于 7.7mg/(kg·d)雄鼠体重和 12mg/(kg·d)雌鼠体重］。

3）致癌性：EPA《致癌风险评估指南》将苯乙烯归为 C 组，即可能的人类致癌物。依据是仅有有限的动物致癌证据，而缺乏人类数据。

IARC 于 1979 年 2 月评估了苯乙烯的致癌作用，未发现足够的证据得出其致癌性等级。IARC 于 1994 年 2 月进行评估时，将苯乙烯分为 2B 组。2012 年 IARC

再次对苯乙烯进行了评估，最新的评估中已加入并考虑了新的数据，将其定为 2A 组。苯乙烯对人类致癌性证据有限，对实验动物致癌性证据有限。

苯乙烯-7, 8-氧化物是苯乙烯的主要代谢物，在实验动物中有充足的证据证明苯乙烯-7, 8-氧化物的致癌性。在 2 项大鼠长期灌胃苯乙烯-7, 8-氧化物的研究中，最高剂量水平为 250mg/kg 时，大鼠前胃乳头瘤和前胃癌的发病率显著增加。

### （四）检测方法

《生活饮用水标准检验方法》（GB/T 5750—2023）提供了 3 种检测方法，分别为液液萃取毛细管柱气相色谱法、顶空毛细管柱气相色谱法、吹扫捕集气相色谱质谱法。

### （五）国内外饮用水标准情况

#### 1. 我国饮用水卫生标准

《生活饮用水卫生标准》（GB 5749—1985）未规定苯乙烯的限值。
《生活饮用水卫生标准》（GB 5749—2006）规定苯乙烯的限值为 0.02mg/L。
《生活饮用水卫生标准》（GB 5749—2022）仍然沿用 0.02mg/L 作为苯乙烯的限值。

#### 2. 世界卫生组织标准

1984 年第一版《饮用水水质准则》未提出苯乙烯的准则值。
1993 年第二版建立了苯乙烯基于健康的准则值为 0.02mg/L。
2004 年第三版，2011 年第四版，2017 年第四版第一次增补版，2022 年第四版第一、二次增补版中，苯乙烯的准则值均为 0.02mg/L。

#### 3. 美国饮用水水质标准

美国《国家一级饮用水标准》规定苯乙烯的 MCLG 为 0.1mg/L。苯乙烯的 MCL 也为 0.1mg/L，此值 1992 年生效，沿用至今。

#### 4. 欧盟饮用水水质标准

欧盟《饮用水水质指令》（2020/2184）未规定饮用水中苯乙烯的标准限值。

#### 5. 日本饮用水水质标准

日本《饮用水水质标准》（2020）未规定饮用水中苯乙烯的标准限值。

（六）指标分类及限值制定依据

考虑到我国水体中苯乙烯的检出情况不具备全国普遍性，仅部分地区检出，因此把苯乙烯归为扩展指标类型。

基于大鼠 2 年经饮水摄入苯乙烯的试验，以体重下降为观察终点得出 NOAEL 为 7.7mg/(kg·d)，不确定系数为 1000（100 表示种间和种内差异性，10 表示活性中间体苯乙烯-7, 8-氧化物的致癌性和遗传毒性），饮用水贡献率选择 10%，推导得出限值为 0.02mg/L。

# 十四、氯　　苯

（一）基本信息

## 1. 基本情况

（1）中文名称：氯苯。
（2）英文名称：Chlorobenzene。
（3）CAS 号：108-90-7。
（4）分子式：$C_6H_5Cl$。
（5）相对分子质量：112.56。

## 2. 理化性质

（1）外观与性状：无色透明、易挥发的液体，具有苦杏仁味。
（2）密度：1.11g/cm³（20℃）。
（3）熔点：-45.2℃。
（4）沸点：132.2℃。
（5）溶解性：不溶于水，溶于乙醇、乙醚、氯仿、二硫化碳、苯等多数有机溶剂。
（6）水中嗅阈值：0.01mg/L。

## 3. 生产使用情况及饮用水污染源

氯苯主要用作溶剂、脱脂剂以及合成农药和其他卤化有机物的中间体。可用于生产苯胺、杀虫剂、酚及氯代硝基苯，用作去油污、醋酸纤维素、人造树脂和脂类的溶剂，还是制造染料、有机合成和许多农药的中间体。氯苯易挥发、刺激性强且易被皮肤吸收，具有强烈的"三致"（致癌、致畸、致突变）作用，因而被美国、北大西洋和东大西洋海洋环境保护委员会（OSPAR）等国家和组织规定为优先控制有害化学品，我国也将氯苯列为 68 种优先控制污染物之一。水中氯苯主要来源于工业废水排放，以及土壤中氯苯的渗漏。

### （二）环境暴露状况

氯苯具有很强的挥发性，水和土壤中的氯苯会很快挥发到空气中，因此人体接触氯苯的主要途径可能是通过空气吸入。氯苯在地表水、地下水和饮用水中都有检出。加拿大饮用水水源氯苯的平均检出浓度低于 1μg/L，最高达 5μg/L。美国德拉瓦河和俄亥俄河氯苯检出浓度分别为 0～7μg/L 和 0～>10μg/L。一项对美国工业废水的调查（44 264 个样本）显示，氯苯的平均浓度为 667μg/L（11～6400μg/L）。加拿大一项调查显示，人均每天通过饮用水途径暴露氯苯量低于 0.029μg/kg。

### （三）毒代动力学及健康效应

#### 1. 毒代动力学

氯苯可以通过呼吸道、皮肤和消化道进入人体。氯苯被吸收后，主要分布和蓄积于脂肪组织、神经组织及肝、肾等器官的中性脂肪内。兔子暴露于氯苯的研究显示，氯苯的主要代谢产物是对氯苯基巯基尿酸和 4-氯儿茶酚的结合物，其他尿液代谢物包括喹啉、3-氯儿茶酚、邻氯苯基和间氯苯基硫酸。大鼠腹腔注射氯苯的研究显示，给药剂量的 33%以尿液排出，对氯苯酚为主要代谢产物，其他代谢物包括 4-氯儿茶酚、邻氯苯酚和间氯苯酚。氯苯及其代谢产物可通过尿液排泄或通过呼吸呼出。

#### 2. 健康效应

（1）人体资料：氯苯在较短时间内急剧增加并超过一定浓度作用于人体时，可引起感觉器官的不良反应和生理功能紊乱，导致人群急性中毒甚至死亡。人体通过吸入长期接触氯苯会影响中枢神经系统。氯苯由于具有干扰人类内分泌系统的作用，亦被称为环境内分泌干扰化学物质或环境雌激素。

（2）动物资料

1）短期暴露：动物通过急性吸入接触氯苯会产生麻醉、不安、肌肉震颤和痉挛。大鼠、小鼠、兔子和豚鼠的急性动物实验表明，吸入氯苯具有较低的急性毒性，而口服接触为中度急性毒性。

2）长期暴露：长期接触氯苯的动物，中枢神经系统、肝脏和肾脏会受到影响。氯苯的长期摄入会导致动物肾脏和肝脏的损害。

3）致癌性：只有有限的试验证明氯苯对雄性大鼠有致癌作用，在高剂量时会造成肝脏肿瘤性结节增多。NTP 通过管饲给药法将大鼠和小鼠暴露于氯苯中，结果显示肿瘤性结节的发生率增加。在高剂量雄性大鼠中可以观察到肝脏变化，而在雌性大鼠、雄性或雌性小鼠中均未观察到。USEPA 将氯苯归为 D 组。

（四）检测方法

《生活饮用水标准检验方法》（GB/T 5750—2023）提供了 2 种检测方法，分别为吹扫捕集气相色谱质谱法和顶空毛细管柱气相色谱法。

（五）国内外饮用水标准情况

**1. 我国饮用水卫生标准**

《生活饮用水卫生标准》（GB 5749—1985）未规定氯苯的限值。

《生活饮用水卫生标准》（GB 5749—2006）规定氯苯的限值为 0.3mg/L。

《生活饮用水卫生标准》（GB 5749—2022）仍然沿用 0.3mg/L 作为氯苯的限值。

**2. 世界卫生组织标准**

1984 年第一版《饮用水水质准则》未提出氯苯的准则值。

1993 年第二版提出氯苯基于健康的准则值为 0.3mg/L。

2004 年第三版，2011 年第四版，2017 年第四版第一次增补版，2022 年第四版第一、二次增补版中，未提出氯苯的准则值。

**3. 美国饮用水水质标准**

美国《国家一级饮用水标准》规定氯苯的 MCLG 为 0.1mg/L。氯苯的 MCL 也为 0.1mg/L。

**4. 欧盟饮用水水质标准**

欧盟《饮用水水质指令》（2020/2184）未规定饮用水中氯苯的标准限值。

**5. 日本饮用水水质标准**

日本《饮用水水质标准》（2020）未规定饮用水中氯苯的标准限值。

（六）指标分类及限值制定依据

考虑到我国水体中氯苯的检出情况不具备全国普遍性，仅部分地区检出，因此把氯苯归为扩展指标类型。

根据一项为期 2 年的大鼠管饲试验，以肿瘤性结节为观察终点得出 NOAEL 为 60mg/(kg·d)，一周 5 天的给药方案换算为一周 7 天的暴露模式，不确定系数为 500（100 为种间和种内差异，5 为有限的致癌性证据），饮用水贡献率选择 10%，推导得出限值为 0.3mg/L。

# 十五、1, 4-二氯苯

## （一）基本信息

### 1. 基本情况

（1）中文名称：1, 4-二氯苯。

（2）英文名称：1, 4-Dichlorobenzene，p-Dichlorobenzene。

（3）CAS 号：106-46-7。

（4）分子式：$C_6H_4Cl_2$。

（5）相对分子质量：147.00。

### 2. 理化性质

（1）外观与性状：无色或白色晶体，有特殊穿透性气味，类似樟脑，容易升华。

（2）密度：$1.2475g/cm^3$（20℃）。

（3）熔点：53℃。

（4）沸点：174℃。

（5）溶解性：水中溶解度为 79mg/L（25℃），溶于乙醚、乙醇、丙酮。

（6）水中嗅阈值：0.01～0.03mg/L，最低味阈浓度 6μg/L。

### 3. 生产使用情况及饮用水污染源

1, 4-二氯苯（p-DCB）是二氯苯类（DCBs）中的一个异构体，广泛用于工业和家庭用品，如除臭剂、消毒剂、防霉剂等。水环境中的 1, 4-二氯苯主要来源于工业排放和家庭对 1, 4-二氯苯的使用，如 1, 4-二氯苯用作洗手间消毒剂、尿液除臭剂等制剂时可释放到水中，引起水中 1, 4-二氯苯污染。

## （二）环境暴露状况

二氯苯类在废水、地表水、水源水、饮用水中均有检出。尽管其所有异构体均在饮用水中有检出，但通常以 1, 4-二氯苯浓度最高。加拿大城市供水调查显示，二氯苯类的总平均浓度为 1.0～13ng/L，浓度最高的是 1, 4-二氯苯。我国江苏长江段 48 个水样中均检出 1, 4-二氯苯，江苏非长江段 42 个水样中有 7 个水样检出了 1, 4-二氯苯，最高浓度是 0.27μg/L。黄浦江流域 7 个断面中有 4 个断面的水样检出了 1, 4-二氯苯，浓度为 0.09～0.19μg/L。

1, 4-二氯苯吸入暴露是人群的主要暴露途径，其他潜在途径为经口摄入及经皮肤吸收。有报道原水中曾检出 1, 4-二氯苯浓度高达 10μg/L，在饮用水中曾检出 1, 4-二氯苯浓度高达 3μg/L；在受污染的地下水中 1, 4-二氯苯浓度非常高（高达 7mg/L），因此饮用水摄入途径也不能被忽视。

（三）毒代动力学及健康效应

**1. 毒代动力学**

二氯苯类在胃肠道内几乎完全被吸收。1,4-二氯苯具有亲脂性，吸收后迅速分布在脂肪或脂肪丰富的组织，以及肾脏、肝脏和肺部，有一定程度的生物累积效应。二氯苯主要在肝脏通过氧化作用代谢，形成 2,5-二氯苯酚及其与葡糖苷酸和硫酸盐复合物。二氯苯可通过尿液排泄。研究发现，雌性 CFY 鼠在暴露于 $^{14}C$-二氯苯之后 5 天内，90%的 $^{14}C$ 经尿液排出，剩余部分经粪便和呼吸排出。

**2. 健康效应**

（1）人体资料：1,4-二氯苯会引起眼睛、鼻子和喉咙的刺激，导致呕吐、头痛、眼部和上呼吸道刺激、鼻咽和眶周肿胀。在较高暴露浓度时，有病例报道出现厌食、恶心、呕吐、体重降低、黄色肝萎缩和血液恶病质，卟啉症患者有时伴有肝损伤。

（2）动物资料

1）短期暴露：对大鼠和小鼠通过灌胃给予 1,4-二氯苯 14 天。高剂量组出现早期死亡和体重降低，以及组织病理学改变，如肝小叶中心变性坏死，偶尔出现细胞或核巨大，胸腺和脾脏淋巴细胞减少。暴露于 1,4-二氯苯的小鼠中，导致组织病变的 LOAEL 为 250mg/kg（实验中的最低剂量）；在大鼠中，NOAEL 为 250mg/kg，LOAEL 为 500mg/kg（雄性大鼠体重降低）。

2）长期暴露：在一项为期 2 年的研究中，将 1,4-二氯苯溶于玉米油中对雄性和雌性 F344 大鼠进行灌胃，剂量分别为 0、150mg/kg、300mg/kg 和 0、300mg/kg、600mg/kg，每周 5 天。雄性大鼠 300mg/kg 剂量组出现增重降低、存活率下降，150mg/kg 剂量组肾病和甲状腺增生发生率增加。300mg/kg 及以上剂量组雌性大鼠肾病发生率增加有剂量相关性。雄性和雌性大鼠的 LOAEL 分别为 150mg/kg 和 300mg/kg。

3）致癌性：IARC 将 1,4-二氯苯列为 2B 组，即有可能对人类致癌。对小鼠和大鼠口服 1,4-二氯苯的研究表明，经口摄入 1,4-二氯苯增加了雄性和雌性小鼠肝腺瘤和肝癌、雄性大鼠肾小管癌的发病率。

对 1,4-二氯苯的致癌性研究中，通过灌胃给予小鼠和大鼠（50 只/性别/剂量）含有 0、150mg/kg、300mg/kg（雄性大鼠）和 0、300mg/kg、600mg/kg（其他组）1,4-二氯苯的玉米油共 103 周，每周使用 5 天。结果显示发生了与暴露相关的肿瘤病变，包括在雄性大鼠中发生肾脏腺癌（1/50，对照组；3/50，低剂量组，$P>0.05$；7/50，高剂量组，$P<0.05$），在高剂量组的雄性和雌性小鼠中发生肝癌或肝腺癌（$P<0.001$）。

## （四）检测方法

《生活饮用水标准检验方法》（GB/T 5750—2023）提供了 2 种检测方法，分别为吹扫捕集气相色谱质谱法和顶空毛细管柱气相色谱法。

## （五）国内外饮用水标准情况

### 1. 我国饮用水卫生标准

《生活饮用水卫生标准》（GB 5749—1985）未规定 1, 4-二氯苯的限值。
《生活饮用水卫生标准》（GB 5749—2006）规定 1, 4-二氯苯的限值为 0.3mg/L。
《生活饮用水卫生标准》（GB 5749—2022）仍然沿用 0.3mg/L 作为 1, 4-二氯苯的限值。

### 2. 世界卫生组织标准

1984 年第一版《饮用水水质准则》未提出 1, 4-二氯苯的准则值，给出了 1, 4-二氯苯的嗅阈质量浓度为 0.001mg/L，建议将此质量浓度的 10%作为不发生供水的味觉和嗅觉问题的质量浓度水平。

1993 年第二版将饮用水中 1, 4-二氯苯基于健康的准则值定为 0.3mg/L。

2004 年第三版，2011 年第四版，2017 年第四版第一次增补版，2022 年第四版第一、二次增补版中，1, 4-二氯苯的准则值均为 0.3mg/L。

### 3. 美国饮用水水质标准

美国《国家一级饮用水标准》规定 1, 4-二氯苯的 MCLG 为 0.075mg/L。1, 4-二氯苯的 MCL 也为 0.075mg/L，此值 1989 年生效，沿用至今。

### 4. 欧盟饮用水水质标准

欧盟《饮用水水质指令》（2020/2184）未规定 1, 4-二氯苯的限值。

### 5. 日本饮用水水质标准

日本《饮用水水质标准》（2020）未规定 1, 4-二氯苯的限值。

## （六）指标分类及限值制定依据

考虑到我国水体中 1, 4-二氯苯的检出情况不具备全国普遍性，仅部分地区检出，因此把 1, 4-二氯苯归为扩展指标类型。

基于一项对大鼠的 2 年灌胃试验，以雄性大鼠肾脏影响为观察终点得到 LOAEL 为 150mg/(kg·d)，一周 5 天的给药方案换算为一周 7 天的暴露模式，不确定系数为 1000（种间和种内差异为 100，LOAEL 代替 NOAEL 及致癌性终点为 10），饮用水贡献率选择 10%，推导得出限值为 0.3mg/L。

# 十六、三 氯 苯

（一）基本信息

## 1. 基本情况

三氯苯（TCB）包含 3 种同分异构体：1, 2, 3-三氯苯、1, 2, 4-三氯苯、1, 3, 5-三氯苯。

（1）1, 2, 3-三氯苯

1）英文名称：1, 2, 3-Trichlorobenzene。

2）CAS 号：87-61-6。

3）分子式：$C_6H_3Cl_3$。

4）相对分子质量：181.45。

（2）1, 2, 4-三氯苯

1）英文名称：1, 2, 4-Trichlorobenzene。

2）CAS 号为：120-82-1。

3）分子式：$C_6H_3Cl_3$。

4）相对分子质量：181.45。

（3）1, 3, 5-三氯苯

1）英文名称：1, 3, 5-Trichlorobenzene。

2）CAS 号为：108-70-3。

3）分子式：$C_6H_3Cl_3$。

4）相对分子质量：181.45。

## 2. 理化性质

（1）1, 2, 3-三氯苯

1）外观与性状：无色液体或板状结晶（乙醇中）。

2）相对密度：1.69（固体）。

3）熔点：53.5℃。

4）沸点：218.5℃（常压）。

5）溶解性：不溶于水，微溶于乙醇，易溶于乙醚、苯、石油醚、二硫化碳、氯化烃等有机溶剂。

（2）1, 2, 4-三氯苯

1）外观与性状：无色液体。

2）相对密度：1.45（水=1）。

3）熔点：17.2℃。

4）沸点：213.8℃（常压）。

5）溶解性：不溶于水，微溶于醇，可混溶于乙醚、苯、石油醚、二硫化碳。

（3）1, 3, 5-三氯苯

1）外观与性状：白色结晶，有特殊气味。

2）相对密度：1.356（100℃）（水=1）。

3）熔点：63.4℃。

4）沸点：208.5℃（常压）。

5）溶解性：不溶于水，微溶于乙醇，易溶于乙醚、苯。

**3. 生产使用情况及饮用水污染源**

三氯苯（TCB）包含 3 种异构体，其中 1, 2, 4-TCB 是产量和应用范围最广的异构体。三氯苯主要作为化学合成的中间体用于溶剂、冷却剂、润滑剂和传热介质，也可用作涤纶染色、白蚁防治制剂和杀虫剂。目前 1, 2, 4-TCB 在我国工业和农业中使用广泛，可通过未适当处理的废水、废渣等形式排入环境。

**（二）环境暴露状况**

在废水、地表水、地下水和饮用水中都检测到了三氯苯。文献报道在加拿大河流中检测到 1, 2, 3-TCB、1, 2, 4-TCB 和 1, 3, 5-TCB 含量分别为 2μg/L、7μg/L 和 2μg/L，在同一研究中显示，自来水中 1, 2, 4-TCB 含量最高，平均浓度为 2ng/L。研究表明，我国自来水中 1, 2, 4-TCB 检测浓度为 0.52～2.53μg/L。一般人群主要通过吸入三氯苯制造区域污染空气暴露于三氯苯，还可以通过摄入受污染的饮用水和食物暴露。

**（三）毒代动力学及健康效应**

**1. 毒代动力学**

经口染毒后，3 种 TCB 异构体均很容易被吸收。在脂肪、皮肤和肝脏中发现高浓度的母体化合物，而在肾脏和肌肉中发现高水平的代谢产物，其中主要代谢产物是三氯酚。大鼠和恒河猴经口染毒 24 小时后，大鼠经尿液排泄 84%，经粪排泄 11%，而在恒河猴中则分别为 40% 和 1%。

**2. 健康效应**

（1）人体资料：TCB 通过摄入或吸入暴露时显示为中等毒性，3 种 TCB 异构体均对皮肤、眼睛和呼吸道具有刺激性。流行病学调查发现接触 1, 2, 4-TCB 的工人主要表现为神经衰弱症状，其次为眼部刺激症状和皮肤损害。有一例从事洗衣工作长期接触 1, 2, 4-TCB 的妇女患 A 型再生障碍性贫血的报道。

（2）动物资料

1）急性暴露：三氯苯具有低至中度急性毒性。啮齿动物经口 $LD_{50}$ 为 300～800mg/kg。急性暴露的主要靶器官是肝脏和肾脏。有限的急性毒性数据表明，1, 2, 4-三氯苯比其他两种异构体具有更强的急性毒性，并且大鼠可能比小鼠更易受影响。

2）亚急性暴露：一项离乳 SD 大鼠经食料添加饲喂含 TCB 异构体的为期 13 周的试验研究结果显示，3 种异构体的染毒剂量均为 1mg/kg、10mg/kg、100mg/kg 和 1000mg/kg，当染毒剂量为 1000mg/kg 时，3 种异构体均引起动物肝脏和肾脏脏器系数增加，雄性大鼠甲状腺和肝脏组织学改变，且 1, 2, 3-TCB 雄性 1000mg/kg 剂量组出现体重减轻，未见其他临床毒性症状；1, 2, 4-TCB 1000mg/kg 剂量组雄性动物出现肝脏转氨酶活性增加；1, 3, 5-TCB 1000mg/kg 剂量组引起了雄性大鼠肾脏的中度改变。血清生化和血液学指标均未发现改变。3 个异构体的 NOAEL 均为 100mg/kg，相当于 7.8mg/(kg·d)（1, 2, 4-TCB）、7.7mg/(kg·d)（1, 2, 3-TCB）或 7.6mg/(kg·d)（1, 3, 5-TCB）。

3）致癌性：通过饮食掺入法对大、小鼠进行了 1, 2, 4-三氯苯染毒为期 104 周的慢性致癌性研究。F344 大鼠（50 只/性别/组）饲喂含 0、100ppm、350ppm、1200ppm 的 1, 2, 4-三氯苯，相当于 0、5.6mg/(kg·d)、19.4mg/(kg·d)、66.5mg/(kg·d)（雄性），0、6.9mg/(kg·d)、23.5mg/(kg·d)、81.4mg/(kg·d)（雌性）；B6C3F1 小鼠（50 只/性别/组）饲喂含 0、150ppm、700ppm、3200ppm 的 1, 2, 4-三氯苯（98.9%纯），相当于 0、21mg/(kg·d)、100.6mg/(kg·d)、519.9mg/(kg·d)（雄性），0、26.3mg/(kg·d)、127mg/(kg·d)、572.6mg/(kg·d)（雌性）。小鼠 1, 2, 4-三氯苯高剂量染毒组出现显著的早期死亡。非预期死亡和终末期处理动物组织及器官的组织学检查显示，中、高剂量组肝细胞癌的发病率显著增加。

（四）检测方法

《生活饮用水标准检验方法》（GB/T 5750—2023）提供了 2 种检测方法，分别为吹扫捕集气相色谱质谱法和吹扫捕集气相色谱质谱法。

（五）国内外饮用水标准情况

**1. 我国饮用水卫生标准**

《生活饮用水卫生标准》（GB 5749—1985）未规定三氯苯的限值。

《生活饮用水卫生标准》（GB 5749—2006）规定三氯苯（总量）的限值为0.02mg/L。

《生活饮用水卫生标准》（GB 5749—2022）仍然沿用0.02mg/L作为三氯苯（总量）的限值。

**2. 世界卫生组织标准**

1984年第一版《饮用水水质准则》未提出三氯苯（总量）的准则值。

1993年第二版将饮用水中三氯苯（总量）基于健康的准则值定为0.02mg/L。

2004年第三版，2011年第四版，2017年第四版第一次增补版，2022年第四版第一、二次增补版均未提出三氯苯（总量）的准则值。

**3. 美国饮用水水质标准**

美国饮用水水质标准未规定三氯苯（总量）的MCLG和MCL。1992年美国规定1, 2, 4-TCB的MCLG为0.07mg/L。1, 2, 4-TCB的MCL也为0.07mg/L。

**4. 欧盟饮用水水质标准**

欧盟《饮用水水质指令》（2020/2184）未规定三氯苯（总量）的限值。

**5. 日本饮用水水质标准**

日本《饮用水水质标准》（2020）未规定三氯苯（总量）的限值。

（六）指标分类及限值制定依据

考虑到我国水体中三氯苯的检出情况不具备全国普遍性，仅部分地区检出，因此把三氯苯归为扩展指标类型。

基于一项三氯苯经口染毒大鼠13周的亚急性毒性实验得出LOAEL为7.7μg/(kg·d)，不确定系数为1000（种间差异为10，种内差异为10，以及短期试验结果的不确定性为10），饮用水贡献率选择10%，推导得出限值为0.02mg/L。

# 十七、苯并[a]芘

（一）基本信息

**1. 基本情况**

（1）中文名称：苯并[a]芘。

（2）英文名称：Benzo[a]pyrene。

（3）CAS号：50-32-8。

（4）分子式：$C_{20}H_{12}$。

（5）相对分子质量：252.32。

**2. 理化性质**

（1）外观与性状：纯品为无色或淡黄色针状晶体。

（2）相对密度：1.24（水=1）。

（3）熔点：179℃。

（4）沸点：496℃。

（5）水溶性：不溶于水，微溶于乙醇、甲醇，溶于苯、甲苯、二甲苯、氯仿、乙醚、丙酮等。

**3. 生产使用情况及饮用水污染源**

苯并[a]芘存在于焦化、炼油、沥青、塑料等工业污水中。地面水中的苯并[a]芘除了工业排污外，主要来自洗刷大气的雨水。水中的苯并[a]芘以吸附于某些颗粒上、溶解于水中和胶体状态 3 种形式存在，其中大部分吸附在颗粒物质上。水体中苯并[a]芘的来源主要有降雨、水上行驶的船舶漏油、工业废水排放、生物体合成、配水管网内衬等。其污染程度随人类活动的程度而有相当大的差别。

**（二）环境暴露状况**

未污染的河水中苯并[a]芘的含量为 0.01～0.1µg/L，污染的河水中其浓度每升可高达几微克至几百微克。一般地表水中苯并[a]芘的浓度在 1.1～350ng/L。我国测得的未污染区自来水中苯并[a]芘浓度一般在 0.2～0.5ng/L，污染的井水中有的高达 15.8ng/L。城市下水道的污水中苯并[a]芘浓度为 0.001～10µg/L。

对于多环芳烃中单个污染物，饮用水、皮肤暴露和食用水产品 3 种暴露途径相似，均以苯并[a]芘的风险最高，人体摄入多环芳烃的 3 种途径中，食用水产品的风险高于经饮用水和皮肤暴露，是总致癌风险的主要承担者。

**（三）毒代动力学及健康效应**

**1. 毒代动力学**

苯并[a]芘对皮肤、眼睛有较强的刺激作用，可经皮肤、黏膜、呼吸道、消化道进入体内，通过血液循环很快分布于全身，除少部分以原形随粪尿排出外，其余大部分经肝、肺细胞微粒体中的混合功能氧化酶激活而转化为几十种代谢产物，部分转化过程及其产生的最终产物通过不同的作用方式与途径对人体健康产生不利影响。

2. 健康效应

（1）人体资料：IARC 经大量的动物实验及临床观察分析，于 2006 年将苯并[a]芘从 2A 组（对人类很可能致癌）改为 1 组（人类致癌物）。

我国云南省宣威市由于室内燃煤，空气中苯并[a]芘污染严重，成为肺癌高发区，有些乡的肺癌死亡率高达 100/10 万以上。

苯并[a]芘还具有生殖毒性和内分泌干扰作用。在一项研究中，1μmol/L 苯并[a]芘作用于人肺腺癌细胞 H1355，可以明显降低内源性雄激素受体 mRNA 和蛋白质的表达水平，推断认为苯并[a]芘代谢活化后可能通过降低雄激素受体水平来影响雄激素功能，表现出雄激素受体拮抗剂作用。

目前研究证实苯并[a]芘暴露会产生一系列神经系统的行为缺陷，如运动功能减退，神经肌肉活动、生理及自律行为异常，感官刺激反应低下等。

（2）动物资料

1）短期暴露。急性毒性：$LD_{50}$=500mg/kg（小鼠腹腔），$LD_{50}$=50mg/kg（大鼠皮下）。

2）长期暴露。慢性毒性：长期生活在含苯并[a]芘的环境中，会造成慢性中毒，空气中的苯并[a]芘是导致肺癌的最重要因素之一。苯并[a]芘在自然环境中稳定，又是一种间接毒性物质，因此其危害具有长期性和隐匿性，它蓄积在乳腺和脂肪组织中，在体内自身降解相当缓慢，表现出明显不良症状前的潜伏期一般为 20～25 年。

3）生殖/发育/内分泌影响：许多研究表明，苯并[a]芘可通过胎盘屏障进入子代体内，对个体健康造成危害。在致畸实验中，妊娠大鼠经口暴露于 1000mg/kg 苯并[a]芘可以导致胎儿畸形。大量流行病学调查和动物实验表明，苯并[a]芘与不良妊娠结局的发生有关，如生育能力下降、不孕不育、流产、早产、胎儿生长受限及胎儿出生缺陷等，其可能的作用机制包括影响细胞色素 P450 酶的代谢、改变细胞周期进程、参与 DNA 损伤及其抗雌激素效应等。苯并[a]芘还可以降低血浆和睾丸内的睾酮水平，表现出雄激素受体拮抗剂作用。

4）致突变性：苯并[a]芘是一种突变原或间接致突变的物质，在 Ames 试验及其他细菌突变、染色体畸变、细菌 DNA 修复、哺乳动物精子畸变等实验中均呈阳性反应。

5）致癌性：2017 年 10 月 IARC 公布的致癌物清单中，苯并[a]芘被列入 1 组，即人类致癌物。

6）神经毒性：目前对苯并[a]芘神经毒性研究最多的是苯并[a]芘对学习记忆的损伤。由于其高亲脂性而容易穿过血脑屏障存在于中枢神经系统，苯并[a]芘与学习和记忆受损密切相关。

（四）检测方法

《生活饮用水标准检验方法》（GB/T 5750—2023）提供了 2 种检测方法，均为高效液相色谱法。

（五）国内外饮用水标准情况

**1. 我国饮用水卫生标准**

《生活饮用水卫生标准》（GB 5749—1985）规定苯并[a]芘含量限值为 0.00001mg/L。

《生活饮用水卫生标准》（GB 5749—2006）和《生活饮用水卫生标准》（GB 5749—2022）仍然沿用 0.00001mg/L 作为苯并[a]芘的限值。

**2. 世界卫生组织标准**

1984 年第一版《饮用水水质准则》建议苯并[a]芘基于健康的准则值为 0.00001mg/L。

1993 年第二版规定饮用水中苯并[a]芘的准则值为 0.7μg/L。

2004 年第三版，2011 年第四版，2017 年第四版第一次增补版，2022 年第四版第一、二次增补版均沿用了此准则值。

**3. 美国饮用水水质标准**

美国饮用水水质标准于 1992 年 7 月 17 日规定饮用水中苯并[a]芘的 MCLG 为 0，同时基于分析技术的可行性规定 MCL 为 0.0002mg/L。

**4. 欧盟饮用水水质标准**

欧盟《饮用水水质指令》（2020/2184）规定饮用水中苯并[a]芘不得超过 0.01μg/L。

**5. 日本饮用水水质标准**

日本《饮用水水质标准》（2020）未规定饮用水中苯并[a]芘的标准限值。

（六）指标分类及限值制定依据

虽然苯并[a]芘毒性较强，但我国多年饮用水监测结果显示其检出情况不具有全国普遍性，仅在部分环境水体中有检出，因此把苯并[a]芘归为扩展指标类型。

我国《生活饮用水卫生标准》从 1985 年开始根据苯并[a]芘的毒性，结合我国的实际情况，规定其在饮用水中的限值为 0.00001mg/L，后来一直沿用此限值。

多年来的实施情况表明此限值对我国饮用水中苯并[a]芘的污染防控具有重要意义，因此继续将饮用水中苯并[a]芘的限值规定为 0.00001mg/L。

# 十八、邻苯二甲酸二（2-乙基己基）酯

## （一）基本信息

### 1. 基本情况

（1）中文名称：邻苯二甲酸二（2-乙基己基）酯。
（2）英文名称：Di（2-ethylhexyl）phthalate，DEHP。
（3）CAS 号：117-81-7。
（4）分子式：$C_{24}H_{38}O_4$。
（5）相对分子质量：390.56。

### 2. 理化性质

（1）外观与性状：无色或淡黄色黏稠液体，微有气味。
（2）溶解性：不溶于水，溶于多数有机溶剂。
（3）熔点：-50℃。
（4）沸点：370℃，101.3kPa。
（5）密度：0.985g/cm³（20℃）。

### 3. 生产使用情况及饮用水污染源

邻苯二甲酸二（2-乙基己基）酯（DEHP）是邻苯二甲酸酯类化合物（phthalic acid esters，PAEs）中使用最广泛的一种，据统计，PAEs 全世界年产量已超过 200 万吨，其中我国的年产量已突破 100 万吨，而 DEHP 约占 PAEs 产量的 40%。DEHP 广泛用于各种塑料产品如纤维素树脂、聚乙烯和聚氯乙烯、食品包装材料、医用材料的生产加工，还可以替代多氯联苯作为蓄电池的电解质。DEHP 主要通过工业废水污染水源。

## （二）环境暴露状况

美国原水中 DEHP 浓度为 2.67～5.94μg/L，处理后水中浓度为 2.43～2.68μg/L。Wang 等汇总分析了 2005～2015 年中国水源水中 DEHP 的监测结果，DEHP 的中位数为 1.3μg/L，$P_5$～$P_{95}$ 为 0.01～18.4μg/L。日本自来水中 DEHP 浓度最高值为 5.22μg/L。因为塑料制品的广泛应用，人体暴露于 DEHP 的差异很大，食物摄入是其主要暴露来源，饮用水只占总暴露量的一小部分，在世界卫生组织的饮用水

准则值推导过程中，饮用水的配额为每日可耐受摄入量（TDI）的 1%。

## （三）毒代动力学及健康效应

### 1. 毒代动力学

包括人类在内的灵长类摄取 DEHP 后的吸收量都较低，DEHP 很难经皮肤吸收。大鼠经口暴露于 2000mg/(kg·d)剂量的 DEHP，14 天后 DEHP 在肝脏、肾脏、血和睾丸中代谢，肝脏、肾脏、血和睾丸中的浓度分别为 205μg/g、105μg/g、60μg/g 和 40μg/g。DEHP 经口摄食进入肠道后，一部分以原形直接吸收，另一部分在胰腺酶和肠道脂肪酶的作用下水解为单酯 MEHP[mono（2-ethylhexyl）phthalate]和 2-乙基己醇（2-EH），MEHP 和 2-EH 可进一步分解为 20 多种代谢物。在大鼠中，90%的 DEHP 通过尿液排出体外。

### 2. 健康效应

（1）人体资料：有研究发现志愿者接受 10g DEHP 可导致温和的胃部不适感。透析病人每周接受 150mg DEHP 1 个月后未发现肝脏改变，但 1 年后发现过氧化物酶升高。人类对于 DEHP 的敏感性要低于啮齿动物。

有研究对 1999～2002 年在阿拉斯加收集到的 75 例乳腺癌妇女和 95 例正常妇女的尿液进行分析，结果发现尿液中邻苯二甲酸单（2-乙基己基）酯含量升高可能增加患乳腺癌的危险，比值比（odds ratio，OR）为 2.43（95% CI：1.13～5.25）。

IARC 将 DEHP 归为 2B 组，为人类可能致癌物。

（2）动物资料

1）短期暴露：大鼠及小鼠实验中，DEHP 经口急性暴露 LD$_{50}$ 超过 20g/kg。肝脏和睾丸是其主要靶器官，最显著的特征是肝脏过氧化物酶的升高。在大鼠经口暴露试验中，DEHP 在 2.5mg/(kg·d)剂量下会引起过氧化物酶活性增强和组织病理改变，NOAEL 为 2.5mg/(kg·d)。

2）长期暴露：持续 2 年的大鼠经口毒性研究中，在 100～200mg/kg 的剂量下，DEHP 可以导致发育迟缓、肝脏和肾脏增生，NOAEL 为 50～60mg/kg。

3）生殖毒性：大量动物（大鼠、小鼠、豚鼠和雪貂等）实验研究表明，DEHP 可以引起雄性啮齿动物生殖系统紊乱，如睾丸损伤、性分化改变和生殖畸形等，也可诱发啮齿动物睾丸间质细胞肿瘤。DEHP 可以引起大鼠雄性胚胎睾丸发育相关内分泌功能障碍，该时期睾丸发育异常会对成体生殖功能各方面（包括精子数量）造成终身影响。

4）内分泌毒性：DEHP 可以影响甲状腺功能，干扰甲状腺激素平衡，也可以与三碘甲腺原氨酸脱碘酶或肝脏酶相互作用，影响甲状腺激素的次代谢。

202 | 生活饮用水卫生标准研究

5）致癌性：USEPA 报道，根据 NTP 提供的 B6C3F1 小鼠经口染毒实验资料进行危险度评价，DEHP 致癌斜率因子为 $1.41 \times 10^{-2}$ mg/(kg·d)。

（四）操作性评价

《生活饮用水标准检验方法》（GB/T 5750—2023）提供了 1 种检测方法，即固相萃取气相色谱质谱法。

（五）国内外饮用水标准情况

**1. 我国饮用水卫生标准**

《生活饮用水卫生标准》（GB 5749—1985）未规定 DEHP 的限值。

《生活饮用水卫生标准》（GB 5749—2006）规定 DEHP 的限值为 0.008mg/L。

《生活饮用水卫生标准》（GB 5749—2022）仍然沿用 0.008mg/L 作为 DEHP 的限值。

**2. 世界卫生组织标准**

1984 年第一版《饮用水水质准则》未涉及 DEHP。

1993 年第二版规定饮用水中 DEHP 的基于健康的准则值为 0.008mg/L。

2004 年第三版，2011 年第四版，2017 年第四版第一次增补版，2022 年第一、二次增补版均沿用了此准则值。

**3. 美国饮用水水质标准**

美国饮用水水质标准规定 DEHP 的 MCLG 为 0，MCL 为 0.006mg/L。

**4. 欧盟饮用水水质标准**

欧盟《饮用水水质指令》（2020/2184）未规定饮用水中 DEHP 的标准限值。

**5. 日本饮用水水质标准**

日本《饮用水水质标准》（2020）规定饮用水中 DEHP 的限值为 0.08mg/L。

（六）指标分类及限值制定依据

我国饮用水水质监测结果表明，DEHP 检出情况不具有全国普遍性，仅部分地区检出，因此把 DEHP 归为扩展指标类型。

参考大鼠经口暴露试验，DEHP 在 2.5mg/(kg·d) 剂量下会引起过氧化物酶活性增强和组织病理改变，NOAEL 为 2.5mg/(kg·d)，不确定系数为 10，饮用水贡献率 1%，推导出限值为 0.008mg/L。

# 十九、丙烯酰胺

## （一）基本信息

### 1. 基本情况

（1）中文名称：丙烯酰胺。
（2）英文名称：Acrylamide。
（3）CAS号：79-06-1。
（4）分子式：$C_3H_5NO$。
（5）相对分子质量：71.078。

### 2. 理化性质

（1）熔点：82～86℃。
（2）沸点：125℃。
（3）密度：2.15g/cm³（30℃）。
（4）闪点：138℃。
（5）水溶性：50mg/mL（20℃）。

### 3. 生产使用情况及饮用水污染源

丙烯酰胺是用于有机化学品生产的反应单体和中间体，主要用于生产聚丙烯酰胺（PAM）。丙烯酰胺作为生产聚丙烯酰胺的单体，在胶粘剂、纤维、纸张和纺织品上浆、模制品、水中助凝剂、絮凝剂、污水和垃圾处理、纺织品、矿石加工等方面有广泛应用。由于丙烯酰胺广泛用于多种行业，其生产过程和聚丙烯酰胺等聚合物生产过程会有残余的丙烯酰胺单体通过工业废水、废渣进入水体、土壤和大气等环境介质。聚丙烯酰胺或其他聚合物产品中残留的丙烯酰胺单体会在使用过程中释放入环境。利用聚丙烯酰胺处理饮用水可能使饮用水中含有丙烯酰胺。

## （二）环境暴露状况

饮用水中丙烯酰胺污染最重要的来源是使用聚丙烯酰胺絮凝剂形成的丙烯酰胺单体残留。应用聚丙烯酰胺处理饮用水的地区，其河水与自来水中检出的丙烯酰胺一般都小于 5μg/L。美国西弗吉尼亚州地区公共饮水供水井中水样检出的丙烯酰胺浓度为 0.024～0.041μg/L。食物对丙烯酰胺总暴露量贡献较大。一般人群丙烯酰胺的平均摄入量为 0.3～0.8μg/(kg·d)。美国食品药品监督管理局估计，饮食中丙烯酰胺的总体日摄入量约为 0.4μg/(kg·d)，$P_{90}$为 0.95μg/(kg·d)。

## （三）毒代动力学及健康效应

### 1. 毒代动力学

丙烯酰胺经口、皮肤、呼吸道、肠胃途径易吸收，包括通过未受损的皮肤和黏膜吸收。经丙烯酰胺饲喂的大鼠，丙烯酰胺最高浓度出现在红细胞中，其他所有组织中也都检出较低浓度的丙烯酰胺。大鼠中的丙烯酰胺主要通过谷胱甘肽进行细胞代谢。超过 50%的代谢产物为硫醚氨酸、*N*-乙酰半胱氨酸。丙烯酰胺主要转变为共轭代谢物通过尿液排出。

### 2. 健康效应

（1）人体资料：有 5 例丙烯酰胺中毒的报道（3 例成人，2 例儿童），均为通过摄入被 400ppm 丙烯酰胺污染的水而中毒。3 例成人都表现出中枢及周围神经系统功能失调症状。儿童由于摄水较少，症状比成人轻。

在我国的一项研究中，暴露组工人和对照组之间神经毒性的症状以及神经肌电图测量等具有显著性差异。

膳食中丙烯酰胺摄入量与子宫内膜癌风险无关，但是在不吸烟的女性中，高丙烯酰胺摄入量与患子宫内膜癌风险的增加显著相关。

（2）动物资料

1）短期暴露：Gorzinski 等的研究是给雌雄 F344（CDF）大鼠饲喂含丙烯酰胺 0、$1mg/(kg \cdot d)$、$3mg/(kg \cdot d)$、$10mg/(kg \cdot d)$、$30mg/(kg \cdot d)$的饮水 21 天。采用光电显微技术检测大鼠末梢外围神经，$10mg/(kg \cdot d)$和 $30mg/(kg \cdot d)$剂量组轴突退化，而 0、$1mg/(kg \cdot d)$、$3mg/(kg \cdot d)$剂量组无显著变化。研究得出 NOAEL 为 $3mg/(kg \cdot d)$。

2）长期暴露：给大鼠饲喂含 $1mg/(kg \cdot d)$丙烯酰胺的饮水 90 天，大鼠虽无外部毒理症状，但轴膜内陷等神经疾病的证据显著。该研究的 NOAEL 为 $0.2mg/(kg \cdot d)$。

给雌雄 F344 大鼠饲喂含丙烯酰胺 0、$0.01mg/(kg \cdot d)$、$0.1mg/(kg \cdot d)$、$0.5mg/(kg \cdot d)$、$2mg/(kg \cdot d)$的饮水 2 年。结果显示，其最主要的非癌慢性效应为饲喂 3 个月和 6 个月雄性大鼠胫骨分支坐骨神经轴膜内陷的发生率增加（通过电子显微镜观察），饲喂 2 年后发病率上升为"适度"到"严重"的变性（光学显微镜观察）。得出影响神经系统的 NOAEL 为 $0.5mg/(kg \cdot d)$，LOAEL 则为 $2mg/(kg \cdot d)$。Friedman 等也做了相似研究，这些研究提供了足够的数据进行 Benchmark 分析，log-logistic 模型为雄性大鼠的最佳拟合模型，概率模型为雌性大鼠最佳拟合模型。Johnson 等的研究推导出雄性大鼠 $BMD_{05}$ 为 $0.58mg/(kg \cdot d)$，$BMDL_{05}$ 为 $0.27mg/(kg \cdot d)$，雌性大鼠 $BMD_{05}$ 为 $0.67mg/(kg \cdot d)$，$BMDL_{05}$ 为 $0.49mg/(kg \cdot d)$；其中最小值 $0.27mg/(kg \cdot d)$被用来推导 RfD 值。

3）生殖影响：为了观察丙烯酰胺对小鼠精子的影响，将 16 只成年雄性小鼠分为两组，A 组小鼠以基础饮食喂养，B 组以基础饮食和丙烯酰胺（10mg/kg，水溶液）喂养，暴露周期 35 天。与对照组相比，丙烯酰胺处理组的小鼠精子各项参数较差。与对照组相比，暴露组的血睾酮浓度显著降低（$P<0.001$）。结果表明，丙烯酰胺可以影响小鼠的精子参数，以及精子染色质的凝聚和 DNA 的完整性。

4）发育影响：对丙烯酰胺对妊娠期 SD 大鼠发育毒性的累积神经毒性进行评估。用蒸馏水溶解丙烯酰胺，每天灌胃 1 次，暴露剂量为 0、2.5mg/kg、7.5mg/kg、15mg/kg，暴露周期在妊娠期 6～20 天。丙烯酰胺暴露期间母体毒性主要表现为高剂量时体重增加减缓。母鼠在暴露和妊娠期间的体重增加及校准子宫重量的体重增加均显示下降趋势。在高剂量组中，孕鼠在给药过程中体重增加低于控制值，7.5mg/kg 和 15mg/kg 剂量组校正体重增加减缓。综上，最低剂量 2.5mg/(kg·d) 为母体毒性的 NOAEL。该研究中，丙烯酰胺暴露没有观察到对胚胎/胎儿的毒性。因此，在该研究的条件下，15mg/(kg·d) 为发育毒性的 NOAEL。

5）致突变性：在啮齿动物致癌性试验中，丙烯酰胺的暴露导致肿瘤的形成，其剂量低于引起基因毒性损害的剂量。研究分别采用 Pig-a 突变频率和微核的高灵敏度流式细胞分析评估了丙烯酰胺对啮齿动物 DNA 结构损伤和基因突变的潜在影响。基准剂量模型表明，与点突变相反的 DNA 结构损伤和丙烯酰胺诱导致癌的基因毒性作用模式最为相关。

6）致癌性：IARC 于 1994 年将丙烯酰胺归为 2A 组，可能对人类致癌。

（四）检测方法

《生活饮用水标准检验方法》（GB/T 5750—2023）提供了 1 种检测方法，即高效液相色谱串联质谱法。

（五）国内外饮用水标准情况

**1. 我国饮用水卫生标准**

《生活饮用水卫生标准》（GB 5749—1985）未规定丙烯酰胺的限值。
《生活饮用水卫生标准》（GB 5749—2006）规定丙烯酰胺的限值为 0.0005mg/L。
《生活饮用水卫生标准》（GB 5749—2022）仍然沿用 0.0005mg/L 作为丙烯酰胺的限值。

**2. 世界卫生组织标准**

1984 年第一版《饮用水水质准则》没有涉及丙烯酰胺。

1993 年第二版规定了丙烯酰胺的准则值为 0.0005mg/L。

2004 年第三版，2011 年第四版，2017 年第四版第一次增补版，2022 年第四版第一、二次增补版均沿用了此值。

### 3. 美国饮用水水质标准

美国饮用水水质标准规定丙烯酰胺 MCLG 为 0。由于缺乏水中丙烯酰胺标准检测方法，EPA 用处理技术（TT）要求代替 MCL。水法第二阶段规定：如给水系统使用的高分子助凝剂中含丙烯酰胺，必须向州政府提供书面形式证明（采用第三方或制造厂的认证），使用剂量及单体浓度不应超过 0.05%，剂量为 1mg/L（或相当量）。

### 4. 欧盟饮用水水质标准

欧盟《饮用水水质指令》（2020/2184）规定丙烯酰胺的参考值为 0.1μg/L。

### 5. 日本饮用水水质标准

日本《饮用水水质标准》（2020）规定丙烯酰胺的限值为 0.0005mg/L。

## （六）指标分类及限值制定依据

考虑到我国饮用水中丙烯酰胺的检出情况不具备全国普遍性，仅部分地区检出，因此把丙烯酰胺归为扩展指标类型。

根据丙烯酰胺可同时诱发雌性大鼠乳腺、甲状腺和子宫的恶性肿瘤，采用线性多阶段模型，得出饮用水中丙烯酰胺的质量浓度为 0.05μg/L、0.5μg/L、5μg/L 时，终身患癌的超额危险度分别为 $10^{-6}$、$10^{-5}$、$10^{-4}$。采用终身患癌的超额危险度 $10^{-5}$ 对应的值 0.5μg/L 作为标准限值。

# 二十、环氧氯丙烷

## （一）基本信息

### 1. 基本情况

（1）中文名称：环氧氯丙烷。

（2）英文名称：Epichlorohydrin。

（3）CAS 号：106-89-8。

（4）分子式：$C_3H_5ClO$。

（5）相对分子质量：92.53。

**2. 理化性质**

（1）外观与性状：无色液体，有似氯仿气味，易挥发，不稳定。

（2）密度：1.18g/cm³（20℃）。

（3）熔点：−57.2℃。

（4）沸点：116.1℃。

（5）水溶性：66g/L（20℃）。

**3. 生产使用情况及饮用水污染源**

环氧氯丙烷主要用于制造甘油和未改性的环氧树脂，也可用于制造人造橡胶、表面活性剂、水处理用树脂、离子交换树脂、增塑剂、染料、药品、乳化剂、润滑剂和黏合剂。环氧氯丙烷可以通过使用残留环氧氯丙烷的絮凝剂，以及从管道的环氧树脂涂料中浸出等途径进入饮用水。

（二）环境暴露状况

1978 年 1 月，从西弗吉尼亚一座水井中采集的样本中检测出 75ppm 的环氧氯丙烷，该水井距离由火车事故引起的 20 000 加仑（1 加仑≈3.785L）环氧氯丙烷泄漏的地点最近。我国住房和城乡建设部、国家卫生健康委员会、北京市自来水集团、深圳市水务（集团）有限公司等多部门多年饮用水水质监测结果显示，我国饮用水中可能存在环氧氯丙烷污染的风险。在生产和使用环氧氯丙烷的工作场所中，工人主要通过吸入和皮肤接触暴露于环氧氯丙烷。

（三）毒代动力学及健康效应

**1. 毒代动力学**

环氧氯丙烷经口、呼吸道吸入和皮肤接触暴露后，可以迅速被吸收进入人体。经口暴露后，胃中的浓度水平最高，其次是肠、肾、肝、胰腺和肺。呼吸道吸入暴露后，鼻甲部位浓度最高，其次为肠、肝和肾。环氧氯丙烷在体内代谢很快，尿中主要的代谢产物是 *N*-乙酰-*S*-（3-氯-2-羟丙基）-L-半胱氨酸和 α-氯丙醇。大约 38% 的放射性剂量以二氧化碳的形式呼出，50%以尿中代谢产物的形式排出，39%通过粪便排出。

**2. 健康效应**

（1）人体资料：有研究表明，人体经皮肤和吸入暴露于环氧氯丙烷后会产生急性效应。经皮肤暴露主要产生局部刺激效应，吸入暴露会产出显著的全身性效应，包括肝脏和肾脏的毒性反应等。有报道称，暴露于异丙醇和环氧氯丙烷的工人中归因于肺癌的死亡率有所升高（但没有统计学上的显著性差异）。尚未发现环氧氯丙烷对生殖功能的影响。

（2）动物资料

1）短期暴露：环氧氯丙烷经口、皮肤、皮下组织和呼吸道暴露后都有急性毒性，所有暴露途径导致的症状都相似。在皮肤的敷用部位，环氧氯丙烷有很强的刺激性，主要的急性系统反应发生在中枢神经系统，可能导致呼吸中枢抑制而引起动物死亡。

研究发现，大鼠通过吸入途径暴露于环氧氯丙烷 4 小时，暴露剂量为 7～350mg/m³，24 小时内出现多尿症，伴随肾脏重量和比重增加，以及尿液中出现蛋白质和氯化物。

2）长期暴露：给雄性和雌性 Wistar 大鼠用环氧氯丙烷水溶液灌胃，暴露剂量为 2mg/kg 和 10mg/kg，每周 5 天，连续 104 周后，雌性和雄性都会产生胃增生和与剂量相关的白细胞减少，由此确定 LOAEL 为 2mg/(kg·d)。

3）生殖毒性：SD 大鼠（43～46 只/组）和新西兰白兔（20～25 只/组）分别暴露于 0、2.5ppm、25ppm（0、9.5mg/m³、95mg/m³）环氧氯丙烷中，每天 7 小时，暴露时间分别为妊娠第 6～15 天和第 6～18 天。妊娠的最后一天（大鼠妊娠第 21 天，兔子妊娠第 29 天）处死实验动物。记录妊娠动物的体重和肝重量，检查胎儿外部、软组织（1/3 胎儿）和骨骼异常情况。大鼠高剂量组妊娠第 6 天、8 天、10 天、12 天、16 天母体体重明显下降。在妊娠第 6～14 天，食物消耗显著降低，而在妊娠第 9～20 天，耗水量增加。未观察到对兔子的母体毒性或对发育的影响。得到环氧氯丙烷对母体和发育毒性的 NOAEL 为 95mg/m³。

4）发育毒性：CD 大鼠和 CD1 小鼠，在妊娠第 6～15 天，用环氧氯丙烷的棉籽油溶液染毒，结果发现环氧氯丙烷没有致畸效应。剂量在 40mg/kg 以上时，大鼠会产生母体毒性效应（体重减轻、肝脏变大、死亡）。剂量在 80mg/kg 以上时，小鼠会产生母体毒性效应（肝脏变大、死亡）和胎儿毒性效应（体重减轻）。

5）致突变效应：环氧氯丙烷具有致突变性。环氧氯丙烷能够引起原核系统中的碱基对替换突变。将哺乳动物的肝脏匀浆后进行培养，结果发现突变的频次显著降低。环氧氯丙烷能够引起基因突变，在小鼠淋巴细胞培养试验中能够引起染色体断裂，在人体淋巴细胞体外试验中能够引起染色体异常，但在大鼠干细胞试验中没有出现这种现象。环氧氯丙烷在培养的人体淋巴细胞中能够引起姐妹染色单体交换。

6）致癌作用：IARC 将环氧氯丙烷归为 2A 组，即可能对人类致癌。

（四）检测方法

《生活饮用水标准检验方法》（GB/T 5750—2023）提供了 1 种检测方法，即气相色谱质谱法。

（五）国内外饮用水标准情况

**1. 我国饮用水卫生标准**

《生活饮用水卫生标准》（GB 5749—1985）未规定环氧氯丙烷的限值。

《生活饮用水卫生标准》（GB 5749—2006）规定环氧氯丙烷的限值为 0.0004mg/L。

《生活饮用水卫生标准》（GB 5749—2022）仍然沿用 0.0004mg/L 作为环氧氯丙烷的限值。

**2. 世界卫生组织标准**

1984 年第一版《饮用水水质准则》没有对环氧氯丙烷进行规定。

1993 年第二版规定了环氧氯丙烷准则值为 0.0004mg/L。

2004 年第三版，2011 年第四版，2017 年第四版第一次增补版，2022 年第四版第一、二次增补版均沿用了此值。

**3. 美国饮用水水质标准**

美国《国家一级饮用水标准》规定环氧氯丙烷的 MCLG 是 0。环氧氯丙烷的 MCL 以处理技术（TT）要求代替，即当环氧氯丙烷用于饮用水系统时，投加剂量和单体浓度不应超过含有 0.01%单体的环氧氯丙烷投加量为 20mg/L 时的等量水平。

**4. 欧盟饮用水水质标准**

欧盟《饮用水水质指令》（2020/2184）规定环氧氯丙烷的限值为 0.1μg/L。

**5. 日本饮用水水质标准**

日本《饮用水水质标准》（2020）规定环氧氯丙烷的暂行限值为 0.0004mg/L。

（六）指标分类及限值制定依据

考虑到环氧氯丙烷的检出情况不具备全国普遍性，仅部分地区检出，因此把环氧氯丙烷归为扩展指标类型。

基于一项为期 2 年（每周 5 天）的大鼠管饲研究，大鼠前胃增生，LOAEL 为 2mg/(kg·d)，不确定系数为 10 000，推导出限值为 0.0004mg/L。

# 二十一、微囊藻毒素-LR

## （一）基本信息

### 1. 基本情况

（1）中文名称：微囊藻毒素-LR。

（2）英文名称：Microcystin-LR（MC-LR）。

（3）CAS 号：101043-37-2。

（4）分子式：$C_{49}H_{74}N_{10}O_{12}$。

（5）相对分子质量：995.17。

### 2. 理化性质

（1）外观与性状：白色固体。

（2）溶解性：易溶于水、甲醇或丙酮。

（3）挥发性：不挥发。

（4）稳定性：化学性质相当稳定，自然降解过程十分缓慢。

### 3. 生产使用情况及饮用水污染源

饮用水污染源主要通过富营养化引起藻类大量繁殖，藻细胞破裂污染水体。

## （二）环境暴露状况

一项关于太湖的研究检测到胞外微囊藻毒素含量<1μg/L，而总微囊藻毒素含量最高达 50μg/L。另一项关于鄱阳湖的研究表明，仅有 2 个采样点检出总微囊藻毒素含量超过 1μg/L，其他均<1μg/L。饮用水摄入是其主要人体暴露途径，除此之外，湖泊和河流的娱乐设施用水也是可能的暴露途径。

## （三）毒代动力学及健康效应

### 1. 毒代动力学

微囊藻毒素-LR（MC-LR）可在小肠和肝脏被胆汁酸载体转运，约有 70%聚集于肝脏，肾脏和小肠内也可聚集相当数量的 MC-LR。MC-LR 排泄速度很快，总量的 75%可在 12 小时内排出，剩余部分在 6 天内排出，其中约 9%经尿排出，15%经粪便排出。

### 2. 健康效应

（1）人体资料

1）短期暴露：人体通过饮用水暴露于 MC-LR 可能出现胃部不适、呕吐、肝肾损害等表现，伴随电解质、血浆蛋白、葡萄糖紊乱，肝脏转氨酶升高。

2）长期暴露：1996 年广西和江苏的流行病学调查表明，肝癌与当地池塘或沟田的饮用水使用有关。由于缺乏足够的人群研究数据，2017 年，有学者报道我国西南地区人体血清微囊藻毒素暴露水平与原发性肝癌发生风险呈正相关。

IARC 将 MC-LR 的致癌性归为 2B 组，即可能对人类致癌。

（2）动物资料

1）短期暴露：小鼠腹腔染毒的急性毒性 $LD_{50}$ 为 25～150μg/kg，经口 $LD_{50}$ 大约为 5000μg/kg，两者 $LD_{50}$ 的差别可能是毒物代谢的差别所致。

微囊藻毒素的主要靶器官为肝脏。经静脉或腹腔染毒后，会造成严重的肝损害。

通过灌胃给予小鼠 MC-LR，剂量分别为 40μg/(kg·d)、200μg/(kg·d)和 1000μg/(kg·d)，连续 13 周。200μg/(kg·d)组的一些小鼠出现轻微的肝脏病理学变化，最高剂量组所有雄性小鼠和大多数雌性小鼠出现肝脏损害，包括慢性炎症、局部肝细胞变性等。两个高剂量组雄性小鼠的血清转氨酶显著升高，血清总蛋白和白蛋白轻微降低。雌性小鼠只在最高剂量可见转氨酶的变化，该研究最终得出 MC-LR 的 NOAEL 为 40μg/(kg·d)。

2）长期暴露：在一项为期 28 周的大鼠实验中，以 80μg/(kg·d)的剂量暴露并未引发肿瘤。

3）生殖和发育毒性：在小鼠实验中，暴露剂量为 2000μg/(kg·d)，26 只雌性小鼠中 9 只死亡，在尸检时发现有肝脏异常、胎儿发育迟缓、骨骼僵化现象。

4）致癌性：在动物实验中，有证据表明 MC-LR 有肿瘤促进作用。在 10μg/(kg·d)的剂量下，8 周时大鼠肝脏组织的肿瘤促进标志物 GST-P 水平升高。

（四）检测方法

《生活饮用水标准检验方法》（GB/T 5750—2023）提供了 2 种检测方法，分别为高效液相色谱法和液相色谱串联质谱法。

（五）国内外饮用水标准情况

**1. 我国饮用水卫生标准**

《生活饮用水卫生标准》（GB 5749—1985）未规定 MC-LR 的限值。

《生活饮用水卫生标准》（GB 5749—2006）规定 MC-LR 的限值为 0.001mg/L。

《生活饮用水卫生标准》（GB 5749—2022）仍然沿用 0.001mg/L 作为 MC-LR 的限值，同时明确了 MC-LR 指标的适用情况为藻类暴发时。

**2. 世界卫生组织标准**

1984 年和 1993 年两版《饮用水水质准则》均未评价过微囊藻毒素。

1998 年第二版准则补充本提出微囊藻毒素总量基于健康的准则值为 0.001mg/L。2004 年第三版、2011 年第四版沿用了此准则值。

2017 年第四版第一次增补版，2022 年第四版第一、二次增补版除规定了基于健康终身准则值为 0.001mg/L，还提出了微囊藻毒素总量短期准则值为 0.012mg/L。

**3. 美国饮用水水质标准**

美国饮用水水质标准未规定饮用水中 MC-LR 的标准限值。

**4. 欧盟饮用水水质标准**

欧盟《饮用水水质指令》（2020/2184）规定饮用水中 MC-LR 的标准限值为 1.0μg/L，仅在水源出现潜在水华时测定（如蓝藻细胞密度增加或水华将要形成时）。

**5. 日本饮用水水质标准**

日本《饮用水水质标准》（2020）将 MC-LR 列为进一步研究指标，目标值为 0.0008mg/L。

（六）指标分类及限值制定依据

考虑到饮用水中 MC-LR 污染主要发生在藻类暴发时，因此把 MC-LR 归为扩展指标类型。

参考大鼠经口暴露试验，在 40μg/(kg·d)剂量下会引起过氧化物酶活性增强和组织病理改变，NOAEL 为 40μg/(kg·d)，不确定系数为 1000，饮用水贡献率为 80%，推导出限值为 0.001mg/L。

# 二十二、1, 1, 1-三氯乙烷

（一）基本信息

**1. 基本情况**

（1）中文名称：1, 1, 1-三氯乙烷。
（2）英文名称：1, 1, 1- Trichloroethane。
（3）CAS 号：71-55-6。
（4）分子式：$C_2H_3Cl_3$。
（5）相对分子质量：133.40。

**2. 理化性质**

（1）外观与性状：有甜味的无色液体。

（2）密度：1.339g/cm³（20℃）。

（3）熔点：−30.4℃。

（4）沸点：74.1℃。

（5）蒸气压：13.3kPa（25℃）。

（6）水溶性：0.3～0.5g/L（25℃）。

**3. 生产使用情况及饮用水污染源**

1，1，1-三氯乙烷是良好的金属清洗剂，被广泛用于电子设备、发动机、电子仪器的清洗，是黏合剂、涂料和纺织染料等的溶剂，还可用作金属切削油的冷却剂和润滑剂，也是墨水和管道清洗剂的成分。

空气中1，1，1-三氯乙烷半衰期为2～6年，它通过与光化反应产生的羟自由基作用而降解。在水中，1，1，1-三氯乙烷具有一定溶解度，半衰期为200～300天，可挥发至空气中。1，1，1-三氯乙烷比水重，可在土壤中迁移并易于迁移到地下水中，对地下水造成污染。1，1，1-三氯乙烷也可从土壤挥发至空气中。1，1，1-三氯乙烷不在动物体内蓄积。

1，1，1-三氯乙烷在地下水中的非生物降解途径包括水解作用和消除作用。1，1，1-三氯乙烷通过水解作用最终转化为乙酸，而通过消除作用转化为1，1-二氯乙烯。水解作用的速度是消除作用的近 5 倍。一些微生物可以通过生物转化使1，1，1-三氯乙烷脱氯，最终生成氯乙烷。

饮用水中1，1，1-三氯乙烷主要来源于工业排放和容器泄漏造成的水源水污染。

（二）环境暴露状况

研究表明地表水中偶尔检出高浓度的1，1，1-三氯乙烷。欧洲地下水的1，1，1-三氯乙烷浓度为0.04～130μg/L。在美国，饮用水中1，1，1-三氯乙烷平均浓度为0.02～0.6μg/L，水井水中浓度为9～24μg/L。我国辽河和太湖地表水中未检出1，1，1-三氯乙烷。

我国96个城市地下水中1，1，1-三氯乙烷检出率仅为0.25%。城市生活饮用水中1，1，1-三氯乙烷的检出率低，如某市96份龙头水和24份净水设备出水中1，1，1-三氯乙烷均未检出。

（三）毒代动力学及健康效应

**1. 毒代动力学**

1，1，1-三氯乙烷可从人类受试者肺部被迅速完全吸收。人类吸入1，1，1-三氯乙烷后，血液中1，1，1-三氯乙烷水平升高程度与肺泡空气水平相关。1，1，1-三氯乙烷在哺乳动物中的代谢非常有限,代谢比例在人类中可能不到6%。其代谢物包括三氯乙醇、三氯乙醇酸等。在受试者呼出的空气中可检测到1,1,1-三氯乙烷。代谢物主要通过尿液排出。大鼠经腹腔注射的1,1,1-三氯乙烷主要通过肺途径排出(98.7%),不到1%以2-噁唑烷酮的形式通过尿液排出。

**2. 健康效应**

(1)人体资料:人体口服高剂量1,1,1-三氯乙烷会产生恶心、呕吐和腹泻,吸入高浓度1,1,1-三氯乙烷会致死,产生急性肺阻塞和肺水肿等症状。人体吸入1,1,1-三氯乙烷浓度达到945mg/m³时会出现机体损害,超过2.7mg/m³时会出现头晕、轻度头痛和动作失调等症状,达到54g/m³时人会失去知觉。1,1,1-三氯乙烷暴露人群的肝脏会产生脂肪细胞空泡化。吸入空气中高浓度1,1,1-三氯乙烷会使人产生呼吸衰竭和心律失常,但是当慢性暴露于空气中低浓度1,1,1-三氯乙烷时,人体肝脏和肾脏损害的血清和尿液指标不受影响。IARC将1,1,1-三氯乙烷列为3组(不明确是否对人类致癌)。

(2)动物资料:在一项小鼠和大鼠经口研究中,1,1,1-三氯乙烷影响包括肝重降低和肾脏病变。在一些细菌实验中1,1,1-三氯乙烷显示出致突变性,但是动物实验没有得到类似结果。

急性毒性:一次经口给予剂量为1.4g/kg的1,1,1-三氯乙烷,可抑制大鼠肝脏细胞色素P450酶和环氧水合酶的活性。

短期暴露:分别以5g/(kg·d)和10g/(kg·d)的剂量染毒大鼠,连续9天,结果发现大鼠死亡率增加,并出现一过性高度兴奋及麻醉等表现。在0.5g/(kg·d)剂量组未发现不良反应。通过灌胃给予大鼠1,1,1-三氯乙烷,剂量为0.5g/(kg·d)、2.5g/(kg·d)和5.0g/(kg·d),每周5天,连续12周,2.5g/(kg·d)和5.0g/(kg·d)剂量组出现体重下降及中枢神经系统症状。虽然在染毒前50天内有35%的动物死亡,但仅在5.0g/(kg·d)剂量组观察到血清酶改变,而在0.5g/(kg·d)剂量组没有观察到任何不良反应。

雄性F344大鼠经口暴露于1,1,1-三氯乙烷,持续13周,观察到肾病变,该实验得到的NOAEL为600mg/(kg·d)。

长期暴露:分别以750mg/(kg·d)和1500mg/(kg·d)剂量经口喂养大鼠,2800mg/(kg·d)和5600mg/(kg·d)剂量喂养小鼠,连续78周,每周5天,发现大鼠和小鼠均出现生存率的降低及体重的增加。

(四)检测方法

《生活饮用水标准检验方法》(GB/T 5750—2023)提供了2种检测方法,分别为吹扫捕集气相色谱质谱法和顶空毛细管柱气相色谱法。

（五）国内外饮用水标准情况

**1. 我国饮用水卫生标准**

《生活饮用水卫生标准》（GB 5749—1985）未规定饮用水中 1, 1, 1-三氯乙烷的限值。

《生活饮用水卫生标准》（GB 5749—2006）规定饮用水中 1, 1, 1-三氯乙烷的限值为 2mg/L。

《生活饮用水卫生标准》（GB 5749—2022）正文中未规定饮用水中 1, 1, 1-三氯乙烷的限值，标准中的资料性附录 A 中 1, 1, 1-三氯乙烷作为参考指标，其限值为 2mg/L。

**2. 世界卫生组织标准**

1984 年第一版《饮用水水质准则》未规定饮用水中 1, 1, 1-三氯乙烷的准则值。

1993 年第二版给出了饮用水中 1, 1, 1-三氯乙烷的临时健康指导值为 2mg/L。

2004 年第三版、2011 年第四版及后续增补版均未规定饮用水中 1, 1, 1-三氯乙烷的准则值，给出了饮用水中 1, 1, 1-三氯乙烷的健康指导值为 2mg/L。

**3. 美国饮用水水质标准**

美国饮用水水质标准规定饮用水中 1, 1, 1-三氯乙烷的 MCLG 和 MCL 均为 0.2mg/L。

**4. 欧盟饮用水水质标准**

欧盟《饮用水水质指令》（2020/2184）未规定饮用水中 1, 1, 1-三氯乙烷的限值。

**5. 日本饮用水水质标准**

日本《饮用水水质标准》（2020）水质目标管理项目中规定饮用水中 1, 1, 1-三氯乙烷的限值为 0.3mg/L。

（六）指标分类及限值制定依据

考虑我国水体中 1, 1, 1-三氯乙烷检出率低，检出浓度低，多年未发生超标现象，因此把 1, 1, 1-三氯乙烷归为参考指标类型。

根据雄性大鼠 13 周经口给药研究中观察到肾脏病变，并得出 NOAEL 为 600mg/(kg·d)，不确定系数为 1000，饮用水贡献率为 10%，确定 1, 1, 1-三氯乙烷的限值为 2mg/L。

# 二十三、1, 2-二溴乙烷

## （一）基本信息

### 1. 基本情况

（1）中文名称：1, 2-二溴乙烷。

（2）英文名称：1, 2-Dibromoethane。

（3）CAS 号：106-93-4。

（4）分子式：$C_2H_4Br_2$。

（5）相对分子质量：187.9。

### 2. 理化性质

（1）外观与性状：无色液体（25℃）。

（2）密度：2.172g/cm³（25℃）。

（3）蒸气压：1.5kPa（25℃）。

（4）熔点：9.9℃。

（5）沸点：131.6℃。

（6）可燃性：不易燃。

（7）水溶性：3910mg/L（25℃）。

（8）稳定性：与强氧化剂、镁、碱金属和液氨不相容。

### 3. 生产使用情况及饮用水污染源

1, 2-二溴乙烷是有效的土壤熏蒸剂、杀虫剂和杀线虫剂，常用作含铅汽油的抗暴剂（特别是在航空燃油中），以及作为熏蒸消毒剂用于土壤、粮食和水果。随着许多国家逐步停用含铅汽油及农业上停用 1, 2-二溴乙烷，目前 1, 2-二溴乙烷主要作为有机溶剂和化学工业的中间产品。

在合适的土壤和气候条件下，1, 2-二溴乙烷可能经生产废水、农田污水或含铅汽油泄漏等进入地表水或渗透到地下水中，进而污染生活饮用水。

## （二）环境暴露状况

根据 USEPA 估计，美国人群经饮用水途径摄入的 1, 2-二溴乙烷为 0～16μg/(kg·d)，经呼吸摄入的 1, 2-二溴乙烷为 0～79μg/(kg·d)；经被污染食物摄入的 1, 2-二溴乙烷仅为 0.09μg/(kg·d)。

## （三）毒代动力学及健康效应

### 1. 毒代动力学

大鼠经口摄入 15mg/kg$^{14}$C 标记的 1, 2-二溴乙烷，24 小时内摄入的 1, 2-二溴乙烷迅速被胃肠道完全吸收。大部分（72%）放射性物质从尿液中排出，而在所检查的组织中，肝脏中含有最多的标记物（1.8%）。1, 2-二溴乙烷可通过氧化途径（细胞色素 P450 酶系统）和结合途径（谷胱甘肽-S-转移酶系统）进行代谢。

### 2. 健康效应

（1）人体资料：1, 2-二溴乙烷滞留在皮肤表面会引起水疱，吸入可导致迟发性肺部损伤，导致死亡的原因可能与呼吸和循环衰竭有关，伴随肺部水肿。急性中毒致死极为罕见，因可在短时暴露致死的高浓度 1, 2-二溴乙烷有明显的令人作呕的气味。皮肤持续暴露于 1, 2-二溴乙烷可产生发红、水肿和起疱症状，并最终发生脱皮和溃疡。

通过饮用水长期暴露于 1, 2-二溴乙烷，可能会导致肝脏、胃部、生殖系统或肾脏疾病，也可能增加罹患肿瘤的风险。

IARC 评估认为 1, 2-二溴乙烷的人体致癌证据尚不充分，实验动物致癌证据充分，将其分为对人类很可能是致癌物（2A 组）。

（2）动物资料

1）短期和长期暴露：对小鼠而言，1, 2-二溴乙烷的最低 8 小时暴露致死剂量为 200ppm，8 小时内不产生可检测损伤的最高浓度为 50ppm。

豚鼠 80 天内暴露于 50ppm 的 1, 2-二溴乙烷共计 577 小时后，出现了一些生长抑制现象但未见死亡率上升。豚鼠肺、肝和肾脏重量增加，肝脏和肾脏有轻微的组织病理改变。

雌性 B6C3F1 小鼠腹腔内注射溶于玉米油的浓度 100mg/kg、125mg/kg、160mg/kg 和 200mg/kg 的 1, 2-二溴乙烷 14 天，对各种因子的宿主抗性未见改变，胸腺和脾脏的相对重量下降，红细胞、血红蛋白和免疫细胞在培养中的反应性均有所下降。肝脏和肾脏的相对重量增加。

2）致癌性：对 30 只雄性和 30 只雌性 B6C3F1 小鼠用蒸馏水中浓度为 4mmol/L 的 1, 2-二溴乙烷（纯度＞99%）染毒 450 天，雄性染毒剂量为 116mg/kg 体重，雌性为 103mg/kg 体重。对照组的 60 只雄性和雌性小鼠给予蒸馏水。1, 2-二溴乙烷染毒组 26 只雄性和 27 只雌性小鼠发生鳞状细胞瘤，3 只雌性小鼠发生食管鳞状细胞瘤，而对照组 45 只雄性和 50 只雌性小鼠未见发生。

两组 48 只雄性和 48 只雌性 SD 断奶大鼠分别吸入 0 或 20ppm（154mg/m$^3$）的 1, 2-二溴乙烷（纯度＞99%），每天 7 小时，每周 5 天，连续 18 个月。吸入

20ppm 1, 2-二溴乙烷蒸气组死亡率显著高于对照组。吸入 20ppm 1, 2-二溴乙烷组中，10 只雄性和 6 只雌性大鼠脾脏出现血管瘤，对照组雄性和雌性大鼠血管瘤的发生率均为 0。实验组中 25 只、对照组中 2 只雌性大鼠发生乳腺肿瘤（包含良性和恶性），实验组中 11 只、对照组中 3 只雄性大鼠发生皮下间质肿瘤。

3）生殖/发育毒性：公牛经口隔日摄入 4mg/kg 的 1, 2-二溴乙烷 2～3 周后可观察到异常精子，提示 1, 2-二溴乙烷可能影响精子发生及附睾中精子成熟；2mg/(kg·d)的染毒剂量对牛和母羊的繁殖能力没有影响。连续 5 天给予大鼠腹腔注射 10mg/kg 1, 2-二溴乙烷，可见精原细胞破坏，效应可逆。妊娠 6～15 天的大鼠和小鼠在暴露于 31.6ppm 的二溴乙烷 23 小时后，可观察到胎儿异常。

（四）检测方法

《生活饮用水标准检验方法》（GB/T 5750—2023）提供了 1 种检测方法，即吹扫捕集气相色谱质谱法。

（五）国内外饮用水标准情况

**1. 我国饮用水卫生标准**

《生活饮用水卫生标准》（GB 5749—1985）未规定饮用水中 1, 2-二溴乙烷的限值。

《生活饮用水卫生标准》（GB 5749—2006）附录 A 中 1, 2-二溴乙烷作为参考指标，其限值为 0.00005mg/L。

《生活饮用水卫生标准》（GB 5749—2022）附录 A 中 1, 2-二溴乙烷作为参考指标，其限值为 0.00005mg/L。

**2. 世界卫生组织标准**

1984 年第一版《饮用水水质准则》未规定饮用水中 1, 2-二溴乙烷的准则值。

1993 年第二版《饮用水水质准则》给出了饮用水中 1, 2-二溴乙烷的暂行准则值为 0.0004mg/L。

2004 年第三版、2011 年第四版《饮用水水质准则》及后续增补版均沿用 0.0004mg/L 作为饮用水中 1, 2-二溴乙烷的暂行准则值。

**3. 美国饮用水水质标准**

美国饮用水水质标准规定饮用水中 1, 2-二溴乙烷的 MCLG 为 0，MCL 为 0.00005mg/L。

**4. 欧盟饮用水水质标准**

欧盟《饮用水水质指令》(2020/2184)未规定饮用水中1,2-二溴乙烷的限值。

**5. 日本饮用水水质标准**

日本《饮用水水质标准》（2020）未规定饮用水中1,2-二溴乙烷的限值。

## （六）指标分类及限值制定依据

考虑到我国水体中1,2-二溴乙烷的检出率低，检出浓度低，多年未发生超标现象，因此把1,2-二溴乙烷归为参考指标类型。

1,2-二溴乙烷为致癌物，考虑我国饮用水水质现状，继续沿用1,2-二溴乙烷的参考限值为 0.00005mg/L。

# 二十四、五 氯 丙 烷

## （一）基本信息

**1. 基本情况**

（1）中文名称：五氯丙烷。
（2）英文名称：Pentachloropropane。
（3）CAS 号：16714-68-4。
（4）分子式：$C_3H_3Cl_5$。
（5）相对分子质量：216.321。

**2. 理化性质**

（1）外观与性状：无色透明液体。
（2）密度：1.597g/cm³。
（3）蒸气压：0.0531kPa（25℃）。
（4）沸点：203.3℃（101.32kPa）。
（5）溶解性：可混溶于多数有机溶剂。

**3. 生产使用情况及饮用水污染源**

五氯丙烷是一种在常温下呈无色透明的液体，具有强刺激性气味，具有强腐蚀性、刺激性，可致人体灼伤。五氯丙烷在常温常压下稳定，主要用于冰箱、板材聚氨酯绝热发泡材料，防治农作物害虫的有效熏蒸剂。其他同分异构体如

1, 1, 1, 3, 3-五氯丙烷还可作为生产中间体应用于生产制冷剂五氟丙烷。五氯丙烷会对大气和水体造成污染。

### （二）环境暴露状况

在一次对长江、嘉陵江有机物的污染研究中，利用固相萃取-GC/MS 技术对重庆市主城区饮用水源水有机污染物进行了分析，在长江、嘉陵江两岸 5 所水厂的源水中检测出有机污染物 1, 1, 1, 3, 3-五氯丙烷，检出率达 50%，枯水期的浓度平均高于丰水期，位于不同位置段的源水受到周围生产污染的情况不同，浓度也不尽相同。枯水期浓度在 0.03～2.29μg/L，丰水期浓度在 0.27～0.37μg/L。

### （三）毒代动力学及健康效应

大鼠急性毒性试验中，给大鼠口服五氯丙烷 $LD_{50}$ 为 819mg/kg，并伴有困倦、共济失调等中枢神经系统症状。

另一项亚慢性毒性与生殖毒性研究中，大鼠暴露于 0、100ppm、300ppm、600ppm、900ppm 浓度五氯丙烷中 6 小时/天，5 天/周，共 4 周，在 300ppm 及以上剂量组出现死亡，五氯丙烷暴露可对大鼠肝脏和肾脏重量产生影响，雄鼠存在肝脏损害，并且暴露于五氯丙烷蒸气中会刺激黏膜组织。之后在 0～50ppm 浓度中暴露 13 周，发现在 5ppm 浓度下开始出现退行性改变。雄鼠在 15～50ppm、雌鼠在 50ppm 出现肾脏损害。

### （四）检测方法

《生活饮用水标准检验方法》（GB/T 5750—2023）提供了 2 种检测方法，分别为顶空气相色谱法和吹扫捕集气相色谱质谱法。

### （五）国内外饮用水标准情况

#### 1. 我国饮用水卫生标准

《生活饮用水卫生标准》（GB 5749—1985）未规定饮用水中五氯丙烷的限值。

《生活饮用水卫生标准》（GB 5749—2006）附录 A 中将五氯丙烷作为参考指标，其限值为 0.03mg/L。

《生活饮用水卫生标准》（GB 5749—2022）附录 A 中将五氯丙烷作为参考指标，其限值为 0.03mg/L。

#### 2. 世界卫生组织标准

世界卫生组织《饮用水水质准则》未规定饮用水中五氯丙烷的准则值。

**3. 美国饮用水水质标准**

美国饮用水水质标准未规定饮用水中五氯丙烷的限值。

**4. 欧盟饮用水水质标准**

欧盟《饮用水水质指令》（2020/2184）未规定饮用水中五氯丙烷的限值。

**5. 日本饮用水水质标准**

日本《饮用水水质标准》（2020）未规定饮用水中五氯丙烷的限值。

（六）指标分类及限值制定依据

考虑到我国水体中五氯丙烷的检出率较低，检出浓度低，多年未发生超标现象，因此把五氯丙烷归为参考指标类型。

考虑我国饮用水水质现状，沿用五氯丙烷的参考限值为 0.03mg/L。

# 二十五、乙 苯

（一）基本信息

**1. 基本情况**

（1）中文名称：乙苯。
（2）英文名称：Ethylbenzene。
（3）CAS 号：100-41-4。
（4）分子式：$C_8H_{10}$。
（5）相对分子质量：106.17。

**2. 理化性质**

（1）外观与性状：无色透明液体，有芳香气味。
（2）沸点：136.2℃。
（3）熔点：−95℃。
（4）密度：0.86g/cm³（20℃）。
（5）蒸气压：0.933kPa（20℃）。
（6）水溶性：152mg/L（20℃）。

**3. 生产使用情况及饮用水污染源**

乙苯是一种有机溶剂，主要用于生产苯乙烯和苯乙酮，是沥青和石脑油的组成成分。乙苯在二甲苯混合物中的含量高达 15%～20%，该种混合物被用于涂料工业、杀虫喷雾剂、汽油混合物。

环境中的乙苯主要来源于石油工业。由于乙苯具有较高的蒸气压和较低的溶解度，释放的乙苯会分散在空气中。水中乙苯的污染源包括工业排放、燃油泄漏、石油管道泄漏或地下储罐泄漏、垃圾填埋渗沥液和含乙苯废物的不适当处理。

### （二）环境暴露状况

研究发现西班牙两条河流中乙苯的最高浓度分别为 15μg/L 和 1.9μg/L。有研究发现，荷兰 304 份地下水水样中有 1%的水样检出了乙苯，最大检出浓度为 0.4μg/L。英国蓄水层中检出乙苯浓度在 0.07μg/L 以下。加拿大 30 家供水厂的调查显示，饮用水中乙苯的浓度低于 1μg/L。美国洛杉矶的雨水中检出乙苯浓度为 9ng/L。

我国饮用水水质监测结果显示，城市饮用水中乙苯的检出浓度分布为 0.00020～0.30mg/L，检出率为 3.55%，监测水样未出现超标情况。

### （三）毒代动力学及健康效应

#### 1. 毒代动力学

液态乙苯很容易通过皮肤和肠道被人体吸收；吸入时，乙苯蒸气很容易被吸收。乙苯在体内分布和排泄都很快。在人体中，乙苯会储存在脂肪中，并且能通过胎盘屏障。乙苯在人体内的代谢产物为扁桃酸和苯乙醛酸，这两种代谢物都通过尿液排出。实验动物的代谢与人体不同，苯甲酸和扁桃酸是其主要代谢产物。代谢产物的尿液排泄在 24 小时内完成。

#### 2. 健康效应

（1）人体资料

1）短期暴露：在乙苯短期暴露实验中，志愿者接触 10 000ppm 乙苯几秒钟后眼睛会受到刺激。志愿者报告说，在暴露于 2000ppm 乙苯后感觉到眼睛刺激和胸部收缩，这些症状随着乙苯浓度增加到 5000ppm 而恶化。人类接触到 2000～5000ppm 乙苯与头晕和眩晕有关。如果暴露时间不长，则能完全恢复。在接触了 1000ppm 乙苯的人群中，可以观察到短暂的眼睛刺激、灼烧感和眼泪分泌。与未暴露的个体相比，暴露于含有乙苯的溶剂混合物的职业工人的听力损失发生率更高。

2）长期暴露：为了评估石化工人因乙苯引起的听力损失、神经行为功能和神经递质改变，从两家石化厂分别招募了 246 名和 307 名工人，他们均暴露于乙苯和噪声中；从发电厂招募了 290 名工人，仅暴露在噪声中，以 327 名办公室人员作为对照组；对其听力和神经行为功能进行评估，同时测定血清神经递质。在石化厂中，听力损失的发生率远高于发电厂和对照组（$P<0.05$）。与对照组相比，

石化厂工人反映学习和记忆等神经行为功能得分降低（$P<0.05$），乙酰胆碱酯酶活性也降低。神经行为功能与乙酰胆碱酯酶呈负相关。乙苯暴露可能与听力丧失、神经行为功能损害和神经递质失衡有关。

3）致癌性：1960 年美国一家工厂雇用了至少从事苯乙烯生产和聚合 5 年的 560 名工人进行了死亡率研究。乙苯以外的暴露物质包括苯、甲苯和苯乙烯。随访时间从 1960 年 5 月 1 日到 1975 年 12 月 31 日。死亡率预期值为 106.4。结果共观察到 83 人死亡，包括 17 例癌症死亡（预期值为 21 例）。其中，有 1 例死于白血病（预期值为 0.79 例），1 例死于淋巴瘤（预期值为 1.25 例）。

（2）动物资料

1）短期暴露：乙苯经口途径的急性毒性较低，大鼠 $LD_{50}$ 的范围在 3.5～4.7g/kg。大鼠短期口服研究中，观察到对肝脏和肾脏的影响剂量为 400mg/kg 及更高剂量水平（暴露周期为每周 5 天，持续 6 个月）。

2）长期暴露：研究人员给予大鼠灌胃含有乙苯的橄榄油，暴露剂量为 13.6mg/(kg·d)、136mg/(kg·d)、408mg/(kg·d)、680mg/(kg·d)，每周灌胃 5 天，暴露时间为 182 天，每个剂量组 10 只白化雌性大鼠，对照组 20 只大鼠。根据肝脏和肾脏的组织病理学改变，确定 NOAEL 为 136mg/(kg·d)，LOAEL 为 408mg/(kg·d)。

3）致癌性：IARC 将乙苯归类为 2B 组，即可能对人体致癌。

经口摄入（大鼠）：50 只雄性和 50 只雌性 7 周龄的 SD 大鼠，胃管给药 0、800mg/(kg·d)乙苯（纯度 99.57%），通过每天 1mL 特级初榨橄榄油溶液饲喂，每周 4 天，持续 104 周。实验于第 123 周结束。第二个实验中，40 只雄性和 40 只雌性 SD 大鼠，根据相同的方案，每天摄入 500mg/kg 乙苯，而 50 只雄性和 50 只雌性 SD 大鼠对照组只摄入橄榄油。剂量为 800mg/(kg·d)时，鼻腔肿瘤（与对照组的发病率 0 相比，雌性发病率为 2%）和神经感觉上皮瘤（与对照组的发病率 0 相比，雄性发病率为 6%）的发病率增加，以及口腔肿瘤增加（与对照组的发病率 2%相比，雌性发病率为 6%）。

（四）检测方法

《生活饮用水标准检验方法》（GB/T 5750—2023）提供了 3 种检测方法，分别为吹扫捕集气相色谱质谱法、液液萃取毛细管柱气相色谱法和顶空毛细管柱气相色谱法。

（五）国内外饮用水标准情况

**1. 我国饮用水卫生标准**

《生活饮用水卫生标准》（GB 5749—1985）未规定饮用水中乙苯的限值。

《生活饮用水卫生标准》（GB 5749—2006）规定饮用水中乙苯的限值为 0.3mg/L。

《生活饮用水卫生标准》（GB 5749—2022）正文中未规定饮用水中乙苯的限值，标准的资料性附录 A 中将乙苯作为参考指标，其限值为 0.3mg/L。

**2. 世界卫生组织标准**

1984 年第一版《饮用水水质准则》未规定饮用水中乙苯的准则值。

1993 年第二版《饮用水水质准则》规定饮用水中乙苯的准则值为 0.3mg/L。

2004 年第三版、2011 年第四版《饮用水水质准则》及后续增补版均沿用 0.3mg/L 作为饮用水中乙苯的准则值。

**3. 美国饮用水水质标准**

美国饮用水水质标准规定饮用水中乙苯的 MCLG 和 MCL 均为 0.7mg/L。

**4. 欧盟饮用水水质标准**

欧盟《饮用水水质指令》（2020/2184）未规定饮用水中乙苯的限值。

**5. 日本饮用水水质标准**

日本《饮用水水质标准》（2020）未规定饮用水中乙苯的限值。

（六）指标分类及限值制定依据

根据国家饮用水水质监测数据结果，我国饮用水中乙苯检出率较低，检出浓度低，多年未发生超标现象，因此把乙苯归为参考指标类型。

大鼠 6 个月乙苯灌胃试验，观察到肝毒性和神经毒性，NOAEL 为 136mg/(kg·d)（根据每周 5 天给药折算），不确定系数为 1000。假定 TDI 的 10%归于饮用水，确定饮用水中乙苯的限值为 0.3mg/L。

# 二十六、1, 2-二氯苯

（一）基本信息

**1. 基本情况**

（1）中文名称：1, 2-二氯苯。
（2）英文名称：1, 2-Dichlorobenzene，*o*-Dichlorobenzene。
（3）CAS 号：95-50-1。

（4）分子式：$C_6H_4Cl_2$。

（5）相对分子质量：147.01。

**2. 理化性质**

（1）外观与性状：无色液体，有芳香气味。

（2）密度：1.3g/cm³（20℃）。

（3）蒸气压：0.18kPa（25℃）。

（4）熔点：−16.7℃。

（5）沸点：180.1℃。

（6）溶解性：156mg/L（水，25℃），溶于乙醇、乙醚、苯。

**3. 生产使用情况及饮用水污染源**

1,2-二氯苯是二氯苯类（DCBs）的一个异构体。二氯苯广泛用于工业和家庭用品，如除臭剂、化学燃料和杀虫剂。

1,2-二氯苯可用作合成 3,4-二氯苯胺的前体物质，在染料及除臭剂合成时作为溶剂，可作为蜡、树胶、树脂、焦油、橡胶、油类和沥青、白蚁和蝗虫杀虫剂的溶剂；作为金属、皮革、纸张、干洗、室内装潢物和羊毛的脱脂剂等。在我国1,2-二氯苯是医药、农药、染料的重要原料及中间体，用于制造氟氯苯胺、三氯杀虫酯、3,4-二氯苯胺、邻苯二酚、沙星类抗淋病药、诺氟沙星（氟哌酸），也可用于二异氰酸甲苯酯（TDI）树脂的生产。

1,2-二氯苯不是自然界中本来存在的物质，饮用水中的1,2-二氯苯主要是由工业生产及用作溶剂和有机合成中间体时排放到环境中而带来的污染。

## （二）环境暴露状况

二氯苯在废水、原水、地表水、饮用水中均有检出，其中通常 1,4-二氯苯浓度最高。二氯苯在饮用水源水中浓度可达 10μg/L，在饮用水中为 0.01～3μg/L。在一项对加拿大 3 个城市开展的供水调查中，二氯苯的总平均浓度范围是 0.001～0.013μg/L，浓度最高的是 1,4-二氯苯。美国的饮用水调查结果显示，在地表水中检出 1,2-二氯苯浓度均低于 0.5μg/L。若水源受到污染，则可能检出较高浓度的1,2-二氯苯，在一项对美国地下水污染的研究中，685 份水样中有 20 份水样检出1,2-二氯苯，最高浓度为 6800μg/L。

一项对我国 109 个城镇供水系统的水源水、出厂水及末梢水苯系物浓度的调查中，所有样本中均未检出 1,2-二氯苯。另一项对江苏、浙江、山东省 21 个城市地表水源有机物水平的调查中，长江江苏段 48 个水样中均检出 1,2-二氯苯，浓度范围是 0.05～1.83μg/L；浙江省 30 个水样中有 20% 检出 1,2-二氯苯，最高浓度为

0.08μg/L；山东省 6 个水样均未检出 1, 2-二氯苯。一项针对我国黑龙江省 6 个水源地 15 个水样中挥发性有机物的调查中，在所有样本中均未检出 1, 2-二氯苯。在一项黄浦江流域断面水质有机污染调查中，6 个断面均检出 1, 2-二氯苯，浓度范围是 0.07～0.21μg/L。

吸入是人群摄入 1, 2-二氯苯的主要暴露途径，其他潜在途径为经口摄入及经皮肤吸收，但皮肤接触主要发生在制造过程中或接触受污染的物质，且经皮肤吸收的量可忽略不计。经口摄入主要是通过水和食物，尤其是受污染的饮用水和鱼类。水和食物中的浓度通常较低，但也有报道地下水中曾检出浓度高达 13μg/L，在饮用水中曾检出浓度 2.7μg/L；在受污染的地下水中浓度可达到较高水平（高达 6.8mg/L），因此对于在制造或使用二氯苯的工业或垃圾处理厂附近居住的居民，饮用水摄入途径也不能忽视。

### （三）毒代动力学及健康效应

#### 1. 毒代动力学

二氯苯几乎完全被胃肠道吸收，一旦被吸收，就会迅速分布，主要分布到脂肪或脂肪组织（因为它们具有亲脂性），并分布到肾、肝和肺。二氯苯主要通过在肝脏中氧化为二氯酚及其葡糖苷酸和硫酸盐结合物进行代谢。代谢物主要通过肾脏排泄，排泄相对缓慢。

#### 2. 健康效应

（1）人体资料：短期暴露于 1, 2-二氯苯后的急性效应包括皮肤、眼睛、呼吸道刺激和急性溶血性贫血、肾小球肾炎、皮肤过敏反应等。有研究发现实验室人员每天接触 1, 2-二氯苯 8 小时，持续 4 天，大部分接触者会出现眼、鼻、喉刺激，部分人员会出现头痛、恶心、头晕，血液样本检测显示存在染色体断裂，在暴露之后 6 个月染色体断裂减少。

（2）动物资料

1）短期暴露：二氯苯类对实验动物的急性口服毒性较低，啮齿动物的口服 $LD_{50}$ 范围为 500～3863mg/kg，主要的靶器官是肝脏和肾脏。急性经口或经肠外给予二氯苯后，动物出现入睡和感觉丧失症状。出现急性症状需要相对较高剂量。过度兴奋、躁动、肌肉痉挛、震颤等是二氯苯急性中毒的典型症状。最常见的致死原因是呼吸抑制。急性和亚慢性暴露可能导致肾和（或）肝损伤。肝损伤表现为坏死或变性，可能同时伴随卟啉病。

2）长期暴露：在一项为期 2 年的灌胃研究中，将 1, 2-二氯苯溶解在玉米油中对 B6C3F1 小鼠进行灌胃，剂量为 0、60mg/kg 和 120mg/kg，每周 5 天。唯一的毒性证据是最高剂量组雄性小鼠肾小管再生率升高，且具有剂量相关趋势。没有其他非肿瘤性毒性的证据。雄性和雌性小鼠的 NOAEL 分别为 60mg/kg 和 120mg/kg。

3）生殖/发育影响：Hayes 等进行了 1, 2-二氯苯经吸入途径对大鼠、兔子的发育毒性研究，大鼠在妊娠期第 6～15 天，兔子在妊娠期第 6～18 天，吸入浓度为 0、100ppm、200ppm、400ppm 的 1, 2-二氯苯，每天 6 小时。在 400ppm 剂量组观察到轻微的兔子母体毒性，在暴露的前 3 天兔子增重降低；在所有剂量组均未观察到对大鼠、兔子胎儿的致畸性或胎儿毒性。

雄性大鼠经腹膜内单次注射 50mg/kg、100mg/kg、250mg/kg、300mg/kg、800mg/kg 的 1, 2-二氯苯，显示出剂量相关的精子形态改变，包括畸形头、顶体缺陷和尾部异常。

（四）检测方法

《生活饮用水标准检验方法》（GB/T 5750—2023）提供了 2 种检测方法，分别为吹扫捕集气相色谱质谱法和顶空毛细管柱气相色谱法。

（五）国内外饮用水标准情况

**1. 我国饮用水卫生标准**

《生活饮用水卫生标准》（GB 5749—1985）未规定饮用水中 1, 2-二氯苯的限值。

《生活饮用水卫生标准》（GB 5749—2006）规定饮用水中 1, 2-二氯苯的限值为 1mg/L。

《生活饮用水卫生标准》（GB 5749—2022）正文中未规定饮用水中 1, 2-二氯苯的限值，标准的资料性附录 A 中将 1, 2-二氯苯作为参考指标，其限值为 1mg/L。

**2. 世界卫生组织标准**

1984 年第一版《饮用水水质准则》未规定饮用水中 1, 2-二氯苯的准则值。

1993 年第二版《饮用水水质准则》规定饮用水中 1, 2-二氯苯的准则值为 1mg/L。

2004 年第三版、2011 年第四版《饮用水水质准则》及后续增补版均沿用 1mg/L 作为饮用水中乙苯的准则值。

**3. 美国饮用水水质标准**

美国饮用水水质标准规定饮用水中 1, 2-二氯苯的 MCLG 和 MCL 均为 0.6mg/L。

**4. 欧盟饮用水水质标准**

欧盟《饮用水水质指令》（2020/2184）未规定饮用水中 1, 2-二氯苯的限值。

#### 5. 日本饮用水水质标准

日本《饮用水水质标准》（2020）未规定饮用水中 1, 2-二氯苯的限值。

### （六）指标分类及限值制定依据

多年全国监测结果显示，我国饮用水中 1, 2-二氯苯的检出率较低，检出浓度低，且多年未发现不达标情况，因此把 1, 2-二氯苯归为参考指标类型。

基于为期 2 年的小鼠 1, 2-二氯苯灌胃研究，得到基于肾小管变性的 NOAEL 为 60mg/(kg · d)，饮用水贡献率为 10%，确定 1, 2-二氯苯的限值为 1mg/L。

## 二十七、硝　基　苯

### （一）基本信息

#### 1. 基本情况

（1）中文名称：硝基苯。
（2）英文名称：Nitrobenzene。
（3）CAS 号：98-95-3。
（4）分子式：$C_6H_5NO_2$。
（5）相对分子质量：123.11。

#### 2. 理化性质

（1）外观与性状：无色或淡黄色具苦杏仁味的油状液体。
（2）密度：1.2037g/cm$^3$（20℃）、1.205g/cm$^3$（28℃）。
（3）蒸气压：20Pa（20℃）、38Pa（25℃）、47Pa（30℃）。
（4）熔点：5.7℃。
（5）沸点：211℃。
（6）溶解性：微溶于水、溶解度为 1900mg/L（20℃）和 2090mg/L（25℃），溶于丙酮、乙醇、乙醚、苯等，正辛醇/水分配系数（log Kow）1.85（1.6～2.0）。

#### 3. 生产使用情况及饮用水污染源

硝基苯于 1856 年开始在英国进行商业生产，到 1985 年全球年生产量约为 200 万吨，随后几十年间硝基苯的生产和需求量逐年增加。硝基苯是重要的化工原料中间体，也可用于工业溶剂、硝化纤维、润滑油精炼、制药、橡胶等行业，同时也是肥皂、抛光剂、油漆溶剂、防腐剂、杀虫剂等物质的组成成分。由于具有麝香气味，硝基苯也被用于掩盖某些难闻气味和作为杏仁香精的替代品。

化工、染料、炸药等的工业废水是水环境中硝基苯的主要来源，也是造成饮用水污染的主要原因。生产或使用硝基苯的化工厂突发事件的发生也会造成水体硝基苯污染和饮用水污染事件。

## （二）环境暴露状况

工业废水是水体中硝基苯的主要来源。废水中的硝基苯可蒸发到空气中、被生物降解，也有极少部分会进入生活饮用水中。我国包括长江、黄河、松花江、辽河、海河、淮河、珠江在内的主要河流中硝基苯的平均浓度在 0.26μg/L 以下，其中黄河的最大污染浓度达 8.45μg/L。

## （三）毒代动力学及健康效应

### 1. 毒代动力学

硝基苯主要经呼吸道、消化道和皮肤吸收。硝基苯污染皮肤后的吸收率为 2mg/(cm$^2$·h)，其蒸气可同时经皮肤和呼吸道吸收，在体内总滞留率可达 80%。大鼠实验表明，摄入 1 天和 7 天后硝基苯组织分布由高到低分别是血液＞肾脏＞肺脏＞肝脏。硝基苯的代谢机制主要是与肝细胞微粒体的共价结合。硝基苯通过尿液排出在 2 小时内是最迅速的，之后渐趋平缓。大鼠实验表明，硝基苯第一天随尿液排出 50%，随粪便排出 4%。

### 2. 健康效应

（1）人体资料

1）短期暴露：经呼吸道、口或者皮肤急性暴露于硝基苯可引起高铁血红蛋白症，出现疲乏、呼吸困难、头痛、头晕等症状。高浓度下还可出现呼吸抑制、皮肤发绀、视觉紊乱及昏迷等。人（女性）口服硝基苯的最小中毒剂量（血液毒性）是 200mg/kg。该物质对人的经口致死剂量（LD）为 1～5g，此外还可引起皮肤、眼及呼吸系统的刺激症状。硝基苯作用于人体的可能靶器官为脾脏。

2）长期暴露：硝基苯慢性暴露也会造成高铁血红蛋白症。有研究表明，慢性吸入硝基苯可引起肝脏损伤。USEPA 基于硝基苯对小鼠血液、肾上腺、肾脏及肝脏的损伤作用计算得出人体终身经呼吸道连续暴露的参考浓度（RfC）为 0.002mg/m$^3$，基于硝基苯对大鼠和小鼠血液、肾上腺、肾脏及肝脏的损伤作用计算得出的参考摄入量（RfD）为 0.0005mg/(kg·d)。USEPA IRIS 项目组对 F344 大鼠进行 90 天硝基苯灌胃染毒，在不确定系数为 1000 的情况下确定 RfD 为 0.002mg/(kg·d)。

（2）动物资料

1）短期暴露：动物实验结果显示，经吸入途径急性暴露于硝基苯可出现高铁血红蛋白症，同时出现肝脏、肾脏、脾脏及中枢神经系统损伤。硝基苯对大鼠的经口 $LD_{50}$ 为 600mg/kg、经皮肤（真皮）接触为 2100mg/kg、经腹腔注射为 640mg/kg，对小鼠的经口 $LD_{50}$ 为 590mg/kg。使用 550mg/kg 的硝基苯对雄性大鼠进行毒理实验，24 小时内大鼠产生嗜睡与意识混乱症状，36～48 小时内意识混乱症状加重，且丧失对刺激的正确反应，48 小时后硝基苯对大鼠脑干细胞产生损害。

2）长期暴露：硝基苯慢性吸入暴露可引起受试动物高铁血红蛋白症以及肝脏和肾脏损伤。

3）生殖与发育毒性：硝基苯经口或吸入染毒可引起受试动物生育力下降、睾丸重量减轻和精子数量减少。

4）致癌性：对 B6C3F1 小鼠、F344 大鼠及 SD 大鼠进行为期 2 年的硝基苯吸入染毒后，在动物肺泡、支气管、甲状腺、肝脏、肾脏、乳腺、子宫内膜等部位出现不同程度的肿瘤。硝基苯对 B6C3F1 小鼠的可观察到的 LOAEL 为 25mg/m³，对 F344 和 SD 大鼠的 LOAEL 均为 5mg/m³。

IARC 的致癌性评估结论是：硝基苯对人类致癌性证据不足，但是对实验动物致癌性证据充分，因此可归类为 2B 组（可能的人类致癌物）。

（四）检测方法

《生活饮用水标准检验方法》（GB/T 5750—2023）提供了 1 种检测方法，即气相色谱法。

（五）国内外饮用水标准情况

**1. 我国饮用水卫生标准**

《生活饮用水卫生标准》（GB 5749—1985）未规定硝基苯的限值。

《生活饮用水卫生标准》（GB 5749—2006）附录 A 中规定硝基苯的限值为 0.017mg/L。

《生活饮用水卫生标准》（GB 5749—2022）附录 A 中仍沿用 0.017mg/L 作为硝基苯的限值。

**2. 世界卫生组织标准**

1984 年第一版、1993 年第二版及 2004 年第三版《饮用水水质准则》均未提出硝基苯的准则值。

2017 年第四版第一次增补版，2022 年第四版第一、二次增补版中对硝基苯生产使用、环境污染、人群暴露及毒性情况做了简单介绍，但是考虑到饮用水中硝基苯的浓度很少会达到人体健康危害水平，因此第四版《饮用水水质准则》未设置硝基苯的参考限值。但是，基于目前有限的污染信息确定了两个健康基准值，即短期暴露的基准值为 30μg/L，长期暴露的基准值为 8~63μg/L，为硝基苯泄漏事件和高浓度工业区硝基苯的控制提供了依据。

**3. 美国饮用水水质标准**

美国饮用水水质标准未规定硝基苯的限值。

**4. 欧盟饮用水水质标准**

欧盟《饮用水水质指令》（2020/2184）未规定硝基苯的限值。

**5. 日本饮用水水质标准**

日本《饮用水水质标准》（2020）未规定硝基苯的限值。

（六）指标分类及限值制定依据

我国饮用水中硝基苯检出率低，检出浓度低，且多年未发现不达标情况，因此把硝基苯归为参考指标类型。

基于对 F344 大鼠进行的为期 90 天的硝基苯灌胃染毒实验得出 RfD 为 0.002mg/(kg·d)，饮用水贡献率选择 20%，推导出限值为 0.017mg/L。

# 二十八、双 酚 A

（一）基本信息

**1. 基本情况**

（1）中文名称：双酚 A。
（2）英文名称：Bisphenol A。
（3）CAS 号：80-05-7。
（4）分子式：$C_{15}H_{16}O_2$。
（5）相对分子质量：228.29。

**2. 理化性质**

（1）外观与性状：白色至浅棕色薄片或粉末。
（2）密度：1.195g/cm³。

（3）熔点：152～158℃。

（4）沸点：220℃（0.533kPa）。

（5）溶解性：难溶于水，溶于乙酸、丙酮、甲醇、乙醇、异丙醇、丁醇、醚、苯和碱性溶液，微溶于四氯化碳。

**3. 生产使用情况及饮用水污染源**

双酚 A（BPA），为常见化工原料，广泛用于生产环氧树脂（约占 65%）、聚碳酸酯（约占 35%）等高分子材料，这些高分子材料广泛用于食品容器包装等领域。BPA 是一种环境内分泌干扰物。BPA 可通过多种途径进入水环境并造成污染。生产和制造过程中低浓度 BPA 的直接排放和在制造或使用过程中的无序排放是水环境中 BPA 的主要来源。受污染的土壤经过雨水冲刷或以地表径流形式将 BPA 释放汇入水环境，也是水环境中 BPA 的一大来源。

## （二）环境暴露状况

在我国北京地区某污水处理厂进水口中检测到 BPA 的残留量高达 89.0μg/L。在浙江杭州湾水体中检出 BPA 浓度为 0～3.47ng/L。青岛胶州湾及其邻近河流中 BPA 的检测浓度为 3.8～161.5ng/L。甘肃省渭河干流水源中 BPA 最高浓度超过 5000ng/L。珠江 8 个河口表层沉积物中 BPA 检测含量为 42.55～248.25ng/g。

婴儿奶瓶、各式水瓶及饮料瓶、纯净水桶等日用品中均不同程度地含有 BPA。桶装饮用水中的 BPA 有两种来源：饮用水本身含有的 BPA（传统的给水处理工艺不能完全去除 BPA），水桶材料中含有的 BPA。

## （三）毒代动力学及健康效应

### 1. 毒代动力学

BPA 可通过皮肤、呼吸道及消化道等途径进入人体。BPA 对皮肤、呼吸道、消化道和角膜均有中等强度刺激。BPA 有显著的亲脂性，因此易在水生生物体内进行富集。人类和动物对于口服剂量 BPA 的消化，都需要经过肠和肝的代谢。典型环境内分泌干扰物的人体暴露及健康风险评价研究表明，BPA 进入人体后代谢程度较低，90%以上 BPA 不经代谢直接随尿液排出体外。

### 2. 健康效应

（1）人体资料：有病例对照研究探讨了血 BPA 水平与多囊卵巢综合征的相关性。以来自门诊的多囊卵巢综合征病例 43 例作为研究对象，与 37 例正常女性进行配对，所有人均排除职业暴露史，采集并检测血 BPA。结果表明，多囊卵巢综合征组的血 BPA 明显高于对照组，差异有统计学意义（$P<0.05$）。

有文献报道探讨了男性人群的尿 BPA 与生殖功能的关系，尿 BPA 浓度升高与精子密度低下、精子总数低下、精子活动力低下、精子存活率低下之间存在剂量效应关系；在调整可疑混杂因素后，尿 BPA 浓度与精子密度、总数、活动力、存活率之间存在负相关关系。

（2）动物资料

1）短期暴露：不同剂量的 BPA 对小鼠染毒 3 天后发现 BPA 会引起雄性小鼠睾丸 LDH 活性降低（$P<0.05$），提示低剂量 BPA 可能对生精细胞造成损伤，导致 LDH 分泌减少或活性降低，进而阻碍生殖细胞的能量供给，逐渐导致生殖细胞变性。

有学者利用 5 龄第 4 天家蚕生精囊体外培养 72 小时研究不同浓度 BPA 对精子形成的影响。结果表明，较低浓度 BPA 对家蚕精子形成具有明显的毒害作用，当培养液中添加的 BPA 质量浓度达 0.1g/mL 时就会影响无核精子束的形成及精子束的浓缩成熟。

2）生殖/发育影响：通过林蛙精巢的组织学观察发现 BPA 能损伤生精细胞，明显抑制精子的排出。BPA 可能通过破坏支持细胞骨架和改变支持细胞形态而损害雄性生殖功能。在水生环境中，虽然 BPA 极易被环境中的光和生物所降解，并且几乎不能在生物体内富集，生物富集系数（BCF）小于 1000，但低浓度（1~2mg/L）时仍可降低微型裸腹溞的后代出生率、增加后代的死亡率，并引起性别比例的变化。

有研究采用静态生物急性试验的方法，研究了 BPA 对大型溞和斑马鱼的急性毒性与生命早期阶段生长发育的影响。结果表明，不同浓度的 BPA 对幼溞的活动和斑马鱼的胚胎发育均有明显抑制，会造成斑马鱼鱼卵、胚胎发育畸形甚至死亡。该研究根据化学物质对鱼类和溞类的毒性评价标准指出 BPA 属于高毒物质。

（四）检测方法

《生活饮用水标准检验方法》（GB/T 5750—2023）提供了 2 种检测方法，分别为超高效液相色谱串联质谱法和液相色谱法。

（五）国内外饮用水标准情况

**1. 我国饮用水卫生标准**

《生活饮用水卫生标准》（GB 5749—1985）未规定双酚 A 的限值。

《生活饮用水卫生标准》（GB 5749—2006）附录 A 中规定双酚 A 的限值为 0.01mg/L。

《生活饮用水卫生标准》（GB 5749—2022）附录 A 中仍然沿用 0.01mg/L 为

双酚 A 的限值。

**2. 世界卫生组织标准**

1984 年第一版，1993 年第二版，2004 年第三版，2011 年第四版，2017 年第四版第一次增补版，2022 年第四版第一、二次增补版《饮用水水质准则》均未规定双酚 A 的准则值。

**3. 美国饮用水水质标准**

美国饮用水水质标准未规定饮用水中双酚 A 的标准限值。

**4. 欧盟饮用水水质标准**

欧盟《饮用水水质指令》（2020/2184）规定饮用水中双酚 A 的标准限值为 2.5μg/L。

**5. 日本饮用水水质标准**

日本《饮用水水质标准》（2020）规定双酚 A 的限值为 0.1mg/L。

（六）指标分类及限值制定依据

考虑到我国水体中双酚 A 的检出率低，检出浓度低，且多年未发现不达标情况，因此把双酚 A 归类为水质参考指标。

基于大鼠实验，每天摄入 5mg/kg 双酚 A 可引起大鼠结肠炎，得出 NOAEL 为 5mg/kg，采用不确定系数 1000（100 表示种间和种内差异性，10 表示生殖毒性），饮用水贡献率选择 10%，推导得出限值为 0.01mg/L。

# 二十九、丙 烯 腈

（一）基本信息

**1. 基本情况**

（1）中文名称：丙烯腈。

（2）英文名称：Acrylonitrile。

（3）CAS 号：107-13-1。

（4）分子式：$C_3H_3N$。

（5）相对分子质量：53.06。

**2. 理化性质**

（1）外观与性状：无色或灰白色液体，有刺鼻气味。

（2）密度：0.806g/cm³。

（3）蒸气压：11.0kPa（20℃）。

（4）熔点：–83.5℃。

（5）沸点：77.3℃。

（6）爆炸极限：在空气中 3.0%～17%（体积分数）。

（7）溶解性：微溶于水，易溶于多数有机溶剂。

（8）稳定性：稳定。

**3. 生产使用情况及饮用水污染源**

丙烯腈主要用作制备聚丙烯腈、均聚物或几种重要共聚物的单体，少量也用作熏蒸剂。丙烯腈也是工业生产丙烯酰胺和丙烯酸的前体物。丙烯腈不是在大气中自然形成的，在工业现场含量可达 0.11ppm，可在空气中持续 1 周。丙烯腈通过与氧和羟自由基反应形成甲酰氰和甲醛。

## （二）环境暴露状况

在加拿大，仅在与工业废水相关的水中检测到丙烯腈，的环境地表水中未检出丙烯腈（检出限 4.2μg/L）。

1989～1990 年，有研究者在安大略省使用丙烯腈和有污水排放到环境中的五家公司中取样，256 份样本中有 12 份检测出丙烯腈。每日浓度范围为 0.7～3941μg/L，站点年平均值范围为 2.7～320μg/L。在同一时期取样的 26 个有机化学品生产厂的水样中未检出丙烯腈（207 份样本，检出限 4.2μg/L）。

## （三）毒代动力学及健康效应

**1. 毒代动力学**

丙烯腈可经呼吸道、皮肤和胃肠道吸收进入人体。人的前臂皮肤涂丙烯腈后每小时平均吸收 0.6mg/cm²。人在 20mg/m³ 剂量下吸入丙烯腈 4 小时，体内平均滞留率达 46%，几乎与暴露时间无关。丙烯腈在体内有两条主要代谢途径：一条是谷胱甘肽依赖途径，另一条是氧化途径。丙烯腈主要在肝脏中进行代谢。经微粒体混合功能氧化酶作用，生成硫氰酸根或硫醇尿酸，经非氧化途径生成氰乙基硫醇尿酸或直接与核酸、蛋白质等生物大分子发生非酶性结合。代谢产物主要以硫氰酸盐、硫醇尿酸等形式自尿中排出。

**2. 健康效应**

（1）人体资料

1）短期暴露：研究发现暴露于高水平丙烯腈的工人易患肺癌。丙烯腈易于挥发，室温（20℃）可达到危险浓度，皮肤刺激、呼吸刺激和眼睛刺激是丙烯腈暴露的直接影响。

通过吸入暴露于高水平丙烯腈不足 1 小时的工人会出现黏膜刺激、头痛、恶心、忧虑和神经过敏；在暴露工人中也观察到低度贫血、白细胞增多、肾脏刺激和轻度黄疸，这些影响可在暴露结束时缓解。与丙烯腈中毒相关的症状包括肢体无力、呼吸困难、不规则呼吸、眩晕和判断力受损、发绀、恶心和抽搐。急性皮肤接触可能会导致人类皮肤严重烧伤。

2）长期暴露：在一项研究中，长期暴露于丙烯腈的工人经常报告头痛、疲劳、恶心和虚弱。

3）致癌性：IARC 将丙烯腈归为 2B 组（可能的人类致癌物）。

USEPA 将丙烯腈归类为 B1 组，即人类可能的致癌物。USEPA 使用基于人类和动物研究的数学模型，该模型通过呼吸含有特定浓度丙烯腈的空气来估计患癌症的可能性，计算出丙烯腈吸入单位风险估计值为 $6.8 \times 10^{-5}$（$\mu g/m^3$）$^{-1}$。USEPA 估计，如果一个人在其整个一生中持续呼吸含有丙烯腈的空气，平均浓度为 $0.01 \mu g/m^3$，那么这个人理论上由于呼吸含有这种化学物质的空气而直接导致的癌症的发病率不会增加超过百万分之一。同样，USEPA 估计，呼吸含 $0.1 \mu g/m^3$ 丙烯腈的空气导致患癌的概率增加不超过十万分之一，含有 $1.0 \mu g/m^3$ 丙烯腈的空气将导致患癌的概率增加不超过万分之一。

（2）动物资料

1）短期暴露：现有的短期吸入研究仅限于一些涉及单剂量水平给药的调查，而且仅限于检查临床症状。在将大鼠暴露于 130ppm（$280 mg/m^3$）丙烯腈之后，虽然未发现对主要器官的组织病理学影响，但却对血液生化指标、临床体征和体重有影响。

在通过口服途径暴露的短期研究中，已经观察到丙烯腈对肝脏、肾上腺和胃黏膜的影响。在 11.7mg/kg 丙烯腈剂量下观察到前胃增生显著增加，但在肝脏或腺胃中没有变化。

2）长期暴露：在一项研究中，54 只雌性 SD 妊娠大鼠和仔鼠通过吸入给予 60ppm（$132 mg/m^3$）丙烯腈，4~7 小时/天，5 天/周，部分仔鼠暴露 15 周，孕鼠和另一些仔鼠暴露 104 周。结果显示，暴露 104 周的仔鼠的脑胶质细胞增生和发育异常的发生率有轻微的增加，差异有统计学意义，雌雄仔鼠脑胶质瘤发生率增加（在对照组和暴露组中：雄性为 2/158 和 11/67，雌性为 2/149 和 10/54）。

生物技术公司 Bio Dynamics 用含丙烯腈 0、1mg/L、100mg/L 剂量的饮用水饲喂 SD 大鼠 19 个月和 22 个月，得出 NOAEL 为 1mg/L，非肿瘤效应的 LOAEL 为 100mg/L。

3）生殖影响：已有研究报道了通过吸入暴露于丙烯腈的大鼠的胎儿畸形（包括短尾、椎骨缺失、短躯干、脐膨出和半椎体）。在口服暴露于丙烯腈的小鼠中，可观察到睾丸小管的退行性变化和精子数量减少。

（四）检测方法

《生活饮用水标准检验方法》（GB/T 5750—2023）提供了 1 种检测方法，即气相色谱法。

（五）国内外饮用水标准情况

**1. 我国饮用水卫生标准**

《生活饮用水卫生标准》（GB 5749—1985）未规定丙烯腈的限值。

《生活饮用水卫生标准》（GB 5749—2006）附录 A 中规定丙烯腈的限值为 0.1mg/L。

《生活饮用水卫生标准》（GB 5749—2022）附录 A 中仍沿用 0.1mg/L 作为丙烯腈的限值。

**2. 世界卫生组织标准**

《饮用水水质准则》未提出丙烯腈的准则值。

**3. 美国饮用水水质标准**

美国饮用水水质标准未规定丙烯腈的限值。

**4. 欧盟饮用水水质标准**

欧盟《饮用水水质指令》（2020/2184）未规定丙烯腈的限值。

**5. 日本饮用水水质标准**

日本《饮用水水质标准》（2020）未规定丙烯腈的限值。

（六）指标分类及限值制定依据

考虑到我国水体中丙烯腈的检出率低，检出浓度低，且多年未发现不达标情况，因此把丙烯腈归为水质参考指标类型。

《地表水环境质量标准》（GB 3838—2002）中丙烯腈的标准限值为 0.1mg/L；目前提供的国标检测方法可满足 0.1mg/L 的限值检测灵敏度要求；目前学术界没有新的毒理学证据表明丙烯腈的暴露剂量-反应关系有较大的变化，因此继续沿用 0.1mg/L 作为丙烯腈的生活饮用水标准限值。

# 三十、丙　烯　醛

## （一）基本信息

### 1. 基本情况

（1）中文名称：丙烯醛。

（2）英文名称：Acrolein。

（3）CAS 号：107-02-8。

（4）分子式：$C_3H_4O$。

（5）相对分子质量：56.06。

### 2. 理化性质

（1）外观与性状：无色至淡黄色有强烈刺激性的液体。

（2）相对密度：0.84（水=1）。

（3）蒸气压：29kPa（20℃）。

（4）熔点：–88℃。

（5）沸点：141℃。

（6）溶解性：水中的溶解度 20.6%（重量，20℃），可与大部分有机溶剂混溶。

### 3. 生产使用情况及饮用水污染源

丙烯醛是重要的合成中间体，大量用于生产丙烯酸、聚酯树脂、聚氨酯、丙烯腈、1, 2-丙二醇、2, 3-二溴丙醛等产品，丙烯醛还可用作生物毒杀剂、油田注水杀菌剂。2012 年美国丙烯醛产量为 334 862 000 磅（1 磅=0.4536kg）。

## （二）环境暴露状况

丙烯醛作为水生除草剂使用可能污染饮用水水源。

## （三）毒代动力学及健康效应

### 1. 毒代动力学

犬麻醉后吸入暴露于 172～262ppm 浓度丙烯醛 1～3 分钟，呼吸频率为 6～20

次/分，80%～85%的丙烯醛经呼吸道吸收，其中约 20%的丙烯醛经下呼吸道吸收。大鼠静脉注射丙烯醛 168 小时后处死，在大鼠的肾、脾、肺、血液、肝脏、脂肪、肾上腺和卵巢中发现（2,3-$^{14}$C）丙烯醛。大鼠给予 2.5mg/kg（2,3-$^{14}$C）丙烯醛，27%～31%经呼出 $CO_2$ 排出，12%～15%经粪便排出，52%～63%经尿液排出，尿液部分检出 6 种丙烯醛代谢物：N-乙酰基-S-2-羧乙基半胱氨酸、N-乙酰基-S-2-氢丙基半胱氨酸、N-乙酰基-S-2-氢丙基半胱氨酸、3-羟基丙酸、丙二酸和草酸。

**2. 健康效应**

（1）人体资料：有报道一名 2 岁的男孩暴露于丙烯醛烟雾 2 小时，24 小时后窒息死亡。志愿者局部涂抹含 10%丙烯醛的乙醇溶液，48 小时后出现皮肤刺激、乳头状水肿、多形核细胞浸润和表皮坏死。

吸入丙烯醛可能导致肺部和支气管气道损伤，症状包括严重的黏膜刺激、喉咙灼热、咳嗽、呼吸困难、胸闷、恶心、呕吐和腹泻、肺水肿、高血压和意识丧失，短时间内吸入 10ppm 丙烯醛可能有致命危险。

（2）动物资料

1）短期暴露：大鼠经口 $LD_{50}$ 为 46mg/kg，大鼠吸入 $LC_{50}$ 为 327ppm（暴露10 分钟）。

吸入暴露于 0.25～0.67ppm 丙烯醛 6 小时/天，持续 3 天，可见大鼠呼吸道局部基底细胞化生，上皮谷胱甘肽还原酶活性降低，鼻腔上皮细胞增生，排列紊乱，且呈剂量依赖性。吸入暴露于 1ppm 丙烯醛 4 小时后，大鼠肺部谷胱甘肽、抗坏血酸（维生素 C）和 α-生育酚水平，以及谷胱甘肽过氧化物酶、过氧化氢酶和超氧化物歧化酶活性水平降低。暴露于 12ppm 丙烯醛 4 小时后，大鼠出现严重的呼吸道刺激。在大于 100ppm 丙烯醛中暴露短至 5 分钟便可致大鼠支气管上皮破坏、肺水肿和肺出血。

大鼠单次灌胃染毒 25mg/kg 丙烯醛，48 小时后前胃、腺胃多处严重溃疡、局灶性出血和水肿。

2）长期暴露：大鼠吸入染毒 0、0.4ppm、1.4ppm、4.9ppm 丙烯醛 13 周（6小时/天，5 天/周），4.9ppm 组出现大鼠死亡，各剂量组均有眼、鼻刺激症状，以及生长抑制和呼吸道病理变化。0.4ppm 剂量组症状轻微，根据大鼠鼻上皮化生，本研究确定的 LOAEL 为 0.4ppm。

F344/N 大鼠和 B6C3F1 小鼠灌胃染毒丙烯醛 14 周，每周 5 天，剂量分别为 0、0.75mg/kg、1.25mg/kg、2.5mg/kg、5mg/kg、10mg/kg 和 0、1.25mg/kg、2.5mg/kg、5mg/kg、10mg/kg、20mg/kg。大鼠 10mg/(kg·d)染毒剂量组、小鼠 20mg/(kg·d)染毒剂量组雌、雄性中均观察到胃出血，在 20mg/(kg·d)剂量组雌性小鼠中还观察到胃坏死。雌性大鼠、雄性大鼠、雌雄小鼠分别于 2.5mg/kg、5mg/kg、2.5mg/kg

染毒，在显微镜下观察到前胃上皮鳞状增生显著增加。

灌胃给予大鼠 0.75mg/(kg·d)、1.25mg/(kg·d)、2.5mg/(kg·d)、5mg/(kg·d)、10mg/(kg·d)丙烯醛，给予小鼠 1.25mg/(kg·d)、2.5mg/(kg·d)、5mg/(kg·d)、10mg/(kg·d)、20mg/(kg·d)，持续 14 周。在 20mg/(kg·d)染毒组雄、雌性小鼠中观察到腺胃损伤。在 10mg/(kg·d)染毒组大鼠中观察到腺胃损伤。在 5mg/(kg·d)染毒组雄性大鼠、2.5mg/(kg·d)染毒组雌性大鼠、2.5mg/(kg·d)雌雄小鼠中观察到前胃鳞状上皮增生。在雌雄小鼠、雌性大鼠 1.25mg/(kg·d)染毒组，雄性大鼠 2.5mg/(kg·d)染毒组未观察到显著效果，该研究确定的小鼠、雌性大鼠 NOAEL 为 1.25mg/(kg·d)，雄性大鼠 NOAEL 为 2.5mg/(kg·d)。

3）生殖毒性：大鼠妊娠期间每天经口摄入 10mg/kg 丙烯醛对胚胎植入、再吸收、死胎率没有影响。在一个两代生殖毒性研究中，每代大鼠在交配前 100~120 天、交配期间 15 天经口暴露丙烯醛 7.2mg/(kg·d)，未出现生殖毒性。家兔妊娠第 7~19 天口服丙烯醛 0.1~2mg/(kg·d)，未观察到早产、流产，子代未发现毛发或软组织畸变。

4）发育毒性：家兔经口暴露于丙烯醛≥1mg/(kg·d)可导致胎儿吸收，且存在剂量-反应关系。经口暴露于丙烯醛 10mg/(kg·d)，大鼠后代中观察到骨骼异常和骨化延迟的发生率增加，平均出生体重降低。暂无人或动物吸入暴露、皮肤暴露丙烯醛对子代发育影响的研究。

5）致癌性：在实验动物口服丙烯醛的慢性研究中未发现其致癌性的证据。IARC 的致癌性评估结论是现有的证据不能对其人类致癌性进行分类（3 组）。

## （四）检测方法

《生活饮用水标准检验方法》（GB/T 5750—2023）提供了 1 种检测方法，即气相色谱法。

## （五）国内外饮用水标准情况

### 1. 我国饮用水卫生标准

《生活饮用水卫生标准》（GB 5749—1985）未规定丙烯醛的限值。

《生活饮用水卫生标准》（GB 5749—2006）附录 A 中规定丙烯醛的限值为 0.1mg/L。

《生活饮用水卫生标准》（GB 5749—2022）附录 A 中规定丙烯醛的限值仍沿用 0.1mg/L。

### 2. 世界卫生组织标准

世界卫生组织《饮用水水质准则》未规定丙烯醛的准则值。

**3. 美国饮用水水质标准**

美国饮用水水质标准未规定丙烯醛的限值。

**4. 欧盟饮用水水质标准**

欧盟《饮用水水质指令》（2020/2184）未规定丙烯醛的限值。

**5. 日本饮用水水质标准**

日本《饮用水水质标准》（2020）未规定丙烯醛的限值。

（六）指标分类及限值制定依据

鉴于目前水体中丙烯醛的存在水平低，检出率低，且多年未发现不达标情况，将丙烯醛归为参考指标类型。

目前学术界没有新的毒理学证据表明丙烯醛的暴露剂量-反应关系有较大的变化；粉末活性炭吸附可去除饮用水中的丙烯醛；目前提供的国标检测方法可满足 0.1mg/L 的限值检测灵敏度要求；丙烯醛的暴露来源于饮用水水源，严格要求饮用水中丙烯醛的限值对于控制丙烯醛的暴露总量具有积极作用；《地表水环境质量标准》（GB 3838—2002）中丙烯醛的限值为 0.1mg/L。因此，继续保留 0.1mg/L 作为丙烯醛的生活饮用水卫生标准限值。

# 三十一、戊　二　醛

（一）基本信息

**1. 基本情况**

（1）中文名称：戊二醛。
（2）英文名称：Glutaraldehyde。
（3）CAS 号：111-30-8。
（4）分子式：$C_5H_8O_2$。
（5）相对分子质量：100.12。

**2. 理化性质**

（1）外观与性状：纯品为无色或浅黄色油状液体。
（2）密度：0.947g/cm³。
（3）蒸气压：2.93kPa。
（4）沸点：187～189℃。

（5）溶解性：易溶于水和醇类。

（6）稳定性：酸性戊二醛较为稳定，可储存较长时间。

### 3. 生产使用情况及饮用水污染源

戊二醛是一种高效杀菌消毒剂、组织固化剂、蛋白质交联剂和优良的鞣革剂。戊二醛通过污水排放等方式进入饮用水中，现阶段的戊二醛废水主要来自工业废水（包括石油业废水、制革废水及造纸废水等）和医院废水，随着我国戊二醛生产工艺的成熟，未来我国的戊二醛废水产量将呈不断上升趋势。

## （二）环境暴露状况

采用顶空固相微萃取/气相色谱/质谱法（HS/SPME/GC/MS）测定生活饮用水中戊二醛。定量限为 0.030mg/L，采集珠三角 3 个地区的饮用水水样，按上述顶空固相微萃取和气相色谱/质谱法分析条件进行分析，均未检出戊二醛。

## （三）毒代动力学及健康效应

### 1. 毒代动力学

戊二醛主要经口、呼吸道和皮肤吸收。戊二醛很容易经口服、静脉注射和吸入途径吸收，被皮肤吸收的程度较小。戊二醛经口和经皮肤代谢时间较长，主要代谢途径很可能是通过醛脱氢酶对相应的单羧酸和二羧酸进行初始氧化，然后将酸性中间体进一步氧化成二氧化碳。在大鼠试验中，戊二醛主要通过尿液和呼出气体被排泄。

### 2. 健康效应

（1）人体资料

1）短期暴露：通过吸入或皮肤接触浓度＜1ppm 时，会刺激皮肤和（或）黏膜。戊二醛蒸气浓度低于 0.2ppm 的环境中，人体可观察到鼻和喉刺激。Ellett 等报道，接触戊二醛 5 年以上的医务人员，60%有皮肤、鼻黏膜或眼结膜刺激或过敏症状。用戊二醛对家兔做标准皮肤刺激试验，结果发现 5%戊二醛有中等刺激性，2%戊二醛可产生轻微刺激症状。导致角膜损害的最低浓度为 1%，结膜损害的最低浓度为 0.2%。戊二醛暴露可引起喉及支气管的炎症、化学性肺炎、肺水肿等，对生产者和使用者可造成一定的危害。

2）致敏性：临床使用的 2%戊二醛具有中等刺激性和毒性，可引起过敏反应及哮喘。

3）致癌性：美国政府工业卫生学家会议未将戊二醛归类为人类致癌物。

4）致畸性：由于戊二醛是一种具有挥发性和刺激性的化学试剂，因此职业接触戊二醛的生产工人和医务工作者的职业接触暴露具有途径多（经皮肤/黏膜、呼吸道和经口 3 个途径 )、时间长（每个工作日接触数小时、数十年的职业工作）的特点，个别人员可能一生中 1/4 的时间接触到戊二醛，同时有相当一部分职业接触者是女性。

（2）动物资料

1）短期暴露：许崇辉等对 25%戊二醛样本进行了急性经口毒性试验（大鼠、小鼠）、急性经皮毒性试验、急性吸入毒性试验研究。结果发现，戊二醛小鼠经口 $LD_{50}$ 为 248mg/kg，大鼠经口 $LD_{50}$ 为 239mg/kg，大鼠经皮 $LD_{50} \geq 2000$mg/kg 体重，小鼠急性吸入 4 小时，$LC_{50}$ 为 768mg/m$^3$。

2）长期暴露：现有学者主张进行实验动物 90 天饲喂试验，为亚慢性毒性试验，即将受试物混入饲料或饮用水中，动物自然摄入连续 90 天。许崇辉等开展了高、中、低剂量经口 90 天小鼠喂养实验。高剂量为 $LD_{50}$ 的 10%～25%，最低剂量为人体可能摄入量的 3 倍。从该实验所有检测指标来看，低剂量组动物在体重、食物利用率、血常规指标、血清生化指标、脏器/体重值和主要器官组织病理学的检测中，与对照组相比均无显著性差异；而在中剂量组血常规指标和血清生化指标出现有显著性意义的改变，高剂量组血常规红细胞、血红蛋白、白细胞水平显著高于空白对照组，且存在剂量-效应关系。该实验给出戊二醛对小鼠的 NOAEL 为 0.438～4.38mg/kg。

3）生殖影响：在对饮用水中戊二醛浓度分别为 0、50ppm、250ppm 和 100ppm 的雄性和雌性大鼠进行的一项研究中，没有观察到不良生殖影响。在其他研究中，在 5mL/(mg·d) 的剂量水平下，母体体重增加的平均值呈显著剂量依赖性降低，并且发育不良和畸形胎儿的数量显著增加。许崇辉等致畸试验设 4 组，即高剂量（40mg/kg）、中剂量（10mg/kg）、低剂量（4mg/kg）和空白对照组。实验发现，黄体数、着床数、胎仔总数、活胎数和子宫重量明显低于对照组，高剂量组（40mg/kg）的戊二醛可明显影响大鼠受孕过程，即可能有胚胎毒性。

4）致突变性：已有研究在体外和体内进行了广泛的戊二醛遗传活性测试，并且文献中关于戊二醛的遗传活性仍存在分歧。细菌实验和一些哺乳动物细胞实验证实戊二醛可体外诱导突变。迄今为止的体内基因毒性测试已被证实为阴性。

（四）检测方法

《生活饮用水标准检验方法》（GB/T 5750—2023）提供了 1 种检测方法，即液相色谱串联质谱法。

（五）国内外饮用水标准情况

**1. 我国饮用水卫生标准**

《生活饮用水卫生标准》（GB 5749—1985）未规定戊二醛的限值。

《生活饮用水卫生标准》（GB 5749—2006）附录 A 中规定戊二醛的限值为 0.07mg/L。

《生活饮用水卫生标准》（GB 5749—2022）附录 A 中规定戊二醛的限值仍沿用 0.07mg/L。

**2. 世界卫生组织标准**

世界卫生组织《饮用水水质准则》未规定戊二醛的准则值。

**3. 美国饮用水水质标准**

美国饮用水水质标准未规定戊二醛的限值。

**4. 欧盟饮用水水质标准**

欧盟《饮用水水质指令》（2020/2184）未规定戊二醛的限值。

**5. 日本饮用水水质标准**

日本《饮用水水质标准》（2020）未规定戊二醛的限值。

（六）指标分类及限值制定依据

考虑到我国水体中戊二醛的检出率较低，检出浓度低，且多年未发现不达标情况，因此把戊二醛归为参考指标类型。

目前学术界没有新的毒理学证据证明戊二醛的暴露剂量-反应关系有较大的变化；我国 GB 5749—2006 版饮用水标准中戊二醛的限值规定为 0.07mg/L，多年的实施表明此值对保护人体健康是适宜的。因此，继续沿用 0.07mg/L 作为戊二醛的生活饮用水标准限值。

# 三十二、二（2-乙基己基）己二酸酯

（一）基本信息

**1. 基本情况**

（1）中文名称：二（2-乙基己基）己二酸酯。
（2）英文名称：Di（2-ethylhexyl）adipate，DEHA。
（3）CAS 号：103-23-1。
（4）分子式：$C_{22}H_{42}O_4$。
（5）相对分子质量：370.57。

**2. 理化性质**

（1）外观与性状：无色或淡黄色黏稠液体，微有气味。

（2）溶解性：不溶于水，微溶于乙二醇。

（3）熔点：-67℃。

（4）沸点：417℃（101.3kPa）。

（5）密度：0.925g/cm$^3$（20℃）。

**3. 生产使用情况及饮用水污染源**

在工业生产中二（2-乙基己基）己二酸酯（以下简称 DEHA）主要用作聚氯乙烯（PVC）塑料增塑剂，可提高塑料的可塑性，还可作为润滑剂和液压液。DEHA主要通过工业废水污染水源。

## （二）环境暴露状况

世界范围内，饮用水中 DEHA 的浓度范围为 1～100ng/L。美国在污水处理厂的废水中发现 DEHA 浓度为 0.25～7.0μg/L。合肥市水源水及出厂水中 DEHA 浓度为 0.12～0.31μg/L，丰水期浓度大于平水期及枯水期。因为塑料制品的广泛应用，人体广泛暴露于 DEHA，食物摄入是其主要暴露来源，饮用水暴露只占一小部分，职业暴露可通过空气和皮肤途径暴露。据估计成人 DEHA 的每日摄入量可达 20mg。

## （三）毒代动力学及健康效应

**1. 毒代动力学**

在大鼠和小鼠经口暴露实验中，DEHA 很快被机体从胃肠道吸收。DEHA 进入机体后广泛分布于全身，脂肪组织、肝脏、肾脏中浓度最高，没有明显的蓄积现象。在动物实验中，经口暴露的 DEHA 可在 48 小时内完全排出，在猴的实验中其主要代谢产物为单（2-乙基己基）己二酸酯，在小鼠和大鼠实验中其主要代谢产物为 2-乙基己酸的葡糖苷酸和己二酸。DEHA 进入体内 24 小时后，绝大部分代谢产物经尿液排出，粪便排出量极低，未发现体内蓄积现象，其主要代谢产物己二酸从尿中排出。

**2. 健康效应**

（1）短期暴露：DEHA 的毒性很低，短期暴露雄性大鼠经口 LD$_{50}$ 为 45g/kg，雌性大鼠为 25g/kg，雄性小鼠经口 LD$_{50}$ 为 15g/kg，雌性小鼠为 25g/kg。3～4 周的小鼠和大鼠实验证实 DEHA 剂量≥6000mg/kg 时会引起肝脏重量增加、组织化学改变和过氧化物酶增生，得出 NOAEL 为 100mg/kg。

（2）长期暴露：在 103 周的小鼠和大鼠暴露实验中，12 000～25 000mg/kg 剂量时，未观察到对动物寿命的影响；25 000mg/kg 剂量时，可观察到生长迟缓现象。

在美国的大鼠毒性试验中，DEHA 的经口暴露剂量分别为 0、28mg/(kg·d)、170mg/(kg·d)、1080mg/(kg·d)，在高剂量组发现大鼠孕期体重下降，肝脏重量增加，得出 NOAEL 和 LOAEL 分别为 170mg/(kg·d)和 1080mg/(kg·d)。

（3）生殖和发育毒性：在 10 周大鼠经口暴露实验中，DEHA 剂量分别为 300mg/kg、1800mg/kg、12 000mg/kg，在 12 000mg/kg 组发现雌性大鼠体重降低，雄性和雌性大鼠的肝脏重量增加。

另一个 13 周的暴露实验中，25 000mg/kg 剂量时观察到大鼠体重减少，未观察到死亡或组织病理改变。1988 年，伦敦的一项大鼠发育毒性实验得出 NOAEL 为 28mg/(kg·d)，成为世界卫生组织限值推导的依据。

（4）致癌性：IARC 将 DEHA 归为 3 组（基于现有证据不能对其人类致癌性进行分类）。

## （四）检测方法

《生活饮用水标准检验方法》（GB/T 5750.8 附录 B—2023）提供了 1 种检测方法，即固相萃取气相色谱质谱法。

## （五）国内外饮用水标准情况

### 1. 我国饮用水卫生标准

《生活饮用水卫生标准》（GB 5749—1985）未规定 DEHA 的限值。

《生活饮用水卫生标准》（GB 5749—2006）附录 A 中规定 DEHA 为附录 A 指标，限值为 0.4mg/L。

《生活饮用水卫生标准》（GB 5749—2022）附录 A 中仍规定 DEHA 限值为 0.4mg/L。

### 2. 世界卫生组织标准

1984 年第一版《饮用水水质准则》未规定 DEHA 的准则值。

1993 年第二版规定 DEHA 的准则值为 80μg/L。

2004 年第三版，2011 年第四版，2017 年第四版第一次增补版，2022 年第四版第一、二次增补版中，基于 DEHA 在水中的浓度远低于观察到其毒性效应的浓度，认为没有必要考虑制订其基于健康的准则值。

**3. 美国饮用水水质标准**

美国《国家一级饮用水标准》规定 DEHA 的 MCLG 为 0.4mg/L，MCL 也为 0.4mg/L，此值于 1992 年生效，沿用至今。

**4. 欧盟饮用水水质标准**

欧盟《饮用水水质指令》（2020/2184）未规定 DEHA 的限值。

**5. 日本饮用水水质标准**

日本《饮用水水质标准》（2020）未规定 DEHA 的限值。

## （六）指标分类及限值制定依据

饮用水中 DEHA 的浓度水平较低，检出率低，且多年未发现不达标情况，因此将 DEHA 归为参考指标类型。

饮用水并非 DEHA 暴露的主要途径，且目前饮用水中的浓度水平不会对人体造成危害；目前提供的国标方法可满足 0.4mg/L 限值规定的要求；目前学术界没有新的毒理学证据证明 DEHA 的暴露剂量-反应关系有较大的变化；我国 GB 5749—2006 版饮用水标准中规定 DEHA 的限值为 0.4mg/L，多年的实施表明此值对保护人体健康还是适宜的。因此，继续沿用 0.4mg/L 作为 DEHA 的生活饮用水标准限值。

# 三十三、邻苯二甲酸二乙酯

## （一）基本信息

**1. 基本情况**

（1）中文名称：邻苯二甲酸二乙酯。

（2）英文名称：Diethyl phthalate。

（3）CAS 号：84-66-2。

（4）分子式：$C_{12}H_{14}O_4$。

（5）相对分子质量：222.24。

**2. 理化性质**

（1）外观与性状：无色油状液体。

（2）密度：1.12g/cm³（20℃）。

（3）蒸气压：$2.7 \times 10^{-4}$kPa（25℃）。

（4）熔点：−40.5℃。

（5）沸点：295℃。

（6）溶解性：溶于乙醇、乙醚、丙酮等有机溶剂，可溶于水（25℃，1080mg/L）。

### 3. 生产使用情况及饮用水污染源

2005～2008 年，美国年产邻苯二甲酸二乙酯约 4500 吨。邻苯二甲酸二乙酯可用于制造醋酸纤维素、增塑剂、酒精变性剂、香料的溶剂、化妆品成分、杀虫喷雾剂和驱虫剂、阿司匹林的包衣、黏合剂，以及食品、药品表面润滑剂。

研究发现，地表水及地下水中邻苯二甲酸二乙酯主要来源于含有邻苯二甲酸二乙酯工业废水的直接排放，雨水等对于固体废弃物、聚氯乙烯塑料的淋洗，以及含邻苯二甲酸二乙酯产品的缓慢溶出，或者进入大气、土壤，通过雨水淋洗等进入地表或地下水中，而因其蒸气压相对较低，水中挥发性损失少，很难向其他环境介质转移。

## （二）环境暴露状况

宜兴市位于我国东部太湖流域，检测其 3 个不同水源地的 24 份水源水中邻苯二甲酸二乙酯平均浓度为 6.1ng/L；浑河位于辽宁省中东部，检测其两条支流邻苯二甲酸二乙酯浓度分别为 0.163～2.37μg/L、0.123～1.6μg/L；检测松花江邻苯二甲酸二乙酯浓度为 1.33～6.67μg/L；检测黄河邻苯二甲酸二乙酯浓度为 0.0115～1.09μg/L。有研究表明，通过饮用水途径邻苯二甲酸二乙酯的摄入量在每日总摄入量中基本忽略不计，食物是人接触邻苯二甲酸二乙酯的主要途径。

## （三）毒代动力学及健康效应

### 1. 毒代动力学

人类经皮肤吸收邻苯二甲酸二乙酯的稳态吸收率为（1.27±0.11）μg/(cm² · h)，大鼠稳态吸收率为（41.37±9.28）μg/(cm² · h)，人滞后时间为 6 小时，大鼠滞后时间为 1 小时，邻苯二甲酸二乙酯对人的渗透常数为 $1.14 \times 10^{-5}$cm/h，对大鼠的渗透常数为 $37 \times 10^{-5}$cm/h。邻苯二甲酸二乙酯在体内分布广泛。邻苯二甲酸二丁酯水解成单酯，单酯衍生物可在体内进一步水解成邻苯二甲酸后排出，单酯衍生物也可与葡糖苷酸结合并排出，单酯中的末端或倒数第二个碳原子可被氧化成醇并排出体外，或者醇可以继续氧化成醛、酮或羧酸排出体外。雄性大鼠单次经皮肤暴露于 ¹⁴C-邻苯二甲酸二乙酯 5～8mg/cm²，24 小时内 24%经尿液排出，1%经粪便排出，7 天后尿液和粪便中放射性标记的总回收率约为 50%。

**2. 健康效应**

（1）人体资料

1）短期暴露：邻苯二甲酸二乙酯对皮肤、眼睛有刺激，其蒸气或雾对眼睛、黏膜和上呼吸道有刺激作用，接触后可引起：①头痛、头晕和呕吐；②多发性神经病，前庭功能障碍；③疼痛，麻木，虚弱，手臂和腿部痉挛；④敏感的个体可能会发生类似于哮喘的过敏反应。

2）发育毒性：病例对照研究探讨邻苯二甲酸二乙酯与 0～3 岁女童乳房早发育的关系。收集 2013 年 8 月至 2014 年 6 月于重庆医科大学附属儿童医院儿科就诊并诊断为单纯乳房发育的 60 例女童为病例组，以 60 例正常健康女童为对照组，在家长填写调查问卷后对女童进行 B 超检查，测定女童血清雌二醇、促卵泡激素、促黄体激素、邻苯二甲酸二乙酯水平。结果表明病例组血清中邻苯二甲酸二乙酯的含量显著高于对照组（$P<0.05$），病例组为（$0.8\pm0.3$）mg/L，对照组为（$0.3\pm0.1$）mg/L。

3）生殖毒性：收集 379 名不孕症男性患者的尿液、精液，使用同位素稀释的高效液相色谱-串联质谱法测定尿液中邻苯二甲酸二乙酯代谢物的浓度，用中性彗星试验评估精子 DNA 损伤测量指标，研究结果表明邻苯二甲酸二乙酯的代谢产物与 DNA 损伤增加有关。

（2）动物资料

1）短期暴露：将 6500mg/(kg·d)的邻苯二甲酸二乙酯掺入小鼠饮食中喂养 2 周，未观察到动物死亡，研究表明实验动物经口摄入邻苯二甲酸二乙酯可能是非致死性的。

2）长期暴露：大鼠、小鼠经皮暴露于邻苯二甲酸二乙酯 2 年，5 天/周，给药浓度分别为 855mg/(kg·d)、772mg/(kg·d)，未引起实验动物死亡率增加。

经口摄入邻苯二甲酸二乙酯，均未发现对大鼠呼吸系统（肺和气管）、心血管（心脏和主动脉）、胃肠道、肌肉骨骼、肝脏、肾脏、眼睛组织学损伤的证据，雄性大鼠经口给药邻苯二甲酸二乙酯 2～16 周，3160mg/(kg·d)，肾上腺、垂体和甲状腺的相对器官重量增加。经口暴露于邻苯二甲酸二乙酯后，实验动物的体重增加显著减缓（>10%），配对喂养实验结果表明，抑制作用主要归因于食物利用降低，而不是直接毒性作用。

大鼠经皮给予邻苯二甲酸二乙酯 4 周，肾脏相对重量增加，但组织病理学未发生变化，大鼠经皮慢性给予邻苯二甲酸二乙酯，出现轻度棘皮症。

3）生殖/发育毒性：ICR 小鼠妊娠第 0～17 天，经皮注射邻苯二甲酸二乙酯，剂量为 500mg/(kg·d)、1600mg/(kg·d)、5600mg/(kg·d)，在 5600mg/(kg·d)剂量组，母体肾脏、肾上腺重量增加，子代体重明显降低，颈椎、腰椎畸形率上升，其他剂量组与对照组间无统计学差异。该研究中小鼠亲代、子代 NOAEL 为 1600mg/(kg·d)。

邻苯二甲酸二乙酯经口染毒大鼠，在 3710mg/(kg·d)染毒组未观察到性腺、子宫、前列腺、精囊的组织病理学损伤；在 3160mg/(kg·d)染毒组观察到雄性大鼠睾丸相对重量升高。

4）致癌性：大鼠肩胛皮肤暴露于邻苯二甲酸二乙酯 2 年，每周 5 天，雄性大鼠经皮暴露浓度为 285mg/(kg·d)，雌性大鼠经皮暴露浓度为 855mg/(kg·d)，未发现任何致癌的证据。IARC 的致癌性评估结论是基于现有证据不能对其人类致癌性进行分类（3 组）。

（四）检测方法

《生活饮用水标准检验方法》（GB/T 5750.8 附录 B—2023）提供了 1 种检测方法，即固相萃取气相色谱质谱法。

（五）国内外饮用水标准情况

1. 我国饮用水卫生标准

《生活饮用水卫生标准》（GB 5749—1985）未规定邻苯二甲酸二乙酯的限值。

《生活饮用水卫生标准》（GB 5749—2006）附录 A 中规定邻苯二甲酸二乙酯的限值为 0.3mg/L。

《生活饮用水卫生标准》（GB 5749—2022）附录 A 中规定邻苯二甲酸二乙酯的限值仍为 0.3mg/L。

2. 世界卫生组织标准

《饮用水水质准则》未规定邻苯二甲酸二乙酯的准则值。

3. 美国饮用水水质标准

美国饮用水水质标准未规定饮用水中邻苯二甲酸二乙酯的限值。

4. 欧盟饮用水水质标准

欧盟《饮用水水质指令》（2020/2184）未规定饮用水中邻苯二甲酸二乙酯的限值。

5. 日本饮用水水质标准

日本《饮用水水质标准》（2020）未规定饮用水中邻苯二甲酸二乙酯的限值。

（六）指标分类及限值制定依据

鉴于水体中邻苯二甲酸二乙酯的存在水平低，检出率低，且多年未发现不达标情况，将邻苯二甲酸二乙酯归为参考指标类型。

目前学术界没有新的毒理学证据证明邻苯二甲酸二乙酯的暴露剂量-反应关系有较大的变化；我国 GB 5749—2006 版饮用水标准中规定邻苯二甲酸二乙酯的限值为 0.3mg/L，多年的实施表明此值对保护人体健康是适宜的。因此，继续沿用 0.3mg/L 作为邻苯二甲酸二乙酯的生活饮用水标准限值。

# 三十四、邻苯二甲酸二丁酯

（一）基本信息

**1. 基本情况**

（1）中文名称：邻苯二甲酸二丁酯。
（2）英文名称：Dibutyl phthalate。
（3）CAS 号：84-74-2。
（4）分子式：$C_{16}H_{22}O_4$。
（5）相对分子质量：278.34。

**2. 理化性质**

（1）外观与性状：无色油状液体。
（2）密度：1.05g/cm³（20℃）。
（3）蒸气压：0.133kPa（147℃），0.146kPa（150℃）。
（4）熔点：−35℃。
（5）沸点：340℃。

**3. 生产使用情况及饮用水污染源**

邻苯二甲酸二丁酯（DBP）主要用作硝化纤维、醋酸纤维、聚氯乙烯等的增塑剂，还可用于制造油漆、粘接剂、人造革、印刷油墨、安全玻璃、染料、杀虫剂、香料溶剂、织物润滑剂等。邻苯二甲酸二正丁酯被 EPA 列为惰性成分农药。2012 年美国邻苯二甲酸二丁酯产量为 700 万磅/年（1 磅=0.4536kg）。水体中邻苯二甲酸二丁酯主要来源于工厂污水排放、经水浸泡后的塑料产品、大气沉降。

（二）环境暴露状况

2003 年 12 月至 2005 年 5 月，Loraine 等采集科威特居民家庭龙头水 303 份，在

53.3%的水样中检测到邻苯二甲酸二丁酯，浓度为0.10～1.50μg/L。Li 等于2010年10月采集江苏省5家水厂饮用水，检出水中邻苯二甲酸二丁酯浓度为10～82ng/L。

邻苯二甲酸二丁酯经饮用水途径的暴露量只占每日总摄入量的一小部分，食物是人体接触邻苯二甲酸二丁酯的主要途径。

### （三）毒代动力学及健康效应

#### 1. 毒代动力学

动物实验研究表明，经口摄入邻苯二甲酸二丁酯在体内被迅速吸收。体外研究表明，邻苯二甲酸二丁酯的代谢产物邻苯二甲酸单丁酯主要经肠道吸收，也可经呼吸道和皮肤吸收。

经口摄入的邻苯二甲酸二丁酯分布于大鼠体内所有器官，给药4～48小时后未观察到体内蓄积现象，所有器官中邻苯二甲酸二丁酯均小于给药剂量的0.7%。邻苯二甲酸二丁酯被小肠内的酯酶水解为邻苯二甲酸单丁酯（MBP），MBP消除半衰期为2.6小时。经口邻苯二甲酸二丁酯大部分经尿液排出，小部分经粪便排出。

#### 2. 健康效应

（1）人体资料

1）短期暴露：173名疑似职业性皮肤病患者以5%浓度邻苯二甲酸二丁酯溶液进行贴布试验，2名受试者（1.2%）出现刺激症状，没有患者出现过敏反应；眼睛接触可引起轻微眼睛刺激，导致发红、疼痛；呼吸道吸入可引起刺激症状；误食10g邻苯二甲酸二丁酯几小时之后，可引起中枢神经系统损伤的效应，如晕眩、恶心和呕吐，暴露在光线下可引起眼睛刺激，如眼红和流泪，1周后可完全恢复。误服者还可出现腹部疼痛、腹泻、恶心、呕吐。

2）长期暴露：研究尿液中邻苯二甲酸二丁酯代谢物水平与肾上腺源性雄激素水平、年龄之间的关系，2006～2010年在哥本哈根地区2所学校选择168名健康儿童（男、女各半），年龄在5.9～12.8岁，每半年检查一次，跟踪调查5年。触诊评估女童乳房发育阶段、男童睾丸体积，检查评估阴毛分级，收集晨尿测定7种邻苯二甲酸二丁酯的14种代谢物，采集血液，分析血清FSH、LH、睾酮、雌二醇等水平，结果发现，暴露于邻苯二甲酸二丁酯异构体与女童肾上腺雄激素水平呈负相关，具有抗雄激素作用；暴露于消毒副产物（DBPs）与13岁男孩睾酮水平呈正相关，邻苯二甲酸二丁酯高暴露与男孩阴毛初现年龄提前有关，提示高暴露可能加快男孩发育速度。

研究上海地区女童性早熟与血清中邻苯二甲酸二丁酯暴露水平的相关性，选择 110 名性早熟女童、100 名正常发育女童为研究对象，气相色谱法分析血清中邻苯二甲酸二丁酯水平，B 超测量子宫和卵巢体积，研究结果表明，27.3%性早熟女童血清中检出邻苯二甲酸二丁酯，而正常发育女童中只有 4%检出，性早熟女童子宫和卵巢体积均高于正常儿童（$P<0.05$），性早熟女童血清中邻苯二甲酸二丁酯浓度与子宫、卵巢体积呈正相关。

（2）动物资料

1）短期暴露：大鼠吸入 $LC_{50}$ 为 $4.25g/m^3$。小鼠吸入 $LC_{50}$ 为 $25g/m^3$。大鼠经口 $LD_{50}$ 为 $20g/kg$。

2）长期暴露：每天吸入 $50mg/m^3$ 邻苯二甲酸二丁酯 6 小时，连续 6 个月，大鼠体重增加了 13%，肺重量增加，而 $0.5mg/m^3$ 剂量组的肺重量未发生改变。

雄性大鼠经口饲喂邻苯二甲酸二丁酯 13 周，$365mg/(kg \cdot d)$剂量组出现血液浓缩、贫血症状，而在雌性大鼠中未观察到相关症状。$752mg/(kg \cdot d)$剂量组出现红细胞、血红蛋白减少和血细胞比容下降，雌性小鼠经口饲喂邻苯二甲酸二丁酯 13 周，剂量为 $2137mg/(kg \cdot d)$，可观察到血细胞比容降低。

3）生殖/发育毒性：以 SD 大鼠或 Wistar 小鼠为研究对象，经口染毒邻苯二甲酸二丁酯 1000mg/kg 4～5 天，2400mg/kg 灌胃 1 天，均可观察到睾丸萎缩、重量减少，精子细胞和精原细胞减少，生殖细胞脱落。

妊娠 12～21 天 SD 大鼠灌胃染毒邻苯二甲酸二丁酯，剂量为 0、$0.5mg/(kg \cdot d)$、$5mg/(kg \cdot d)$、$50mg/(kg \cdot d)$、$100mg/(kg \cdot d)$、$500mg/(kg \cdot d)$，每个剂量组 20 只大鼠，在 $50mg/(kg \cdot d)$ 及更低浓度剂量组中未观察到子代生长发育受影响，$100mg/(kg \cdot d)$剂量组在产后 14 天观察到雄性后代出现乳晕和乳头（一般只能在雌性后代中出现），$500mg/(kg \cdot d)$组症状更明显，该研究中 NOAEL 为 $50mg/(kg \cdot d)$，LOAEL 为 $100mg/(kg \cdot d)$。

4）致癌性：在实验动物口服邻苯二甲酸二丁酯的慢性研究中未发现邻苯二甲酸二丁酯有致癌性的证据。IARC 的致癌性评估结论是依据现有的证据不能对其人类致癌性进行分类（3 组）。

（四）检测方法

《生活饮用水标准检验方法》（GB/T 5750.8 附录 B—2023）提供了 1 种检测方法，即固相萃取气相色谱质谱法。

（五）国内外饮用水标准情况

**1. 我国饮用水卫生标准**

《生活饮用水卫生标准》（GB 5749—1985）未规定邻苯二甲酸二丁酯的限值。

《生活饮用水卫生标准》（GB 5749—2006）附录 A 中规定邻苯二甲酸二丁酯限值为 0.003mg/L。

《生活饮用水卫生标准》（GB 5749—2022）附录 A 中规定邻苯二甲酸二丁酯限值仍为 0.003mg/L。

**2. 世界卫生组织标准**

世界卫生组织《饮用水水质准则》中未提出邻苯二甲酸二丁酯的准则值。

**3. 美国饮用水水质标准**

美国饮用水水质标准未规定饮用水中邻苯二甲酸二丁酯的标准限值。

**4. 欧盟饮用水水质标准**

欧盟《饮用水水质指令》（2020/2184）未规定饮用水中邻苯二甲酸二丁酯的标准限值。

**5. 日本饮用水水质标准**

日本《饮用水水质标准》（2020）未规定饮用水中邻苯二甲酸二丁酯的标准限值。

（六）指标分类及限值制定依据

鉴于水体中邻苯二甲酸二丁酯的存在水平低，检出率低，且多年未发现不达标情况，将邻苯二甲酸二丁酯归为参考指标类型。

目前学术界没有新的毒理学证据表明邻苯二甲酸二丁酯的暴露剂量-反应关系有较大的变化；《地表水环境质量标准》（GB 3838—2002）中邻苯二甲酸二丁酯的标准限值为 0.003mg/L。我国 GB 5749—2006 版饮用水标准中邻苯二甲酸二丁酯的限值规定为 0.003mg/L，多年的实施经验表明此值对保护人体健康是适宜的。因此，继续沿用 0.003mg/L 作为邻苯二甲酸二丁酯的生活饮用水标准限值。

# 三十五、二 噁 英

（一）基本信息

**1. 基本情况**

（1）中文名称：二噁英。

（2）英文名称：Dioxin（2, 3, 7, 8-tetrachlorodibenzo-*p*-dioxin，2, 3, 7, 8-TCDD）。

（3）CAS 号：1746-01-6。

（4）分子式：$C_{12}H_4Cl_4O_2$。

（5）相对分子质量：321.98。

**2. 理化性质**

（1）外观与性状：白色晶状固体，无色无味。

（2）溶解性：难溶于水，易溶于有机溶剂和脂肪。

（3）熔点：303~305℃，当温度达到 705℃以上时开始分解。

（4）自然环境中的微生物降解、水解及光分解作用对二噁英分子结构的影响均很小。

**3. 生产使用情况及饮用水污染源**

环境中二噁英主要由焚烧含氯的有机物形成，尤其是含氯有机物在较低温度下燃烧或不完全燃烧易产生含大量二噁英的烟尘，这些烟尘进入大气，通过空气降尘污染水体。造纸工业中用氯气漂白纸浆的过程会产生大量含二噁英废气、废水，并排放到环境中。

## （二）环境暴露状况

在对环境二噁英的毒性进行评价时，国际上常把不同组分折算成相当于 2, 3, 7, 8-TCDD 的量来表示，称为毒性当量（toxic equivalent，TEQ）。美国阿肯萨斯州抽取的鲇鱼食品中含有 73pg/g 干重的 2, 3, 7, 8-TCDD。深圳市原水及处理后水中的二噁英浓度分别为 32.93pg/L 和 0.64pg/L，台湾地区饮用水中二噁英含量范围在 0.001~0.265pg/L。日本原水及处理水中二噁英浓度分别为 56.45pg/L 和 4.24pg/L。人体对 2, 3, 7, 8-TCDD 的暴露途径主要是经口摄入、皮肤接触及呼吸道吸入，食品是二噁英的主要暴露来源，包括肉类、奶制品和鱼，约占正常人群总暴露量的 90%以上。

## （三）毒代动力学及健康效应

**1. 毒代动力学**

二噁英吸收途径包括经皮肤、黏膜、消化道和呼吸道。二噁英很容易以扩散的方式通过各种生物膜进入哺乳动物体内，主要蓄积在脂肪组织中。有限的人体资料表明，2, 3, 7, 8-TCDD 主要以代谢物的形式从排泄物中排出体外。二噁英的蓄积作用很强，自体内排泄较慢，基本无变化，一小部分二噁英能被肝转化，与葡萄糖醛酸结合。

**2. 健康效应**

（1）人体资料：人体短期暴露于空气中高浓度的 2, 3, 7, 8-TCDD 会引起氯痤疮，主要症状为粉刺和淡黄色囊肿，一般主要分布于面部与耳后，有时也分布于后背和阴囊等部位。

工人经呼吸道暴露于 2, 3, 7, 8-TCDD，可发现与肺癌、软组织肉瘤、淋巴瘤、胃癌之间的关联。

（2）动物资料

1）短期暴露：在犬、猴和猪的急性经口毒性实验中表现出高毒性。

2）长期暴露：经口动物毒性实验可见脱发、体重下降、免疫功能下降等毒性效应，USEPA 根据猴的神经毒性实验计算出 2, 3, 7, 8-TCDD 经口暴露的最低非致癌风险水平为 $1 \times 10^{-9}$ mg/(kg·d)。

3）致癌性：在对大鼠、小鼠、仓鼠和鱼进行的多次染毒实验中发现 2, 3, 7, 8-TCDD 致癌性呈阳性。对啮齿动物进行 2, 3, 7, 8-TCDD 染毒实验发现可诱发多部位肿瘤，小鼠的最低致肝癌剂量仅为 10ng/kg 体重。

美国国家职业安全与卫生研究所（NIOSH）2012 年总结了 12 项有关二噁英致癌的流行病学队列研究，结果表明接触二噁英几乎可以导致患各种肿瘤的危险性增加。

1997 年，IARC 将 2, 3, 7, 8-TCDD 归为 1 组致癌物。

## （四）检测方法

《生活饮用水标准检验方法》（GB/T 5750—2023）未提供检测方法。

## （五）国内外饮用水标准情况

**1. 我国饮用水卫生标准**

《生活饮用水卫生标准》（GB 5749—1985）未规定二噁英的限值。

《生活饮用水卫生标准》（GB 5749—2006）附录 A 中规定二噁英（2, 3, 7, 8-TCDD）的限值为 0.000 000 03mg/L。

《生活饮用水卫生标准》（GB 5749—2022）附录 A 中仍然沿用 0.000 000 03mg/L 作为二噁英（2, 3, 7, 8-TCDD）的限值。

**2. 世界卫生组织标准**

世界卫生组织《饮用水水质准则》未提出二噁英的准则值。

**3. 美国饮用水水质标准**

美国《国家一级饮用水标准》规定二噁英的 MCLG 为 0，MCL 也为 0.000 000 03mg/L。

**4. 欧盟饮用水水质标准**

欧盟《饮用水水质指令》（2020/2184）未规定二噁英的限值。

**5. 日本饮用水水质标准**

日本《饮用水水质标准》（2020）未规定二噁英的限值。

## （六）指标分类及限值制定依据

我国饮用水中二噁英的浓度值较低，检出率低，且多年未发现不达标情况，因此将本指标归为参考指标类型。

基于二噁英的致癌性研究得出其致癌斜率因子（SF）为 $1.5 \times 10^5 [mg/(kg \cdot d)]^{-1}$，可接受致癌风险为 $10^{-4}$，推导出限值为 0.000 000 03mg/L。

# 三十六、全 氟 辛 酸

## （一）基本信息

**1. 基本情况**

（1）化学名：全氟辛酸（PFOA）。

（2）其他名称：2, 2, 3, 3, 4, 4, 5, 5, 6, 6, 7, 7, 8, 8, 8-十五氟-辛酸；十五氟-1-辛酸；全氟羊脂酸；全氟正辛酸；十五氟正辛酸；十五氟辛酸；正十五氟辛酸。

（3）CAS 号：335-67-1。

（4）分子式：$C_8HF_{15}O_2$。

（5）相对分子质量：414。

**2. 理化性质**

（1）外观与性状：常温下为白色结晶。

（2）密度：1.7g/cm³。

（3）熔点：55～60℃。

（4）沸点：189～191℃。

（5）水溶性：在 32℃水中的溶解度 0.01～0.023mol/L。

**3. 生产使用情况及饮用水污染源**

PFOA 主要以全氟辛酸铵（APFO）水溶液的形式作为乳化剂和加工助剂用于生产多种含氟聚合物如聚四氟乙烯（PTFE）、聚全氟代乙烯（FEP）、聚偏氟乙烯（PVDF）等，这些聚合物用于生产软管、电缆和垫圈、炊具的不粘涂料及个人护理产品等。自来水厂常规工艺很难去除 PFOA，但是活性炭处理单元对 PFOA 有很高的去除效率。含氟聚合物生产产生的工业废水被认为是 PFOA 向地表水释放的最重要的点源。2002～2006 年对我国 21 座城市饮用水中 PFOA 污染水平的调查发现，我国饮用水中广泛检出 PFOA，浓度范围为＜0.1～45.9ng/L；2009 年太湖流域 12 个城市饮用水中 PFOA 浓度为 6.8～206ng/L。

（二）环境暴露状况

PFOA 含有极性基团，有很高的水溶性，容易随降水和地表径流进入自然水体。目前我国地表水中能检出 PFOA，太湖水中 PFOA 最高检出浓度为 71ng/L。人群暴露于 PFOA 的主要途径包括呼吸、饮食和饮用水。PFOA 在人体内具有很长的半衰期，有研究显示在血液中普遍检出 PFOA。2010 年之后采集的我国人群血液 PFOA 平均浓度在 1.1～18.4ng/mL。

（三）毒代动力学及健康效应

1. 毒代动力学

动物实验表明，PFOA 具有较好的胃肠吸收性，并且很难在体内消除。PFOA 主要分布于血清、肝脏、肾脏中。有研究表明，PFOA 在人体内不易被代谢，半衰期长达 3～5 年。尿液是啮齿动物和猴类体内全氟烷基化合物（PFASs）的主要排泄方式。对 20 名日本人 24 小时尿液中 PFOA 的研究结果显示，人体通过尿液每天可以排泄平均 19.8ng 的 PFOA，相当于每天分别清除了 1.41mL 血清中的 PFOA。

2. 健康效应

（1）人体资料：流行病学相关数据表明，人体血清中 PFOA 含量与 ALT、AST 水平呈显著正相关，提示 PFOA 与人体肝脏疾病存在一定关联。

（2）动物资料

1）肝脏毒性：雄性小鼠暴露于 PFOA 28 天后，肝总胆固醇水平显著下降，过氧化物酶体增殖剂激活受体 α（PPARα）和胆固醇调节元件结合蛋白（SREBP）的转录活性显著增强。体外试验研究发现，HepG2 细胞短期高浓度暴露于 PFOA 后表现出细胞毒性作用，但 DNA 没有明显损伤。

2）生殖发育毒性：大量研究表明全氟化合物可能影响哺乳动物生殖功能并引起胚胎发育异常。对可育或亚生育力、职业暴露或非职业暴露的育龄男性人群样本的研究发现，血清中全氟化合物浓度与精子活力、形态、DNA 完整性，睾酮，雌二醇等存在一定的相关性，暗示全氟化合物暴露可能对男性生殖健康存在不利影响。孕妇血清中高暴露量的 PFOA 与新生儿低体重、心脑发育缺陷风险存在显著关联。

（四）检测方法

《生活饮用水标准检验方法》（GB/T 5750—2023）提供了 1 种检测方法，即超高效液相色谱串联质谱法。

（五）国内外饮用水标准情况

**1. 我国饮用水卫生标准**

《生活饮用水卫生标准》（GB 5749—1985）未规定全氟辛酸的限值。
《生活饮用水卫生标准》（GB 5749—2006）未规定全氟辛酸的限值。
《生活饮用水卫生标准》（GB 5749—2022）附录 A 中规定全氟辛酸的限值为 0.000 08mg/L。

**2. 世界卫生组织标准**

世界卫生组织《饮用水水质准则》未规定全氟辛酸的准则值。

**3. 美国饮用水水质标准**

美国饮用水水质标准未规定全氟辛酸的 MCLG 和 MCL。

**4. 欧盟饮用水水质标准**

欧盟《饮用水水质指令》（2020/2184）未规定全氟辛酸的限值，但是规定了全氟烷基和多氟烷基物质总量的限值为 0.50μg/L。

**5. 日本饮用水水质标准**

日本《饮用水水质标准》（2020）规定全氟辛酸的限值为 0.000 05mg/L。

（六）指标分类及限值制定依据

监测数据显示我国部分地区水体中检出全氟辛酸，但饮用水中检出率较低，数据仍不充分，因此将全氟辛酸归为参考指标类型。

基于小鼠幼鼠成骨作用降低、雄性幼鼠初情期提前的实验得出 LOAEL 为 1mg/(kg·d)，采用小鼠毒代动力学模型得出 LOAEL 暴露水平下的小鼠平均血清浓度为 40.44μg/mL，采用人单室模型，根据人体清除速率计算该血清浓度下人类等效剂量（HED）为 5700ng/(kg·d)，不确定系数为 300（种内差异不确定性为 10，种间差异不确定性为 3，采用 LOAEL 而非 NOAEL 的不确定性为 10），饮用水贡献率选择 23%，推导得出限值为 0.000 08mg/L。

# 三十七、全氟辛烷磺酸

## （一）基本信息

### 1. 基本情况

（1）化学名：全氟辛烷磺酸（PFOS）。

（2）分子式：$C_8HF_{17}SO_3$。

（3）CAS 号：1763-23-1。

### 2. 理化性质

PFOS 在水生环境自然条件下的半衰期超过 41 年；大气中 PFOS 半衰期预计超过 2 天。

PFOS 具有很低的蒸气压力（$3.31 \times 10^{-4}$ Pa）和空气-水分离系数（$< 2 \times 10^{-6}$），本身挥发性较低，但在偏远地区的水、空气、沉积物和生物群中均可被检出。

### 3. 生产使用情况及饮用水污染源

PFOS 被广泛用于造纸、包装材料及消防等行业。根据《斯德哥尔摩公约》，在豁免有效期内，半导体和液晶显示器的一些电子和电器元件、用于控制红火蚁和白蚁的杀虫剂、化合物半导体和陶瓷滤芯的刻蚀剂、航空液压油、只用于闭环系统的金属电镀（硬金属电镀）、某些医疗设备［比如乙烯四氟乙烯共聚物（ETFE）层和无线电屏蔽 ETFE、体外诊断医疗设备和 CCD 滤色仪］，以及化学采油、照片成像、灭火泡沫的生产和使用等仍可使用 PFOS。生产有机氟化物的过程会向环境中释放 PFOS，是 PFOS 的主要来源，由于灭火泡沫中含有 PFOS，因此消防活动也是 PFOS 的排放源。

## （二）环境暴露状况

PFOS 普遍存在于水环境中。PFOS 不易降解，沉积物是 PFOS 的主要汇集处。加拿大温哥华海港以及波罗的海沿海的沉积物样本中均检出全氟化合物，总含量在 ng/g 级水平。在我国辽河、太湖等流域的沉积物中也检出了较高浓度的全氟化合物，PFOS 的最高浓度为 21.7ng/g。

鉴于 PFOS 的环境持久性和生物积蓄性，人体的暴露风险不容忽视。由于 PFOS 在人体内具有很长的半衰期，因此在生物血液中通常能检出 PFOS。人群暴露于 PFOS 的主要途径包括呼吸、饮食和饮用水。2002～2006 年，我国 21 个城市饮用水中 PFOS 污染水平调查显示，PFOS 在我国饮用水中广泛分布，浓度范围为 <0.1～14.8ng/L；2009 年太湖流域 12 个城市饮用水中 PFOS 的调查显示，PFOS

浓度为 1.2～45ng/L。

## （三）毒代动力学及健康效应

### 1. 毒代动力学

动物实验表明，PFOS 表现出较好的胃肠吸收性，并且很难在体内消除。PFOS 主要分布于血清、肝脏、肾脏中。PFOS 在大鼠体内会发生母子传递。有研究表明，PFOS 在人体内不易被代谢，半衰期长达 3～5 年。尿液是啮齿动物和猴类体内全氟烷基化合物（PFASs）的主要排泄方式。

### 2. 健康效应

（1）肝脏毒性：动物实验研究发现，大鼠暴露于 PFOS 28 天后，肝重明显增加，血清中 ALT、AST 等相关血生化指标显著升高。SD 大鼠暴露于 PFOS 3 周，可显著诱导肝脏中与脂肪酸代谢酶、细胞色素 P450 酶，以及与调节脂代谢的激素相关的基因表达。

（2）生殖发育毒性：大量研究表明全氟化合物可能影响哺乳动物生殖功能并引发胚胎发育异常。研究发现宫内暴露于 PFOS 会影响宫内幼崽早期发育，新生幼崽死亡率、畸形率等显著提高。

（3）内分泌干扰毒性：研究发现，PFOS 可干扰内分泌系统，如 PFOS 能够导致人肾上腺皮质 H295R 细胞雌甾二醇类、黄体酮和睾酮水平升高。大鼠暴露于 PFOS 后，血清中三碘甲腺原氨酸（$T_3$）及总甲状腺素水平显著降低。

## （四）检测方法

《生活饮用水标准检验方法》（GB/T 5750—2023）提供了 1 种检测方法，即超高效液相色谱串联质谱法。

## （五）国内外饮用水标准情况

### 1. 我国饮用水卫生标准

《生活饮用水卫生标准》（GB 5749—1985）未规定全氟辛烷磺酸的限值。
《生活饮用水卫生标准》（GB 5749—2006）未规定全氟辛烷磺酸的限值。
《生活饮用水卫生标准》（GB 5749—2022）附录 A 中规定全氟辛烷磺酸的限值为 0.000 04mg/L。

### 2. 世界卫生组织标准

世界卫生组织《饮用水水质准则》未规定全氟辛烷磺酸的准则值。

**3. 美国饮用水水质标准**

美国饮用水水质标准未规定全氟辛烷磺酸的 MCLG 和 MCL。

**4. 欧盟饮用水水质标准**

欧盟《饮用水水质指令》（2020/2184）未规定全氟辛烷磺酸的限值，但是规定了全氟烷基和多氟烷基物质总量的限值为 0.50μg/L。

**5. 日本饮用水水质标准**

日本《饮用水水质标准》（2020）规定全氟辛烷磺酸的限值为 0.000 05mg/L。

## （六）指标分类及限值制定依据

监测数据显示我国部分地区水体中全氟辛烷磺酸有检出，但饮用水中检出率较低，数据仍不充分，因此将全氟辛烷磺酸归为参考指标类型。

基于大鼠幼崽体重降低的毒性终点得出 NOAEL 为 0.1mg/(kg·d)，采用大鼠毒代模型得出 NOAEL 暴露水平下的大鼠平均血清浓度为 6.26μg/mL，采用人单室模型，根据人体清除速率计算该血清浓度下 HED 为 510ng/(kg·d)，不确定系数为 30（种内差异不确定性为 10，种间差异不确定性为 3），饮用水贡献率选择 12.7%，推导得出限值为 0.000 04mg/L。

# 三十八、丙 烯 酸

## （一）基本信息

### 1. 基本情况

（1）中文名称：丙烯酸。
（2）英文名称：Acrylic acid。
（3）CAS 号：79-10-7。
（4）分子式：$C_3H_4O_2$。
（5）相对分子质量：72.06。

### 2. 理化性质

（1）外观与性状：无色澄清液体，有刺激性气味。
（2）密度：1.051g/cm³。
（3）蒸气压：1.33kPa（39.9℃）。
（4）熔点：14℃。

（5）沸点：141℃。

（6）爆炸极限：2.4%～8.0%[空气中，%（$v/v$）]。

（7）溶解性：可与水、醇、醚和氯仿互溶。

### 3. 生产使用情况及饮用水污染源

2012 年美国丙烯酸产量为 31.2 亿磅/年。丙烯酸可用于塑料、乳胶、地板抛光、涂料用聚合物溶液、乳液聚合物、涂料配方、皮革涂饰和纸张涂料。丙烯酸也用作化学中间体。饮用水污染源主要通过工业废水污染水源，部分藻类也可合成丙烯酸。

### （二）环境暴露状况

2011 年 4 月（枯水期）、8 月（丰水期）对汇入胶州湾河流中的丙烯酸分布及含量进行分析，枯、丰水期平均检出浓度分别为（0.507±0.225）μmol/L 和（0.252±0.292）μmol/L。职业接触丙烯酸可通过吸入和皮肤接触发生。一般人群暴露可能通过接触含有少量丙烯酸的牙科产品或者地板抛光剂。

### （三）毒代动力学及健康效应

#### 1. 毒代动力学

动物研究表明丙烯酸主要吸收部位是胃肠道，也可经皮肤吸收。雄性 SD 大鼠禁食后灌胃染毒放射性标记的丙烯酸，染毒剂量为 400mg/kg，72 小时后示踪剂总回收率为 98%，从组织中回收 13%，肌肉中 5%，肝脏中 3%，皮肤中 3%，脂肪组织 1%，其余的主要在呼出的 $CO_2$ 气体中。丙烯酸在体内活化为丙烯酰-CoA，然后羟基化为 3-羟基丙酰-CoA，3-羟基丙酰-CoA 水解形成 3-羟基丙酸，然后氧化成丙二酸半醛，脱氢酶氧化醛基，并在脱羧后将乙酰基转移至 CoA，产生乙酰-CoA。动物研究中，经胃肠道吸收的丙烯酸主要通过呼出 $CO_2$ 排出体外（83%），小部分的丙烯酸经粪便（9%）、尿液（5%）排泄。

#### 2. 健康效应

（1）人体资料：丙烯酸嗅觉识别和刺激作用的研究显示，嗅觉检测阈值为 0.09ppm 或 0.066ppm，识别阈值为 1.04ppm。暴露于 0.3～1.6ppm 丙烯酸 0.5～2.5 小时可引起轻微的眼睛刺激；暴露于 4.5～23ppm 丙烯酸 15～30 分钟可引起眼睛刺激。

（2）动物资料

1）短期暴露：大鼠、小鼠、家兔暴露于丙烯酸可引起刺激性症状和鼻黏膜的病理变化。家兔、大鼠、小鼠暴露于丙烯酸 6 小时引起临床刺激症状的最低浓度分别为 129ppm、218ppm、223ppm。家兔、大鼠、小鼠反复接触丙烯酸 1～2 周可引起鼻黏膜组织病理学改变，最低浓度分别为 34ppm、74ppm、25ppm。

2）长期暴露：在一项 90 天的研究中，给予 Fischer 大鼠含丙烯酸的饮用水，各项剂量为 83mg/(kg·d)、250mg/(kg·d)、750mg/(kg·d)。750mg/(kg·d)剂量组大鼠摄入食物和水减少，体重增加减缓，肝、肾、脾、心脏、脑的重量降低，尿蛋白比重增加，pH 降低，血清尿素氮葡萄糖、碱性磷酸酶和天冬氨酸转氨酶水平提高，雄性大鼠睾丸重量增加，雌性大鼠血清胆固醇降低；250mg/(kg·d)剂量组大鼠饮用水量减少，肾脏重量增加，血清尿素氮、胆固醇和碱性磷酸酶水平增加，尿蛋白比重增加，雌性大鼠体重增加减缓。83mg/(kg·d)剂量组，雄性大鼠饮用水量减少，雌性大鼠红细胞略有增加。该研究的 NOAEL 为 83mg/(kg·d)。

3）致癌性：对 Wistar 大鼠（50 只/组/性别）给予含丙烯酸的饮用水，雄性暴露 26 个月，雌性暴露 28 个月，剂量相当于 0、8mg/(kg·d)、27mg/(kg·d)、78mg/(kg·d)，丙烯酸暴露组中肿瘤的发病率和器官分布与对照组没有差异。IARC 的致癌性评估结论是现有的证据不能对其人类致癌性进行分类（3 组）。

（四）检测方法

《生活饮用水标准检验方法》（GB/T 5750—2023）提供了 2 种检测方法，分别为高效液相色谱法和离子色谱法。

（五）国内外饮用水标准情况

**1. 我国饮用水卫生标准**

《生活饮用水卫生标准》（GB 5749—1985）未规定丙烯酸的限值。

《生活饮用水卫生标准》（GB 5749—2006）附录 A 中规定丙烯酸的限值为 0.5mg/L。

《生活饮用水卫生标准》（GB 5749—2022）附录 A 中仍然沿用 0.5mg/L 作为丙烯酸的限值。

**2. 世界卫生组织标准**

世界卫生组织未规定饮用水中丙烯酸的准则值。

**3. 美国饮用水水质标准**

美国饮用水水质标准未规定饮用水中丙烯酸的限值。

**4. 欧盟饮用水水质标准**

欧盟《饮用水水质指令》（2020/2184）未规定饮用水中丙烯酸的限值。

**5. 日本饮用水水质标准**

日本《饮用水水质标准》（2020）未规定饮用水中丙烯酸的限值。

## （六）指标分类及限值制定依据

鉴于水体中丙烯酸的存在水平和人群暴露水平，饮用水中检出率低，且多年未有不达标情况，因此将丙烯酸归为参考指标类型。

基于幼犬经口染毒的发育毒性得出丙烯酸 NOAEL 为 53mg/(kg·d)，不确定系数为 100，饮用水相对贡献率选择 3%，推导得出限值为 0.5mg/L。

# 三十九、环 烷 酸

## （一）基本信息

**1. 基本情况**

（1）中文名称：环烷酸。
（2）英文名称：Naphthenic acid。
（3）CAS 号：1338-24-5。
（4）相对分子质量：180-350。
（5）分子式：$C_nH_{2n+z}O_2$。

**2. 理化性质**

（1）外观与性状：深棕色油状液体，精制后为透明的淡黄色或橙色液体，有特殊气味。
（2）密度：0.92g/cm$^3$（20℃）。
（3）沸点：160～198℃（0.8kPa）。
（4）闪点：149℃。
（5）凝固点：−36～−30℃。
（6）溶解性：几乎不溶于水，而溶于石油醚、乙醇、苯和烃类等。

**3. 生产使用情况及饮用水污染源**

环烷酸主要用于制取环烷酸盐类，其钠盐是廉价乳化剂、农业助长剂、纺织工业的去污剂；其铅盐、锰盐、钴盐、铁盐、钙盐等是印刷油墨及涂料的干燥剂；

其铜盐、汞盐用作木材防腐剂、农药及杀菌剂；其铝盐用于制作润滑脂及凝固汽油和照明弹。

环烷酸自然存在于原油和油砂中，是炼油厂污水和油砂处理污水中毒性最大的成分之一。饮用水中环烷酸主要来源于勘探、生产和运输中各种来源的油污。同时有文献报道某炼油厂因停水致使工业用化工原料环烷酸倒流入自来水管网，造成自来水污染。

## （二）环境暴露状况

加拿大阿尔伯塔省发现环烷酸在东北部与油砂矿床接触的地表水中天然存在。自然降水冲刷由阿萨巴斯卡这样的河流创造的切割油砂矿床形成的山谷将环烷酸引入地表水。在从阿萨巴斯卡河沿岸不同地点采集的水样中检测到环烷酸的含量在 0.1～0.9mg/L。在油砂尾矿池附近的一些地下水样本中环烷酸浓度范围为 0.4～51mg/L。水源水中的环烷酸可能源于含环烷酸工业废水的排放污染，石油产区油砂尾矿渗漏和山谷雨水冲刷可将环烷酸引入地下水中。

## （三）毒代动力学及健康效应

### 1. 毒代动力学

监测数据表明，一般人群可能通过皮肤接触含环烷酸的产品而接触环烷酸，少量可通过饮食摄入。成年北部豹蛙暴露于环烷酸中，可观察到肌肉组织内环烷酸蓄积。虹鳟鱼暴露于被环烷酸污染的水中，在其组织、肝脏和胆汁中可检出环烷酸。有研究表明环烷酸结构与树脂酸高度相似，其排泄途径可能与树脂酸类似，以鱼类为暴露对象，结果显示低水平的环烷酸体内蓄积主要以胆汁酸的形式排泄。

### 2. 健康效应

（1）人体资料

1）致死剂量：人类经口致死剂量大约为 1L。

2）刺激性：环烷酸对眼睛有中度刺激，对皮肤有轻至中度刺激。

（2）动物资料

1）短期暴露：Rogers 等基于环境饮用水限值 100mg/L，通过灌胃方式给予大鼠 3mg/kg、30mg/kg、300mg/kg 体重的不同剂量水平的环烷酸，发现给药后高剂量组雌鼠和雄鼠均出现昏睡和轻度共济失调，该现象在 1～2 小时后逐渐消失。2 周染毒后，高剂量组大鼠出现肝损伤、脑出血、嗜酸性胆管周围炎，中剂量组雌鼠出现轻度心肌坏死伴小动脉周围纤维化。静脉注射 10mg/kg 和肌内注射 5～15mg/kg 环烷酸的实验动物（犬和兔），环烷酸对红细胞和白细胞的造血作用均有显著影响，并且观察到对血小板的形成影响更大。

2）长期暴露：大鼠 3 个月灌胃亚慢性染毒实验中，Rogers 等发现中高剂量染毒组大鼠出现癫痫症状的时间更早，发病更严重，而低剂量组仅出现肌肉抽搐。病理学研究发现肝脏损伤与环烷酸染毒水平存在显著剂量反应关系，提示肝脏可能是潜在靶器官。

（四）检测方法

《生活饮用水标准检验方法》（GB/T 5750—2023）提供了 1 种检测方法，即超高效液相色谱质谱法。

（五）国内外饮用水标准情况

**1. 我国饮用水卫生标准**

《生活饮用水卫生标准》（GB 5749—1985）未规定环烷酸的限值。

《生活饮用水卫生标准》（GB 5749—2006）附录 A 中规定环烷酸的限值为 1.0mg/L。

《生活饮用水卫生标准》（GB 5749—2022）附录 A 中仍然沿用 1.0mg/L 作为环烷酸的限值。

**2. 世界卫生组织标准**

世界卫生组织《饮用水水质准则》未规定饮用水中环烷酸的准则值。

**3. 美国饮用水水质标准**

美国饮用水水质标准未规定饮用水中环烷酸的标准限值。

**4. 欧盟饮用水水质标准**

欧盟《饮用水水质指令》（2020/2184）未规定饮用水中环烷酸的标准限值。

**5. 日本饮用水水质标准**

日本《饮用水水质标准》（2020）未规定饮用水中环烷酸的标准限值。

（六）指标分类及限值制定依据

环烷酸主要在矿区和石油开采地区含量较高，一般地区未有研究，亦未见污染报道。饮用水中检出率低，且多年未有不达标情况，因此把环烷酸归为水质参考指标类型。

参考俄罗斯国家饮用水卫生标准，规定其限值为 1.0mg/L。

# 四十、丁基黄原酸

## （一）基本信息

### 1. 基本情况

（1）中文名称：丁基黄原酸。

（2）英文名称：Butylxanthate。

（3）CAS 号：110-50-9。

（4）分子式：$C_5H_{10}OS_2$。

（5）相对分子质量：150.26。

### 2. 理化性质

（1）外观与性状：淡黄色至黄色有刺激性气味的粉末。

（2）密度：$1.101g/cm^3$。

（3）蒸气压：0.28kPa（25℃）。

（4）闪点：55.7℃。

（5）沸点：168.6℃（101.32kPa）。

（6）溶解性：易溶于水、丙酮和醇中，微溶于乙醚。

（7）稳定性：化学性质不稳定。

### 3. 生产使用情况及饮用水污染源

丁基黄原酸盐俗称丁基黄药，在多种有色金属硫化矿浮选中具有较强的捕收能力，因此可用于铜、铅、锌等多种金属硫化矿的浮选。而且，丁基黄原酸还可用于湿法冶金沉淀剂及橡胶硫化促进剂。

饮用水中丁基黄原酸的污染源可能主要源于浮选矿区丁基黄原酸废水的排入，因此一般的水源水和地下水中其含量均很低，一般都在最低检出限以下。

## （二）环境暴露状况

美国国家环境保护局、世界卫生组织、日本及欧盟均未将丁基黄原酸列入水质标准中，仅有俄罗斯将其列入其中。这可能是由于丁基黄原酸是一种人工合成的化学物质，主要存在于选矿废水中。一般环境介质中的浓度均很低，一般都在检出限以下，即小于0.001mg/L。

水源水中的丁基黄原酸可能源于浮选矿区废水的排放。总体来说，对于非职业接触的人群而言，丁基黄原酸通过饮用水途径的暴露浓度均在检出限以下，即<0.001mg/L。

（三）健康效应

**1. 人体资料**

丁基黄原酸能够分解产生二硫化碳，可刺激眼睛、皮肤和呼吸道；具有神经毒性，能够引起心血管和胃肠道疾病。

**2. 动物资料**

丁基黄原酸对水生生物的胚胎可能具有普遍的致畸性。张甫英研究了丁基黄原酸钠对草鱼早期发育的毒性效应。研究表明，当丁基黄原酸钠的浓度为 5.6～10.0mg/L 时，能够影响草鱼胚胎的生长发育，导致其畸形，畸形的主要表现是弯体和体表瘤状赘生物。进一步研究表明，草鱼胚胎生长 96 小时后的 $LC_{50}$ 是 17.8mg/L。

丁基黄原酸钾对蛙类胚胎的致畸毒性研究表明，当丁基黄原酸钾的浓度高于 0.1mg/L 时，能够引起蛙类胚胎畸形，并且呈现单一的畸形症状，即脊索蜿蜒弯曲症状。

（四）检测方法

《生活饮用水标准检验方法》（GB/T 5750—2023）提供了 1 种检测方法，即铜试剂亚铜分光光度法。

（五）国内外饮用水标准情况

**1. 我国饮用水卫生标准**

《生活饮用水卫生标准》（GB 5749—1985）未规定丁基黄原酸的限值。

《生活饮用水卫生标准》（GB 5749—2006）附录 A 中规定丁基黄原酸的限值为 0.001mg/L。

《生活饮用水卫生标准》（GB 5749—2022）附录 A 中仍然沿用 0.001mg/L 作为丁基黄原酸的限值。

**2. 世界卫生组织标准**

世界卫生组织《饮用水水质准则》未规定饮用水中丁基黄原酸的准则值。

**3. 美国饮用水水质标准**

美国饮用水水质标准未规定饮用水中丁基黄原酸的限值。

**4. 欧盟饮用水水质标准**

欧盟《饮用水水质指令》（2020/2184）未规定饮用水中丁基黄原酸的限值。

**5. 日本饮用水水质标准**

日本《饮用水水质标准》（2020）未规定饮用水中丁基黄原酸的限值。

（六）指标分类及限值制定依据

丁基黄原酸是一类人工合成的化学物质，主要用于铜、铅、锌等多种金属硫化矿的浮选，因此主要存在于矿区周围的水源水或地下水中，在其他水体中含量很低。饮用水中检出率低，且多年未有不达标情况，因此把丁基黄原酸归类为参考指标类型。

参考俄罗斯生活饮用水卫生标准，得出限值为 0.001mg/L。

# 四十一、β-萘酚

（一）基本信息

**1. 基本情况**

（1）中文名称：β-萘酚。
（2）英文名称：2-Naphthol。
（3）CAS 号：135-19-3。
（4）分子式：$C_{10}H_8O$。
（5）相对分子质量：144.17。

**2. 理化性质**

（1）外观与性状：白色结晶，略带苯酚气。
（2）密度：$1.28g/cm^3$。
（3）蒸气压：1.53kPa（150℃）。
（4）熔点：123℃。
（5）沸点：285℃。
（6）溶解性：不溶于冷水，易溶于热水、乙醇、乙醚、氯仿、苯、甘油及碱液等。
（7）稳定性：可燃，久贮颜色逐渐变深，在空气中稳定，但暴露在太阳光下时颜色逐渐变深，加热会升华。

**3. 生产使用情况及饮用水污染源**

β-萘酚是重要的有机化工原料及染料中间体，也是橡胶防老剂、杀菌剂、选矿剂、防腐剂、防霉剂、防治寄生虫及驱虫药物的原材料。染料厂、农药厂、制药厂等在生产过程中会产生各类 β-萘酚废水，β-萘酚废水具有浓度高、毒性大、难以生化降解、酸性或碱性强、组分复杂等特点。目前我国 β-萘酚工业废水的治理率和治理合格率都较低。

### （二）环境暴露状况

β-萘酚具有防霉防腐的作用，在食品行业被用作防腐剂。水中萘酚主要来自化工行业废水的排放。在彭萨科拉水深分别为 6.1m、3.3m、5.8m 和 11m 的地下水中检测到 β-萘酚，浓度分别为 1.66mg/L、0.62mg/L、1.07mg/L 和 0.33mg/L。丹麦霍尔特瓦斯厂收集的地下水中，检出 β-萘酚浓度为 50μg/L。我国天津市三条河流地表水中 β-萘酚检出浓度为 0.34～16.4μg/L、ND[①]～541μg/L、ND～4.58μg/L。

### （三）毒代动力学及健康效应

#### 1. 毒代动力学

β-萘酚主要吸收途径为呼吸道和皮肤，经口吸收引起中毒的可能性较小。β-萘酚在体内代谢过程中有酶参与，包括葡萄糖苷酸转移酶（GT）和磺酸转移酶（ST），代谢产物为 β-萘酚-β-D-葡萄糖苷和 β-萘酚硫酸酯。β-萘酚代谢物主要经肾脏排出体外。

#### 2. 健康效应

（1）人体资料：研究发现 β-萘酚软膏具有全身性副作用，包括呕吐和死亡。有研究报道了 23 例患者因使用含不同比例 β-萘酚的软膏治疗湿疹、脱发后，引起眼睛的刺激，出现不同程度的眼底病变。还有研究发现摄入 β-萘酚可导致肾损害、呕吐、腹泻、腹痛、晕厥、抽搐和溶血性贫血。

（2）动物资料

1）短期暴露：大鼠经口单剂量口服 $LD_{50}$ 为 1960mg/kg，急性经口绝对致死剂量为 2420mg/kg，中毒时表现为活动减退，肌力减弱，呼吸困难、流泪、消瘦，最后死亡。家兔急性经皮致死剂量超过 10 000mg/kg，大鼠急性吸入致死浓度为 770mg/m³，主要中毒表现是流涎。家兔皮肤刺激试验表现为中度的红斑和水肿，而急性上呼吸道刺激阈浓度为 0.1mg/m³。

2）长期暴露：β-萘酚引起大鼠亚慢性毒性实验表明，62.5mg/kg 剂量可使大鼠碱性磷酸酶活性增高，病理组织学检查可见肝组织存在灶状肝细胞坏死，肾小管上皮细胞肿胀及脱落，而 250mg/kg 剂量可使大鼠血肌酐和尿素氮含量及碱性磷酸酶活性明显增高，同时病理组织学检查显示肾小管上皮细胞肿胀及部分脱落，

---

① ND 表示低于检出限

肾脏系数也明显增大，提示一定剂量的 β-萘酚对肝、肾有损害作用。

3）致突变性：应用 5mg/L 剂量的枯草芽孢杆菌和 2mg/L 剂量的大肠埃希菌进行试验可发现 DNA 损伤，提示 β-萘酚可能具有致突变作用。

（四）检测方法

《生活饮用水标准检验方法》（GB/T 5750—2023）提供了 1 种检测方法，即高效液相色谱法。

（五）国内外饮用水标准情况

**1. 我国饮用水卫生标准**

《生活饮用水卫生标准》（GB 5749—1985）未规定 β-萘酚的限值。

《生活饮用水卫生标准》（GB 5749—2006）附录 A 中规定 β-萘酚的限值为 0.4mg/L。

《生活饮用水卫生标准》（GB 5749—2022）附录 A 中仍然沿用 0.4mg/L 作为 β-萘酚的限值。

**2. 世界卫生组织标准**

1984 年第一版，1993 年第二版，2004 年第三版，2011 年第四版《饮用水水质准则》，2017 年第四版第一次增补版，2022 年第四版第一、二次增补版准则中，均未规定饮用水中 β-萘酚的准则值。

**3. 美国饮用水水质标准**

美国饮用水水质标准未规定饮用水中 β-萘酚的限值。

**4. 欧盟饮用水水质标准**

欧盟《饮用水水质指令》（2020/2184）未规定 β-萘酚的限值。

**5. 日本饮用水水质标准**

日本《饮用水水质标准》（2020）未规定 β-萘酚的限值。

（六）指标分类和标准限值建议及依据

研究结果显示，β-萘酚在地表水和饮用水中浓度显著低于标准限值，饮用水中检出率低，且多年未有不达标情况，因此把 β-萘酚归为参考指标类型。

参考 1996 年和 2002 年俄罗斯国家饮用水卫生标准，将 0.4mg/L 作为 β-萘酚的生活饮用水卫生标准限值。

# 四十二、苯 甲 醚

（一）基本信息

**1. 基本情况**

（1）中文名称：苯甲醚。

（2）英文名称：Anisole。

（3）CAS 号：100-66-3。

（4）分子式：$C_7H_8O$。

（5）相对分子质量：108.14。

**2. 理化性质**

（1）外观与性状：无色透明液体，具有芳香似茴香样气味。

（2）密度：0.9961g/cm$^3$。

（3）熔点：-37.3℃。

（4）沸点（常压）：155.5℃。

（5）爆炸极限：易燃，遇强氧化剂易引起爆炸。

（6）溶解性：天然存在于龙蒿精油中，不溶于水，溶于乙醇、乙醚、丙酮等多数有机溶剂。

**3. 生产使用情况及饮用水污染源**

苯甲醚是重要的有机合成原料和中间体，同时也是一种优良的溶剂，其生产和使用主要遍布我国水系沿岸，被广泛应用于药物、化工香料、染料、驱虫剂、油脂和啤酒的抗氧化剂等的生产制备过程。目前，主流生产方法是将苯酚与碱反应得到苯酚钠后，再与硫酸二甲酯反应合成苯甲醚，苯甲醚产率可达 90% 以上。在制造、运输、处置和使用期间，苯甲醚主要通过工业废水和汽车尾气对大气和水质造成污染。原水中的苯甲醚主要来源于栀子、紫丁香等型香精原料，啤酒中的抗氧化剂及杀虫剂的原料，最终在自来水原水中富集存在。原水中富集的苯甲醚在后续氯消毒过程中会被氯代生成氯代苯甲醚。

（二）环境暴露状况

Nystrom 等在 1992 年检测了瑞典的地表水，发现 2, 4, 6-三氯苯甲醚普遍存在，其中一个湖的水体中含有大量 2, 4, 6-三氯苯甲醚，这是其湖水中土霉味的主要原因。饮用水中的苯甲醚一般仅作为前体物，在氯消毒过程中，苯甲醚的氢逐渐被氯取代产生氯代苯甲醚。人群大部分的暴露源于受污染的饮用水和水生生物摄入。

（三）健康效应

Fritsch 等研究结果显示，大鼠经肠腔灌注苯甲醚后未产生明显消化道黏膜损伤刺激反应。数据显示大鼠经口 $LD_{50}$ 为 3700mg/kg，大鼠腹腔 $LD_{50}$ 为 500mg/kg。小鼠吸入 $LC_{50}$ 为 3021mg/m$^3$，小鼠口服 $LC_{50}$ 为 2800mg/kg。

（四）检测方法

《生活饮用水标准检验方法》（GB/T 5750—2023）中提供了 1 种检验方法，即吹扫捕集气相色谱质谱法。

（五）国内外饮用水标准情况

**1. 我国饮用水卫生标准**

《生活饮用水卫生标准》（GB 5749—1985）未规定苯甲醚的限值。

《生活饮用水卫生标准》（GB 5749—2006）附录 A 中规定苯甲醚的限值为 0.05mg/L。

《生活饮用水卫生标准》（GB 5749—2022）附录 A 中仍然沿用 0.05mg/L 作为苯甲醚的限值。

**2. 世界卫生组织标准**

1984 年第一版《饮用水水质准则》至 2022 年第四版第一、二次增补版均未规定饮用水中苯甲醚的准则值。

**3. 美国饮用水水质标准**

美国饮用水水质标准未规定饮用水中苯甲醚的标准限值。

**4. 欧盟饮用水水质标准**

欧盟《饮用水水质指令》（2020/2184）未规定饮用水中苯甲醚的标准限值。

**5. 日本饮用水水质标准**

日本《饮用水水质标准》（2020）未规定饮用水中苯甲醚的标准限值。

（六）指标分类及限值制定依据

鉴于目前苯甲醚仅在部分环境水体中有检出，饮用水中检出率低，检出浓度低，且多年未有不达标情况，将苯甲醚归为参考指标类型。

我国《生活饮用水卫生标准》（GB 5749—2006）中规定苯甲醚的限值为 0.05mg/L，主要参考 2002 年俄罗斯颁布的国家饮用水卫生标准中苯甲醚的限值制定。鉴于目前没有新的毒理学证据表明苯甲醚的暴露剂量-反应关系有较大的变化，因此继续维持现有限值 0.05mg/L 作为苯甲醚的生活饮用水卫生标准限值。

# 第四节 有机综合指标

## 一、多环芳烃（总量）

### （一）基本信息

#### 1. 基本情况

多环芳烃（polycyclic aromatic hydrocarbons，PAHs）是一类由不完全燃烧或高压过程中产生的有机化合物。通常，多环芳烃由两个或更多的只含碳和氢原子的苯环组成，不同的环结构会导致不同的理化性质。多环芳烃在环境中随处可见，一般通过火山喷发、森林火灾、煤炭燃烧和汽车尾气进入环境。多环芳烃是煤炭、石油、天然气、木材、垃圾、烟草和木炭等在不完全燃烧的过程中形成的，通常作为一种复杂的混合物存在。多环芳烃一般存在于煤焦油、原油和沥青中。

#### 2. 理化性质

多环芳烃在室温下是低挥发性的固体，相对分子质量相对较高，能溶于多种有机溶剂，相对不溶于水。大部分多环芳烃能被光氧化并降解。根据溶解性、地表水和饮用水的调查数据，以及致癌性分类选择的 10 种多环芳烃的理化性质如表 4-7 所示。

表 4-7 不同多环芳烃的理化性质

| 多环芳烃 | 熔点（℃） | 沸点（℃） | 25℃蒸气压（kPa） | 25℃水溶性（μg/L） |
|---|---|---|---|---|
| 荧蒽（FA） | 108.8 | 375 | $1.2 \times 10^{-6}$ | 260 |
| 芘（Pyrene） | 150.4 | 393 | $6.0 \times 10^{-7}$ | 135 |
| 苯并[a]蒽（BaA） | 160.7 | 400 | $2.8 \times 10^{-8}$ | 14 |
| 苯并[b]荧蒽（BbFA） | 168.3 | 481 | $6.7 \times 10^{-8}$ | 1.2 |
| 苯并[j]荧蒽（BjFA） | 165.4 | 480 | $2.0 \times 10^{-9}$ | 2.5 |
| 苯并[k]荧蒽（BkFA） | 215.7 | 480 | $1.3 \times 10^{-11}$ | 0.76 |
| 苯并[a]芘（BaP） | 179.0 | 496 | $6.65 \times 10^{-20}$ | 3.8 |
| 二苯并[a, h]蒽（DBahA） | 266.6 | 524 | $1.3 \times 10^{-11}$ | 0.5（27℃） |
| 苯并[g, h, i]苝（BghiP） | 278.3 | 545 | $1.4 \times 10^{-11}$ | 0.26 |
| 茚并[1, 2, 3-cd]芘（IP） | 163.6 | 536 | $1.3 \times 10^{-11}$ | 62 |

### 3. 生产使用情况及饮用水污染源

大多数多环芳烃除了用于实验室研究之外并不进行商业生产。极少数低相对分子质量的多环芳烃被用于制药或制造染料、塑料和杀虫剂。在煤焦油中至少含有 5 种常见的多环芳烃，煤焦油还可用于临床治疗皮肤疾病，如湿疹、皮炎和银屑病。饮用水中多环芳烃的主要来源是配水管内防腐蚀用的煤焦油涂衬。荧蒽是水中最常检出的多环芳烃，它主要与铸铁或球墨铸铁配水管道所用煤焦油内衬有关。

### （二）环境暴露状况

排除高度工业污染的河流，地面和沿海水域的多环芳烃浓度一般为 50ng/L。浓度高于此水平（波动范围为 10μg/L）指示有多环芳烃污染。未受污染的地下水中的多环芳烃水平通常在 0~5ng/L。而在饮用水中，多环芳烃总量的浓度为约 1ng/L 至 11μg/L。许多种类多环芳烃的浓度低于检测限。

据估计，假设按照每天消耗 2L 水来计算，多环芳烃的总摄入量中约有 1%来自于饮用水。饮用水管道修复期间和修复后，煤焦油涂层会污染水质，导致饮用水中摄入的 PAH 等于或超过其他的饮食摄入量。多环芳烃可经口和吸入途径进入人体，室内吸烟是多环芳烃水平升高的重要因素。对于一般人群来说，接触多环芳烃的主要途径是吸入环境和室内空气或通过食物摄入，多环芳烃经饮用水途径的暴露量只占每日总摄入量的一小部分。

### （三）毒代动力学及健康效应

#### 1. 毒代动力学

多环芳烃可以通过摄入、吸入和皮肤接触而被吸收。多环芳烃在机体中的分布与其亲油性特性有关。由于将多环芳烃转化为极性代谢物的酶的广泛分布，多环芳烃经胆道和尿排泄效率相对较高。多环芳烃主要通过 CYP 酶（属于 P450 混合功能氧化酶系统）代谢。除了肝脏和肾脏外，多环芳烃的代谢还发生在肾上腺、睾丸、甲状腺、肺、皮肤、皮脂腺和小肠中。多环芳烃的羟基化代谢产物在人的尿液中以游离性或结合性羟基化代谢物与葡萄糖醛酸和硫酸盐相轭合。

#### 2. 健康效应

（1）人体资料：多环芳烃最为显著的毒性终点是癌症。有研究表明，多环芳烃对人体有低度的急性损害。在多环芳烃的慢性暴露中，非致癌性效应主要发生在肺、胃肠道、肾脏及皮肤等。

流行病学研究中，因为大多数情况都是暴露于多种多环芳烃的环境，很难将观察到的健康效应归因于特定的多环芳烃。肺癌、皮肤癌和膀胱癌的发病率增加与职业暴露于多环芳烃有关。工人暴露于多环芳烃的流行病学报告中指出，工人皮肤癌、肺癌、膀胱癌和胃肠道癌的发病率明显增加。

（2）动物资料：某些多环芳烃经口服摄入会对动物致癌（如苯并[a]蒽、苯并芘和二苯并[a，h]蒽）。苯并[a]蒽、苯并芘及苯并[b]荧蒽、苯并[j]荧蒽、苯并[k]荧蒽、䓛、二苯并[a，h]蒽和茚并[1, 2, 3-cd]芘接触小鼠皮肤会致瘤。多种多环芳烃共同暴露、长直链烃（十二烷等）或有害垃圾中的有机化合物等都可以增强致瘤性。许多多环芳烃的致癌性与其给药途径相关，比如，前胃肿瘤的发生与多环芳烃口服摄入有关，肺肿瘤与多环芳烃吸入有关，皮肤肿瘤与多环芳烃皮肤接触有关。也有例外，大鼠乳腺肿瘤的发生与静脉注射多环芳烃相关，并且皮肤接触引发的肿瘤在大鼠和小鼠之间并不相同。饮食中添加苯并芘并不能诱导口腔肿瘤，说明最先接触多环芳烃的部位不一定会发生肿瘤。多环芳烃（如苯并芘、苯并[a]蒽、二苯并[a，h]蒽、䓛、苯并[b]荧蒽、苯并[j]荧蒽）与DNA共价结合形成二醇环氧化合物可能是其致畸性和致癌性等遗传毒性的主要机制。有研究显示，荧蒽具有基因毒性，而苯并[a]芘是弱诱变剂或非诱变剂。

（四）检测方法

《生活饮用水标准检验方法》（GB/T 5750—2023）提供了1种检测方法，即高效液相色谱法。

（五）国内外饮用水标准情况

**1. 我国饮用水卫生标准**

《生活饮用水卫生标准》（GB 5749—1985）未规定多环芳烃的限值。

《生活饮用水卫生标准》（GB 5749—2006）规定多环芳烃归入附录A中，限值为总量0.002mg/L。

《生活饮用水卫生标准》（GB 5749—2022）仍将多环芳烃归入附录A中，限值为总量0.002mg/L。

**2. 世界卫生组织标准**

1984年第一版《饮用水水质准则》提出苯并[a]芘基于健康的准则值为0.000 01mg/L。

1993年第二版准则提出除了苯并[a]芘之外，还没有足够的数据可用来推导多环芳烃在饮用水中的准则值。

1998年第二版准则增补本提出苯并[a]芘的准则值为0.0007mg/L。

2004 年第三版，2011 年第四版，2017 年第四版第一次增补版，2022 年第四版第一、二次增补版仍沿用 0.0007mg/L 作为苯并[a]芘的准则值。

**3. 美国饮用水水质标准**

美国饮用水水质标准针对多环芳烃只制定了苯并[a]芘的限值。苯并[a]芘的 MCLG 为 0，MCL 为 0.0002mg/L。

**4. 欧盟饮用水水质标准**

欧盟《饮用水水质指令》（2020/2184）规定了多环芳烃的总量限值，选择的多环芳烃有 4 种，分别为苯并[b]荧蒽、苯并[k]荧蒽、苯并[g, h, i]芘和茚并[1, 2, 3-cd]芘，限值为 0.10μg/L，同时也规定了苯并[a]芘限值为 0.01μg/L。

**5. 日本饮用水水质标准**

日本《饮用水水质标准》（2020）未规定多环芳烃的限值。

（六）指标分类及限值制定依据

考虑到我国水体中多环芳烃（总量）在部分环境水体中有检出，饮用水中检出率低，且多年未有不达标情况，因此把多环芳烃（总量）归为参考指标类型。

除了苯并[a]芘外，还没有足够的数据可用来推导多环芳烃在饮用水中的准则值；目前学术界没有新的毒理学证据表明多环芳烃的暴露剂量-反应关系有较大的变化，我国 GB 5749—2006 版饮用水标准中规定多环芳烃的限值为 0.002mg/L，多年的实施经验表明此值对保护人体健康是适宜的，因此继续沿用 0.002mg/L 作为多环芳烃（总量）的生活饮用水标准限值。

# 二、多氯联苯（总量）

（一）基本信息

**1. 基本情况**

（1）中文名称：多氯联苯。
（2）英文名称：Polychlorinated biphenyls，PCBs。
（3）化学通式：$C_{12}H_{10-n}Cl_n$。
（4）同系物：多氯联苯是一组由氯取代联苯中的氢而形成的芳烃类持久性有机污染物，共有 10 种同族物，209 种同系物，见表 4-8。
（5）指示性单体：世界卫生组织（WHO）的全球环境监测系统（GEMS）规

定了 PCB28、PCB52、PCB101、PCB118、PCB138、PCB153 和 PCB180 作为多氯联苯污染状况的指示性单体（indicator PCBs）。

表 4-8 10 种多氯联苯同族物

| 多氯联苯同系物 | 氯取代数 | CAS 号 | 同族物数量 |
|---|---|---|---|
| 一氯联苯 | 1 | 27323-18-8 | 3 |
| 二氯联苯 | 2 | 25512-42-9 | 12 |
| 三氯联苯 | 3 | 25323-68-6 | 24 |
| 四氯联苯 | 4 | 26914-33-0 | 42 |
| 五氯联苯 | 5 | 25429-29-2 | 46 |
| 六氯联苯 | 6 | 26601-64-9 | 42 |
| 七氯联苯 | 7 | 28655-71-2 | 24 |
| 八氯联苯 | 8 | 55722-26-4 | 12 |
| 九氯联苯 | 9 | 53742-07-7 | 3 |
| 十氯联苯 | 10 | 2051-24-3 | 1 |

**2. 理化性质**

以三氯联苯、四氯联苯、五氯联苯为例说明多氯联苯的理化性质：

（1）外观与性状：无味，存在状态是油性液体或无色至浅黄色的固体。

（2）熔点：三氯联苯-19～-15℃，四氯联苯-8～-5℃，五氯联苯 8～12℃。

（3）沸点：340～375℃。

（4）蒸气压：三氯联苯 $0.133 \times 10^{-3}$kPa，四氯联苯 $0.493 \times 10^{-4}$kPa，五氯联苯 $0.799 \times 10^{-4}$kPa。

（5）溶解性：在水中的溶解度极小，溶解度随氯化程度的增加而减小。易溶于有机溶剂和生物油脂，对脂类具有很强的亲和性。

（6）稳定性：化学性质稳定，具有良好的化学惰性，但遇高热可分解释放出有毒的烟气，甚至分解为毒性更大的物质，且能与强氧化剂反应。

**3. 生产使用情况及饮用水污染源**

多氯联苯具有良好的耐热性及电绝缘性，化学性质稳定，在数百种工业和商业中广为应用。饮用水中多氯联苯的主要污染源是垃圾填埋场的污水径流和废弃化学品的排放。自多氯联苯被禁止生产以来，固废焚烧、电子垃圾拆解、再生金属加工、纸张漂白、煤及柴的燃烧、焦炭生产和炼铁等被认为是近年来多氯联苯含量增加的直接原因。

## （二）环境暴露状况

美国五大湖的水体中多氯联苯的浓度通常在 0.070～1.6ng/L。我国长江中游干流及 22 条支流表层水样多氯联苯检测结果显示，总量为 3.77～61.79ng/L；干流表层水样中，总量为 3.81～46.69ng/L。以太湖和长江为水源的出厂水中检测到 8 种多氯联苯，检出浓度为 0.11～83.81ng/L，多氯联苯总浓度为 140.74～177.49ng/L。对江苏部分地区饮用水污染物进行调查显示，七氯联苯在以太湖为水源的水样中检出率在 57% 以上，枯水期和平水期的最高检出浓度分别为 0.04μg/L 和 0.152μg/L。

## （三）毒代动力学及健康效应

### 1. 毒代动力学

多氯联苯可通过呼吸道吸入，鱼类或其他肉类、乳制品等食物摄入，饮用水摄入，皮肤接触等途径进入人体，还可通过母乳喂养进入婴儿体内。多氯联苯的亲脂性使其主要储存在脂肪和肝脏中。多氯联苯进入血液后成为羟基化多氯联苯（OH-PCBs）和甲基砜多氯联苯（$MeSO_2$-PCBs）。羟基化多氯联苯和甲基砜多氯联苯是由细胞色素 P450 酶系统形成的多氯联苯的主要代谢物。多氯联苯主要通过粪便和尿液排泄。

### 2. 健康效应

（1）人体资料

1）短期暴露：人体短期暴露于高浓度的多氯联苯职业环境或工业事故后，可出现眼皮肿胀、疱疹、会导致氯痤疮的皮肤病变、色素沉着、指甲发黑等症状，其后转为肝功能下降，重者发生暴发性肝衰竭、肝昏迷，以至死亡。1968 年日本北部九州县及 1979 年我国台湾地区发生了因食用多氯联苯污染的米糠油而导致上千人中毒的事件，其中多人死亡。

2）长期暴露：在两项工作人员暴露于多氯联苯的研究中可观察到尿卟啉排泄增加及肝卟啉症。队列研究发现，成人人群暴露于相对较高剂量多氯联苯可能导致甲状腺疾病，患甲状腺肿的风险显著增加。多氯联苯的暴露还会影响婴儿甲状腺激素水平，而甲状腺激素在大脑正常发育中至关重要。有研究证实多氯联苯对新生儿发育中的大脑具有神经毒性作用。

3）致癌性：对存在多氯联苯职业暴露的工人进行流行病学研究，发现职业工人患罕见肝癌和恶性黑色素瘤的风险增加。另一些报道表明，接触特定的多氯联苯同源物与患乳腺癌风险增加有关。

（2）动物资料

1）短期暴露：在 <30 天的观察期内，多氯联苯混合物的 $LD_{50}$ 没有显著差

异。在大鼠中 Aroclor1242 的单剂量 $LD_{50}$ 为 4250mg/kg，Aroclor1254 的单剂量 $LD_{50}$ 为 1010～1295mg/kg，Aroclor1260 在大鼠中的单剂量 $LD_{50}$ 为 1315mg/kg。在水貂中，Aroclor1221 的单剂量 $LD_{50}$ 为 750～1000mg/kg，Aroclor1242 的单剂量 $LD_{50}$ 为 3000mg/kg，Aroclor1254 为 4000mg/kg。除了多氯联苯同系物组成的差异之外，$LD_{50}$ 的变化还可能与动物品系、年龄、性别或制剂纯度等因素有关。

2）肝脏毒性：有明确的证据表明多氯联苯与动物肝癌的发生有关。中期和长期口服多氯联苯的研究表明，能引起猴子的肝毒性作用（包括肝脂肪变性、肝细胞坏死、胆管肥厚和增生变化）的剂量低至 0.1～0.2mg/(kg·d)（Aroclor 1254 或 Aroclor 1248）。中期口服或皮肤暴露于 Aroclors 和其他 PCBs 混合物后，可在动物中诱发肝卟啉病（肝脏功能障碍的一个指标）。

3）致癌性：IARC 将多氯联苯列为 2A 组，即可能的人类致癌物。2017 年 IARC 又将 3, 3′, 4, 4′, 5-五氯联苯（PCB126）分至 1 组致癌物。USEPA 将多氯联苯归入可能对人类有致癌作用（B2 组），并认为虽然其人类的致癌性证据被认为是有限的、不充分的，但具有启发性。美国卫生与公众服务部（DHHS）根据大量的动物致癌性证据，得出同样的结论，认为多氯联苯对人类可能有致癌作用。多氯联苯是《斯德哥尔摩公约》中优先控制的十二类持久性有机污染物之一。

（四）检测方法

《生活饮用水标准检验方法》（GB/T 5750—2023）提供了 1 种检测方法，即气相色谱质谱法。

（五）国内外饮用水标准情况

**1. 我国饮用水卫生标准**

《生活饮用水卫生标准》（GB 5749—1985）未规定多氯联苯的限值。

《生活饮用水卫生标准》（GB 5749—2006）附录 A 中规定多氯联苯的限值为 0.0005mg/L。

《生活饮用水卫生标准》（GB 5749—2022）附录 A 中仍然沿用 0.0005mg/L 作为多氯联苯的限值。

**2. 世界卫生组织标准**

世界卫生组织《饮用水水质准则》未规定多氯联苯的准则值。

**3. 美国饮用水水质标准**

美国《国家一级饮用水标准》规定多氯联苯的 MCLG 为 0。多氯联苯的 MCL 也为 0.0005mg/L。

**4. 欧盟饮用水水质标准**

欧盟《饮用水水质指令》（2020/2184）未规定多氯联苯的限值。

**5. 日本饮用水水质标准**

日本《饮用水水质标准》（2020）未规定多氯联苯的限值。

## （六）指标分类及限值制定依据

考虑到多氯联苯（总量）在我国部分水体中有检出，饮用水中检出率低，检出浓度低，且多年未有不达标情况，因此把多氯联苯（总量）归为参考指标类型。

基于多氯联苯的致癌性研究得出其经口暴露的最低致癌斜率因子（SF）为 0.07 $[mg/(kg \cdot d)]^{-1}$，可接受致癌风险选择 $10^{-6}$，推导得出限值为 0.0005mg/L。

# 三、石油类（总量）

## （一）基本信息

### 1. 基本情况

（1）中文名称：石油类。
（2）英文名称：Petroleum products。

### 2. 理化性质

（1）外观与性状：原油的颜色非常丰富，有深红、金黄、墨绿、黑、褐红至透明；原油的颜色是由它本身所含胶质、沥青质的含量决定的，含量越高颜色越深。
（2）密度：0.8～1.0g/cm³（25℃）。
（3）沸点：常温至500℃以上。
（4）凝固点：30～60℃。
（5）溶解性：可溶于有机溶剂，不溶于水。

### 3. 生产使用情况及饮用水污染源

石油类是天然存在的复杂液态烃，是碳氢化合物的复杂组合，也可能含有少量的氮、氧和硫等化合物，在蒸馏后产生可燃燃料、石化产品和润滑剂等。石油类可以分为两类：脂肪族和芳香族。脂肪族可细分为四类：烷烃（直链和支链）、烯烃、炔烃和环状烷烃。石油类是重要的工业产品，处理和处置不当便会造成地表水和地下水的严重污染。石油中的小分子芳香族化学物质在塑料水管被浸透石油的土地包围时，可穿透塑料管壁进入管内，使当地的供水受到污染。

## （二）环境暴露状况

我国部分石油化工区，由于包气带土壤的石油污染所造成的地下水水质恶化问题突出，局部地区地下水中含油量高达 20～30mg/L，苯含量高达 20～50mg/L。某些污染区的水质中石油类检出范围为 2.26～16.80mg/L，深层水中检出芳香烃类、烷烃类、烯烃类等 20 余种有机物。石油产品污染饮用水事件中，人群暴露多数情况下与短期接触有关。此类事件可能导致石油碳氢化合物总量的高度集中，在这种情况下，发现不可接受的味道和气味的可能性将大大增加。

## （三）健康效应

经常受到石油类污染的儿童患急性白血病的风险要高出平均水平 4 倍，患急性非淋巴细胞白血病的概率是普通孩子的 7 倍。受石油类污染物污染的附近区域，儿童皮肤碱抗力明显减弱、白细胞下降、贫血发生率上升、肺功能受到影响，一般人的肝肿大概率显著高于对照区居民，恶性肿瘤尤其是消化系统恶性肿瘤标化死亡率明显高于对照区。石油的浓度是考察其毒性的关键因子，不同组分的石油毒性效果也不一样，随着石油浓度的升高和暴露时间的延长，其毒性增强。

含烷烃高的石油，其蒸气具有麻醉和痉挛作用；芳香烃含量高的石油，易导致慢性中毒，有的还具有致癌作用。

## （四）检测方法

《生活饮用水标准检验方法》（GB/T 5750—2023）提供了 5 种检测方法，分别为称量法、紫外分光光度法、荧光光度法、荧光分光光度法和非分散红外光度法。

## （五）国内外饮用水标准情况

### 1. 我国饮用水卫生标准

《生活饮用水卫生标准》（GB 5749—1985）未规定石油类（总量）的限值。

《生活饮用水卫生标准》（GB 5749—2006）附录 A 中规定石油类（总量）的限值为 0.3mg/L。

《生活饮用水卫生标准》（GB 5749—2022）附录 A 中规定石油类（总量）的限值为 0.05mg/L。

### 2. 国外标准

世界卫生组织、美国、欧盟、日本均未规定饮用水中石油类（总量）的标准限值。

## （六）指标分类及限值制定依据

考虑到石油类（总量）在我国部分水体中有检出，饮用水中检出率低，检出浓度低，且多年未有不达标情况，因此把石油类（总量）归为参考指标类型。

我国《地表水环境质量标准》（GB 3838—2002）对 Ⅰ、Ⅱ、Ⅲ 类水的限值要求为石油类（总量）<0.05mg/L；考虑到我国水体中石油类的检出情况，因此采用 0.05mg/L 作为石油类的生活饮用水卫生标准限值。

# 四、总有机碳

## （一）基本信息

**基本情况**

总有机碳（total organic carbon，TOC）是指水体中悬浮性和溶解性有机物的碳总量。TOC 是一个快速检定的综合指标，它以碳的数量表示水中有机物的总量。

水源水中 TOC 主要来自两方面：一是外界向水体中排放的有机物；二是生长在水体中的生物群体产生的有机物及水体底泥释放的有机物。地表水中 TOC 受自然因素和未经处理的生活污水及工业废水的排入等因素的影响较大；供水系统管材材质，管内发生腐蚀、沉淀及结垢现象及水中残存的细菌再繁殖等均能使末梢水中 TOC 含量增加。

## （二）环境暴露状况

研究结果显示，北京 8 个城区的自来水，TOC 范围为 0.3~1.8mg/L，平均 0.8mg/L；上海 9 个城区的自来水，TOC 范围为 1.1~2.5mg/L，平均 1.5mg/L；广州 5 个区县 TOC 范围为 0.8~1.3mg/L，平均 1.0mg/L。以河道水为供水水源，其 TOC 值皆高于 1.5mg/L；以水库水为水源 TOC 值皆低于 1.0mg/L。

## （三）健康效应

TOC 对人体的健康影响主要取决于饮用水中有机物的组成和含量。

天然有机物：主要指动物、植物、微生物的排泄或分泌物，以及它们的尸体腐烂降解过程中所产生的物质。腐殖质对人体健康最大的威胁是它是饮用水中多种致突变消毒副产物的前体物质，是饮用水致突变性升高的主要因素。蛋白质、脂肪、氨基酸、碳水化合物及亲水酸等构成了水体中可生物降解有机物，富营养化水体中的藻类及其分泌物也是天然有机物中不容忽视的一部分，它们有的可以引起饮用水的异味，有的是致突变前体物质，而一些藻毒素更是具有极强的促肿瘤形成作用。

人工合成有机物：在饮用水中检出的超过 1000 种，其中属于致癌、致畸、致突变的"三致"物质有 100 多种。多氯联苯、烷基酚、邻苯二甲酸酯、二苯烷烃等可以干扰雌性生殖系统的正常生理功能；苯乙烯、林丹及多数邻苯二甲酸酯等可以模拟睾酮的行为，干扰男性生殖功能；二硫代氨基甲酸酯类、多卤芳烃等物质通过干扰甲状腺激素的分泌，造成人的神经发育和代谢活动异常。其消毒副产物对人体有致癌、致突变性。

### （四）检测方法

《生活饮用水标准检验方法》（GB/T 5750—2023）提供了 2 种检测方法，分别为直接测定法和膜电导率测定法。

### （五）国内外饮用水标准情况

**1. 我国饮用水卫生标准**

《生活饮用水卫生标准》（GB 5749—1985）未规定 TOC 的限值。

《生活饮用水卫生标准》（GB 5749—2006）附录 A 中规定 TOC 的限值为 5mg/L。

《生活饮用水卫生标准》（GB 5749—2022）附录 A 中仍然沿用 5mg/L 作为 TOC 的限值。

**2. 世界卫生组织标准**

1984 年第一版《饮用水水质准则》至 2022 年第四版第一、二次增补版中都未规定饮用水中 TOC 的准则值。

**3. 美国饮用水水质标准**

美国国家环境保护局第二阶段消毒剂和消毒副产品规则中提到 TOC 是饮用水中自然有机物与消毒副产物含量的重要参数，但未规定其限值。

**4. 欧盟饮用水水质标准**

欧盟《饮用水水质指令》（2020/2184）规定对于供水量大于 1000m³/d 的水厂需要测定该项目，要求 TOC 数值无异常变化。

**5. 日本饮用水水质标准**

日本《饮用水水质标准》（2020）规定 TOC 限值为 3mg/L。

### （六）指标分类及限值制定依据

考虑到 TOC 在我国部分水体中有检出，饮用水中检出率低，检出浓度低，且多年未有不达标情况，因此把 TOC 归为参考指标类型。

TOC 的暴露来源除了饮用水源外，还来自与输送管路材料的接触溶出，严格制定饮用水中 TOC 的限值要求对于控制饮用水中有机物的暴露总量具有积极作用。因此，保留 TOC 的标准限值为 5mg/L。

# 第五节　消毒副产物

## 一、三 氯 甲 烷

### （一）基本信息

#### 1. 基本情况

（1）中文名称：三氯甲烷。

（2）英文名称：Trichloromethane，Chloroform，TCM。

（3）CAS 号：67-66-3。

（4）分子式：$CHCl_3$。

（5）相对分子质量：119.38。

#### 2. 理化性质

（1）外观与性状：无色透明重质液体，极易挥发，有特殊气味。

（2）密度：$1.4788g/cm^3$（25℃）。

（3）熔点：–63.41℃。

（4）沸点：61.17℃。

（5）蒸气压：26.26kPa（25℃）。

（6）溶解性：水溶性为 8100mg/L（20℃）、7710mg/L（25℃），溶于醇、醚、苯、二硫化碳、四氯化碳。

#### 3. 生产使用情况及饮用水污染源

三氯甲烷主要用作有机合成原料，用于生产氟利昂（F-21、F-22、F-23）、制冷剂和聚氟化合物。此外，可作为脂肪、橡胶、树脂、油类、蜡、磷、碘等的溶剂；青霉素、精油、生物碱等的萃取剂；用于测定血清中无机磷；用作清洗剂（如手机维修）及肝功能试验的防腐剂等。三氯甲烷可与四氯化碳混合制成不冻的防火液体，还可用于烟雾剂的发射药、谷物的熏蒸剂和校准温度的标准液。其工业产品中通常加有少量乙醇，使生成的光气与乙醇作用生成无毒的碳酸二乙酯，可用作溶剂、洗涤剂和各种带色化合物的提取剂。在医学上，可用作药物和麻醉剂。

三氯甲烷为饮用水消毒过程中氯与有机物反应产生的消毒副产物之一，为最常见的三卤甲烷类和主要消毒副产物之一。另外，三氯甲烷在生产和使用过程中，可通过各种废物直接释放到环境中污染水资源。

## （二）环境暴露状况

饮用水通过氯化处理，三氯甲烷浓度通常为 10~100μg/L。人群暴露于三氯甲烷主要通过经口、吸入和经皮 3 种途径。Nasrul 等综合了 15 个国家和地区的针对饮用水中氯化消毒副产物的研究，利用概率分析进行风险评估，结果显示三氯甲烷的人群暴露量为 0.014~0.56μg/(kg·d)，中位数为 0.015μg/(kg·d)，第 95 百分位数为 0.48μg/(kg·d)。

## （三）毒代动力学及健康效应

### 1. 毒代动力学

三氯甲烷易通过肺部和胃肠道吸收。尽管三氯甲烷可经皮肤吸收，但其吸收速度和程度较另两种途径低。三氯甲烷可分布于整个机体。人类和动物实验已经发现三氯甲烷分布于大多数脂肪组织，其次是肝脏和肾脏。Steward 等发表的人体组织分配系数表明三氯甲烷在人体中的相对浓度是：脂肪组织＞脑＞肝脏＞肾脏＞血液。

三氯甲烷代谢主要有两种途径：氧化途径和还原途径，其中最主要的是氧化途径。在还原型辅酶Ⅱ（NADPH）存在下，两种途径均由细胞色素 P450 酶催化。大部分三氯甲烷代谢发生在肝脏中，在肾皮质和鼻甲中也发生了大量代谢。三氯甲烷的排泄主要是通过肺部。人体研究结果表明，约 90% 口服剂量的三氯甲烷被呼出（是以三氯甲烷或二氧化碳形式），小于 0.01% 的剂量从尿中排出。

### 2. 健康效应

（1）人体资料：人体暴露于三氯甲烷的主要症状包括呼吸系统症状、抑郁症、昏迷、肾脏损伤和肝脏损伤。急性三氯甲烷中毒的典型特征还包括中枢神经系统和呼吸抑制以及延迟的肝毒性。成人平均致死剂量约为 45g。Rao 等通过对急性三氯甲烷中毒研究对象的血清生物标志物的连续性测定，发现肝细胞坏死、肝功能恢复和肝再生，最初的肝损伤随后恢复，因此认为肝再生标志物的连续测定可为从三氯甲烷中毒中恢复提供客观依据。

饮用水中三氯甲烷暴露可增加结直肠癌、肺癌、膀胱癌、大肠癌和皮肤黑色素瘤的患病风险。Lawrence 等研究表明，教师群体暴露与未暴露于氯化地表水的风险（暴露于含有很少或不含三卤甲烷的地下水）比值比为 1.1（90% 置信区间为 0.79~1.4）。

2012 年，Hwang 和 Jaakkola 通过病例对照研究发现，死胎与出生前母亲暴露于三卤甲烷有关。2017 年，Wright 等通过出生缺陷病例对照研究发现房间隔缺损与三氯甲烷的暴露呈正相关。

（2）动物资料

1）急性毒性：三氯甲烷对实验动物的急性致死水平已确定。通过吸入暴露，小鼠（成年雌性 OF1 小鼠暴露 6 小时）和大鼠（雌性 SD 大鼠暴露 4 小时）的 $LC_{50}$ 分别为 1260mg/kg 和 9770mg/kg。经口摄入，大鼠和小鼠的 $LD_{50}$ 分别为 446～2180mg/kg 和 36～1400mg/kg。

三氯甲烷急性中毒表现为明显的中枢神经系统和呼吸系统抑制、心律失常及肝肾损伤，这些均为暴露动物致死的潜在原因。急性毒性研究还发现鼻腔上皮细胞通过吸入或口腔暴露成为三氯甲烷的靶标。2011 年 Zhou 等在动物实验中发现三氯甲烷（5mmol/L）可引起心动过缓和心房-心室传导阻滞或心室纤颤，并且抑制离体大鼠心脏的收缩功能，证实了三氯甲烷可引起心动过缓或心室纤颤，其所致心律失常效应与抑制多种离子电流有关。2013 年 Liu 等通过小鼠模型发现局部细胞色素 P450 酶依赖性活性在三氯甲烷诱导的肾毒性中起重要作用。

2）亚慢性毒性：三氯甲烷亚慢性暴露的主要靶器官是肝、肾和鼻上皮。Miklashevskii 等报道了用 125mg/(kg·d) 的三氯甲烷处理 5 个月的大鼠，结果发现除对肝、肾、心脏和中枢神经系统的影响，还产生了脂肪浸润、坏疽和肝硬化、心肌中间质细胞的类脂变性和增殖、胃黏膜下层和肌层的水肿，以及条件反射测试中的性能低下等不良健康效应。许多研究表明，肝脏毒性是动物慢性口服三氯甲烷之后最敏感的非癌症终点。可通过多种方式检测三氯甲烷对肝脏的影响，包括肝脏脂肪增加和（或）肝细胞毒性的组织学证据。Heywood 等的研究根据犬肝脏脂肪囊肿数量和严重程度的增加，确定三氯甲烷的 LOAEL 为 15mg/(kg·d)。

3）生殖/发育影响：三氯甲烷经吸入暴露对大鼠和小鼠具有发育毒性。Borzelleca 和 Carchman 通过 ICR 小鼠三代实验研究了三氯甲烷的生殖毒性。雄性（10 只/组）和雌性（3 只/组）组浓度剂量设置为 0、0.1mg/mL、1mg/mL 和 5mg/mL，通过饮用水（含 0.1%乳化剂的去离子水）给药，整个研究从 $F_0$ 交配前 5 周持续到 $F_{2b}$ 幼崽死亡。最高剂量组雄性和雌性均出现体重减轻，甚至死亡。1mg/mL 剂量组，雌性体重也出现减少。在 $F_0$ 和 $F_{1b}$ 动物中发现剂量相关的肝毒性［症状变化为最低剂量组的肝脏"微黄灰色"到最高剂量组的肝脏"结节"（>3mm）、"灰至黑变色"］。5mg/mL 剂量组生育力下降，产仔数减少，$F_1$ 代和 $F_2$ 代的妊娠指数和存活指数差异明显，具有统计学意义。尚未发现三氯甲烷的致畸性，但其一直存在诱导胎儿毒性作用。

4）致突变性：动物实验证明三氯甲烷具有遗传毒性。2015 年，Teixido 等通过斑马鱼胚胎模型发现三氯甲烷暴露对整个胚胎的 DNA 损伤产生弱诱导，其出现发育毒性效应的血液浓度范围为 20~100μg/L。但同年，Wada 等通过灌胃 SD 大鼠发现三氯甲烷对大鼠肝脏和胃的彗星试验结果是阴性。

另外，研究人员也发现了三氯甲烷对人源性细胞的致突变作用。2003 年，Landi 等的彗星试验检测结果显示原代人肺上皮细胞暴露于 100μg/L 三氯甲烷 3 小时可发生 DNA 损伤。2012 年，Zhang 等通过实验发现 10mmol/L 三氯甲烷可诱导人源性 HepG2 细胞 DNA 损伤。

5）致癌性：经动物研究发现，大鼠和小鼠摄入三氯甲烷后可产生肝肿瘤、肾肿瘤、甲状腺肿瘤、肾上腺肿瘤等，最常发生在肝脏和肾脏。

## （四）检测方法

《生活饮用水标准检验方法》（GB/T 5750—2023）提供了 3 种检测方法，分别为毛细管柱气相色谱法、吹扫捕集气相色谱质谱法和顶空毛细管柱气相色谱法。

## （五）国内外饮用水标准情况

### 1. 我国饮用水卫生标准

《生活饮用水卫生标准》（GB 5749—1985）规定三氯甲烷的限值为 0.06mg/L。
《生活饮用水卫生标准》（GB 5749—2006）规定三氯甲烷的限值为 0.06mg/L。
《生活饮用水卫生标准》（GB 5749—2022）仍然沿用 0.06mg/L 作为三氯甲烷的限值。

### 2. 世界卫生组织标准

1984 年第一版《饮用水水质准则》规定了三氯甲烷的准则值为 0.03mg/L。
1993 年第二版将三氯甲烷的准则值调整为 0.2mg/L。
2004 年第三版中三氯甲烷的准则值也沿用了 0.2mg/L。
2011 年第四版，2017 年第四版第一次增补版，2022 年第四版第一、二次增补版《饮用水水质准则》将饮用水贡献率提高至 75%，将三氯甲烷的准则值修改为 0.3mg/L。

### 3. 美国饮用水水质标准

美国饮用水水质标准规定三氯甲烷的 MCLG 为 0.07mg/L，未设定 MCL，而将三卤甲烷的 MCL 限值设定为 0.080mg/L。

### 4. 欧盟饮用水水质标准

欧盟《饮用水水质指令》（2020/2184）没有规定三氯甲烷的限值，规定三卤甲烷的限值为 0.1mg/L，并在其项目备注中提到在不影响消毒效果的前提下，成员国应尽力降低其参数值。

**5. 日本饮用水水质标准**

日本《饮用水水质标准》（2020）规定三氯甲烷的限值为 0.06mg/L。

## （六）指标分类及限值制定依据

饮用水中三氯甲烷为主要消毒副产物，多年全国监测结果显示我国城市饮用水中三氯甲烷检出率高，具有全国普遍性，且检测方式可行性高，因此把三氯甲烷归为常规指标类型。

从目前的监测数据看，我国部分主要城市近 2 年出厂水监测的三氯甲烷浓度很少超过 0.06mg/L 的限值；基于现有常规水处理工艺水平，通过常规水处理，全国饮用水中三氯甲烷普遍可以控制在其标准限值以内；三氯甲烷的暴露来源除了饮用水源之外，还可来源于食物、空气等其他途径，严格控制饮用水中三氯甲烷的限值对于控制三氯甲烷的暴露总量具有积极作用；三氯甲烷为饮用水中的主要消毒副产物，通过控制三氯甲烷可以一定程度上控制饮用水中其他非受控消毒副产物的浓度，因此严格控制饮用水中三氯甲烷的限值对于控制饮用水三卤甲烷及其他消毒副产物的暴露具有积极作用。因此，继续沿用 0.06mg/L 作为三氯甲烷的生活饮用水卫生标准限值。

# 二、一氯二溴甲烷

## （一）基本信息

### 1. 基本情况

（1）中文名称：一氯二溴甲烷。
（2）英文名称：Chlorodibromomethane，Dibromochloromethane。
（3）CAS 号：124-48-1。
（4）分子式：$CHBr_2Cl$。

### 2. 理化性质

（1）外观与性状：无色液体。
（2）密度：2.451g/cm³（25℃）。
（3）熔点：–22℃。
（4）沸点：119℃。

（5）溶解性：难溶于水（30℃水中溶解度为1050mg/L），溶于醇、苯醚等有机溶剂。

### 3. 生产使用情况及饮用水污染源

在我国，一氯二溴甲烷没有工业产品，主要用途为实验试剂、有机物合成的中间物。一氯二溴甲烷一般不会出现在原水中。饮用水中的一氯二溴甲烷主要来源于消毒过程中消毒剂与水体中有机物发生反应而形成的副产物。

## （二）环境暴露状况

2010～2011年，一项针对全国31个城市70家自来水厂饮用水中消毒副产物污染状况的调查显示，饮用水中一氯二溴甲烷检出率为94%，其浓度范围为低于检出限至27.56μg/L，中位数浓度为0.91μg/L。2017年，一项针对长江、黄河、太湖、海河和辽河流域水源的14个饮用水厂出厂水消毒副产物的调查显示，一氯二溴甲烷的检出率为86%，浓度范围为0.88～22.41μg/L。

人群主要通过饮用、吸入及皮肤接触的方式暴露于一氯二溴甲烷。有研究表明，人体每天一氯二溴甲烷的暴露量约为8.8mg/(kg·d)，其中饮用水直接摄入占23.8%，食物摄入占2.8%，吸入则占62.2%。

## （三）毒代动力学及健康效应

### 1. 毒代动力学

一氯二溴甲烷可通过消化道、呼吸道和皮肤吸收。其中，胃肠道对一氯二溴甲烷的吸收率较高，同时一氯二溴甲烷也可以穿过皮肤角质层，经皮肤吸收。此外，由于一氯二溴甲烷具有挥发性，挥发至空气中的一氯二溴甲烷还可经呼吸道吸入。由于一氯二溴甲烷具有亲脂性，吸收入体内的一氯二溴甲烷在脂肪含量较高的组织如脂肪、肝、肾等组织中的累积量比较高。一氯二溴甲烷的代谢和三氯甲烷类似，主要通过氧化途径和还原途径，最后主要代谢为$CO_2$。经过代谢反应的一氯二溴甲烷主要经呼吸道排出，大部分未反应的一氯二溴甲烷通过呼气排出，只有少量在尿中排出。

### 2. 健康效应

（1）人体资料：人群可经消化道、呼吸道、皮肤接触长期暴露于一氯二溴甲烷，产生的健康风险主要为生殖毒性、发育毒性和致癌性。

1）生殖毒性：曾强等将研究对象血液中三卤甲烷类作为内暴露生物标志，调查了饮用水三卤甲烷类暴露与男性精液质量和血清睾酮的关系。结果发现血液中一氯二溴甲烷（浓度范围为低于检出限至 7.37ng/L，中位数浓度为 0.48ng/L）与精子密度、精子活力和精子总数无显著性相关，但发现与血清睾酮水平降低之间存在剂量-反应关系。此外，该研究还发现血液中一氯二溴甲烷浓度处于第二分位数的男性（浓度范围为 0.68～1.00ng/L），相对于第一分位数的男性（浓度范围为 <0.68ng/L），其精子直线性显著降低。

2）发育毒性：有流行病学研究探讨了饮用水一氯二溴甲烷暴露与胎儿神经管畸形之间的关系。Dodds 和 King 在加拿大进行了一项大型的回顾性队列调查研究，发现妊娠期暴露于一氯二溴甲烷与神经管畸形风险增加有关（OR=2.5，95%CI：1.2～5.1）。但 Shaw 等和 Nieuwenhuijsen 等的研究并没有发现饮用水一氯二溴甲烷浓度与神经管畸形的风险增加有关。

也有流行病学研究以血液中三卤甲烷类浓度作为内暴露生物标志，探讨孕期饮用水三卤甲烷类暴露与出生结局之间的关系。国内曹文成等在 1184 名孕晚期孕妇人群中发现，孕妇外周血中一氯二溴甲烷的最高暴露水平组（>2.6ng/L）与最低暴露水平组（<0.7ng/L）相比，新生儿身长明显降低（$\beta$=-0.20cm，95%CI：-0.37，-0.04）。

3）致癌性：IARC 将一氯二溴甲烷归为 3 组致癌物，表明虽然有充足的动物数据证实一氯二溴甲烷可使动物致癌，但并没有充足的证据表明其会使人致癌。

（2）动物资料

1）短期暴露：一氯二溴甲烷通过液体介质经口摄入的 $LD_{50}$ 在雄性和雌性小鼠中分别为 800mg/kg 体重和 1200mg/kg 体重，该化合物在玉米油中对雄性和雌性大鼠的 $LD_{50}$ 分别为 1186mg/kg 体重和 848mg/kg 体重。而在另外一项动物实验中，雄性 ICR 小鼠通过强饲法经口每天摄入 4μg 的一氯二溴甲烷，持续 5 天（第 3 天不饲喂），4 周后可观察到小鼠血液中转氨酶和总胆红素水平升高，病理切片显示有肝空泡变性和多灶性坏死性肝炎发生，同时肝线粒体生物活性降低，肝氧化应激水平升高，提示一氯二溴甲烷可造成雄性小鼠肝损伤。也有研究表明，对雄性 SD 大鼠进行单次一氯二溴甲烷腹腔注射，剂量为 3mmol/kg 体重，可造成不同程度的肾损伤。

在一项 SD 大鼠（每剂量每性别 20 只）的实验中，以饮用水中一氯二溴甲烷浓度为 0、5mg/L、50mg/L、500mg/L、2500mg/L［相当于 0、0.6mg/(kg·d)、7mg/(kg·d)、52mg/(kg·d)、250mg/(kg·d)］染毒 90 天。在最高剂量组观察到轻微至中度肝和甲状腺组织变化，以及重度肝损伤发生率的增加。基于对肝的影响，该研究得出一氯二溴甲烷的 NOAEL 为 52mg/(kg·d)。

在一项采用 Fischer 334/N 大鼠和 B6C3F1 小鼠（每剂量每性别 10 只）为实验对象的实验中，一氯二溴甲烷浓度（溶于玉米油中）为 0、15mg/(kg·d)、30mg/(kg·d)、60mg/(kg·d)、125mg/(kg·d)、250mg/(kg·d)，每天染毒，每周 5 天，

共 13 周。最高剂量组大鼠最终体重降低。在 60mg/(kg·d)组所有雄性大鼠中可观察到肝细胞空泡增加现象，而在 30mg/(kg·d)组则未观察到。基于对肝的影响，该研究得出一氯二溴甲烷在大鼠中的 NOAEL 为 30mg/(kg·d)。由于染毒方式为 5 天/周，故计算出每日可耐受摄入量为 21.4mg/(kg·d)。在雌雄大鼠和雄性小鼠 250mg/(kg·d)组观察到肾和肝毒性反应。除了最高剂量组外，其他剂量组与对照组动物存活率和临床表现均相似。基于对肾和肝的损伤，该研究得出一氯二溴甲烷在小鼠的 NOAEL 为 125mg/(kg·d)。

2）长期暴露：在一项采用 Wistar SPF 大鼠（每性别 40 只）进行 2 年饮食中一氯二溴甲烷染毒的研究中，雄鼠剂量为 10mg/(kg·d)、39mg/(kg·d)、210mg/(kg·d)，雌鼠为 17mg/(kg·d)、66mg/(kg·d)、350mg/(kg·d)。结果发现，高剂量组表现出体重降低，血中甘油三酯、不饱和脂肪酸、葡萄糖水平及胆碱酯酶活性降低，谷氨酰转肽酶活性增高，肝表面变黄和粗糙。在中剂量组观察到类似但程度较轻的影响。基于体重减轻和血清酶的变化，该研究得出一氯二溴甲烷的 NOAEL 为 10mg/(kg·d)（雄性大鼠）和 17mg/(kg·d)（雌性大鼠）。

在一项为期 104 周的实验中，用玉米油作载体饲喂大鼠一氯二溴甲烷（每剂量每性别 50 只），剂量为 0（对照组）、40mg/(kg·d)（中剂量）、80mg/(kg·d)（高剂量），每周 5 天。以玉米油为载体，小鼠（每剂量每性别 50 只）接受剂量为 0（对照组）、50mg/(kg·d)（中剂量）、100mg/(kg·d)（高剂量），时间为 105 周。所有剂量组的大鼠和雌性小鼠的存活率是相同的，而高剂量组的雄性小鼠存活率降低。在 58 周时发生了偶然的过量事故而处死了低剂量组的 35 只雄性小鼠，所以后续该组未加评估。高剂量组雄性大鼠和高剂量组雌雄性小鼠的平均体重比对照组要低。雌雄性大鼠和雌性小鼠在低剂量和高剂量水平时肝脂肪化的发病率增加。雄性小鼠在高剂量时对肝有影响。在高剂量组雌性大鼠和雄性小鼠中肾病发病率增加，但在雄鼠中没有。基于对肝细胞的损伤，该研究得出一氯二溴甲烷在大鼠和小鼠的 LOAEL 分别为 50mg/(kg·d)和 40mg/(kg·d)。

3）遗传毒性：Kundu 等运用沙门菌 TA100 研究了一氯二溴甲烷的致突变性，结果发现最高剂量组（2.34μmol/平皿）的突变率相对于对照组增加了 1.4 倍，还可观察到沙门菌 TA100 有明显细胞毒性的剂量为 7.20μmol/平皿。Landi 等运用人肺上皮细胞研究了一氯二溴甲烷的遗传毒性，将细胞暴露于一氯二溴甲烷约 3 小时，浓度分别为 10μmol/L、100μmol/L、1000μmol/L，彗星试验的结果发现，相对于低暴露组，高暴露组 DNA 损伤与断裂情况并没有显著提高。而 Sekihashi 等选择雄性 ddY 小鼠与 Wistar 大鼠作为研究对象，利用彗星试验评价多器官 DNA 损伤与细胞核 DNA 迁移，动物通过经口染毒，剂量分别为 400mg/kg（小鼠）和 200mg/kg（大鼠）。结果发现，染毒 24 小时后，小鼠结肠、脑部和肝脏 DNA 损伤水平升高，大鼠胃、结肠、膀胱和肺组织中 DNA 有明显的损伤。Zhang 等运用人源性 HepG2 细胞研究了一氯二溴甲烷的遗传毒性。结果发现染毒 4 小时后，10μmol/L 就可以导致细胞 DNA 损伤水平明显升高。Teixidó 则采用斑马鱼胚胎作为实验对象，染毒剂量分别为 8HPF、28HPF、52HPF、76HPF，结果发现一氯二溴甲烷染毒组眼、心脏和尾部畸形发生率明显上升，尾部 DNA 损伤水平明显增加。

4）生殖毒性和发育毒性：在一项一氯二溴甲烷对多代繁殖影响的研究中，雌雄性 ICR 小鼠（每组 10 只）饮用乳化的一氯二溴甲烷 35 天，剂量为 0、17mg/kg、171mg/kg、685mg/kg 体重，然后交配，随后断奶 2 周后再交配。$F_1$ 代小鼠断奶后再用同样的试验溶液处理 11 周，再交配，断奶后 2 周又重新交配。在 17mg/kg 体重组，$F_{2b}$ 代新出生幼鼠体重轻微降低。在 171mg/kg 体重组，雌性体重明显降低，$F_0$ 和 $F_{1b}$ 代小鼠大体肝脏病理学改变增加，其损伤的严重程度不同，从脂肪聚积到肝表面出现明显的结节。胎鼠体积、幼鼠的发育能力、出生后的体重、哺乳指标等显著下降，但不是在每一代中都发生。在 685mg/kg 体重组，这些影响更为严重。体重的增加在最高剂量组雌雄性小鼠和中剂量组雌性小鼠中显著下降。这些剂量组动物都表现出大体形态上的肝肿大。另外，$F_1$ 代妊娠指标、生育力及存活率明显下降。基于母体和胎儿的毒性，该研究得出一氯二溴甲烷的 NOAEL 为 17mg/kg。Potter 等研究发现，雄性 F344 大鼠经口灌胃染毒一氯二溴甲烷 7 天，剂量为 1.5mmol/kg，其血清睾酮浓度显著降低。Ruddick 等在使用较低剂量一氯二溴甲烷（50～200mg/kg 体重）经口染毒 SD 大鼠 9 天，未见胎儿体重影响和致畸效应。

5）致癌性：Geter 采用细胞和动物实验评估了一氯二溴甲烷的致癌性。该研究采用人急性淋巴细胞白血病（CCRF-CEM）和雄性 F334/N 大鼠作为研究对象，细胞暴露于一氯二溴甲烷 2 小时，大鼠分别暴露于一氯二溴甲烷浓度为 0.6g/L、1.2g/L、2.4g/L 的饮用水，持续 2 周。结果显示，细胞实验中 10mmol/L 浓度组细胞 DNA 损伤程度明显上升，且 22 小时的 DNA 代偿修复能力明显升高，但大鼠实验中并没有阳性发现。

（四）检测方法

《生活饮用水标准检验方法》（GB/T 5750—2023）提供了 2 种检测方法，分别为吹扫捕集气相色谱质谱法和顶空毛细管柱气相色谱法。

（五）国内外饮用水标准情况

1. 我国饮用水卫生标准

《生活饮用水卫生标准》（GB 5749—1985）未规定一氯二溴甲烷的限值。
《生活饮用水卫生标准》（GB 5749—2006）规定一氯二溴甲烷的标准限值为 0.1mg/L。

《生活饮用水卫生标准》（GB 5749—2022）仍然沿用 0.1mg/L 作为一氯二溴甲烷的限值。

**2. 世界卫生组织标准**

1984 年第一版《饮用水水质准则》未规定一氯二溴甲烷的准则值。

1993 年第二版建立了饮用水中基于健康的一氯二溴甲烷的准则值为 0.1mg/L。

2004 年第三版，2011 年第四版，2017 年第四版第一次增补版，2022 年第四版第一、二次增补版《饮用水水质准则》均沿用了此准则值。

**3. 美国饮用水水质标准**

美国饮用水水质标准规定饮用水中一氯二溴甲烷 MCLG 为 0.06mg/L，未单独设定一氯二溴甲烷 MCL，并将三卤甲烷的 MCL 设定为 0.080mg/L。

**4. 欧盟饮用水水质标准**

欧盟《饮用水水质指令》（2020/2184）未规定一氯二溴甲烷的限值，规定三卤甲烷的限值为 0.1mg/L，并在其项目备注中提到在不影响消毒效果的前提下，成员国应尽力降低其参数值。

**5. 日本饮用水水质标准**

日本《饮用水水质标准》（2020）规定一氯二溴甲烷的限值为 0.1mg/L。

（六）指标分类及限值制定依据

氯化消毒是我国饮用水的主流消毒工艺。一氯二溴甲烷为氯化消毒副产物，多年全国监测结果显示一氯二溴甲烷在我国城市饮用水中有极高的检出率（90%），具有全国普遍性，且检测方式可行性高，因此将一氯二溴甲烷归为常规指标类型。

基于 NTP 一项针对大鼠的为期 90 天的研究中未发现大鼠肝脏组织病理学损伤，得出 NOAEL 为 30mg/(kg·d)，由于染毒方式为 5 天/周，推导出 NOAEL 为 21.4mg/(kg·d)，不确定系数为 1000（100 为考虑种间和种内差异性，10 为考虑所采用的实验数据来自短期实验），饮用水贡献率选择 20%，推导得出限值为 0.1mg/L。

# 三、二氯一溴甲烷

（一）基本信息

**1. 基本情况**

（1）中文名称：二氯一溴甲烷。

（2）英文名称：Bromodichloromethane。

（3）CAS 号：75-27-4。

（4）分子式：CHBrCl$_2$。

**2. 理化性质**

（1）外观与性状：无色液体。

（2）密度：1.98g/cm$^3$（20℃）。

（3）熔点：–57.1℃。

（4）沸点：90.1℃。

（5）溶解性：难溶于水（30℃水中溶解度为 3320mg/L），溶于醇、苯、醚等有机溶剂。

**3. 生产使用情况及饮用水污染源**

在我国，二氯一溴甲烷没有工业产品。饮用水中的二氯一溴甲烷主要来源于饮用水消毒过程中消毒剂与水体中有机物发生的反应。通常采用氯胺、二氧化氯和臭氧消毒的饮用水中二氯一溴甲烷含量较低，而采用液氯消毒的饮用水中二氯一溴甲烷含量较高。二氯一溴甲烷也可在一些未进行消毒处理的水域中检测到，但含量较低。

（二）环境暴露状况

二氯一溴甲烷在原水中浓度较低。2010～2011 年，一项针对全国 31 个城市 70 家自来水厂饮用水中消毒副产物污染状况的调查显示，饮用水中二氯一溴甲烷检出率为 100%，其浓度范围为 0.07～31.00μg/L。2017 年，一项针对长江、黄河、太湖、海河和辽河流域为水源的 14 个饮用水厂出厂水氯化消毒副产物的调查显示，二氯一溴甲烷的检出率为 100%，浓度范围为 2.86～15.45μg/L。人群主要通过饮用、吸入及皮肤接触的方式暴露于二氯一溴甲烷。

（三）毒代动力学及健康效应

**1. 毒代动力学**

二氯一溴甲烷具有挥发性，研究显示人体通过皮肤吸收的量远远超过经口摄入和呼吸道吸入。由于其高亲脂性，二氯一溴甲烷在脂肪含量高的组织如肝、肾等组织中的累积量比较高。

二氯一溴甲烷的代谢方式和三氯甲烷、一氯二溴甲烷类似，有氧化途径和还原途径，氧化途径在二氯一溴甲烷的体内代谢中占主导地位。由呼吸吸入的二氯一溴甲烷在 8 小时之后主要通过肺呼出的气体排出，只有少量经尿排出。

**2. 健康效应**

（1）人体资料：人群可经消化道、呼吸道、皮肤接触长期暴露于二氯一溴甲烷，产生的健康风险包括遗传毒性、生殖毒性、发育毒性和致癌性。

1）遗传毒性：Leavens 等以血液中 $^{13}C$ 标记的二氯一溴甲烷作为暴露标志，检测经口摄入和皮肤接触后的浓度，同时采集研究对象的尿液进行 Ames 试验测定致突变性，发现成人经口和经皮肤暴露于二氯一溴甲烷均与尿中有机提取物的致畸性有关。Ranmuthugala 等在澳大利亚成年人群中研究了饮用水氯化消毒副产物的遗传毒性，他们以 3 个社区中饮用水氯化消毒副产物含量作为暴露标志，以膀胱表皮细胞微核率作为效应指标，结果发现二氯一溴甲烷浓度与膀胱表皮细胞微核率并无显著关联。Kogevinas 等评估了成人在氯化消毒泳池中游泳前后，遗传毒性生物标志的变化情况，他们招募了 49 名不吸烟的成人，以呼出气中二氯一溴甲烷浓度作为暴露标志，比较游泳前与游泳 1 小时后微核频率、外周淋巴细胞DNA损伤变化；通过 Ames 试验评价游泳前与游泳 2 小时后致突变性；比较游泳前与游泳后 2 周剥离的尿道上皮细胞微核率变化。结果发现呼出气中二氯一溴甲烷浓度升高与外周血淋巴细胞微核率上升显著相关（$\beta$=1.92，95%CI：0.21～3.63，$P$=0.03），但是经过彗星试验和 Ames 试验，并未发现呼出气中二氯一溴甲烷浓度与 DNA 损伤、尿液致突变性和剥离的尿道上皮细胞微核率变化有显著关联。

2）生殖毒性：Fenster 等采用管网水中三卤甲烷类浓度与饮用水量之积作为外暴露标志，在美国健康人群中研究发现二氯一溴甲烷平均浓度 10μg/L（浓度范围为 0～55μg/L），与正常精子形态百分率降低、精子头部畸形百分率增加无统计学关联，但与精子直线性（评价精子运动性的一项指标）存在显著的负相关。

国内曾强等以研究对象血液中三卤甲烷类作为内暴露生物标志，调查了饮用水三卤甲烷类暴露与男性精液质量和血清睾酮的关系。在调整年龄、体重指数、禁欲时间、酒精使用和吸烟状况后，发现血液二氯一溴甲烷浓度处于第二分位的男性（浓度范围为 1.02～2.35ng/L）相对于第一分位的男性（浓度范围<1.02ng/L）其精子总数显著降低。

3）发育毒性：加拿大一项大型回顾性队列调查发现，妊娠期暴露于饮用水中的二氯一溴甲烷浓度高于 20μg/L 与死胎增加有关（OR=1.98，95%CI：1.23～3.49）。另有一项加拿大的研究基于 1988～1995 年围产期的数据库，获取单胎活产新生儿信息，以管网水二氯一溴甲烷浓度为暴露水平，研究发现当监测日常用水二氯一溴甲烷浓度超过 20μg/L 时会增加新生儿神经管畸形的风险（RR=2.5，95%CI：1.2～5.1）。美国一项前瞻性队列研究调查发现，妊娠期暴露于饮用水中的二氯一溴甲烷超过 18μg/L 会增加流产的风险（OR=2.0，95%CI：1.2～3.5）。美国另外一项涉及 196 000 名研究对象的大样本研究探讨了孕晚期三卤甲烷类暴露对胎儿生长发育的影响，结果发现二氯一溴甲烷暴露浓度超过 5μg/L 可增加小于胎龄儿的发生风险（95%CI：1.09～1.23）。国内曹文成等在一项队列研究中以血液中三卤甲烷类作为内暴露标志，发现孕期暴露于高浓度二氯一溴甲烷（血液中二氯一溴甲烷超过 4.8ng/L）与胎儿身长呈负相关（相关系数为–0.15，95%CI：–0.29，–0.01）。

4）致癌性：IARC 将二氯一溴甲烷列为 2B 组致癌物，即可能对人类致癌。

Jin-Young Min 等分析了 1999～2004 年美国国家健康与营养调查中 933 位成人血中三卤甲烷浓度与癌症死亡风险的关联。结果发现相对于最低三分位浓度水平（<1.00pg/mL），第二分位二氯一溴甲烷浓度水平（1.00～2.70pg/mL）显著增加了总癌症死亡风险，调整风险比为 4.52（95%CI：1.20～17.07）。

（2）动物资料

1）短期暴露：二氯一溴甲烷经液体介质的经口摄入 $LD_{50}$ 在雄性和雌性小鼠中分别为 450mg/kg 和 900mg/kg 体重。在玉米油中该化合物对雄性和雌性大鼠的 $LD_{50}$ 分别是 916mg/kg 和 969mg/kg 体重。

对 90 天的雄性 F344 大鼠进行一次灌胃实验，实验组二氯一溴甲烷浓度为 0.125mmol/kg、0.1875mmol/kg、0.25mmol/kg、0.5mmol/kg、0.75mmol/kg、1.0mmol/kg 和 1.5mmol/kg，24 小时后取血清做急性肝损伤临床检验，结果发现血清丙氨酸转氨酶、天冬氨酸转氨酶和山梨醇脱氢酶在 0.5mmol/kg、1.0mmol/kg 和 1.5mmol/kg 时显著高于对照组，在这些浓度保持 24 小时后，发现二氯一溴甲烷可引起更持久的肝损伤。二氯一溴甲烷在 0.125mmol/kg、0.1875mmol/kg 和 0.25mmol/kg 的浓度水平下，没有检测到任何测量终点的增加显著超过对照组。研究结果表明，二氯一溴甲烷引起急性肝毒性的口服 NOAEL 和 LOAEL 分别是 0.25mmol/kg 和 0.5mmol/kg。

在一项为期 90 天的试验中，对 SD 大鼠（每剂量每性别 20 只）使用的饮用水中二氯一溴甲烷浓度为 0、5mg/L、50mg/L、500mg/L、2500mg/L〔0、0.6mg/(kg·d)、7mg/(kg·d)、52mg/(kg·d)、250mg/(kg·d)〕。在最高浓度组观察到轻微至中度肝和甲状腺组织变化，以及肝损伤严重程度的显著增加。基于对肝的影响，该研究得出二氯一溴甲烷的 NOAEL 为 52mg/(kg·d)。

在一项为期 13 周的试验中，对 F344/N 大鼠和 B6C3F1 小鼠强制使用含二氯一溴甲烷的玉米油，每周 5 天，大鼠（每剂量每性别 10 只）使用剂量为 0、19mg/(kg·d)、38mg/(kg·d)、75mg/(kg·d)、150mg/(kg·d)、300mg/(kg·d)。雄性小鼠（每剂量 10 只）使用剂量为 0、6.3mg/(kg·d)、12.5mg/(kg·d)、50mg/(kg·d)、100mg/(kg·d)。雌性小鼠使用剂量为 0、25mg/(kg·d)、50mg/(kg·d)、100mg/(kg·d)、200mg/(kg·d)、400mg/(kg·d)。使用了最高剂量的雄性和雌性大鼠，在试验结束前分别有 50% 和 20% 死亡，而小鼠没有死亡。150mg/(kg·d) 和 300mg/(kg·d) 剂量雄性和雌性大鼠体重显著下降，300mg/(kg·d) 组雄性和雌性大鼠，以及 200mg/(kg·d) 和 400mg/(kg·d) 剂量组雌性小鼠中观察到肝小叶中心病变。在雄

性大鼠 300mg/(kg·d)剂量组及雄性小鼠 100mg/(kg·d)剂量组观察到肾的病变和坏死。在大鼠中基于体重下降和对肝的损伤，得出二氯一溴甲烷的 NOAEL 分别为 75mg/(kg·d)和 150mg/(kg·d)；在小鼠中基于对肾的损伤，得出二氯一溴甲烷的 NOAEL 为 50mg/(kg·d)。

2）长期暴露：研究人员经饮食向 Wistar SPF 大鼠（每性别 40 只）饲喂二氯一溴甲烷（微装入微胶囊并与饮食混合），剂量为 0.014%、0.055%、0.22%〔雄鼠为 6mg/(kg·d)、24mg/(kg·d)、130mg/(kg·d)，雌鼠为 11mg/(kg·d)、41mg/(kg·d)、220mg/(kg·d)〕，为期 2 年。最高剂量组表现出体重降低，血中甘油三酯、不饱和脂肪酸、葡萄糖、胆碱酯酶活性降低，谷氨酰转肽酶活性升高，肝表面变黄和粗糙。在中剂量组观察到类似但程度较轻的影响。基于体重减轻和血清酶的变化，该研究得出二氯一溴甲烷的 NOAEL 为 6mg/(kg·d)（雄性大鼠）和 11mg/(kg·d)（雌性大鼠）。

在 102 周的试验中，对 F344/N 大鼠（每剂量每性别 50 只）强制饲喂含二氯一溴甲烷的玉米油，剂量为 0、50mg/(kg·d)、100mg/(kg·d)，每周 5 天。雄性 B6C3F1 小鼠（每剂量 50 只）接受剂量为 0、25mg/(kg·d)、50mg/(kg·d)，雌性小鼠接受剂量为 0、75mg/(kg·d)、150mg/(kg·d)，时间为 102 周。在雄性大鼠 50mg/(kg·d)及以上剂量组和雄性小鼠 25mg/(kg·d)及以上剂量组观察到肾巨大细胞。在雄性和雌性大鼠 50mg/(kg·d)及以上剂量组和雄性小鼠 25mg/(kg·d)及以上剂量组观察到肝的脂肪化。在雄性和雌性小鼠中观察到与化合物相关的甲状腺滤泡细胞增生。大鼠 100mg/(kg·d)剂量组、雄性和雌性小鼠 50mg/(kg·d)与 150mg/(kg·d)剂量组平均体重降低。基于观察到的对肾和肝的影响，得出二氯一溴甲烷在大鼠中的 LOAEL 为 50mg/(kg·d)。基于观察到的对雄性小鼠肾、肝、甲状腺的影响和对雌性小鼠甲状腺的影响，得出二氯一溴甲烷在小鼠中的 LOAEL 为 25mg/(kg·d)。

3）遗传毒性：一项体外试验在大鼠和人体肾细胞的原代培养物上研究了二氯一溴甲烷对 DNA 破碎和微核生成的影响，结果发现浓度范围在 0.5～4mmol/L 时微核频率显著增加，同时也可观察到 DNA 损伤。一项致突变性试验发现二氯一溴甲烷在伤寒沙门菌 TA100 的无代谢活性的 Ames 试验中为阳性，但对菌株 TA98、TA1535、TA1937 有或无活化的结果均为阴性，在小鼠淋巴瘤细胞有或无活化时都可诱导基因突变。二氯一溴甲烷在有或无活化的 CHO 细胞染色体畸变结果上不一致。在体内试验中人类淋巴细胞和小鼠骨髓细胞姐妹染色体交换结果为阳性；微核试验结果和 CHO 细胞姐妹染色体交换结果为阴性。

Landi 等通过彗星试验检测了三卤甲烷类在原代人肺上皮细胞中的 DNA 损伤能力。结果发现原代人肺上皮细胞在浓度梯度为 10μmol/L、100μmol/L 或 1000μmol/L 条件下暴露 3 小时，二氯一溴甲烷的 DNA 损伤能力强于其他三卤甲烷。

国内廖静等将二氯一溴甲烷设立 4 个染毒剂量组，分别是 200μmol/L、1000μmol/L、5000μmol/L 和 10 000μmol/L，以苯并芘为阳性对照，二甲基亚砜为溶剂对照，应用胞质分裂阻滞微核法检测二氯一溴甲烷对人来源的肝肿瘤细胞 HepG2 微核率和核分裂指数的影响。结果发现，与溶剂组相比，二氯一溴甲烷组可使 HepG2 细胞的微核率显著增加（$P<0.01$），诱导微核率显著增加的最低可观察水平高达 10 000μmol/L。

4）生殖毒性：一项动物实验按照每一代性别分组，每组 30 只 CRLSD 大鼠，在饮用水中分别加入 0、4.1~12.6mg/(kg·d)、11.6~40.2mg/(kg·d)和 29.5~109.0mg/(kg·d)的二氯一溴甲烷，观察原代大鼠和 $F_1$ 代大鼠的生殖毒性，结果发现子代在性成熟（包皮分离、阴道通畅）方面有点延迟，发情期延长，但交配、受精、精子参数和原始卵巢吸收计数等指标均未受影响。基于对生殖和发育的影响，该研究得出二氯一溴甲烷在大鼠的 NOAEL 至少为 50ppm[4.1~12.6mg/(kg·d)]，此浓度为人类成人暴露水平的 5125~15 750 倍，如果考虑二氯一溴甲烷为一般毒性，其生殖和发育 NOAEL 应大于 450ppm[29.5~109.0mg(kg·d)]，为成人暴露水平的 36 875~136 250 倍。

另一项毒理学试验在 F344 大鼠中期（52 周）尸体解剖中评估通过饮用水暴露于二氯一溴甲烷对大鼠尾部附睾精子运动参数与睾丸和附睾组织病理学的影响，结果发现暴露于 22mg/kg 和 39mg/kg 二氯一溴甲烷，组织病理学评估显示生殖器官无严重病变，并且在任何组织中均未检测到肿瘤，不会产生任何全身毒性，但暴露于 39mg/kg 二氯一溴甲烷会显著降低从附睾尾部回收的精子的平均直线率、平均路径和曲线速度（精子活力的相关指标）。

5）发育毒性：一项动物灌胃试验在妊娠的 CRLSD 大鼠和 Hra（NZW）SPF 兔中测试二氯一溴甲烷的发育毒性，大鼠的平均摄入浓度梯度折算为 0、2.2mg/(kg·d)、18.4mg/(kg·d)、45.0mg/(kg·d)、82.0mg/(kg·d)，兔的平均摄入浓度梯度折算为 0、1.4mg/(kg·d)、13.4mg/(kg·d)、35.6mg/(kg·d)、55.3mg/(kg·d)。该实验确定二氯一溴甲烷对大鼠不引起发育毒性的 NOAEL 为 45.0mg/(kg·d)，兔则为 55.3mg/(kg·d)，而人体每日的摄入量大约为 0.0008mg/(kg·d)，故分别为成人暴露水平的 56 250 倍和 69 120 倍。

对几组（9~15 只）妊娠大鼠在妊娠第 6~15 天强制饲喂含二氯一溴甲烷的玉米油，剂量为 0、50mg/(kg·d)、100mg/(kg·d)、200mg/(kg·d)，其所生的胎鼠与剂量相关的胸骨畸形发病率增加。一项研究在子代 F344 大鼠中探究二氯一溴甲烷对于流产的影响，结果显示二氯一溴甲烷主要通过破坏促黄体激素的分泌或者扰乱黄体受体导致子代流产，未观察到流产迹象的剂量为 25mg/kg，观察到流产效应的最低剂量为 50mg/kg。

一项在子代 CRLSD 大鼠中观察饮用水中不同浓度二氯一溴甲烷发育毒性的

研究发现，暴露于 11.6～40.2mg/(kg·d)和 29.5～109.0mg/(kg·d)组与大鼠体重减轻存在统计学关联，与死亡率和临床症状也存在显著关联，以未暴露组为参照。然而，Ruddick 等使用 SD 大鼠在其妊娠第 6～15 天，通过灌胃染毒二氯一溴甲烷连续 9 天，剂量分别为 50mg/(kg·d)、100mg/(kg·d)、200mg/(kg·d)，结果未观察到明显的胎儿体重变化和致畸效应。

6）致癌性：在雄性 A 种小鼠（每剂量 20 只）腹膜内使用二氯一溴甲烷 [20mg/(kg·d)、40mg/(kg·d)、100mg/(kg·d)]8 周，每周 3 次，在随后 16 周进行观察，在最高剂量组可以观察到肺肿瘤数的增加。

在 102 周的试验中，对 F344/N 大鼠（每剂量每性别 50 只）强制饲喂含二氯一溴甲烷的玉米油，剂量为 0、50mg/(kg·d)、100mg/(kg·d)，每周 5 天。雄性 B6C3F1 小鼠（每剂量 50 只）强制饲喂剂量为 0、25mg/(kg·d)或 50mg/(kg·d)，雌性小鼠接受剂量为 0、75mg/(kg·d)、150mg/(kg·d)。结果发现二氯一溴甲烷可引起雄性小鼠肾肿瘤、雌性小鼠肝肿瘤、雌雄大鼠肾肿瘤和大肠肿瘤的显著增加。雄性小鼠 50mg/(kg·d)剂量组，肾小管细胞腺瘤的发病率及管状细胞腺瘤和腺癌的综合发病率显著提高。雌性小鼠 75mg/(kg·d)和 150mg/(kg·d)剂量组，肝细胞腺瘤发病率明显增加，150mg/(kg·d)剂量组肝细胞癌变发病率显著增加。雄性和雌性大鼠只有 100mg/(kg·d)剂量组肾小管细胞腺瘤、腺癌以及腺瘤和腺癌的综合发病率才显著增加。雄性大鼠在两个剂量、雌性大鼠高剂量时大肠的腺毒瘤发病率有增加。腺瘤息肉在雄性大鼠中以剂量相关的方式显著增加，但在雌鼠中只在高剂量存在。基于这些数据，在该研究条件下，二氯一溴甲烷对雄性和雌性大鼠及小鼠的致癌性存在"明确的证据"。

（四）检测方法

《生活饮用水标准检验方法》（GB/T 5750—2023）提供了 2 种检测方法，分别为吹扫捕集气相色谱质谱法和顶空毛细管柱气相色谱法。

（五）国内外饮用水标准情况

1. 我国饮用水卫生标准

《生活饮用水卫生标准》（GB 5749—1985）未规定二氯一溴甲烷的限值。

《生活饮用水卫生标准》（GB 5749—2006）规定二氯一溴甲烷的限值为 0.06mg/L。

《生活饮用水卫生标准》（GB 5749—2022）仍然沿用 0.06mg/L 作为二氯一溴甲烷的限值。

**2. 世界卫生组织标准**

1984 年第一版《饮用水水质准则》未规定二氯一溴甲烷的准则值。

1993 年第二版建立了饮用水中基于健康的二氯一溴甲烷的准则值为 0.06mg/L。

2004 年第三版，2011 年第四版，2017 年第四版第一次增补版，2022 年第四版第一、二次增补版《饮用水水质准则》均沿用了此准则值。

**3. 美国饮用水水质标准**

美国饮用水水质标准规定饮用水中二氯一溴甲烷 MCLG 为 0，未单独设定二氯一溴甲烷 MCL，并将三卤甲烷的 MCL 设定为 0.080mg/L。

**4. 欧盟饮用水水质标准**

欧盟《饮用水水质指令》（2020/2184）未规定二氯一溴甲烷的限值，规定三卤甲烷的限值为 0.1mg/L，并在其项目备注中提到在不影响消毒效果的前提下，成员国应尽力降低其参数值。

**5. 日本饮用水水质标准**

日本《饮用水水质标准》（2020）规定二氯一溴甲烷的限值为 0.03mg/L。

（六）指标分类及限值制定依据

氯化消毒是我国饮用水的主流消毒工艺。二氯一溴甲烷为氯化消毒副产物，多年全国监测结果显示二氯一溴甲烷在我国城市饮用水中有极高的检出率（100%），具有全国普遍性，且检测方式可行性高，因此将二氯一溴甲烷归为常规指标类型。

IARC 将二氯一溴甲烷列为 2B 组致癌物，即可能对人类致癌，采用线性多级模型推导其致癌危险度。依据 NTP 生物试验，观察到二氯一溴甲烷可使雄性小鼠肾肿瘤发病率增加，应用线性多级模型得出饮用水中二氯一溴甲烷的质量浓度为 0.006mg/L、0.06mg/L 和 0.6mg/L 时，对应终身患肾肿瘤的超额危险度分别为 $10^{-6}$、$10^{-5}$ 和 $10^{-4}$。按可接受的致癌风险（$10^{-5}$），确定二氯一溴甲烷的生活饮用水卫生标准限值为 0.06mg/L。

# 四、三溴甲烷

（一）基本信息

**1. 基本情况**

（1）中文名称：三溴甲烷。

（2）英文名称：Bromoform，Tribromomethane。

（3）CAS号：75-25-2。

（4）分子式：$CHBr_3$。

（5）相对分子质量：252.73。

**2. 理化性质**

（1）外观与性状：具有特殊气味的无色液体，接触光线和空气时呈黄色。

（2）密度：2.89g/cm³（25℃）。

（3）熔点：8.3℃。

（4）沸点：149.5℃。

（5）蒸气压：0.67kPa（20℃）。

（6）水溶性：0.1g/100mL（20℃）。

**3. 生产使用情况及饮用水污染源**

三溴甲烷主要用于测定矿物折射指数及按密度分离各种矿石，另外可用作染料中间体、消毒剂、镇痛剂、麻醉剂、制冷剂、选矿剂、沉淀剂和抗爆液组分。此外，还可用于制药合成（镇静剂）、航空工业和灭火器中，在矿物分离、沉积岩石勘测和石英等材料的净化中用作重液浮选剂，在液体溶剂萃取、核磁共振研究中用作工业溶剂，在聚合物反应和橡胶硫化中用作催化剂、引发剂或敏化剂。

日常生活中三溴甲烷的产生主要源于自来水消毒工艺，当氯气加到水中后，会与水中天然有机物反应生成三卤甲烷及其他消毒副产物。如果水中含有溴化物，又会生成相应的溴化消毒副产物。前体有机物的类型和浓度、氯化剂的用量、温度、pH、反应时间及光照都会对消毒副产物的产生造成一定影响。

（二）环境暴露状况

研究表明，除少数情况外，饮用水中三溴甲烷浓度大多<100μg/L，平均浓度一般<10μg/L。根据在水和空气中测得的三溴甲烷浓度的典型范围，很可能大多数个体将暴露于<1μg/(kg·d)的平均剂量，几乎全部来自于水暴露。

（三）毒代动力学及健康效应

**1. 毒代动力学**

三溴甲烷可以通过肺、胃肠道吸收，在一定程度上通过皮肤吸收。有研究发现人体肺和胃中三溴甲烷的浓度略高于肠、肝、肾和脑组织的浓度。其代谢方式和三氯甲烷类似，包括氧化途径和还原途径。研究表明，三溴甲烷进入体内后，主要通过未代谢化合物或 $CO_2$ 的形式呼出，只有极少的剂量通过尿液排泄。

**2. 健康效应**

（1）人体资料：人群资料显示，小剂量三溴甲烷暴露可导致无精打采、头痛和眩晕；引起呼吸道、咽喉，喉部刺激以及流泪和流涎；刺激眼睛和皮肤，引发肺水肿、失忆症（失忆）、休克、意识不清、惊厥。严重时造成中枢神经系统抑制、麻醉、甚至呼吸道衰竭；抑制快速眼动睡眠，类似于一氧化碳中毒症状，造成昏迷和反射消失。

20 世纪初，三溴甲烷被作为一种镇静剂给患有百日咳的儿童服用，曾因意外过量导致儿童死亡。在意外过量的轻微病例中，临床症状主要为呼吸急促、瞳孔缩小和震颤；更严重的病例伴有醉酒般的木僵、发绀、浅呼吸和不稳定的心率。致命病例中，最明显的临床表现为无意识、昏迷和反射消失，最后呼吸衰竭导致死亡。但病例报告中的剂量没有量化，据推测，剂量可能在 $150\sim300mg/(kg \cdot d)$ 范围内。

IARC 缺乏关于三溴甲烷致癌性的流行病学数据，三溴甲烷对实验动物的致癌性证据有限，因此将其分为 3 组。

（2）动物资料

1）短期暴露：吸入高浓度（56 000 或 84 000μg/mL）三溴甲烷蒸气 1 小时可导致犬死亡，主要症状是最初兴奋，然后深度镇静。这表明中枢神经系统抑制可能是这种急性暴露的主要死因。

三溴甲烷的急性口服 $LD_{50}$ 通常在 707~1550mg/kg。跨物种或性别间死亡的剂量没有显著差异。一天之内暴露于三溴甲烷的大鼠 $LD_{50}$ 为 933~1388mg/kg，小鼠为 707~1550mg/kg。雌性 $LD_{50}$ 为 1072~1550mg/kg，而雄性为 707~1388mg/kg。

向豚鼠注射浓度为 $100\sim200mg/(kg \cdot d)$ 的三溴甲烷，持续 10 天，会导致肾脏和肝脏发生病理变化。大鼠吸入 0.25mg/L 含三溴甲烷的空气 4h/d，持续 2 个月，会产生凝血酶原合成障碍和肝脏糖原合成障碍，肾脏过滤能力降低。

2）长期暴露：美国 NTP 研究中心分别使用 0、12mg/kg、25mg/kg、50mg/kg、100mg/kg 及 200mg/kg 的三溴甲烷染毒 F344/N 大鼠，以及使用 0、25mg/kg、50mg/kg、100mg/kg、200mg/kg 和 400mg/kg 的三溴甲烷染毒 B6C3F1 小鼠，每组 10 只，染毒持续 13 周，每周 5 天。对两种动物的高剂量组和对照组进行了完整的组织学检查；对所有大鼠和接受>100mg/kg 剂量的雄性小鼠进行肝脏组织学检查。两种动物的雌鼠均未表现出与染毒相关的效应。雄性和雌性小鼠的体重均有所下降，但并无剂量反应关系；200mg/kg 和 400mg/kg 剂量下染毒的雄性小鼠肝脏发生脂肪变性；而对雄性大鼠产生的唯一影响是肝脏透明细胞病灶的增加。Fisher 精确概率检验显示，

≥50mg/kg 剂量的大鼠相较于对照组透明细胞病灶发生率明显提高（$P=0.035$），因此 F344/N 大鼠三溴甲烷的未观察到效应的水平（NOEL）值为 25mg/kg。

3）生殖/发育影响：对妊娠 6～15 天的 SD 大鼠（15 只/组）灌胃，施用 50mg/（kg·d）、100mg/（kg·d）或 200mg/（kg·d）三溴甲烷后监测发育或生殖毒性/发育毒性。在治疗动物中观察到骨骼异常增加，对照组中观察到较小程度的骨骼异常。没有观察到其他显著的母体毒性、胎儿毒性或致畸性。在一项生殖研究中，通过灌胃使 Swiss CD1 小鼠（$n = 17$～20 只/组）暴露于 0、50mg/(kg·d)、100mg/(kg·d) 和 200mg/(kg·d)三溴甲烷以评估三溴甲烷的影响，结果显示 200mg/(kg·d)组子代出生后存活率显著下降。第一代仔鼠或第二代仔鼠没有其他生殖毒性。

美国政府工业卫生学家会议（ACGIH）对三溴甲烷发育或生殖毒性的综述中提到，小鼠和大鼠长期口服 100～200mg/(kg·d)三溴甲烷，在其雄性睾丸、前列腺或精囊组织及雌性卵巢、子宫或乳腺组织没有发现组织病理学改变。三溴甲烷以 200mg/(kg·d)的剂量口服给予雄性和雌性小鼠，对动物生殖能力没有显著影响。

4）致突变性：研究证明，三溴甲烷和一氯二溴甲烷对于 RSJ100 菌株的致突变性也由 GSTT1-1 介导。使用 Tedlar 袋式蒸发技术测试致突变效力：$CHBr_3 ≈ ClCHBr_2 > BrCHCl_2 ≈ CH_2Cl_2$。通过探索突变机制发现，大部分（96%～100%）的突变是由于 GC＞AT 转换，其中 87%～100%位于 CCC/GGG 靶标的第二位。相比之下，在菌株 TA100 中，在不存在 *GSTT1-1* 基因的情况下，$CH_2Cl_2$ 诱导的突变体中仅有 15%是 GC-AT 转变。

Kargalioglu 分析了饮用水中溴乙酸（BAA）、二溴乙酸（DBAA）、三溴乙酸（TBAA）、氯仿（CF）、氯乙酸（CAA）和 3-氯-4-（二氯甲基）-5-羟基-2[5H]-呋喃酮（MX）的细胞毒性和致突变性。菌株采用 *Salmonella typhimurium*（TA98）、TA100。致突变效力的等级顺序为 MX＞BAA＞DBAA＞CAA；而 TBAA 和 CF 没有诱变性。从结构功能的角度来看，溴化乙酸比氯化类似物具有更强的细胞毒性和致突变性。BAA 的致突变性比 CAA 强 150 倍。卤代乙酸的诱变效力与分子的卤原子数目成反比。BAA 的致突变性比 DBAA 强 36 倍。

5）致癌性：三溴甲烷致癌性缺乏流行病学证据，而实验动物致癌性证据有限。IARC 总体评估：基于现有证据不能对三溴甲烷人类致癌性进行分类（3 组）。

在玉米油中施用剂量为 0、100mg/kg 和 200mg/kg 的三溴甲烷，通过给予 F344/N 鼠灌胃研究三溴甲烷的致癌作用，每周 5 天，持续 103 周，每组 50 只雌性小鼠和 50 只雌性小鼠，依照相同的时间表。在为期 2 年的灌胃研究后，证据表明三溴甲烷对雄性 F344/N 大鼠具有致癌性，大肠罕见肿瘤发病率增加，雌性 F344/N 大鼠具有明显的致癌性证据。给予 200mg/kg 三溴甲烷的雄性大鼠存活率降低，使该组致癌反应检测敏感性降低。雄性和雌性大鼠肝脏发生慢性炎症，雄性大鼠肝脏出现坏死，雌性大鼠肝脏发生混合细胞病灶。给予 50mg/kg 或 100mg/kg 三溴甲烷的雄性

B6C3F1 小鼠或给予 100mg/kg 和 200mg/kg 的雌性 B6C3F1 小鼠没有致癌性的证据。

（四）检测方法

《生活饮用水标准检验方法》（GB/T 5750—2023）提供了 2 种检测方法，分别为吹扫捕集气相色谱质谱法和顶空毛细管柱气相色谱法。

（五）国内外饮用水标准情况

**1. 我国饮用水卫生标准**

《生活饮用水卫生标准》（GB 5749—1985）未规定三溴甲烷的限值。

《生活饮用水卫生标准》（GB 5749—2006）规定三溴甲烷的限值为 0.1mg/L。

《生活饮用水卫生标准》（GB 5749—2022）仍然沿用 0.1mg/L 作为三溴甲烷的限值。

**2. 世界卫生组织标准**

1984 年第一版《饮用水水质准则》未规定三溴甲烷的准则值。

1993 年第二版建立了饮用水中基于健康的三溴甲烷的准则值为 0.1mg/L。

2004 年第三版，2011 年第四版，2017 年第四版第一次增补版，2022 年第四版第一、二次增补版《饮用水水质准则》均沿用了此准则值。

**3. 美国饮用水水质标准**

美国饮用水水质标准规定饮用水中三溴甲烷 MCLG 为 0，未单独设定三溴甲烷 MCL，并将三卤甲烷的 MCL 设定为 0.080mg/L。

**4. 欧盟饮用水水质标准**

欧盟《饮用水水质指令》（2020/2184）未规定三溴甲烷的限值，规定三卤甲烷的限值为 0.1mg/L，并在其项目备注中提到在不影响消毒效果的前提下，成员国应尽力降低其参数值。

**5. 日本饮用水水质标准**

日本《饮用水水质标准》（2020）规定三溴甲烷的限值为 0.09mg/L。

（六）指标分类及限值制定依据

氯化消毒是我国饮用水的主流消毒工艺。日常生活中三溴甲烷的产生主要源于自来水消毒工艺。人群暴露于三溴甲烷几乎全部通过自来水，因此将三溴甲烷归为常规指标类型。

基于美国 NTP 研究中心一项大鼠染毒实验得出，肝脏中无组织病理学损害剂量 NOAEL 为 25mg/(kg·d)，由于染毒方式为 5 天/周，推导出 NOAEL 为 17.5mg/(kg·d)。不确定系数为 1000（种间差异不确定性为 10，种内差异不确定性为 10，可能的致癌性和研究持续时间短的不确定性为 10），饮用水贡献率为 20%，推导得出限值为 0.1mg/L。

# 五、三 卤 甲 烷

## （一）基本信息

### 1. 基本情况

三卤甲烷（trihalomethanes）指的是在饮用水氯化消毒过程中氯与水中的有机物反应生成的主要挥发性卤代烃类化合物，包括氯仿、一溴二氯甲烷、二溴一氯甲烷和溴仿。

### 2. 理化性质

四种化合物相对而言极易挥发，25℃的蒸气压力为 0.80～23.33kPa（氯仿）。三卤甲烷仅微溶于水，在 25℃的溶解度小于 1mg/mL。

### 3. 生产使用情况及饮用水污染源

三卤甲烷为饮用水消毒过程中氯与有机物反应产生的消毒副产物。另外，三卤甲烷在生产和使用过程中，可通过各种废物流直接释放到环境中污染水资源。

## （二）环境暴露状况

三卤甲烷在饮用水中的生成主要是原水中天然有机物发生氯化作用的结果。其形成的速率和浓度水平与氯和腐殖酸的浓度、温度、pH 及溴离子浓度等有关。在氯化消毒的饮用水中，三氯甲烷是最常见的三卤甲烷类消毒副产物。当有溴化物存在时，三氯甲烷的浓度相应降低。人群暴露于三卤甲烷主要通过经口、吸入和经皮 3 种途径。除从食物中摄入外，人群暴露的三卤甲烷几乎都来自饮用水。在室内通风率低且淋浴和盆浴率高的国家，接触室内空气中挥发性三卤甲烷是重要的接触途径。

## （三）毒代动力学及健康效应

### 1. 毒代动力学

三卤甲烷的吸收途径主要为胃肠道和肺部吸收，其主要分布于胃、肝和肾等组织,代谢途径主要为氧化途径和还原途径,肺是主要排泄途径,少量通过尿液排出。

**2. 健康效应**

人体资料

1)致癌性:Harris 报道了美国路易斯安那州居民的泌尿生殖系统和胃肠道肿瘤与饮用来自密西西比河经过氯化消毒的市政供水有关。Page 研究了美国路易斯安那州居民 20 年的癌症死亡率,以及每个行政区域饮用来自密西西比河经过氯化消毒的市政供水人群所占的比例,发现不管是白种人还是黑种人,总癌症死亡率都和摄入密西西比河饮用水有关联。Alavanja 比较了纽约北部饮用地表水或者地下水氯化消毒和非氯化消毒市政供水妇女的泌尿生殖系统肿瘤和胃肠道肿瘤的发生风险,发现在城市饮用氯化消毒市政供水的妇女,泌尿生殖系统肿瘤和胃肠道肿瘤的风险是饮用非氯化消毒市政供水妇女的 2 倍,不过在农村并未发现相同的结果。

Lawrence 等进行了一项病例对照研究对饮用水中三卤甲烷和结肠直肠癌造成的死亡率之间的联系进行研究,筛选了 1968~1978 年共 395 例结直肠癌患者,并设立相同数量的对照人群,结果显示 20 年长期暴露于三氯甲烷在内的三卤甲烷和结直肠癌症的发展之间存在联系。

三卤甲烷与膀胱癌相关。一项在加拿大安大略湖地区进行的病例对照研究中,病例组包括 696 例膀胱癌患者和 1545 名对照,结果显示通过饮用水暴露于三卤甲烷 35 年以上的研究对象的膀胱癌发生风险是通过饮用水暴露于三卤甲烷少于 10 年对照组的 1.41 倍。那些三卤甲烷暴露浓度≥50μg/L、暴露时间达 35 年的研究对象 OR 值达到 1.63(95%CI:1.08~2.46)。Villanueva 分析了 2806 例病例和 5254 例对照,发现男性平均每日三卤甲烷暴露量>1μg/L,其膀胱癌发生率是非暴露者的 1.24 倍(95%CI:1.09~1.41),研究分析了通过呼吸、皮肤、淋浴、游泳等途径终身暴露于三卤甲烷和膀胱癌发病率之间的联系,发现平均每年三卤甲烷暴露量>49μg/L 的人群患膀胱癌的风险是暴露量<8μg/L 者的 2.10 倍。

2)生殖发育毒性:三卤甲烷暴露会引起不良生殖结局。Hwang 和 Jaakkola 报道,死胎与出生前母亲暴露于三卤甲烷有关。Kramer 等的研究结果表明妊娠妇女饮用三氯甲烷含量超过 10μg/L 的饮用水,胎儿宫内发育迟缓发生风险是非暴露人群的 1.8 倍(OR 95%CI:1.1~1.9)。Bove 等调查了美国新泽西州 75 个城镇 1985~1988 年的新生儿出生结局,发现总三卤甲烷暴露量>100μg/L 的妊娠妇女,胎儿宫内发育迟缓和体重小于胎龄儿的发生风险是非暴露者的 1.5 倍(OR 90%CI:1.2~1.9),低出生体重风险是非暴露者的 1.4 倍(OR 90%CI:1.0~2.0)。总三卤甲烷暴露量>80μg/L 的妇女,胎儿中枢神经系统缺陷的发生风险是非暴露者的 2.6 倍(OR 90%CI:1.5~4.3),神经管畸形发生风险是非暴露者的 3 倍(OR 90%CI:1.3~6.6)。总三卤甲烷暴露量>100μg/L 和暴露量<20μg/L 的妇女相比,

胎儿平均体重减少了 70.4g。

Waller 等研究了加利福尼亚州妇女的早期流产率，发现妇女每天喝 5 杯以上非开水（总三卤甲烷含量＞75μg/L）相比总三卤甲烷低暴露妇女，早期流产率明显增加（15.7% vs 9.5%）。

Chisolm 研究了澳大利亚西部饮用供水中含高浓度三卤甲烷区域儿童的出生缺陷情况，发现居住在总三卤甲烷含量≥130μg/L 区域的妇女相比居住在总三卤甲烷含量＜60μg/L 的妇女，胎儿出生缺陷的风险增加（OR=1.22，95%CI：1.01～1.48）。2017 年，Wright 等通过出生缺陷病例对照研究发现房间隔缺损与三卤甲烷的暴露呈正相关。产前暴露于三溴甲烷（TBM）与脐带血中低甲基化有关。

目前三卤甲烷对精液影响的研究结论尚不一致。2003 年，Fenster 等结果发现饮用水中三卤甲烷的水平与精液质量下降无关，且 2013 年 Iszatt 等通过病例对照分析，也发现三卤甲烷暴露浓度与男性精液质量差不相关，但同年 Zeng 等通过流行病学调查发现，三卤甲烷暴露量升高可能导致精子浓度降低和血清总睾酮水平下降。因此三卤甲烷对精液的影响还有待考量。

Windham 等研究了三卤甲烷暴露对月经周期的影响，发现三卤甲烷暴露量＞60μg/L 与暴露量＜40μg/L 相比，平均月经周期减少了 1.1 天。

## （四）国内外饮用水标准情况

### 1. 我国饮用水卫生标准

《生活饮用水卫生标准》（GB 5749—1985）未规定三卤甲烷的限值。

《生活饮用水卫生标准》（GB 5749—2006）规定三卤甲烷的限值为该类化合物中各种化合物的实测浓度与其各自限值的比值之和不超过 1。

《生活饮用水卫生标准》（GB 5749—2022）仍然沿用 2006 年版的限值。

### 2. 世界卫生组织标准

1984 年第一版《饮用水水质准则》未规定三卤甲烷的准则值。

1993 年第二版将三卤甲烷的准则值确定为该类化合物（三氯甲烷、三溴甲烷、一氯二溴甲烷和二氯一溴甲烷）中各种化合物的实测浓度与其各自限值的比值之和不超过 1。

2004 年第三版，2011 年第四版，2017 年第四版第一次增补版，2022 年第四版第一、二次增补版《饮用水水质准则》均沿用了此准则值。

### 3. 美国饮用水水质标准

美国饮用水水质标准未规定饮用水中三卤甲烷的 MCLG，三卤甲烷的 MCL 为 0.080mg/L。

**4. 欧盟饮用水水质标准**

欧盟《饮用水水质指令》（2020/2184）规定三卤甲烷的限值为 0.1mg/L，并在其项目备注中提到在不影响消毒效果的前提下，成员国应尽力降低其参数值。

**5. 日本饮用水水质标准**

日本《饮用水水质标准》（2020）规定三卤甲烷的限值为 0.1mg/L。

### （五）指标分类及限值制定依据

三卤甲烷是对三氯甲烷、一氯二溴甲烷、二氯一溴甲烷、三溴甲烷的进一步限定，与上述指标的分类保持一致，因此把三卤甲烷归为常规指标类型。

三卤甲烷是饮用水中含量最多的消毒副产物之一，可作为其他氯化消毒副产物存在的指标，控制三卤甲烷的浓度可控制其他尚未受到监管的氯化消毒副产物的不良健康影响及消毒副产物暴露总量。将单个化合物的限值进行简单加和而形成一个标准限值是不合适的，因此针对这 4 种三卤甲烷确定了各种化合物的实测浓度与其各自限值的比值之和不超过 1 的限值。

# 六、二 氯 乙 酸

## （一）基本信息

**1. 基本情况**

（1）中文名称：二氯乙酸。

（2）英文名称：Dichloroacetic acid。

（3）CAS 号：79-43-6。

（4）分子式：$C_2H_2Cl_2O_2$。

（5）相对分子质量：128.94。

**2. 理化性质**

（1）外观与性状：无色，有刺激性气味的高腐蚀性液体。

（2）密度：1.5634g/cm$^3$（20℃）。

（3）熔点：13.5℃。

（4）沸点：194℃（标准大气压下）。

（5）溶解性：易溶于水（水中溶解度为 86.3g/L）、乙醇、乙醚，溶于丙酮，微溶于四氯化碳。

### 3. 生产使用情况及饮用水污染源

二氯乙酸是有机合成反应的中间体，用于生产乙醛酸、二烷氧基、二烷氧基酸和磺酰胺；在农业生产中，可用于制备铁螯合物；在纤维制造中，可作为分析试剂。此外，二氯乙酸在医学上也有应用，能杀灭病毒和真菌，也可以治疗一些代谢性疾病。

饮用水中二氯乙酸的主要污染源有两个方面：一方面是二氯乙酸作为药物生产过程中的化学中间体，可通过各种形式向环境中排放，当水厂中的水源水受到工业污染时，饮用水中可能出现二氯乙酸；另一方面是当对饮用水进行消毒时，在饮用水氯化和氯胺化的过程中会以消毒副产物的形式生成二氯乙酸。

### （二）环境暴露状况

二氯乙酸属于非挥发性的卤乙酸，如果排放到水中，二氯乙酸在水中生物降解、在水表面挥发和水解的比例很小。在地下水和地表水的管网系统中，二氯乙酸的浓度可高达 $100\mu g/L$，平均浓度低于 $20\mu g/L$。基于二氯乙酸的理化性质，且具有较低的皮肤渗透系数，二氯乙酸的主要暴露途径为经口暴露，经皮肤和经呼吸道暴露的比例非常低。

### （三）健康效应

#### 1. 毒代动力学

对人和动物的研究表明，二氯乙酸容易经消化道吸收。动物实验显示吸收后大部分二氯乙酸标志物分布在肝脏、肌肉、皮肤、血液和肠道中，少量分布在肾、脂肪、胃、睾丸、肺、脾、心脏、脑和膀胱中。二氯乙酸在体内经氧化和还原途径代谢，两种途径最终生成草酸盐和二氧化碳。动物研究表明，仅有一小部分二氯乙酸（1%～2%）通过粪便排泄，尿液中也发现了少量未代谢的二氯乙酸（1%），但随着二氯乙酸剂量的增加，母体化合物在尿液中也会增加。

#### 2. 健康效应

（1）人体资料：二氯乙酸是代谢紊乱的治疗剂，通常通过口服或者静脉注射给药。有报道一名 21 岁的男性接受二氯乙酸盐治疗，给药剂量为 $50mg/(kg \cdot d)$。1 周后，总血清胆固醇水平从 578mg/dL 降至 372mg/dL；治疗 16 周后，患者出现手指和脚趾刺痛，体检发现面部和手指肌肉力量略有下降，深腱反射消失，下肢肌肉群（远端肌肉群受到的影响最严重）的力量下降；停止治疗 8 周后，患者的刺痛感减弱，面部肌肉力量正常，腿部和脚部的力量略有改善；停止治疗 6 个月后，患者表现出正常的运动强度，深筋反射增加，肌电图和神经传导检查明显改善；在停止治疗后，血清胆固醇恢复到其以前的高水平。

（2）动物资料

1）短期暴露：一项急性毒性研究在兔子的眼睛上对二氯乙酸进行外部测试，根据 24 小时后观察到的损伤程度，以 1～10 分进行等级评分，最严重者评定为 10 分。二氯乙酸对兔眼的损伤评分为 10 分。

在将雄性 B6C3F1 小鼠暴露于二氯乙酸盐的研究中，通过饮用水给药，暴露时间为 14 天，暴露浓度为 0、0.3g/L、1g/L 和 2g/L 的饮用水[剂量大约相当于 0、57mg/(kg·d)、190mg/(kg·d)和 380mg/(kg·d)]。在雄性 B6C3F1 小鼠中，暴露于 190mg/(kg·d)和 380mg/(kg·d)可增加肝脏重量和肝细胞直径，肝细胞大小的增加是因为糖原沉积增加。在这些剂量水平下，肝脏表面有苍白的条纹，偶尔有不连续的圆形白色区域。

2）长期暴露：在比格犬的研究试验中，研究人员向不同性别的比格犬通过胶囊给予二氯乙酸钠 13 周，给药剂量为 0、50mg/(kg·d)、75mg/(kg·d)和 100mg/(kg·d)。结果表明所有剂量下的雌性犬的食欲显著降低，且两种性别均表现出剂量依赖性体重减轻，在治疗结束后逆转。75mg/(kg·d)组中，第 40 天有一只雌犬死亡；100mg/(kg·d)组中，第 88 天有一只雌犬死亡。动物表现出厌食、共济失调、后肢无力和活动减少，在最高剂量组中观察到血便、呕吐和瘫痪，与红细胞计数、血细胞比容和血红蛋白水平的降低相关。在所有用二氯乙酸处理过的犬中，平均血糖、乳酸和丙酮酸水平显著降低。经处理的犬也表现出肺实变，组织病理学表现为神经、肝和胆囊改变，这些影响在 5 周恢复期中持续存在。根据以上研究结果，确定 LOAEL 为最低剂量 50mg/(kg·d)。

3）生殖影响：雄性 LongEvans 大鼠通过口服灌胃 0、31.25mg/(kg·d)、62.5mg/(kg·d)和 125mg/(kg·d)二氯乙酸钠 10 周。相对于对照组，在 62.5mg/(kg·d)和 125mg/(kg·d)剂量组中观察到体重降低。当暴露于 31.25mg/(kg·d)以上二氯乙酸钠时，大鼠相对肝重增加；当暴露于 62.5mg/(kg·d)和 125mg/(kg·d)二氯乙酸钠时，大鼠相对肾脏和脾脏重量增加，绝对肝脏重量增加。在所有剂量水平下均观察到包皮腺和附睾绝对重量的显著降低（$P < 0.05$），但在任何剂量下睾丸绝对重量均未受影响。在两个较高剂量组[62.5mg/(kg·d)和 125mg/(kg·d)]中，发现运动精子百分比、精子运动速度与减少的附睾精子数量显著相关（$P < 0.05$）。在 125mg/(kg·d)组中，大鼠的前列腺和精囊重量减少，相对睾丸重量增加。睾丸横切片的组织学检查未显示出任何剂量下的大损伤，并且附睾上皮中的细胞结构看起来正常。根据包皮腺和附睾的器官重量变化及精子形成受损情况，确定 LOAEL 为 31.25mg/(kg·d)。

4）遗传毒性：研究表明，利用 3 个短期试验（SOS 显色试验、Ames 波动试验和蟾蜍微核试验）检测二氯乙酸等饮用水中有机卤化物的遗传毒性时，SOS 显色试验发现二氯乙酸在大肠埃希菌 PQ37 中可诱导初级 DNA 损伤。在 Ames 波动试验中，二氯乙酸在鼠伤寒沙门菌 TA100 菌株中显示出诱变活性。在这两个体外试验中，观察到增加的取代基数量和降低的致突变性之间有良好相关性，当取代基数量增加时二氯乙酸的毒性降低。蟌螈微核试验发现二氯乙酸对甲壳动物幼虫的外周血红细胞无致死作用。

5）神经毒性：一项针对二氯乙酸的神经毒性的试验中，对 68～69 日龄的大鼠以 23mg/(kg·d)、122mg/(kg·d) 或 220mg/(kg·d)（LE 大鼠）和 18mg/(kg·d)、91mg/(kg·d) 或 167mg/(kg·d)（F344 大鼠）的剂量，通过饮用水暴露于二氯乙酸 8 周（包括 2 周的恢复期）。低剂量组中的一些 F344 大鼠表现出步态异常。中高剂量组的 LE 和 F344 大鼠表现出步态异常、前肢和后肢握力降低。除了步态缺陷和后肢握力降低之外，两种大鼠在暴露停止后 2 周显示恢复。研究得出使 F344 大鼠产生步态异常的 LOAEL 为 18mg/(kg·d)，使 LE 大鼠产生步态异常的 NOAEL 为 23mg/(kg·d)，LOAEL 为 122mg/(kg·d)。

6）致癌性：IARC 的致癌性评估结论是在人类中没有足够的证据证明二氯乙酸的致癌性，但考虑雌性和雄性小鼠中肝细胞腺瘤和癌症发病率增加，将二氯乙酸列为可能的人类致癌物（2B 组）。

（四）检测方法

《生活饮用水标准检验方法》（GB/T 5750—2023）提供了 3 种检测方法，分别为液液萃取衍生气相色谱法、离子色谱-电导检测法和高效液相色谱串联质谱法。

（五）国内外饮用水标准情况

**1. 我国饮用水卫生标准**

《生活饮用水卫生标准》（GB 5749—1985）未规定二氯乙酸的限值。

《生活饮用水卫生标准》（GB 5749—2006）规定二氯乙酸的限值为 0.05mg/L。

《生活饮用水卫生标准》（GB 5749—2022）仍然沿用 0.05mg/L 作为二氯乙酸的限值。

**2. 世界卫生组织标准**

1984 年第一版《饮用水水质准则》未规定二氯乙酸的准则值。

1993 年第二版《饮用水水质准则》规定二氯乙酸的暂行准则值为 0.05mg/L。

2004 年第三版，2011 年第四版，2017 年第四版第一次增补版，2022 年第四版第一、二次增补版《饮用水水质准则》，仍然沿用 0.05mg/L 作为二氯乙酸的准则值。

**3. 美国饮用水水质标准**

美国《国家一级饮用水标准》规定总卤乙酸（HAAs，包括一氯乙酸、二氯乙酸、三氯乙酸、一溴乙酸和二溴乙酸）的 MCL 为 0.06mg/L，其中二氯乙酸的 MCLG 为 0。

**4. 欧盟饮用水水质标准**

欧盟《饮用水水质指令》（2020/2184）未规定二氯乙酸的限值。

**5. 日本饮用水水质标准**

日本《饮用水水质标准》（2020）规定二氯乙酸的限值为 0.03mg/L。

## （六）指标分类及限值制定依据

氯化消毒是我国饮用水的主流消毒工艺。二氯乙酸为氯化消毒副产物，多年全国监测结果显示在我国城市饮用水中有较高的检出率（60%），具有全国普遍性，且检测方式可行性高，因此将二氯乙酸归为常规指标类型。

基于为期 2 年的雄性 B6C3F1 小鼠致癌和腺瘤试验，暴露最高剂量为 429mg/(kg·d)，采用多元线性回归模型，使用 $BMDL_{10}$ 的剂量效应资料，模拟得出终身癌症超额危险度 $10^{-5}$ 所对应的浓度为 0.04mg/L。然而，饮用水充分消毒并保持二氯乙酸浓度低于 0.04mg/L 也许是不可能的，结合检测和处理技术的可行性，设定限值为 0.05mg/L。

# 七、三 氯 乙 酸

## （一）基本信息

**1. 基本情况**

（1）中文名称：三氯乙酸。
（2）英文名称：Trichloroacetic acid。
（3）CAS 号：76-03-9。
（4）分子式：$C_2HCl_3O_2$。

**2. 理化性质**

（1）外观与性状：无色结晶，有刺激性气味，易潮解。
（2）密度：1.62g/cm³（25℃）。
（3）熔点：58℃。

（4）沸点：197.5℃。

（5）水溶性：13（g/L）。

### 3. 生产使用情况及饮用水污染源

通常三氯乙酸的主要用途是其钠盐可被用作选择性除草剂。三氯乙酸主要对多年生牧草（比如常见的狗牙草、匍匐冰草、假高粱）产生除灭作用。20世纪初，多国禁止或限制使用三氯乙酸作为农药，自此之后，三氯乙酸作为农药使用大幅减少，产量处于较低水平。此外，三氯乙酸是有机合成中的重要原料，可用作金属表面处理中的蚀刻剂或酸洗剂，塑料工业中的溶胀剂和溶剂，纺织后处理的辅助剂，改善矿物润滑油高压性能的添加剂和分析试剂，以及用于皮肤或黏膜以治疗局部病变和各种皮肤病的苛性剂。

饮用水中的三氯乙酸主要是含有天然有机物质的原水氯消毒后，作为消毒副产物生成的。

## （二）环境暴露状况

三氯乙酸为非挥发性的卤乙酸，主要在食物和生活饮用水中检出。食物中的三氯乙酸检出率较高在很大程度上是因为三氯乙酸在饮用水中普遍存在。近10年来，我国较大规模的饮用水水质调查结果显示，我国生活饮用水中的三氯乙酸含量符合国家标准，由此推测，我国人群通过饮用水途径的三氯乙酸暴露处于低水平。

## （三）毒代动力学及健康效应

### 1. 毒代动力学

有研究表明，大鼠可通过胃肠道迅速吸收三氯乙酸。人体也可通过经口途径和真皮暴露迅速吸收三氯乙酸。经吸收的三氯乙酸，可与体内血浆蛋白结合，在肝脏、肾脏、红细胞、皮肤、小肠、肌肉和脂肪中也有分布。动物和人体研究均表明，尿液是排泄三氯乙酸的主要途径，呼出的二氧化碳和粪便途径排泄量较小。

### 2. 健康效应

（1）人体资料：三氯乙酸在临床上可用于化学脱皮治疗，质量浓度范围为16.9%～50%。在治疗的最初几天，会出现轻微的红斑和肿胀，随后死皮剥落。组织学上，三氯乙酸诱发的皮肤损伤表现为表皮脱落、早期炎症反应和胶原变性。

有病例对照研究表明，尿中检出三氯乙酸的妊娠妇女，其胎儿生长迟缓的风险较未检出的妇女升高；胎儿圆锥动脉干畸形、室间隔缺损的风险升高，肺动脉瓣狭窄与孕妇三氯乙酸暴露呈现出剂量反应关系。

（2）动物资料

1）短期暴露：有研究表明，大鼠和小鼠经口染毒的 LD$_{50}$ 分别为 3320mg/kg 和 4970mg/kg，染毒的动物迅速进入麻醉或半麻醉状态，并在 36 小时内完全恢复或死于麻醉状态。

2）长期暴露：一项研究针对 F344 大鼠开展慢性毒性实验，通过饮水的方式染毒，染毒剂量为 0、3.6mg/(kg·d)、32.5mg/(kg·d)和 364mg/(kg·d)。结果显示最高剂量组大鼠表现出体重减轻，绝对肝重降低，血清丙氨酸转氨酶活性增加，肝坏死的严重性增加，但肾脏、脾脏、睾丸重量未见增加。通过放射性胸腺嘧啶掺入率测量，没有证据显示肝细胞增殖增加。剂量为 32.5mg/(kg·d)的染毒组血清天冬氨酸转氨酶活性明显下降。基于非肿瘤效应，该研究得出的 NOAEL 为 32.5mg/(kg·d)。

一项研究针对雌性 B6C3F1 小鼠开展为期 51 周及 82 周的慢性毒性试验，通过饮水方式染毒，染毒剂量为 0、78mg/kg、262mg/kg、784mg/kg，结果显示三氯乙酸可以导致小鼠相对肝重增加。该研究得出的 NOAEL 为 78mg/kg，LOAEL 为 262mg/kg。

3）致突变性：白色来亨鸡（1～7 天大，体重 25～35g）急性毒性实验结果显示，三氯乙酸可以导致染色体裂隙、断裂、缺失等畸变，还可以导致染色体的黏滞性、毛发外观，以及对染色体的腐蚀性。在一些细胞中还观察到了染色体的缺失。在所有染色体畸变中，染色单体裂隙是最常见的。

针对 4 周龄 B6C3F1 小鼠进行急性毒性试验，染毒剂量为 300mg/kg。结果显示，与对照组相比，在染毒 12 小时后，三氯乙酸试验组的腹腔灌洗细胞中产生的超氧化物阴离子显著增加，在小鼠的肝脏组织中出现了超氧化物阴离子、脂质过氧化和 DNA 单链断裂。

（四）检测方法

《生活饮用水标准检验方法》（GB/T 5750—2023）提供了 3 种检测方法，分别为液液萃取衍生气相色谱法、离子色谱-电导检测法和高效液相色谱串联质谱法。

（五）国内外饮用水标准情况

1. 我国饮用水卫生标准

《生活饮用水卫生标准》（GB 5749—1985）未规定三氯乙酸的限值。

《生活饮用水卫生标准》（GB 5749—2006）规定三氯乙酸的限值为 0.1mg/L。

《生活饮用水卫生标准》（GB 5749—2022）仍然沿用 0.1mg/L 作为三氯乙酸的限值。

**2. 世界卫生组织标准**

1984 年第一版《饮用水水质准则》未规定三氯乙酸的准则值。

1993 年第二版《饮用水水质准则》规定三氯乙酸的暂行准则值为 0.1mg/L。

2004 年第三版《饮用水水质准则》规定三氯乙酸的准则值为 0.2mg/L。

2011 年第四版，2017 年第四版第一次增补版，2022 年第四版第一、二次增补版《饮用水水质准则》，仍然沿用 0.2mg/L 作为三氯乙酸的准则值。

**3. 美国饮用水水质标准**

美国《国家一级饮用水标准》规定总卤乙酸（HAAs，包括一氯乙酸、二氯乙酸、三氯乙酸、一溴乙酸和二溴乙酸）的 MCL 为 0.06mg/L，其中三氯乙酸的 MCLG 为 0.02mg/L。

**4. 欧盟饮用水水质标准**

欧盟《饮用水水质指令》（2020/2184）未规定三氯乙酸的限值。

**5. 日本饮用水水质标准**

日本《饮用水水质标准》（2020）规定三氯乙酸的限值为 0.03mg/L。

## （六）指标分类及限值制定依据

氯化消毒是我国饮用水的主流消毒工艺。三氯乙酸为氯化消毒副产物，多年全国监测结果显示三氯乙酸在我国城市饮用水中有较高的检出率，具有全国普遍性，且检测方式可行性高，因此把三氯乙酸归为常规指标类型。

基于小鼠 52 周试验肝脏重量增加而得出 LOAEL 为 178mg/(kg·d)，不确定系数为 10 000（100 为考虑种间和种内差异性，100 为考虑可能的致癌性、短期试验及使用 LOAEL），饮用水贡献率选择 20%，推导得出限值为 0.1mg/L。

# 八、三 氯 乙 醛

## （一）基本信息

### 1. 基本情况

（1）中文名称：三氯乙醛（水合氯醛）。

（2）英文名称：Chloral hydrate。

（3）CAS 号：302-17-0。

（4）分子式：$CCl_3CH(OH)_2$。

（5）相对分子质量：165.4。

**2. 理化性质**

（1）外观与性状：无色易挥发的油状液体，具有刺激性气味。三氯乙醛溶于水生成水合氯醛。水合氯醛为无色透明结晶固体，具有刺鼻的辛辣气味，味微苦。

（2）密度：1.43g/cm³。

（3）蒸气压：2kPa（25℃）。

（4）熔点：57℃。

（5）沸点：97℃。

（6）溶解性：易溶于水，溶于乙醇、氯仿、乙醚、橄榄油、甘油、丙酮、甲乙酮。微溶于二硫化碳、松节油、石油醚、四氯化碳、苯、甲苯。

**3. 生产使用情况及饮用水污染源**

三氯乙醛是基本的有机合成原料之一，是生产农药、医药的重要中间体，用途广泛。水合氯醛是生产杀虫剂、除草剂和催眠药的中间体。水合氯醛曾被广泛用作镇静剂或催眠药物（特别是在牙科操作中应用），没有被替代的趋势，口服剂量高达 750~1000mg/d。尽管临床使用的剂量大大高于从饮用水中摄入的量，但临床暴露是短期的。2013 年全国三氯乙醛生产总量为 6 万吨左右。

饮用水中的消毒副产物（DBPs）大部分来自水厂净化过程，由消毒剂与原水中的有机物反应生成，少量可能来源于周围工厂废水中的排放物。三氯乙醛或水合氯醛主要是水中蛋白质、氨基酸、腐殖酸等有机前体物在水加氯消毒时产生的副产物。在饮用水氯化 DBPs 中，氯醛是第三大类，其含量通常仅次于三卤甲烷（THMs）和卤乙酸（HAAs），其中三氯乙醛（CH）是氯乙醛类 DBPs 中生成量最大的一种。

**（二）环境暴露状况**

研究发现，饮用水中三氯乙醛的质量浓度通常低于 10μg/L，最高可达 100μg/L。一般地表水中的浓度高于地下水，其浓度在水的输送过程中显示增高。

不同国家及地区饮用水中三氯乙醛的浓度如下。澳大利亚：0.2~19μg/L；希腊雅典：0.1~12.5μg/L；加拿大：<0.1~263μg/L（以氯-氯消毒为主的饮用水中 CH 浓度较高，以氯-氯胺、臭氧-氯或者二氧化氯-氯消毒为主的饮用水中 CH 含量较低，最大为 23.4μg/L）；美国：0.01~100μg/L。在我国，北京：0~10.44μg/L；福州：2.9~23.5μg/L；苏州：4~15μg/L。

三氯乙醛由水中蛋白质、氨基酸、腐殖酸等有机前体物加氯消毒产生，是氯消毒的主要副产物。人体暴露于三氯乙醛，主要是因为采用氯系制剂预氧化/消毒饮用水引起的。人体主要通过摄入饮用水暴露于三氯乙醛，大约占总暴露量的 80%。

## （三）毒代动力学及健康效应

### 1. 毒代动力学

在人体内，水合氯醛被迅速吸收，然后氧化为三氯乙酸（8%）或还原为三氯乙醇（92%），主要由肝脏吸收，但也可由肾脏吸收。三氯乙醇可与葡萄糖醛酸结合形成三氯乙醇葡萄糖醛酸，这是一种非活性代谢物。在三氯乙醇的肝肠循环过程中，会形成更多的三氯乙酸，水合氯醛初始剂量的35%会转化为三氯乙酸。红细胞主要通过乙醇脱氢酶将水合氯醛代谢为三氯乙醇。治疗剂量的水合氯醛、三氯乙醇和三氯乙酸在人体内的血浆半衰期分别为4～5分钟、8～12小时和约67小时。大部分水合氯醛以三氯乙醇葡萄糖醛酸形式通过尿液排出，少量以游离三氯乙醇的形式排出，其余则以三氯乙酸的形式排出。

### 2. 健康效应

（1）人体资料

1）短期暴露：三氯乙醛对人类可能具有潜在的致癌危险性，人类饮用三氯乙醛微污染水后可导致中枢神经系统抑制，出现嗜睡、乏力等症状；从 Ames 试验结果得知，三氯乙醛可引起肝酶活性下降，同时具有一定的致突变作用。有报道称，对于成人来说致命口服剂量为10g，但也有人服用4g三氯乙醛便导致了死亡，而有些人服用了30g后仍然幸存。

2）长期暴露：长久使用三氯乙醛会产生遗传毒性，对一些生物体造成异倍体性。口服高剂量的三氯乙醛会引起胃功能性刺激，并且最常伴随恶心、呕吐和腹泻，其他副作用包括引起白细胞减少、嗜曙红细胞增多，有时候也会引起酮尿症。

3）致癌性：根据 2017 年世界卫生组织 IARC 公布的最新致癌物清单，三氯乙醛被归为 2A 组致癌物，对人类致癌性证据有限，对实验动物的致癌性证据充分。

（2）动物资料

1）短期暴露：给家兔皮肤全敷三氯乙醛 4 小时，0.5g/只。24 小时后受试皮肤出现明显红斑、水肿，直至48小时未恢复，按我国化学工业品刺激强度分级对皮肤刺激属中等刺激性。

将 0.1mL 三氯乙醛滴入家兔结膜囊内，反应强烈，结膜明显充血，有大量分泌物，角膜有弥漫性混浊和损伤，对眼刺激属中至重度刺激性。

大鼠急性经口 $LD_{50}$：雄性为 1000mg/kg，雌性为 681mg/kg。大鼠急性经皮 $LD_{50}$：雄性为 1470mg/kg，雌性为 1210mg/kg。无论经口、经皮，染毒后大鼠均出现呆滞、呼吸迟缓、四肢瘫软、嗜睡、行动不稳等中毒症状。但按化学工业品毒性分级，急性经口、经皮毒性都属低毒级。

雄性、雌性小鼠的经口 $LD_{50}$ 分别是 1442mg/kg、1265mg/kg，急性毒性主要与中枢神经系统的影响有关。在为期 14 天和 90 天、剂量分别为 $1/10\ LD_{50}$ 和 $1/100\ LD_{50}$ 的小鼠暴露实验中，可观察到小鼠的肝脏重量增加，其中 90 天实验组中未观察到其他明显的病理学变化，得出三氯乙醛对小鼠的最小毒作用剂量为 $16mg/(kg \cdot d)$。

2）长期暴露：三氯乙醛对啮齿动物具有致癌性，能够引起肝部肿瘤、呼吸道疾病和充血性心力衰竭等；哺乳动物细胞研究中，三氯乙醛可引起基因突变、染色体畸变和细胞转型等。

一项为期 2 年，三氯乙醛剂量为 $13.5mg/(kg \cdot d)$、$65.0mg/(kg \cdot d)$、$146.6mg/(kg \cdot d)$ 的小鼠暴露实验中，在保持存活率、体重和器官重量与对照组一致的情况下，实验组小鼠仅增加了肝脏肿瘤的风险。

### （四）检测方法

《生活饮用水标准检验方法》（GB/T 5750—2023）提供了 2 种检测方法，分别为顶空气相色谱法和液液萃取气相色谱法。

### （五）国内外饮用水标准情况

#### 1. 我国饮用水卫生标准

《生活饮用水卫生标准》（GB 5749—1985）未规定饮用水中三氯乙醛的限值。

《生活饮用水卫生标准》（GB 5749—2006）规定饮用水中三氯乙醛的限值为 0.01mg/L。

《生活饮用水卫生标准》（GB 5749—2022）正文中未规定饮用水中三氯乙醛的限值，标准资料性附录 A 中将三氯乙醛作为参考指标，其限值为 0.1mg/L。

#### 2. 世界卫生组织标准

1984 年第一版《饮用水水质准则》未规定饮用水中三氯乙醛的准则值。

1993 年第二版《饮用水水质准则》确定了饮用水中三氯乙醛的临时健康指导值为 0.01mg/L。由于可用数据库的局限性，该指导值被规定为临时值。

2004 年第三版《饮用水水质准则》中沿用临时健康指导值为 0.01mg/L；后续在第三版第一次增补版中，分析三氯乙醛基于健康效应的浓度为 0.1mg/L，而三氯乙醛在饮用水中的浓度低于观察到毒性效应的浓度，认为没有必要设定准则值。

2011 年第四版《饮用水水质准则》及后续增补版中，未规定饮用水中三氯乙醛的准则值。三氯乙醛基于健康效应的浓度水平为 0.1mg/L。

**3. 美国饮用水水质标准**

美国国家饮用水水质标准未规定饮用水中三氯乙醛的限值。

**4. 欧盟饮用水水质标准**

欧盟《饮用水水质指令》（2020/2184）未规定饮用水中三氯乙醛的限值。

**5. 日本饮用水水质标准**

日本《饮用水水质标准》（2020）水质目标管理项目中三氯乙醛的限值为 0.02mg/L（暂定）。

## （六）指标分类及限值制定依据

考虑到我国水体中三氯乙醛的检出率较低，且检出浓度远低于 0.1mg/L，因此把三氯乙醛归为参考指标类型。

通过 2 年小鼠饮用水实验，观察到小鼠肝脏病理学改变增加。TDI 为 0.0045mg/(kg·d)。假设饮用水贡献率为 80%（因为人类暴露于水合氯醛主要是通过饮用水），确定饮用水中三氯乙醛基于健康效应的浓度为 0.1mg/L。

# 九、2, 4, 6-三氯酚

## （一）基本信息

**1. 基本情况**

（1）中文名称：2, 4, 6-三氯酚。
（2）英文名称：2, 4, 6-Trichlorophenol。
（3）CAS 号：88-06-2。
（4）分子式：$C_6H_3Cl_3O$。
（5）相对分子质量：197.45。

**2. 理化性质**

（1）外观与性状：淡黄色片状结晶，有强烈苯酚气味。
（2）密度：1.49g/cm³（25℃）。
（3）熔点：65℃。
（4）沸点：246℃。
（5）溶解性：水溶性为 0.8g/L（25℃）。易溶于乙醇、丙酮、乙醚、苯、甲苯、四氯化碳等有机溶剂中。

（6）水中嗅阈值：100g/L。

### 3. 生产使用情况及饮用水污染源

2, 4, 6-三氯酚的生产方式主要是在高温下逐步对酚进行氯化制得。2, 4, 6-三氯酚可用作杀菌剂、防腐剂、脱叶剂，还可用于有机合成，在造纸、印染行业使用较多。此外，其钠盐被用于新鲜切割的木材的表面处理，预防真菌和霉菌。2, 4, 6-三氯酚也被用作农药生产中的中间体。饮用水中的 2, 4, 6-三氯酚主要来自消毒过程中苯酚的氯化产物、次氯酸盐与酚酸反应的副产物、生物灭杀剂等。

## （二）环境暴露状况

一项我国地表水调查中，54.5%的地表水水样中检出 2, 4, 6-三氯酚，浓度范围为 ND～28650ng/L，中位数浓度为 2ng/L。黄河（ND～28650ng/L，检出率 94%）、淮河（ND～70ng/L，检出率 76.9%）及海河（ND～40ng/L，检出率 100%）流域是 2, 4, 6-三氯酚污染较为严重的流域水系。加拿大 40 个水处理厂的数据表明饮用水中 2, 4, 6-三氯酚含量很低，最高浓度为 719ng/L。德国鲁尔区的饮用水中含量为 1ng/L，芬兰自来水中的含量较德国高一个数量级。由于在饮用水中能检出亚微克水平的 2, 4, 6-三氯酚，而在空气和食品中没有 2, 4, 6-三氯酚检出的报道，因此认为通过饮用水途径摄入 2, 4, 6-三氯酚是人群暴露的主要途径。

## （三）毒代动力学及健康效应

### 1. 毒代动力学

2, 4, 6-三氯酚极易通过皮肤吸收，主要分布于肾脏中，其次是肝脏、脂肪、肌肉和大脑。2, 4, 6-三氯酚在作为葡萄糖醛酸苷排泄之前会被异构化。主要通过尿液排出。

### 2. 健康效应

（1）人体资料：意大利一工厂报道，普通人群暴露于 2, 4, 6-三氯酚可引起急性毒性，因厂内化学反应器过热排出含有三氯酚钠的废气，影响了当地 37 000 多人。事故发生后的几周内，约有 500 名当地居民接受治疗，最常见的症状和体征是皮肤烧伤和氯痤疮。

新西兰的一项病例对照研究发现，毛皮部工人暴露于 2, 4, 6-三氯酚导致非霍奇金淋巴瘤的相对危险度是 1.9（90%CI：0.9～4.0）。

（2）动物资料

1）急性暴露：据报道 2, 4, 6-三氯酚大鼠经口 $LD_{50}$ 为 820mg/kg。

2）短期暴露：将 2, 4, 6-三氯酚与玉米油混合，每天饲喂 SD 大鼠（每剂量每性别 10 只），连续 90 天，浓度为 0、80mg/(kg·d)、240mg/(kg·d)、720mg/(kg·d)。在 240mg/(kg·d)剂量组，雄鼠肝重量增加，雌鼠肾上腺重量增加。在最高剂量组，与暴露相关的影响包括流涎、肾、肾上腺、肝、睾丸重量增加，血清蛋白、总蛋白、血丙氨酸转氨酶增加，以及尿 pH 降低。未见解剖或组织病理学的变化。通过该实验得出 LOAEL 为 240mg/(kg·d)，NOAEL 为 80mg/(kg·d)。

3）长期暴露：雌性 SD 大鼠（每剂量 12～14 只）使用含 0、3mg/L、30mg/L、300mg/L 2, 4, 6-三氯酚的饮用水，雌鼠从 3 周龄开始使用直到交配，贯穿妊娠、分娩和哺乳期。每剂量组的 10 只幼鼠在 3 周时断奶并继续处理 12～15 周。在 30mg/L 和 300mg/L 剂量组胎鼠的肝重出现有统计学意义的增加。在 300mg/L 剂量组，胎鼠的脾重也明显增加。细胞免疫、体液免疫或巨噬细胞功能在处理组未出现与剂量相关的变化。该研究中得出 LOAEL 为 30mg/L［3mg/(kg·d)］，NOAEL 为 3mg/L［0.3mg/(kg·d)］。

4）生殖/发育影响：SD 大鼠使用含 0、3mg/L、30mg/L、300mg/L 2, 4, 6-三氯酚的饮用水，从 3 周龄开始使用直到分娩。各剂量组间妊娠率、幼鼠大小、死产率、出生体重、存活率等差异无统计学意义。

5）致突变性：在鼠伤寒沙门菌菌株 TA98、TA100、TA1535、TA1537 有或无代谢激活时都无致突变性。2, 4, 6-三氯酚对酿酒酵母（*S. cerevisiae*）菌株 MP-1 表现出微弱但有统计学意义的致突变性。妊娠小鼠注射 2, 4, 6-三氯酚，其后代皮肤斑点有轻微增加，表明有微弱的致突变性。

6）致癌性：B6C3F1 小鼠和 F344 大鼠以含有 2, 4, 6-三氯酚的饮食饲养 2 年以上。大鼠和雄性小鼠给予剂量为 0、5000mg/kg、10 000mg/kg［即 0、250mg/(kg·d)、500mg/(kg·d)］。在雄性大鼠中观察到淋巴瘤或白血病发病率显著增加，并呈现剂量反应关系（对照组、低和高剂量组分别为 3/20、23/50 和 29/50）。而小鼠中染毒组肝细胞癌和腺瘤的整体发病率较对照组显著增加。

IARC 将其归类为可能的人类致癌物（2B 组）。

（四）检测方法

《生活饮用水标准检验方法》（GB/T 5750—2023）提供了 3 种检测方法，分别为衍生化气相色谱法、顶空固相微萃取气相色谱法和固相萃取气相色谱质谱法。

（五）国内外饮用水标准情况

**1. 我国饮用水卫生标准**

《生活饮用水卫生标准》（GB 5749—1985）未规定 2, 4, 6-三氯酚的限值。

《生活饮用水卫生标准》（GB 5749—2006）规定 2, 4, 6-三氯酚的限值为 0.2mg/L。

《生活饮用水卫生标准》（GB 5749—2022）仍然沿用 0.2mg/L 作为 2, 4, 6-三氯酚的限值。

**2. 世界卫生组织标准**

1984 年第一版《饮用水水质准则》规定了 2, 4, 6-三氯酚的基于健康的准则值为 0.01mg/L。

1993 年第二版通过计算得出相当于超额危险度 $10^{-5}$ 上限值的准则值为 0.2mg/L。

2004 年第三版，2011 年第四版，2017 年第四版第一次增补版，2022 年第四版第一、二次增补版均沿用了该准则值。

**3. 美国饮用水水质标准**

美国国家饮用水水质标准未规定 2, 4, 6-三氯酚的标准限值。

**4. 欧盟饮用水水质标准**

欧盟《饮用水水质指令》（2020/2184）未规定 2, 4, 6-三氯酚的标准限值。

**5. 日本饮用水水质标准**

日本《饮用水水质标准》（2020）未规定 2, 4, 6-三氯酚的标准限值。

## （六）指标分类及限值制定依据

考虑到我国水体中 2, 4, 6-三氯酚的检出情况不具备全国普遍性，仅部分地区检出，因此把 2, 4, 6-三氯酚归为扩展指标类型。

在为期 2 年的喂养实验中，用线性多阶段模型对大鼠的白血病风险进行推算，可得出 2, 4, 6-三氯酚的限值。由于在其诱导的肝肿瘤作用中，所含的杂质可能发生作用，因此在计算限值的风险评估中，不考虑肝肿瘤效应，而仅考虑白血病。根据模型计算，饮用水中 2, 4, 6-三氯酚的 $10^{-4}$、$10^{-5}$、$10^{-6}$ 终身致癌超额风险对应的浓度分别为 2000μg/L、200μg/L、20μg/L，$10^{-5}$ 终身致癌超额风险对应的限值为 200μg/L，即 0.2mg/L。

# 十、氯 化 氰

## （一）基本信息

**1. 基本情况**

（1）中文名称：氯化氰。

（2）英文名称：Cyanogen chloride。

（3）CAS 号：506-77-4。

（4）分子式：CNCl。

（5）相对分子质量：61.47。

## 2. 理化性质

（1）外观与性状：无色液体或气体，有催泪性。

（2）密度：1.186g/cm$^3$（25℃）。

（3）熔点：−6.5℃。

（4）沸点：13.1℃。

（5）饱和蒸气压：134.63kPa（20℃）。

（6）相对蒸气密度：1.98（空气=1）。

## 3. 生产使用情况及饮用水污染源

氯化氰是一种重要的化工中间体，其生产主要是通过氰化钠法和氢氰酸法。氯化氰主要用于合成三聚氯氰，而三聚氯氰是一个稳定的六元环，环上的氯原子也可以在不同条件下被其他原子取代，从而形成多种化合物，因此氯化氰在除草剂、杀菌剂、染料和荧光增白剂等物质的合成中均有一定的应用。

自然水源中一般不含氰化物，而水源中氰化物的来源多是工业污染。氰化物和氰氢酸是被广泛应用的工业原料，采矿提炼、摄影冲印、电镀、金属表面处理、焦炉、煤气、染料、制革、塑料、合成纤维及工业气体洗涤等行业都会排放含氰废水，而氯化氰则是含氯消毒剂与其反应后生成的消毒副产物。因此，饮用水中氯化氰的含量与工业废水的污染有很大的关联。

## （二）环境暴露状况

据报道，在英国末梢水中测得氯化氰浓度为（4.4±7.5）μg/L。一项研究显示韩国水样本中总氰化物含量达 0.2～1.0μg/L，其中主要成分为氢氰酸和氯化氰，且在未经氯化处理的原水中含量更高，而经处理后氯化氰的比例上升。一项对于我国上海水样本中氯化氰的分析指出，在水源水、自来水、直饮水中氯化氰的含量均小于 0.01mg/L。

人群暴露资料主要关注职业暴露人群的暴露量。美国国家职业安全卫生研究所在 1981～1983 年对 1391 名工人的暴露进行了检测，认为工人在生产过程中有一定的机会通过呼吸道和皮肤暴露于氯化氰气体中，而研究分析均发现人群饮用水暴露量极低，饮用水中不常检测出氯化氰。

## （三）毒代动力学及健康效应

### 1. 毒代动力学

在大鼠血液的体外研究中，氯化氰被血红蛋白和谷胱甘肽代谢为氰化物离子。

### 2. 健康效应

（1）人体资料：根据世界卫生组织调查，人体经呼吸道暴露于 $10mg/m^3$ 的氯化氰后，会出现眼部刺激症状和肺水肿。人体经呼吸道暴露于 $2mg/m^3$ 的氯化氰后，即出现皮肤黏膜的刺激症状。

Gran 等的研究发现，长期暴露于较高浓度的氯化氰环境可以导致声音嘶哑、眼睑水肿、结膜炎等慢性症状。

氯化氰会刺激眼睛和呼吸道，导致流泪、流鼻涕，并增加肺部液体的量，出现喉咙痛、嗜睡、混乱、恶心、呕吐、咳嗽、无意识、水肿等延迟症状。肺水肿的症状通常要在几小时后才会显现出来，而且会因体力活动而加重。

（2）动物资料：猫经口摄入氯化氰的半数致死量为 6mg/kg；犬的氯化氰半数致死量为 3.3mg/kg；兔子的氯化氰半数致死量为 3.15mg/kg。据研究氯化氰对水生生物的 48 小时半数致死质量浓度不超过 $150μg/L$。

一项以家猪为研究对象的研究发现，氯化氰经口染毒以 $1.2mg/(kg·d)$ 剂量暴露 6 个月可以引起血清生化指标的变化。

## （四）检测方法

《生活饮用水标准检验方法》（GB/T 5750—2023）提供了 1 种检测方法，即异烟酸-巴比妥酸分光光度法。

## （五）国内外饮用水标准情况

### 1. 我国饮用水卫生标准

《生活饮用水卫生标准》（GB 5749—1985）未规定饮用水中氯化氰的限值，只规定了饮用水中氰化物的限值为 0.05mg/L。

《生活饮用水卫生标准》（GB 5749—2006）规定饮用水中氯化氰（以 CN⁻ 计）的限值为 0.07mg/L。

《生活饮用水卫生标准》（GB 5749—2022）正文中未规定饮用水中氯化氰的限值，标准资料性附录中将氯化氰（以 CN⁻ 计）作为参考指标，其限值为 0.07mg/L。

### 2. 世界卫生组织标准

1984 年第一版《饮用水水质准则》未规定饮用水中氯化氰的准则值。

1993 年第二版《饮用水水质准则》确定了饮用水中氯化氰的准则值为 0.07mg/L。

2004 年第三版《饮用水水质准则》沿用 0.07mg/L 作为饮用水中氯化氰的准则值。

2011 年第四版《饮用水水质准则》及后续增补版均未规定饮用水中氯化氰的准则值，认为饮用水中出现的浓度远低于对健康有不良影响的浓度。

**3. 美国饮用水水质标准**

美国饮用水水质标准未规定饮用水中氯化氰的限值。

**4. 欧盟饮用水水质标准**

欧盟《饮用水水质指令》（2020/2184）未规定饮用水中氯化氰的限值，仅规定了氰化物的限值为 0.05mg/L。

**5. 日本饮用水水质标准**

日本《饮用水水质标准》(2020)规定饮用水中氯化氰和氰化物的限值为 0.01mg/L。

## （六）指标分类及限值制定依据

考虑到我国水体中氯化氰的检出率较低，且检出浓度远低于 0.07mg/L，因此把氯化氰归为参考指标类型。

根据家猪染毒 6 个月引起血清生化指标变化的实验结果得出 LOAEL 为 1.2mg/(kg·d)，不确定系数为 100，氯化氰的饮用水贡献率为 20%，确定饮用水中氯化氰基于健康效应的浓度为 0.07mg/L。

# 十一、甲　　醛

## （一）基本信息

**1. 基本情况**

（1）中文名称：甲醛。

（2）英文名称：Formaldehyde。

（3）CAS 号：50-00-0。

（4）元素符号：$CH_2O$。

（5）相对分子质量：30.03。

**2. 理化性质**

（1）外观与性状：无色水溶液或者气体，有刺激性气味（辛辣、恶心、干草和稻草样味道）。

（2）蒸气相对密度：1.08（空气=1）。

（3）熔点：–92℃。

（4）沸点：–19.5℃（气体）、98℃（37%水溶液）。

（5）溶解性：易溶于水和乙醚，水溶液浓度最高可达55%，能与乙醇、丙酮等有机溶剂按任意比例混溶。

**3. 生产使用情况及饮用水污染源**

甲醛主要的工业用途是生产尿素甲醛、酚、三聚氰胺、季戊四醇和聚缩醛树脂，其次是用于工业合成多种有机化合物；还可用于化妆品、真菌剂、纺织品和防腐液。调查数据显示，2007年我国甲醛的年产量大约为1200千吨，2015年我国甲醛的年产量达25 000千吨。

饮用水中的甲醛主要是原水中天然有机物在臭氧或氯消毒过程中产生的，也可以通过工业污水和聚缩醛塑料制品的滤出而进入饮用水。此外，饮用水中的甲醛还可来源于所接触的输配水管、蓄水容器、供水设备和漆酚、环氧（酚醛）树脂等涂料，以及内衬等防护材料的溶出和环境水的污染。

**（二）环境暴露状况**

有研究表明，在水处理过程中通过臭氧氧化形成甲醛或从聚乙酸管道装置中浸出甲醛的情况下，美国饮用水中的甲醛浓度可能高达10μg/L，而该浓度的一半（5μg/L）被认为是加拿大饮用水中平均甲醛的合理估计值。美国有一项研究表明，在使用臭氧消毒的自来水中，甲醛的第90百分位浓度为13.7μg/L，而在使用二氧化氯消毒的自来水中，甲醛的平均值为5.3μg/L，第90百分位浓度为9.0μg/L。我国多部门开展的饮用水卫生监测数据显示，城市饮用水中甲醛的检出浓度范围为0.03～0.51mg/L，中位数浓度为0.06mg/L；农村饮用水中甲醛的检出浓度范围为0.000 05～0.45mg/L，中位数浓度为0.025mg/L。

**（三）毒代动力学及健康效应**

**1. 毒代动力学**

研究表明，甲醛可通过呼吸道、消化道及皮肤被人体吸收，其中呼吸道是最主要的吸收途径。经消化道摄入体内的甲醛，主要分布在肌肉中，其次分布在肠、肝和其他组织中。经呼吸道吸入体内的甲醛，可溶解于呼吸道黏膜表面的黏液中，并迅速进入血液循环运送到体内各组织。进入体内的甲醛，主要在肝脏和红细胞中在甲醛脱氢酶和醇脱氢酶的催化下生成甲酸，代谢物主要随尿、粪便和呼出气排出，相对数量依吸收的途径而定。

**2. 健康效应**

**（1）人体资料**

1）对皮肤、眼部及呼吸系统的刺激作用：眼部和上呼吸道黏膜刺激作用是甲醛最明显的健康危害，可引起皮肤干燥、皮炎、流泪、眼红、眼痒、打喷嚏、咳嗽等症状，严重者出现眼结膜炎、鼻咽部疾病等，甚至发生喉痉挛、肺水肿。甲醛的眼部刺激阈为 $0.01 \sim 2.00 mg/m^3$、上呼吸道刺激阈为 $0.10 \sim 2.50 mg/m^3$。

2）免疫毒性：有研究在 1997～1999 年对 6 个月至 3 岁的澳大利亚儿童进行了一项病例对照研究，招募已经在医院确诊为哮喘的 88 名儿童为病例，并经过年龄和性别匹配确定来自同一社区的 104 名儿童为对照。该研究在儿童的卧室和起居室里分别测量了冬季和夏季的甲醛浓度、平均温度和相对湿度。研究发现，病例组甲醛浓度明显高于对照组，并且甲醛与儿童发生哮喘的风险增加有关。

3）生殖和发育毒性：研究表明甲醛暴露可以导致女性月经紊乱和月经量增加，当暴露于 $0.82 \sim 5.96 mg/m^3$ 的高浓度甲醛后，女性月经紊乱的比例高达 70%，远高于非暴露人群 17% 的月经紊乱比例。甲醛可导致自发性流产的风险增加（RR=1.76，95%CI：1.20，2.59），以及所有合并的不良妊娠结局的风险增加（RR=1.54，95%CI：1.27，1.88），并且这种结果在男性胎儿中尤为明显。

**（2）动物资料**

1）短期暴露：有报道大鼠和豚鼠的经口 $LD_{50}$ 分别为 800mg/kg 和 260mg/kg 体重。大鼠吸入 $LC_{50}$ 为 $590mg/m^3$，兔经皮注射 $LD_{50}$ 为 2700mg/kg。

在为期 4 周的毒性试验研究中，给予 Wistar 大鼠（每剂量每性别 10 只）含甲醛 0、5mg/(kg·d)、25mg/(kg·d)、125mg/(kg·d)的饮用水。结果显示，接受最高剂量的大鼠表现出食物和饮水摄入量减少、胃中的组织病理学改变，以及雄性大鼠血浆中总蛋白和白蛋白含量的降低等症状。该研究得出 NOAEL 为 25mg/(kg·d)，LOAEL 为 125mg/(kg·d)。

2）长期暴露：在一项为期 2 年的毒理学试验研究中，Wistar 大鼠暴露于含甲醛的饮用水，平均剂量雄鼠为 0、1.2mg/(kg·d)、15mg/(kg·d)、82mg/(kg·d)，雌鼠为 0、1.8mg/(kg·d)、21mg/(kg·d)、109mg/(kg·d)。结果发现，只有在接受最高剂量的动物中才发生不良反应，包括食物和饮水量减少、体重减轻、胃的病理学变化（以胃壁变厚为特征）；在高剂量组雌鼠中相对肾重量增加，在两个性别中发现了肾乳突坏死发病率的增加；对生存、血液学或临床化学参数似乎无影响。该研究得出甲醛的 NOAEL 为 15mg/(kg·d)，LOAEL 为 82mg/(kg·d)。

3）生殖/发育影响：在妊娠的 Wistar 大鼠中开展了一项毒理学试验。该研究将妊娠的 15 只 Wistar 大鼠分为 3 组：P 组（经吸入暴露于甲醛浓度为 0.75ppm 的空气中，1 小时/天，5 天/周，连续暴露 21 天），C 组（经吸入暴露于去甲醛的蒸馏水蒸气中，1 小时/天，5 天/周，连续暴露 21 天），B 组（不作任何处理组）。该研究结果表明，大鼠在妊娠期间经空气暴露于低剂量的甲醛会导致胎仔的低出生体重，以及引起子代的过敏性肺炎和气道高反应性。

4）致突变性：甲醛在体外试验中对原核和真核细胞都表现出致突变性，也对果蝇表现出基因毒性。体内试验研究发现，甲醛可引起大鼠上皮细胞 DNA 合成及微核数目的增加。

5）致癌性：IARC 对于甲醛的致癌性评估结论是，基于对人和实验动物通过吸入接触甲醛所进行的研究，将甲醛归为人类致癌物（1 组），但甲醛不是经口摄入的致癌物。

（四）检测方法

《生活饮用水标准检验方法》（GB/T 5750—2023）提供了 1 种检测方法，即 AHMT（4-氨基-3-联氨-5-巯基-1, 2, 4-三氮杂茂）分光光度法。

（五）国内外饮用水标准情况

**1. 我国饮用水卫生标准**

《生活饮用水卫生标准》（GB 5749—1985）未规定甲醛的限值。

《生活饮用水卫生标准》（GB 5749—2006）、《生活饮用水卫生标准》（GB 5749—2022）均规定甲醛的限值为 0.9mg/L。

**2. 世界卫生组织标准**

1984 年第一版《饮用水水质准则》未规定甲醛的准则值。

1993 年第二版《饮用水水质准则》规定甲醛基于健康的准则值为 0.9mg/L。

2004 年第三版《饮用水水质准则》沿用 0.9mg/L 作为甲醛的准则值。

2011 年第四版，2017 年第四版第一次增补版，2022 年第四版第一、二次增补版《饮用水水质准则》中推导甲醛在饮用水中的容许浓度为 2.6mg/L，但考虑到饮用水中甲醛的实际浓度可能远低于该容许浓度，以及远低于对健康产生不良影响的浓度，因而认为没有必要制定饮用水中甲醛的准则值。

**3. 美国饮用水水质标准**

美国饮用水水质标准未规定饮用水中甲醛的限值。

**4. 欧盟饮用水水质标准**

欧盟《饮用水水质指令》（2020/2184）未规定甲醛的限值为 2.0mg/L。

**5. 日本饮用水水质标准**

日本《饮用水水质标准》（2020）规定甲醛的基准值为 0.08mg/L。

（六）指标分类及限值制定依据

考虑到我国水体中甲醛的检出率较低，且检出浓度远低于 0.9mg/L，因此把甲醛归为参考指标类型。

基于大鼠在为期 2 年的饮水试验中食物和饮水摄入量减少、体重减轻、胃的病理学变化得出 NOAEL 为 15mg/(kg·d)，不确定系数为 100（种间和种内差异各为 10），饮用水贡献率为 20%，根据体重及饮水量推导得出甲醛的限值为 0.9mg/L。

# 十二、溴　酸　盐

（一）基本信息

**1. 基本情况**

（1）中文名称：溴酸盐。
（2）英文名称：Bromate。
（3）CAS 号：15541-45-4。

**2. 理化性质**

以溴酸钾（$KBrO_3$）为例说明溴酸盐的理化性质。
（1）外观与性状：多为无色透明固体，无气味。
（2）密度（20℃）：3.27g/cm³。
（3）熔点：35℃。
（4）沸点：37℃。
（5）溶解性：微溶于水（6.91mg/L）。

**3. 生产使用情况及饮用水污染源**

溴素是重要的化工原料之一，也是海洋化学工业的主要分支，由它衍生的种类繁多的无机溴化物、溴酸盐和含溴有机化合物在国民经济和科技发展中有着特殊的价值。我国的溴资源主要分布在东部沿海，主要产地为山东、天津、河北、江苏、辽宁等地。目前我国为世界第三产溴大国，无机溴化物、溴酸盐和含溴有机化合物的产量逐年增加。

通常情况下，水中可监测到的溴酸盐很少。饮用水中的溴酸盐主要是溴化物经臭氧消毒后作为消毒副产物生成的。

## （二）环境暴露状况

对于大多数人群来说，暂不必担心溴酸盐的暴露状况。加拿大 2011 年颁布的《饮用水水质指南》指出，如果饮用的是经臭氧氧化处理的饮用水，人一天对溴酸盐的摄取量将在 120～180μg。此外，饮用水中的溴酸盐也有一定可能会分解成溴化物。

## （三）毒代动力学及健康效应

### 1. 毒代动力学

有研究表明，经口服后，溴酸盐在人和动物体内被胃肠道吸收。动物实验显示溴酸盐经吸收后分布于大鼠的肾脏、胰脏、胃、小肠、红细胞和血浆中。部分研究表明，溴酸盐可在胃内由盐酸转化成氢溴酸；也有研究表明，溴酸盐可在体内被谷胱甘肽或巯基复合物降解为溴素，分布在各组织器官中；但又有研究称，真正分解为溴素的溴酸盐很少，因为它是一种较稳定的复合物。溴酸盐的排泄主要还是依靠尿液，60%～70%经由透析液通过尿液排出。

### 2. 健康效应

（1）人体资料：溴酸盐可来源于染发剂。染发剂通常含有 2%的溴酸钾或 10%的溴酸钠。在儿童群体中，曾报道因摄取了 60～120mL 的 2%溴酸钾（等同于一名体重 20kg 的儿童每天摄取 46～92mg/kg 的溴酸盐）而严重中毒的例子。溴酸钾的致死量则在 200～500mg/kg（等同于 150～385mg/kg 的溴酸根）。

摄入溴酸盐后，人体可出现恶心、呕吐、腹痛、无尿、腹泻，以及程度不定的中枢神经系统抑制，溶血性贫血及肺水肿等症状，大多数症状是可逆的。而一旦出现了肾衰竭与耳聋的症状，则是不可逆的，这两种情况大多出现在摄入浓度为 240～500mg/kg 的溴酸钾（等同于 185～385mg/kg 溴酸根）。

（2）动物资料

1）短期暴露：有研究表明，小鼠通过口服及腹腔注射溴酸钾的 $LD_{50}$ 分别为 223～263mg/kg 与 136mg/kg。小鼠、大鼠、仓鼠通过灌胃给药方式暴露于溴酸钾的 $LD_{50}$ 为 280～405mg/kg。

2）长期暴露：对雄性 Wistar 大鼠进行最长 15 个月 0.04%溴酸钾（等同于每天 30mg/kg 溴酸盐）的饮用水暴露，观测到了明显的体重增长抑制，肾内髓质小管细胞的细胞核萎缩，血尿素氮的升高及肾皮质小管的异常。基于体重和肾相关的溴酸盐毒性作用，此次研究得出其 LOAEL 为 30mg/kg。

对雄性 F344 大鼠（每种剂量 78 只）进行了 100 周 0、0.02g/L、0.1g/L、0.2g/L 和 0.4g/L（大约每天 0、1.1mg/kg、6.1mg/kg、12.9mg/kg 和 28.7mg/kg 溴酸盐）的溴酸钾饮用水暴露实验。生存率的降低和体重的减少在剂量最高的雄性大鼠组别中于第 79 周开始出现，在 0.2g/L 组别中于第 88 周开始出现，加重了肿瘤的疾病负担。同样，肺肿瘤性的肾损伤也在大鼠中出现。虽然慢性肾病的严重性在正常大鼠组别和给药大鼠组别中是可以比较的，但是尿路上皮细胞增生疾病的量效关系已被确定在 6.1mg/(kg·d) 及更高水平。在此研究中，基于大鼠肾病的发生，其 NOAEL 达到 1.1mg/(kg·d)。在一个伴随实验中，对雄性 B6C3F1 大鼠（每种剂量 78 只）进行了 100 周 0、0.08g/L、0.4g/L 和 0.8g/L（大约每天 0、6.9mg/kg、32.5mg/kg 和 59.6mg/kg 溴酸盐）的溴酸钾饮用水暴露实验，并未发现生存率、体重、器官重量、血清化学指标和肾损伤的发生。因而该实验的 NOAEL 为 59.6mg/(kg·d)。

3）生殖/发育影响：在一项生殖与发育毒性筛选实验中，对 SD 大鼠进行了为期 35 天的 0、0.025g/L、0.08g/L 和 0.25g/L（大约每天 0、2.2mg/kg、7.7mg/kg 和 22mg/kg 体重溴酸盐）的溴酸钠饮用水暴露实验。其中一组雌性大鼠（每种剂量 10 只）从第一天给药到第 34 天，以观察大鼠在妊娠和妊娠期的反应。另一组雌性大鼠（每种剂量 13 只）从妊娠第 6 天开始给药到生产后一天，以观察大鼠在妊娠中后期和生产时的反应。未给药的雄性大鼠（每种剂量 10 只）在第二组雌性大鼠开始给药前同居 5 天（实验 d1～d5），然后从第 6 天开始给药直到第 34、35 天。没有任何成年大鼠的生存率、器官重量、生殖表现和组织病理方面发生变化。在统计学意义下，最高剂量组别的雄性大鼠出现了附睾精子密度的严重下降（大约下降了 18%）。而基于精子密度的改变，该实验的 NOAEL 为 7.7mg/(kg·d)。

采用 Ames 试验、程序外 DNA 合成（UDS）试验和微核试验，从基因水平、DNA 水平和染色体水平对臭氧消毒副产物溴酸盐的遗传毒性进行研究。结果与阴性对照组相比，副产物溴酸盐能使组氨酸缺陷型鼠伤寒沙门菌回复突变增加，也可使大鼠肝细胞程序外 DNA 合成增加和小鼠骨髓嗜多染红细胞微核形成率增加。因此，臭氧消毒副产物溴酸盐可能具有 DNA 及染色体水平的遗传毒性。

4）致癌性：IARC 有关资料表明，虽然在人类中没有足够的证据表明溴酸盐致癌，但通过动物实验研究，已有足够的证据表明溴酸盐对动物有致癌作用，因此将溴酸盐列为可能的人类致癌物（2B 组）。

（四）检测方法

《生活饮用水标准检验方法》（GB/T 5750—2023）提供了 3 种检测方法，分别为离子色谱法-氢氧根系统淋洗液、离子色谱法-碳酸盐系统淋洗液和高效液相色谱串联质谱法。

（五）国内外饮用水标准情况

1. 我国饮用水卫生标准

《生活饮用水卫生标准》（GB 5749—1985）未规定溴酸盐的限值。

《生活饮用水卫生标准》（GB 5749—2006）规定溴酸盐的限值为 0.01mg/L。

《生活饮用水卫生标准》（GB 5749—2022）仍然沿用 0.01mg/L 作为溴酸盐的限值。

**2. 世界卫生组织标准**

1984 年第一版《饮用水水质准则》未规定溴酸盐的准则值。

1993 年第二版《饮用水水质准则》规定溴酸盐的暂行准则值为 0.025mg/L。

2004 年第三版《饮用水水质准则》规定溴酸盐的准则值为 0.01mg/L。

2011 年第四版，2017 年第四版第一次增补版，2022 年第四版第一、二次增补版《饮用水水质准则》，仍然沿用 0.01mg/L 作为溴酸盐的准则值。

**3. 美国饮用水水质标准**

美国《国家一级饮用水标准》规定溴酸盐的 MCLG 为 0，MCL 为 0.010mg/L。

**4. 欧盟饮用水水质标准**

欧盟《饮用水水质指令》（2020/2184）规定溴酸盐的限值为 0.01mg/L。

**5. 日本饮用水水质标准**

日本《饮用水水质标准》（2020）规定溴酸盐的限值为 0.01mg/L。

## （六）指标分类及限值制定依据

溴酸盐为臭氧消毒时产生的消毒副产物，具有一定的致癌性。随着水处理工艺的发展，臭氧消毒在我国饮用水消毒中大量应用，监测数据显示溴酸盐在大部分地区的饮用水中都有检出，因此把溴酸盐归为常规指标类型。

通过低剂量的线性外推法得到致癌作用的溴酸盐浓度上限为 0.19mg/(kg·d)。对应最高致癌风险为 $10^{-5}$ 时基于健康的值为 2μg/L；通过另外几种外推方法也可导出类似结论，导出值的范围为 2～6μg/L。因此，将饮用水中溴酸盐的卫生标准限值设为 0.01mg/L。

# 十三、亚 氯 酸 盐

## （一）基本信息

### 1. 基本情况

（1）中文名称：亚氯酸盐。

（2）英文名称：Chlorite。

**2. 理化性质**

以亚氯酸钠（$NaClO_2$）为例说明亚氯酸盐的理化性质。

（1）外观与性状：白色或微带有黄绿双色的粉末或颗粒晶体。

（2）密度：$1.28g/cm^3$。

（3）熔点：$180 \sim 200℃$。

（4）沸点：$112℃$。

（5）水溶性：$39g/100mL$（$17℃$）。

**3. 生产使用情况及饮用水污染源**

亚氯酸盐通常用于二氧化氯的制备，也用于纤维、织物等的漂白，以及某些金属表面处理及水质杀菌等，国内于 20 世纪 70 年代开始研制生产。

饮用水中亚氯酸盐的污染源主要是水处理药剂二氧化氯与水体还原性物质反应产生，其次是二氧化氯见光、碱性条件下的歧化反应生成。亚氯酸盐主要以二氧化氯作为预氧化或消毒剂的副产物。高纯、混合二氧化氯溶液在与水体作用时，副产物亚氯酸盐的生成量差异性较大，高纯、混合二氧化氯溶液生成的亚氯酸盐占二氧化氯消耗量的平均值分别为 66.94% 和 49.53%。

**（二）环境暴露状况**

人体可通过饮用水或食品途径摄入亚氯酸盐。亚氯酸盐是一种饮用水二氧化氯消毒的副产物，饮用水中的亚氯酸盐主要是使用二氧化氯对饮用水进行预氧化/消毒时产生的，大约占总暴露量的 80%。饮相同的饮用水，人均饮水量也相同的情况下，亚氯酸盐暴露量儿童＞女性。这主要与体重有关，儿童体重轻，每千克体重的暴露量就大。

**（三）毒代动力学及健康效应**

**1. 毒代动力学**

动物实验研究表明，给大鼠注射亚氯酸盐时容易被吸收，然后亚氯酸盐随机分布在各组织中；经吸收后在大鼠体内主要转化为氯化物，少量亚氯酸盐不发生化学变化。亚氯酸盐主要通过尿液排出，其次是粪便。

**2. 健康效应**

（1）人体资料

1）短期暴露：以人类志愿者为对象的亚氯酸盐短期暴露研究表明，10 名男性志愿者在 16 天内分别服用单剂量的含 0.01mg/L、0.1mg/L、0.5mg/L、1.0mg/L、

1.8mg/L、2.4mg/L 亚氯酸盐的饮用水，观察到其血尿素氮、肌氨酸酐和尿素氮/肌氨酸酐的平均值有轻微的变化，但研究者认为在生理上无不良影响。实验的最高剂量 2.4mg/L[0.034mg/(kg·d)]被确认为单剂量的 NOAEL。

2）长期暴露：美国曾对 60 名志愿者进行实验研究，在 12 周内口服浓度为 5mg/L 的亚氯酸盐溶液[高达 36μg/(kg·d)]，未发现对血液参数及身体有任何不良影响。

3）致癌性：根据 2017 年世界卫生组织 IARC 公布的最新致癌物清单，亚氯酸钠被归为 3 组致癌物，即对人类致癌性可疑，尚无充分的人体或动物数据。暴露于亚氯酸盐引起的主要和一致认同的反应是氧化应激导致红细胞的改变。

（2）动物资料

1）短期暴露：亚氯酸盐对于大鼠的 $LD_{50}$ 为 79～133mg/kg 体重。大鼠每天饮用剂量为 60mg/kg 体重的亚氯酸钠 13 周后，体内的血细胞重量和血红蛋白水平明显降低，而高铁血红蛋白和嗜中性粒细胞水平明显上升。

研究发现，B6C3F1 大鼠在饮用含 30mg/kg 亚氯酸钠的水 28 天后，会表现出轻微的免疫毒性，且脾中的 $CD8^+$ 细胞略有增加。在 6 个月内长期向家鼠胃中注入亚氯酸钠，剂量为每千克体重 1.0mg 和 0.1mg，结果表明亚氯酸钠对肝功能和免疫功能有影响，导致含硫基团受到抑制，出现肝内坏死病变、心肌营养不良、肾脏炎症，1.0mg/kg 的剂量对性腺有毒性作用，但未发现诱变效果，0.01mg/kg 的剂量无不良反应。

2）长期暴露：以大鼠为研究对象的亚氯酸盐长期暴露研究表明，两代大鼠试验，根据两代中较低的惊跳幅度和下降的绝对脑重，以及两代大鼠肝重的改变，确定 NOAEL 为 2.9mg/(kg·d)，不确定系数为 100（种间和种内差异各为 10），推导出亚氯酸盐约为 30μg/kg。

3）生殖/发育影响：饲喂仔鼠 100mg/L 和成年鼠 500mg/L 的亚氯酸钠，并未对生育能力及胎仔成活率造成影响，但会使血清中的 $T_3$、$T_4$ 减少。研究表明亚氯酸盐对胎鼠的内脏、骨骼发育无影响，没有表现出致畸作用，但长期摄入 120mg/L、360mg/L 亚氯酸盐可导致胎鼠体重减轻。亚氯酸盐对胎鼠的无明显副作用剂量为 30mg/L，由实验结果可推算饮用水中亚氯酸盐 MCLG 为 1.1mg/L。

高浓度亚氯酸钠饮用水能够引起子代大鼠血清 MBP、S100B 蛋白升高，造成脑组织浦肯野细胞减少，大脑神经胶质细胞、神经髓鞘损伤。

（四）检测方法

《生活饮用水标准检验方法》（GB/T 5750—2023）提供了 3 种检测方法，分别为碘量法、离子色谱法和高效液相色谱串联质谱法。

（五）国内外饮用水标准情况

**1. 我国饮用水卫生标准**

《生活饮用水卫生标准》（GB 5749—1985）未规定亚氯酸盐的限值。

《生活饮用水卫生标准》（GB 5749—2006）规定亚氯酸盐的限值为 0.7mg/L。

《生活饮用水卫生标准》（GB 5749—2022）仍然沿用 0.7mg/L 作为亚氯酸盐的限值。

**2. 世界卫生组织标准**

1984 年第一版《饮用水水质准则》未规定亚氯酸盐的准则值。

1993 年第二版《饮用水水质准则》规定亚氯酸盐的暂行准则值为 0.2mg/L。

2004 年第三版《饮用水水质准则》基于新的毒理等研究成果，将亚氯酸盐的暂行准则值修订为 0.7mg/L。

2011 年第四版，2017 年第四版第一次增补版，2022 年第四版第一、二次增补版《饮用水水质准则》，仍然沿用 0.7mg/L 作为亚氯酸盐的准则值。

**3. 美国饮用水水质标准**

美国《国家一级饮用水标准》规定亚氯酸盐的 MCL 为 1.0mg/L，MCLG 为 0.8mg/L。

**4. 欧盟饮用水水质标准**

欧盟《饮用水水质指令》（2020/2184）规定亚氯酸盐的限值为 0.25mg/L。

**5. 日本饮用水水质标准**

日本《饮用水水质标准》（2020）规定亚氯酸（盐）的限值为 0.6mg/L。

（六）指标分类及限值制定依据

考虑到我国水体中亚氯酸盐的检出情况具备全国普遍性，因此把亚氯酸盐归为常规指标类型。

基于两代大鼠试验，根据两代中较低的惊跳幅度和下降的绝对脑重，以及两代大鼠肝重的改变，确定 NOAEL 为 2.9mg/(kg·d)。不确定系数为 100（种间和种内差异各为 10），饮用水贡献率设定为 80%，根据体重及饮用水量推导得出限值约为 0.7mg/L。

# 十四、氯　酸　盐

## （一）基本信息

### 1. 基本情况

（1）中文名称：氯酸盐。

（2）英文名称：Chlorate。

### 2. 理化性质

以氯酸钠（$NaClO_3$）为例说明氯酸盐的理化性质：

（1）外观与性状：无色或白色立方晶系结晶。

（2）密度：$2.49g/cm^3$。

（3）熔点：$248\sim261℃$。

（4）沸点：$300℃$。

（5）溶解性：易溶于水，微溶于乙醇、乙二胺、甘油和液氨。

### 3. 生产使用情况及饮用水污染源

氯酸盐在工业生产中用于制造亚氯酸盐、高氯酸盐及其他氯酸盐，印染工业中用作苯胺染色的氧化剂和媒染剂，医药工业中用作收剑剂和消毒杀菌剂等。

饮用水中氯酸盐的污染源主要是伴随投加的水处理药剂二氧化氯、次氯酸盐带入，其次是二氧化氯氧化分解，以及见光、碱性条件下歧化反应生成。在使用转化率低、未采用残液分离技术的混合二氧化氯发生器的水厂，原料带入氯酸盐的风险高，一般占水厂出水氯酸盐的 43%～53%；同时，使用次氯酸钠成品，若存储时间过长，会分解带入氯酸盐，特别是在高温环境下，1mg/L 次氯酸钠含10%～20%的氯酸盐。

## （二）环境暴露状况

人体摄入饮用水或食物时都可能暴露于氯酸盐，饮用水中的氯酸盐主要是使用二氧化氯对饮用水预氧化/消毒时产生，大约占总暴露量的 80%。对于氯酸盐，饮相同的饮用水，人均饮水量也相同的情况下，暴露量为儿童＞女性。这主要与体重有关，儿童体重轻，每千克体重的暴露量就大。

## （三）毒代动力学及健康效应

### 1. 毒代动力学

动物实验研究表明，实验大鼠容易吸收氯酸盐，并随机分布在大鼠组织中；

猴子口服二氧化氯后，二氧化氯会迅速转化为氯离子，较小程度上转化为氯酸盐和亚氯酸盐。氯酸盐主要以氯化物的形式从尿液中排出，少量以氯酸盐和亚氯酸盐的形式出现。

**2. 健康效应**

（1）人体资料

1）短期暴露：以人类志愿者为对象的亚氯酸盐短期暴露研究表明，10 名男性志愿者在 16 天内分别服用单剂量的含 0.01mg/L、0.1mg/L、0.5mg/L、1.0mg/L、1.8mg/L、2.4mg/L 氯酸盐的饮用水，观察到其胆红素、铁和高铁血红蛋白的平均值有轻微的变化，但研究者认为在生理上无不良影响。实验的最高剂量 2.4mg/L[0.034mg/(kg·d)]被确认为单剂量的 NOAEL。对一名成人，氯酸钠的口服致死量估计为 230mg/kg 体重。

2）长期暴露：在美国曾对 60 名志愿者进行实验研究。在 12 周内口服浓度为 5mg/L 的氯酸盐溶液[剂量高达 36μg/(kg·d)]，未发现对身体有任何不良影响及有害效应。

3）致癌性：根据 2017 年世界卫生组织 IARC 公布的最新致癌物清单，未将氯酸盐列为人类致癌物。氯酸盐的主要毒性作用是红细胞的氧化损伤。

（2）动物资料

1）短期暴露：动物实验研究表明氯酸钠不蓄积，为中等毒性化合物，小鼠 $LD_{50}$ 为 3600mg/kg，大鼠 $LD_{50}$ 为 6500mg/kg。人的致死剂量为 230mg/kg。

大鼠每天饮用剂量为 60mg/kg 体重的氯酸钠 13 周后，体内的血细胞重量和血红蛋白水平明显降低，而高铁血红蛋白和嗜中性粒细胞水平明显上升。

2）长期暴露：大鼠 90 天氯酸盐饲喂试验表明，在次高剂量氯酸盐时有甲状腺体耗竭，以此确定 NOAEL 为 30mg/(kg·d)。不确定系数为 1000（种间和种内差异各为 10，短期研究不确定系数为 10），推导出氯酸盐参考剂量为 30μg/kg。

利用小鼠微核试验对氯酸钠水溶液进行检测发现，800mg/L 的氯酸钠水溶液在小鼠骨髓嗜多染红细胞微核试验中为阴性结果，表明在此浓度范围以下氯酸钠水溶液对小鼠微核无诱导效应。氯酸盐对动物毒害效应的机制主要是氯酸盐破坏了生物的新陈代谢，导致其生命活动出现异常。

（四）检测方法

《生活饮用水标准检验方法》（GB/T 5750—2023）提供了 3 种检测方法，分别为碘量法、离子色谱法和高效液相色谱串联质谱法。

## （五）国内外饮用水标准情况

### 1. 我国饮用水卫生标准

《生活饮用水卫生标准》（GB 5749—1985）未规定氯酸盐的限值。
《生活饮用水卫生标准》（GB 5749—2006）规定氯酸盐的限值为 0.7mg/L。
《生活饮用水卫生标准》（GB 5749—2022）仍然沿用 0.7mg/L 作为氯酸盐的限值。

### 2. 世界卫生组织标准

1984 年第一版和 1993 年第二版《饮用水水质准则》未规定氯酸盐的准则值。
2004 年第三版《饮用水水质准则》规定氯酸盐的暂行准则值为 0.7mg/L。
2011 年第四版，2017 年第四版第一次增补版，2022 年第四版第一、二次增补版《饮用水水质准则》，仍然沿用 0.7mg/L 作为氯酸盐的准则值。

### 3. 美国饮用水水质标准

1983 年，USEPA 推荐限制有关剩余氯氧化物（$ClO_2$、$ClO_2^-$、$ClO_3^-$）的总量为 1.0mg/L。目前，美国《国家一级饮用水标准》中无氯酸盐限值要求。

### 4. 欧盟饮用水水质标准

欧盟《饮用水水质指令》（2020/2184）规定氯酸盐的限值为 0.25mg/L。

### 5. 日本饮用水水质标准

日本《饮用水水质标准》（2020）规定氯酸（盐）的限值为 0.6mg/L。

## （六）指标分类及限值制定依据

考虑到我国水体中氯酸盐的检出情况具备全国普遍性，因此把氯酸盐归为常规指标类型。

基于大鼠 90 天饲喂研究显示，在次高剂量氯酸盐时有甲状腺体损伤，确定 NOAEL 为 30mg/(kg·d)。不确定系数为 1000（种间和种内差异各为 10，短期研究不确定系数为 10），推导出氯酸盐为 30μg/kg。饮用水贡献率设定为 80%，根据体重及饮水量推导得出限值约为 0.7mg/L。

# 十五、碘 乙 酸

## （一）基本信息

### 1. 基本情况

（1）中文名称：碘乙酸。

（2）英文名称：Iodoacetic acid。

（3）CAS 号：64-69-7。

（4）分子式：$C_2H_3IO_2$。

（5）相对分子质量：185.96。

**2. 理化性质**

（1）外观与性状：无色或白色结晶。

（2）密度：$1.3162g/cm^3$（25℃）。

（3）熔点：82～83℃。

（4）沸点：262.1℃（101.32kPa）。

（5）溶解性：微溶于水，溶于乙醇、乙醚。

**3. 生产使用情况及饮用水污染源**

碘乙酸（IAA）可用作酒精饮料的防腐剂或稳定剂、分析试剂、有机合成与酶的抑制剂，也可应用于农业植物资源研究、染料制备、有机合成等。医学上将碘乙酸作为关节炎动物模型的诱导剂，通过在关节内注射碘乙酸来诱导动物发生关节炎。

原水中的碘离子和天然有机物是碘乙酸的形成来源。天然水体中的碘离子平均浓度为 20μg/L，在一些水处理厂的水源水中可高达 104.2μg/L。水中的天然有机物包括腐殖酸、富里酸、藻类及其代谢产物、蛋白质和核苷酸等有机前体物。使用液氯、氯胺或二氧化氯消毒时，原水中存在的碘离子被氧化为次碘酸或次碘酸盐，次碘酸或次碘酸盐进一步和水中的天然有机物作用产生碘乙酸，也可继续氧化生成亚碘酸根离子和碘酸根离子。

**（二）环境暴露状况**

多数研究未在天然水体中检出碘乙酸。上海市主城区 13 家水厂出厂水中的碘乙酸浓度为 0.03～2.18μg/L。我国南方某水厂原水中碘乙酸浓度为 0.003～0.078μg/L，出厂水中碘乙酸浓度为 0.035～0.145μg/L。江苏省某水厂原水、网管水、出厂水中碘乙酸的浓度均低于 6.2ng/L。国内外研究表明，氯胺消毒方式相比游离氯消毒，更容易产生碘乙酸。此外，原水中的有机物、碘离子是碘乙酸形成的先决条件，二者的浓度越高越有利于碘乙酸的形成。

**（三）毒代动力学及健康效应**

**1. 毒代动力学**

碘乙酸可在富含巯基的器官内迅速分布，如肝脏和肾脏。

**2. 健康效应**

（1）人体资料：较低剂量的碘乙酸即可引起皮肤、眼睛和黏膜刺激性反应，可以引起严重的接触性皮炎，损伤角膜、虹膜、晶状体、睫状体和视网膜。

（2）动物资料

1）短期暴露：小鼠关节内注射 $6\mu L$ 浓度为 0.5% 的碘乙酸钠溶液可以抑制髌骨软骨蛋白多糖的合成，从而导致膝盖炎症。

大鼠腹腔注射 40mg/kg 体重的碘乙酸，可以引起晶状体侧边上皮细胞退化，诱导晶状体核内纤维肿胀，结果引起白内障。

碘乙酸大鼠经腹腔注射的 $LD_{50}$ 为 75mg/kg，皮下注射的 $LD_{50}$ 为 60mg/kg；小鼠经口暴露的 $LD_{50}$ 为 83mg/kg；家犬经静脉注射的 $LD_{50}$ 为 45mg/kg。

2）长期暴露：大鼠通过食物暴露于 50～70mg/kg 碘乙酸，在 10～40 天内死亡。有研究报道碘乙酸可以选择性地破坏成纤维细胞以及刺激胰腺产生的 B 细胞。此外，体外试验显示碘乙酸可以促进促胰岛素的分泌。有研究报道了杂交鼠的碘乙酸总剂量为 960mg，经 596 天的染毒实验，在注射部位发现了纤维瘤和纤维肉瘤。

有研究通过体外和体内试验评估了碘乙酸对甲状腺内分泌系统的干扰作用。在三碘甲腺原氨酸（$T_3$）存在和不存在的情况下，用碘乙酸处理大鼠垂体瘤 GH3 细胞。碘乙酸暴露显著降低了 $T_3$ 激活的 GH3 细胞的增殖，表明碘乙酸在体外具有拮抗活性。SD 大鼠连续 28 天通过口服灌胃碘乙酸，结果表明碘乙酸暴露显著降低了促甲状腺激素受体（TSHR）、钠/碘转运体（NIS）和 I 型脱碘酶的 mRNA 表达水平，同时降低了 TSHR 和 NIS 的蛋白表达水平。碘乙酸暴露降低了 $T_3$ 水平，但增加了下丘脑重量，提高了促甲状腺素释放激素和促甲状腺素水平。此外，在碘乙酸诱导下甲状腺中形成更小的卵泡，甚至空泡化。这些结果表明，碘乙酸在体外和体内都可能扰乱甲状腺内分泌系统。

3）致癌性：虽然没有长期的哺乳动物实验证据，但通过碘乙酸体外细胞恶性转化试验发现，碘乙酸可诱导 NIH3T3 细胞发生恶性转化，包括细胞表型的改变，可在软琼脂中形成集落，被伴刀豆球蛋白 A 凝集，可在裸鼠皮下呈瘤。由此表明，碘乙酸具有潜在致癌性。值得注意的是，研究中发现 2 μmol/L 的碘乙酸即可诱导 NIH3T3 细胞发生恶性转化，且诱导时间较短（72 小时），提示碘乙酸诱发恶性转化的能力较强，且低剂量碘乙酸具有潜在致癌性。

（四）检测方法

碘乙酸的主要分析方法及灵敏度见表 4-9。

表 4-9 碘乙酸的主要分析方法及灵敏度

| 方法 | 回收率（%） | 方法检出限（ng/L） | 方法定量限（ng/L） |
|---|---|---|---|
| GC-ECD | 71～75 | 0.15 | 0.48 |
| HPLC-MS/MS | 98.2 | 0.01 | 0.02 |
| EPA552.2 | 未报道 | 未报道 | 120 |

（五）国内外饮用水标准情况

**1. 我国饮用水卫生标准**

《生活饮用水卫生标准》（GB 5749—1985）未规定饮用水中碘乙酸的限值。
《生活饮用水卫生标准》（GB 5749—2006）未规定饮用水中碘乙酸的限值。
《生活饮用水卫生标准》（GB 5749—2022）正文中未规定饮用水中碘乙酸的限值，标准资料性附录 A 中将碘乙酸作为参考指标，其限值为 0.02mg/L。

**2. 世界卫生组织标准**

世界卫生组织《饮用水水质准则》未规定饮用水中碘乙酸的准则值。

**3. 美国饮用水水质标准**

美国饮用水水质标准未规定饮用水中碘乙酸的限值。

**4. 欧盟饮用水水质标准**

欧盟《饮用水水质指令》（2020/2184）未规定饮用水中碘乙酸的限值。

**5. 日本饮用水水质标准**

日本《饮用水水质标准》（2020）未规定饮用水中碘乙酸的限值。

（六）指标分类及限值制定依据

考虑到我国水体中有碘乙酸检出的情况，但检出率极低，检出浓度也远低于 0.02mg/L，因此把碘乙酸归为参考指标类型。

根据碘乙酸对 SD 大鼠甲状腺内分泌系统的干扰亚急性毒性试验，确定碘乙酸的 NOAEL 为 6.0mg/(kg·d)，不确定系数为 1000，以儿童为保护目标确定碘乙酸的限值为 0.02mg/L。

# 十六、N-亚硝基二甲胺

## （一）基本信息

### 1. 基本情况

（1）中文名称：N-亚硝基二甲胺。

（2）英文名称：N-nitrosodimethylamine，NDMA。

（3）CAS 号：62-75-9。

（4）分子式：$C_2H_6N_2O$。

（5）相对分子质量：74.08。

### 2. 理化性质

（1）外观与性状：黄色液体。

（2）熔点：–50℃。

（3）沸点：151～154℃。

（4）溶解性：混溶于水，可溶于乙醇、乙醚。

### 3. 生产使用情况及饮用水污染源

N-亚硝基二甲胺（NDMA）是在一定 pH 条件下，硝酸盐或亚硝酸盐与胺类反应产生的工业副产物。NDMA 主要是由烷基胺（主要是二甲胺和三甲胺）与氮氧化物、亚硝酸和亚硝酸盐接触反应形成，或者通过含有硝基或亚硝基化合物的反式亚硝化作用形成。NDMA 在橡胶制造、皮革制革、农药制造、食品加工、铸造、染料制造及污水处理厂等工厂中均有排放，并且几乎都释放在水中。此外，柴油汽车的尾气排放物中也可检测到 NDMA。NDMA 以前用于火箭燃料的生产，也用作抗氧化剂、润滑油的添加剂和共聚物的软化剂。NDMA 在不同种类的农药中均可存在，某些农药的使用能使 NDMA 释放到环境中。以下二甲胺配方农药中可能含有微量污染物 NDMA：妥拉唑林（苯甲唑啉）、溴氰菊酯、麦草畏、2,4-二氯苯氧乙酸等。

NDMA 在饮用水处理过程中也会形成。20 世纪 70 年代，在生产偏二甲肼工厂附近的水中第一次发现了 NDMA。之后，NDMA 被鉴定为饮用水氯化过程中产生的消毒副产物。在含氮有机物存在的水体中，若水厂采用氯胺消毒，NDMA 会以消毒副产物的形式形成，尤其是以废水作为原水时。氯胺消毒时生成的 NDMA 等亚硝胺的生成量是游离氯消毒的数倍。当原水中氨氮浓度较高，且折点氯化不完全时，NDMA 也会大量生成。

NDMA 主要的形成机制是含 N,N-二甲基氨基结构的有机氮化物与二氯胺（在氯胺消毒状态下与一氯胺共存）的亲核取代反应。NDMA 的生成与水体中前体物有关，如二甲胺和三甲胺。最近的报道表明，二氧化氯和臭氧等消毒剂也会促进亚硝胺类消毒副产物的形成。

此外，水源水中也会检出较高浓度的 NDMA，这可能与水源地所受到的污染有关。

## （二）环境暴露状况

调查发现西安市某城市污水处理厂二级出水中的亚硝胺类消毒副产物中，NDMA 的平均浓度为 28ng/L，随着臭氧投量的增加，NDMA 的含量也增加。对我国珠三角地区的东江流域和北江流域的两个典型供水系统中的 NDMA 进行检测，东江流域某供水系统的清水池出水中，NDMA 在冬季和夏季的平均浓度分别为 3.4ng/L 和 2.3ng/L；北江流域某供水系统的出厂水中，NDMA 在冬季和夏季的平均浓度分别为 0.8ng/L 和未检出。

亚硝胺既可来源于外暴露，又可内源产生。亚硝胺潜在的人体外在暴露途径包括经消化道、呼吸道和经皮肤暴露，但最主要的暴露途径是经消化道暴露，包括食物和饮用水。

加拿大 2011 年颁布的《饮用水水质指南》指出，在污染的空气、水和食物中的 NDMA 一同暴露时，20～59 岁人群的每日摄入量为 0.005～0.016μg/(kg·d)。

有研究从多个不同来源对 NDMA 暴露进行了研究，作者估计在 75 年的使用寿命期间饮用水 NDMA 的口服摄入量占比低于 1%。尽管 NDMA 在食物中的浓度很低，暴露量相对较低，但相比于饮用水，食物仍然是 NDMA 暴露的重要来源。

2007 年的蒙特卡洛模拟分析发现，当考虑到 NDMA 的内源性形成时，饮用水中 NDMA 的贡献率低于摄入 NDMA 的 2.8%，低于总 NDMA 暴露（包括内源产生）的 0.02%。该分析基于人体血液浓度，表明内源性 NDMA 产量大于预期。当考虑食物和水中摄入的 NDMA 时，结果表明饮用水对使用游离氯的地表水系统的日均 NDMA 剂量的贡献率介于 0.0002% 和 0.001% 之间，在使用氯胺的地表水系统中为 0.001%～0.01%。

## （三）毒代动力学及健康效应

### 1. 毒代动力学

对实验动物进行的研究表明，摄入的 NDMA 主要通过肠道被迅速而广泛地吸收（>90%）。亚硝胺从血液中被迅速清除，其代谢涉及肝脏作用。NDMA 及其代谢物可通过尿液排出或以二氧化碳的形式呼出。

**2. 健康效应**

（1）人体资料

1）急性和慢性毒性：2 起死亡事件（1 名成人和 1 名儿童）与急性摄入含未知量 NDMA 的污染的柠檬水有关；1 名成人死亡与连续超过两年消耗至少 4 次剂量为 250~300mg 的 NDMA 有关。3 个死亡案例中均观察到肝衰竭，而在 2 名急性暴露的死者中还观察到脑出血。

2）流行病学资料：病例对照研究的流行病学调查表明 NDMA 的摄入与许多癌症的潜在风险相关，包括上消化道癌症和肺癌等。最近的研究发现 NDMA 的摄入与结直肠癌相关，一项基于人群的队列研究选择 9985 名芬兰人作为研究对象，跟踪 24 年，结果表明 NDMA 的摄入与结直肠癌的相关风险度（RR）为 2.12（95%CI：1.04~4.33）。一项在加拿大进行的病例对照研究发现 NDMA 的摄入与结直肠癌的高风险相关，尤其是直肠癌。

（2）动物资料

1）急性毒性：大鼠经口半数致死量为 23~40mg/kg，大鼠和小鼠经呼吸道的 4 小时中位半数致死浓度分别为 240mg/m$^3$（78ppm）和 176mg/m$^3$（57ppm）。犬经呼吸道暴露于 NDMA 4 小时后，最低可观察效应浓度（LOEC）为 49mg/m$^3$（16ppm）。以上 3 个物种中，急性呼吸道暴露于 NDMA 均会导致肝脏出血性坏死。在暴露于 NDMA 的犬中发现血液凝血时间延长。对于腹膜腔暴露于 NDMA，大鼠和小鼠的半数致死量分别为 43mg/kg 和 20mg/kg。

2）短期暴露：许多哺乳动物在各种暴露剂量和暴露时长的实验条件下，经口暴露于 NDMA 通常可观察到与寿命减少相关的肝脏损害（包括肝细胞空泡形成、门静脉病变、坏死/出血等）。

除了观察到在肝脏中的作用外，在持续 1~12 周经口暴露于 3.8mg/(kg·d) NDMA 的大鼠中，发现各个器官（如肾、肺、脾、心肌）内出现淤血。大鼠通过饮食暴露于 10mg/(kg·d) NDMA 34~37 天，水貂通过饮食暴露于 0.3mg/(kg·d) 或 0.6mg/(kg·d) NDMA 23~34 天，均可观察到胃肠道出血。水貂通过饮食暴露于 0.2mg/(kg·d) NDMA，还可观察到肾脏中的效应。

3）长期暴露和致癌性：在啮齿动物（大鼠、小鼠、仓鼠）暴露的研究中已经有明确且一致的致癌性证据，无论是经口暴露，还是通过吸入或气管内滴注暴露。大鼠通过摄入饮用水或饮食中含有的 NDMA，肝脏肿瘤和睾丸间质细胞瘤的发病率会增加；当饮用水中 NDMA 浓度为 5mg/L，饮食中 NDMA 浓度为 10mg/kg 时，肿瘤发病率增加。通过饮用水或吸入暴露于 NDMA 的小鼠可观察到肝、肺和肾的癌症效应；当饮用水中 NDMA 的浓度为 0.01~5mg/L 时，便可观察到肿瘤发病率的增加。通过呼吸道暴露于 NDMA，仓鼠的肝癌发病率增加。妊娠大鼠（通过腹腔注射）或小鼠（通过胃管）暴露于 NDMA 后，子代的肝脏和肾脏肿瘤的发病率也相应增加。

一项针对 2040 只大鼠的研究由于使用的浓度范围广泛，被认为是最全面的可用于定量风险评估的研究。该研究的致癌性生物测定涉及终身暴露，共分为 15 个剂量组，每个剂量组包括 60 只雄性和 60 只雌性 Colworth-Wistar 大鼠，在饮用水中提供了大范围的 15 个 NDMA 浓度组（33~16896μg/L）。雄性大鼠 NDMA 的每日估计摄入量范围为 0.001~0.697mg/kg，雌性为 0.002~1.224mg/kg。120 只雄性大鼠和 120 只雌性大鼠只接受纯饮用水作为对照组。经过 12 个月和 18 个月的研究，随着剂量的增加，动物的存活数量减少；最高剂量组动物的存活时间不超过 1 年。低剂量组动物生存率良好，最高达 3.5 年。在低剂量组，发现诱导的肝肿瘤的数量与剂量成正比，没有指示阈值。此外，在低剂量组大鼠肝脏中出现多种非肿瘤性的异常，包括增生结节和肝细胞收缩。

4）遗传毒性：很多证据表明 NDMA 具有致突变性和诱导染色体断裂作用。在存在或不存在代谢活化的情况下，各种细胞类型中均可观察到基因突变、染色体损伤、姐妹染色单体交换和意外的 DNA 合成频率增加。在人类和啮齿动物细胞中都观察到阳性结果。

（四）检测方法

《生活饮用水标准检验方法》（GB/T 5750—2023）提供了 3 种检测方法，分别为固相萃取气相色谱质谱法、液液萃取气相色谱质谱法和固相萃取气相色谱串联质谱法。

（五）国内外饮用水标准情况

**1. 我国饮用水卫生标准**

《生活饮用水卫生标准》（GB 5749—1985）未规定饮用水中 NDMA 的限值。
《生活饮用水卫生标准》（GB 5749—2006）未规定饮用水中 NDMA 的限值。
《生活饮用水卫生标准》（GB 5749—2022）正文中未规定饮用水中 NDMA 的限值，标准资料性附录 A 中将 NDMA 作为参考指标，其限值为 0.0001mg/L。

**2. 世界卫生组织标准**

1984 年第一版、1993 年第二版和 2004 年第三版《饮用水水质准则》均未规定饮用水中 NDMA 的准则值。

2011 年第四版《饮用水水质准则》及后续增补版规定饮用水中 NDMA 的准则值为 0.0001mg/L。

**3. 美国饮用水水质标准**

美国饮用水水质标准未规定饮用水中 NDMA 的限值。

**4. 欧盟饮用水水质标准**

欧盟《饮用水水质指令》(2020/2184)未规定饮用水中 NDMA 的限值。

**5. 日本饮用水水质标准**

日本《饮用水水质标准》（2020）未规定饮用水中 NDMA 的限值。

## （六）指标分类及限值制定依据

考虑到我国水体中 NDMA 的检出率较低，检出浓度远低于 0.0001mg/L，因此把 NDMA 归为参考指标类型。

基于 NDMA 诱发的最敏感的终点肝脏胆道囊腺瘤（雌性大鼠），$TD_{05}$ 的 95% 置信下限为 18μg/(kg·d)，可以计算出单位风险为 $2.77×10^{-3}[μg/(kg·d)]^{-1}$。假定平均成年人体重为 60kg，成年人饮用量为 2L/d，从而计算出 NDMA 的限值（与 $10^{-5}$ 终身致癌风险相对应）大约为 0.0001mg/L。

# 第六节　农　　药

## 一、七　　氯

### （一）基本信息

**1. 基本情况**

（1）中文名称：七氯。

（2）英文名称：Heptachlor。

（3）CAS 号：76-44-8。

（4）分子式：$C_{10}H_5Cl_7$。

（5）相对分子质量：373.32。

**2. 理化性质**

（1）外观与性状：白色晶体或茶褐色蜡状固体，樟脑或雪松样气味。

（2）密度：1.58g/cm³。

（3）蒸气压：$4.0×10^{-5}$kPa（25℃）。

（4）溶解性：几乎不溶于水（0.056mg/L），但可溶于有机溶剂，如乙醇（45g/L）、二甲苯（1020g/L）、丙酮（750g/L）和苯（1060g/L）。

**3. 生产使用情况及饮用水污染源**

七氯是一种非内吸性触杀、胃毒性杀虫剂，主要用于防治土壤害虫和白蚁，也用于控制棉铃象虫、蝗虫等田间害虫，以及疟蚊、苍蝇等病媒害虫。目前，其使用仅限于杀灭白蚁，用于木材处理和地下电缆线防护，由于其环境持久性，七氯常在地表水、沉积物、食物、土壤和大气中检出。

（二）环境暴露状况

检测发现，我国天津市永定新河、北塘排污河和大沽排污河的表层水、悬浮物、间隙水样品中的七氯含量分别为 0～172.1ng/L、4.1～933.8μg/kg、3.1～104.7ng/L。食物是普通人群暴露于七氯的主要来源，婴儿可以通过母乳或牛乳接触七氯。在使用农药的地区，灰尘或烟雾吸入和井水饮用也可能是七氯暴露的途径。美国 1985 年对堪萨斯州的调查显示，1%的泉水中检出了七氯，暴露浓度为 0.025ppb。

（三）毒代动力学及健康效应

**1. 毒代动力学**

研究发现七氯能被大鼠和牛的胃肠道吸收。给猪饲喂七氯 78 天，在其脂肪（≥0.16ppm）、肝（≥0.08ppm）、肌肉（0ppm）中发现七氯残留。雌性大鼠灌胃研究发现，七氯在血液、肝、肾、脂肪组织中被检测到。七氯的主要代谢产物为环氧七氯、1-外羟基六氯、1-外-羟基-2, 3-外-环氧六氯和 1, 2-羟基六氯。七氯可以在母乳中累积，有研究测定 51 份母乳样品，其七氯浓度达到 0.0027ppm。七氯主要以代谢产物与母体化合物的形式排出，给雄性大鼠口服灌胃七氯的实验表明大部分七氯通过粪便排出。

**2. 健康效应**

（1）人体资料：临床有关于氯丹中七氯急性暴露的研究，七氯通过食入、皮肤或呼吸道途径作用于中枢神经系统引起烦躁、流涎、呼吸急促、肌肉震颤、惊厥，并在动物身上发现相似的作用效果。人类的一些血液病（如贫血和白血病）与吸入和皮肤接触七氯有关。除此之外，还有研究者对一个生产氯丹与七氯工厂中的 1403 名工人（平均工龄 73 个月）做了研究，结果显示接触氯丹与七氯没有显著增加肺癌的发病率，但是脑血管病的发病率显著增加。

（2）动物资料

1）短期暴露：大鼠单一口服暴露于 60mg/kg 七氯，发现血清谷丙转氨酶和血清醛缩酶水平升高，并造成中至重度肝组织损害。

2）长期暴露：小鼠经口暴露于七氯 2 年，浓度为 10ppm，形成肝静脉血栓和肝硬化。研究发现 75%环氧七氯和 25%七氯混合喂养小鼠 18 个月后，雄鼠和雌鼠的平均肝重增加及肝大与暴露剂量（1ppm、5ppm、10ppm）有明显的关联。

喂养大鼠 5～12.5ppm 的混合农药（75%七氯+25%环氧七氯）2 年后，发现大鼠死亡率的增加与剂量有明显关系。用 7ppm 七氯喂养大鼠 110 周后产生非肿瘤性病变。雄鼠暴露于 3～10ppm 的饮食剂量水平七氯后出现肝重量增加。用含环氧七氯（0.5～10ppm）的饲料喂养大鼠 108 周后发现相关的肝脏重量增加、肝细胞空泡化、肝大。

3）致癌作用：研究结果表明，给雄性和雌性大鼠喂养 1.5～10ppm 七氯 110 周后，发现雌鼠的试验组多部位肿瘤显著增加。切片研究发现，CD-1 小鼠在 1ppm、5ppm、10ppm 75%环氧七氯和 25%七氯混合暴露剂量下，肝细胞癌的发病率显著增加。

（四）检测方法

《生活饮用水标准检验方法》（GB/T 5750—2023）提供了 2 种检测方法，分别为液液萃取气相色谱法和固相萃取气相色谱质谱法。

（五）国内外饮用水标准情况

1. 我国饮用水卫生标准

《生活饮用水卫生标准》（GB 5749—1985）未规定七氯的限值。
《生活饮用水卫生标准》（GB 5749—2006）规定七氯的限值为 0.0004mg/L。
《生活饮用水卫生标准》（GB 5749—2022）仍然沿用 0.0004mg/L 作为七氯的限值。

2. 世界卫生组织标准

1984 年第一版《饮用水水质准则》规定七氯和环氧七氯的准则值为 0.1μg/L。
1993 年第二版准则规定七氯和环氧七氯的准则值为 0.03μg/L。
2004 年第三版准则认为饮用水中七氯和环氧七氯的质量浓度远低于观察到的会产生毒性的质量浓度，因此认为没必要设置准则值。
2011 年第四版，2017 年第四版第一次增补版，2022 年第四版第一、二次增补版准则，维持了第三版的要求。

3. 美国饮用水水质标准

美国《国家一级饮用水标准》规定七氯的 MCLG 为 0，七氯的 MCL 为 0.0004mg/L。

**4. 欧盟饮用水水质标准**

欧盟《饮用水水质指令》（2020/2184）规定七氯和环氧七氯的限值为0.030μg/L。

**5. 日本饮用水水质标准**

日本《饮用水水质标准》（2020）未规定七氯的限值。

## （六）指标分类及限值制定依据

考虑到我国水体中七氯的检出情况不具备全国普遍性，仅在部分地区检出，因此把七氯归为扩展指标类型。

基于犬类的肝组织病变实验得出NOAEL为0.025mg/(kg·d)，不确定系数为200，饮用水贡献率选择10%，推导得出限值为0.0004mg/L。

# 二、马 拉 硫 磷

## （一）基本信息

**1. 基本情况**

（1）中文名称：马拉硫磷。
（2）英文名称：Malathion。
（3）CAS号：121-75-5。
（4）分子式：$C_{10}H_{19}O_6PS_2$。
（5）相对分子质量：330.36。

**2. 理化性质**

（1）外观与性状：纯品常温下为无色或浅黄色油状液体，有蒜臭味，工业品带深褐色，有强烈气味。
（2）相对密度：1.2076（水=1）。
（3）蒸气压：$5.3\times10^{-5}$kPa（30℃）。
（4）熔点：2.85℃。
（5）沸点：156℃。
（6）溶解性：在水中为145mg/L（20℃），可与大多数有机溶剂混溶。
（7）稳定性：对光稳定，对热不稳定，加热发生异构化反应。

**3. 生产使用情况及饮用水污染源**

马拉硫磷是一种用于公共卫生、住宅和农业的有机磷杀虫剂，超过100种粮食作物可以用马拉硫磷进行处理。全球大约有 1953 种马拉硫磷产品在使用，这些产品也是环境中马拉硫磷污染的主要来源。马拉硫磷具有较高的溶解度，易通过雨水冲刷途径进入水体。

## （二）环境暴露状况

水源水中的马拉硫磷可能来自含马拉硫磷的工业废水排放。对于非职业接触的人群而言，食物是人接触马拉硫磷的主要途径，马拉硫磷经饮用水途径的暴露量只占每日总摄入量的一小部分。据世界卫生组织研究表明，饮用水中马拉硫磷的浓度为 0.005～0.025mg/kg，通过饮用水途径的摄入量占每天经口总摄入量的 0～10%。

## （三）毒代动力学及健康效应

### 1. 毒代动力学

马拉硫磷可以通过胃肠道、皮肤、黏膜和肺等多种途径被迅速有效地吸收。对一名摄入大量马拉硫磷个体的尸体解剖标本显示，其胃和肠中有相当多的马拉硫磷残留，脂肪组织中也含有少量残留。人体中的马拉硫磷通过转化为毒性代谢物马拉氧磷而激活马拉硫磷的氧类似物。马拉硫磷和马拉氧磷可被灭活分别水解成二甲基二硫代磷酸和二甲基硫代磷酸。大鼠口服暴露于马拉硫磷的实验中，给药 24 小时后有 83%的马拉硫磷经尿排出，6%通过粪便排出，3%存在于呼气中，8%留于胃肠道中。

### 2. 健康效应

（1）人体资料

1）短期暴露：人体急性症状包括恶心、头痛、胸闷，以及其他典型的乙酰胆碱酯酶抑制症状。高剂量的马拉硫磷中毒表现为典型的无意识、惊厥和"持续恶化的疾病"。有 1 例马拉硫磷中毒的报道显示，在暴露于含 0.5%马拉硫磷的气雾弹后会出现严重的胆碱酯酶抑制迹象。目前，已有多例马拉硫磷中毒事件涉及农药工人和意外暴露的儿童。

2）长期和慢性效应：一项实验研究中，5 名志愿者服用马拉硫磷，剂量高达 16mg/d[0.23mg/(kg·d)]，持续 47 天，没有显示出胆碱酯酶活性的显著下降。当服用 24mg/d[0.34mg/(kg·d)]56 天时，开始给药 2 周后，5 名志愿者表现出胆碱酯酶活性降低。在给药期结束 3 周后观察到 25%的最大胆碱酯酶抑制作用。

（2）动物资料

1）短期暴露：大鼠的 $LD_{50}$ 为 480～10 700mg/kg。

2）长期暴露：给大鼠饲喂 500ppm 马拉硫磷 2 年，除了胆碱酯酶活性降低外没有任何症状。断乳雄性大鼠对马拉硫磷的敏感性比成年大鼠高 2 倍。研究显示该农药影响大鼠的肾上腺和肝脏，也对测试动物的凝血时间有影响。

3）致癌性：给雌性小鼠饲喂大约 1% 马拉硫磷 3 年以上，未发现肿瘤发病率显著增加。在含有高浓度马拉硫磷 2 年的饲喂实验中，雌性大鼠未发生肿瘤。

联合国粮农组织和世界卫生组织农药残留联席会议（JMPR）规定马拉硫磷的每日允许摄入量（ADI）为 0～0.3mg/kg，急性参考剂量（ARfD）为 2mg/(kg·d)。2015 年，IARC 重新评估了马拉硫磷的致癌性，基于现有的人类和动物毒理数据，认定马拉硫磷可能对人类致癌（2A 组）。在 2016 年 5 月的特别会议中，JMPR 考虑了现有的和新的实验动物数据，以及人类试验数据得出结论，认为马拉硫磷及其代谢物不可能通过饮食暴露对人类构成致癌风险。

（四）检测方法

《生活饮用水标准检验方法》（GB/T 5750—2023）提供了 2 种检测方法，分别为毛细管柱气相色谱法和固相萃取气相色谱质谱法。

（五）国内外饮用水标准情况

**1. 我国饮用水卫生标准**

《生活饮用水卫生标准》（GB 5749—1985）未规定马拉硫磷的限值。

《生活饮用水卫生标准》（GB 5749—2006）规定马拉硫磷的限值为 0.25mg/L。

《生活饮用水卫生标准》（GB 5749—2022）仍然沿用 0.25mg/L 作为马拉硫磷的限值。

**2. 世界卫生组织标准**

1984 年第一版《饮用水水质准则》未规定马拉硫磷的准则值。

1993 年第二版准则未规定马拉硫磷的准则值。

2004 年第三版准则规定马拉硫磷基于健康的准则值为 0.9mg/L，但马拉硫磷存在的质量浓度远低于基于健康的准则值，因此世界卫生组织认为没必要设置准则值。

2011 年第四版，2017 年第四版第一次增补版，2022 年第四版第一、二次增补版准则维持了第三版的要求。

**3. 美国饮用水水质标准**

美国饮用水水质标准未规定马拉硫磷的限值。

### 4. 欧盟饮用水水质标准

欧盟《饮用水水质指令》（2020/2184）未规定马拉硫磷的限值，但规定了单一农药和农药总量的限值，分别为 0.1μg/L 和 0.5μg/L。

### 5. 日本饮用水水质标准

日本《饮用水水质标准》（2020）规定马拉硫磷的限值为 0.7mg/L。

## （六）指标分类及限值制定依据

考虑到我国水体中马拉硫磷的检出情况不具备全国普遍性，仅在部分地区检出，因此把马拉硫磷归为扩展指标类型。

按感官影响将饮用水中马拉硫磷的限值定为 0.25mg/L。

# 三、乐　果

## （一）基本信息

### 1. 基本情况

（1）中文名称：乐果。
（2）英文名称：Dimethoate。
（3）CAS 号：60-51-5。
（4）分子式：$C_5H_{12}NO_3PS_2$。
（5）相对分子质量：229.26。

### 2. 理化性质

（1）外观与性状：灰白色结晶固体，有樟脑气味。
（2）密度：1.3g/cm³（20℃）。
（3）蒸气压：$1.13 \times 10^{-6}$kPa（25℃）。
（4）溶解性：微溶于水，溶于乙醇、氯仿、苯、酮类等。

### 3. 生产使用情况及饮用水污染源

乐果是一种有触杀性的神经系统杀虫剂，能杀灭大多数的昆虫和螨类，可用于水果、蔬菜、小麦、苜蓿、棉花、烟草、观赏植物、橄榄、向日葵等。乐果是水溶性农药，在施药过程中，乐果可通过农田渗漏、降雨径流、农田排水等途径进入地表水和地下水，引起水环境污染。

## （二）环境暴露状况

北京红领巾公园和朝阳公园湖水中检出了乐果，浓度分别是 0.17μg/L 和 0.10μg/L。对我国河流海洋等水体的监测结果显示，珠江口海域、鲁兰河、厦门海域、渤海莱州湾海域检出的乐果浓度分别为 ND～8.81ng/L、0.08mg/L、30.9～194.4ng/L、19.7ng/L。德国莱茵河乐果残留浓度为 1～10ppb。食物是人接触乐果的主要途径，乐果经过饮用水途径的暴露量只占每日总摄入量的一小部分。有调查表明，通过饮用水途径摄入乐果的量占每天经口总摄入量的 14%。

## （三）毒代动力学及健康效应

### 1. 毒代动力学

猫和大鼠口服乐果 30 分钟后可在血液中检测到，并在 60～90 分钟后浓度达到最高水平，血液中 80%的乐果分布在红细胞中，15%～20%分布在血清中。将乐果用于大鼠皮肤，暴露 2 小时后，大鼠血液、肝脏和肾脏中的乐果浓度最高。体外和体内研究结果表明，乐果的主要代谢途径是水解和氧化。乐果在大鼠和牛体内可产生羧基衍生物。人类胚胎肺细胞中乐果的代谢与大鼠的代谢非常相似。人体试验中，$^{32}$P 标记的乐果口服给药 24 小时后，76%～100%的放射性物质通过尿液排泄。

### 2. 健康效应

（1）人体资料：人类口服乐果的致死剂量为 50～500mg/kg。

（2）动物资料

1）单次暴露：研究显示，大鼠的口服 $LD_{50}$ 为 150～680mg/kg，小鼠为 60～140mg/kg，仓鼠为 200mg/kg，豚鼠为 350～600mg/kg，兔为 280～500mg/kg，猫为 100mg/kg。

2）生殖发育毒性：在一项基于大鼠生殖毒性的多代研究中，乐果添加剂量分别为 0、1mg/kg、15mg/kg、65mg/kg，研究发现 15mg/kg 剂量组的大鼠繁殖能力受到损害，经换算相当于 NOAEL 为 1.2mg/(kg·d)。

## （四）检测方法

《生活饮用水标准检验方法》（GB/T 5750—2023）提供了 2 种检测方法，分别为毛细管柱气相色谱法和固相萃取气相色谱质谱法。

## （五）国内外饮用水标准情况

### 1. 我国饮用水卫生标准

《生活饮用水卫生标准》（GB 5749—1985）未规定乐果的限值。

《生活饮用水卫生标准》（GB 5749—2006）规定乐果的限值为 0.08mg/L。

《生活饮用水卫生标准》（GB 5749—2022）规定乐果的限值为 0.006mg/L。

**2. 世界卫生组织标准**

1984 年第一版《饮用水水质准则》未规定乐果的准则值。

1993 年第二版准则未规定乐果的准则值。

2004 年第三版准则规定乐果的准则值为 0.006mg/L。

2011 年第四版，2017 年第四版第一次增补版，2022 年第四版第一、二次增补版准则沿用 0.006mg/L 作为乐果的准则值。

**3. 美国饮用水水质标准**

美国饮用水水质标准未规定乐果的限值。

**4. 欧盟饮用水水质标准**

欧盟《饮用水水质指令》（2020/2184）未规定乐果的限值，但规定了单一农药和农药总量的限值分别为 0.1μg/L 和 0.5μg/L。

**5. 日本饮用水水质标准**

日本《饮用水水质标准》（2020）中规定乐果的限值为 0.05mg/L。

（六）指标分类及限值制定依据

考虑到我国水体中乐果的检出情况不具备全国普遍性，仅在部分地区检出，因此把乐果归为扩展指标类型。

基于大鼠生殖毒性实验中的繁殖行为实验得出 NOAEL 为 1.2mg/(kg·d)，不确定系数为 500（种内和种间差异为 100，该方法求得的 NOAEL 可能为 LOAEL，取不确定系数为 5），饮用水贡献率选择 10%，推导得出限值为 0.006mg/L。

# 四、灭草松

（一）基本信息

**1. 基本情况**

（1）中文名称：灭草松。

（2）英文名称：Bentazone。

（3）CAS 号：25057-89-0。

（4）分子式：$C_{10}H_{12}N_2O_3S$。

（5）相对分子质量：240.28。

**2. 理化性质**

（1）外观与性状：白色结晶粉末，水剂外观为深黄色或褐色液体。

（2）密度：$1.345g/cm^3$。

（3）蒸气压：27.02kPa（25℃）。

（4）熔点：137～139℃。

（5）沸点：（395.7±25.0）℃。

（6）水溶性：500mg/L（pH 7，20℃）。

**3. 生产使用情况及饮用水污染源**

灭草松因具有防效好、杀草谱广等特点，在农业生产中被广泛应用，其使用后的农药残留是饮用水中灭草松污染的主要来源。有研究表明，在欧洲 23 个国家的地下水样品中，32%检出灭草松，其中最大浓度为 11μg/L；在欧洲 27 个国家的河流水样品中，69%检出灭草松，其中最大浓度为 0.69μg/L。

（二）环境暴露状况

灭草松在地下水中的含量范围为＜0.1～40μg/L。地表水污染受农作物生产、农业排放及稻田灌溉用水的影响，在日本的一些地方，灭草松在水稻中的使用量显著升高，导致灭草松频繁出现在地表水中，含量已上升至 14μg/L。一项地下水调查显示，在意大利北部地区平原地带，30%的水体受到除草剂的污染，在经过该地域的主要溪流中检测到的灭草松浓度达 0.6μg/L。灭草松有优良的除草效果，在我国被广泛使用，实际使用过程中将其直接喷洒在田间农作物上，由于雨水、灌溉和蒸发等作用，灭草松进入江河湖泊等水源中，对地下水、地表水造成污染。有研究表明，深圳市饮用水中灭草松的浓度为 0.15～0.500μg/L。

（三）毒代动力学及健康效应

**1. 毒代动力学**

灭草松是一种触杀型并具有内吸传导作用的除草剂。动物体内相关研究表明，在小鼠出生后的 100 天哺乳期内，低剂量的灭草松会通过饮用水摄入并分布在雌鼠的子宫内。灭草松在动物体内代谢程度极低，母体化合物是其主要代谢产物，其他代谢产物为少量的灭草松羟基衍生物。植物中的灭草松可被迅速代谢成邻氨基苯甲酸衍生物，主要代谢产物是 6-羟基衍生物、8-羟基衍生物，继而共轭生成糖，并形成苷。灭草松经动物尿液排泄。

**2. 健康效应**

（1）人体资料：灭草松对人体的危害包括心搏骤停、急性心脏或肾功能不全和横纹肌溶解等。

（2）动物资料：灭草松为低毒性除草剂，大鼠的急性经口 $LD_{50}$ 为 1710mg/kg、经皮 $LD_{50}$＞4000mg/kg，鸟类的急性 $LD_{50}$ 为 1400mg/kg，鱼类的 96 小时 $LC_{50}$＞100mg/L，藻类的 72 小时 $EC_{50}$ 为 10.1mg/L，蜜蜂急性经口和急性经皮 $LD_{50}$ 均＞200 微克/只，蚯蚓的 14 天 $LC_{50}$ 为 840mg/kg。

灭草松对兔眼睛和皮肤有中等刺激性，对皮肤有致敏作用。灭草松对鸟类（山齿鹑、野鸭）、鱼类（虹鳟、蓝鳃太阳鱼）、蜜蜂等安全无毒，对隐翅虫、斜沟锥须步甲及草蛉等有益生物无害。

## （四）检测方法

《生活饮用水标准检验方法》（GB/T 5750—2023）提供了 2 种检测方法，分别为液液萃取气相色谱法和液相色谱串联质谱法。

## （五）国内外饮用水标准情况

**1. 我国饮用水卫生标准**

《生活饮用水卫生标准》（GB 5749—1985）未规定灭草松的限值。
《生活饮用水卫生标准》（GB 5749—2006）规定灭草松的限值为 0.3mg/L。
《生活饮用水卫生标准》（GB 5749—2022）仍然沿用 0.3mg/L 作为灭草松的限值。

**2. 世界卫生组织标准**

1984 年第一版《饮用水水质准则》未规定灭草松的准则值。
1993 年第二版准则规定灭草松以健康为基准的准则值为 0.03mg/L，1998 年第二版准则第一次增补版中将灭草松的准则值修订为 0.3mg/L。
2004 年第三版准则认为没有必要建立基于健康的灭草松准则值。
2011 年第四版，2017 年第四版第一次增补版，2022 年第四版第一、二次增补版准则均认为没有必要设定正式的准则值，但 2022 年第四版第一、二次增补版准则中给出了灭草松基于健康的准则值为 0.5mg/L。

**3. 美国饮用水水质标准**

美国饮用水水质标准未规定灭草松的限值。

**4. 欧盟饮用水水质标准**

欧盟《饮用水水质指令》（2020/2184）未规定灭草松的限值，但规定了单一农药和农药总量的限值分别为 0.1μg/L 和 0.5μg/L。

**5. 日本饮用水水质标准**

日本《饮用水水质标准》（2020）规定灭草松的限值为 0.2mg/L。

## （六）指标分类及限值制定依据

考虑到我国水体中灭草松的检出情况不具备全国普遍性，仅在部分地区检出，因此把灭草松归为扩展指标类型。

基于一项大鼠相关灭草松的为期 2 年的毒性和致癌性研究，以血液改变为观察终点得出 NOAEL 为 10mg/(kg·d)，不确定系数为 100，饮用水贡献率选择 10%，推导得出限值为 0.3mg/L。

# 五、百 菌 清

## （一）基本信息

**1. 基本情况**

（1）中文名称：百菌清。
（2）英文名称：Chlorothalonil。
（3）CAS 号：1897-45-6。
（4）分子式：$C_8N_2Cl_4$。
（5）相对分子质量：265.91。

**2. 理化性质**

（1）外观与性状：白色无味粉末。
（2）密度：1.8g/cm³。
（3）蒸气压：<1.3Pa（40℃）。
（4）熔点：250～251℃。
（5）沸点：350℃。
（6）溶解性（25℃）：在水中为 $6×10^{-4}$g/L，在二甲苯中为 80g/L，在丙酮中为 2g/L，在环己酮、二甲基甲酰胺中为 30g/L，在煤油中≤10g/L。

**3. 生产使用情况及饮用水污染源**

百菌清是一种非内吸性广谱杀菌剂，用于预防粮食、蔬果、果树及经济作物等多种作物的真菌病害。百菌清属于有机氯类农药，没有很强的持久性，同时又具有有机氯类化合物的高效性、广谱性等特点，因此得到了广泛应用。百菌清在生产、使用过程中可能通过多种途径进入水体，造成水体污染。

（二）环境暴露状况

百菌清不能被植物吸收，黏附在叶片表面的药剂很容易被雨水冲刷下来，所以百菌清在地表水和地下水中的检出率都非常高。在英国沿海及地中海地区的码头、港湾等水体中检出了百菌清残留，浓度为 0.008～1.38g/L。由于环境富集作用，百菌清可能通过食物链对人体造成伤害。

（三）毒代动力学及健康效应

**1. 毒代动力学**

百菌清的主要暴露途径包括吸入、食物和饮水摄入、经皮肤接触吸收。百菌清染毒后可分布于肾脏等部位。对大鼠的代谢研究发现，百菌清在肝脏和胃肠道中与谷胱甘肽（GSH）结合形成复合物，部分复合物在肠道被吸收，并被转运至肾脏，由肾脏中的裂解酶分解成疏基代谢物，经尿排出。

**2. 健康效应**

（1）人体资料：百菌清对人的皮肤和眼睛有刺激作用，少数人有过敏反应。一般可引起轻度接触性皮炎，如同被太阳轻度灼烧，不经治疗，大约在 2 周之内皮肤会经脱皮而恢复。眼睛接触百菌清后会立刻感到疼痛并发红。百菌清过敏反应表现为支气管刺激、皮疹、眼结膜和眼睑水肿、发炎，停止接触百菌清症状就会消失。

目前，未见有关百菌清对人类有致突变、致癌和发育毒性的研究报道。

（2）动物资料

1）毒性：属低毒类，对鱼类和水生无脊椎生物有毒。

2）急性经口毒性：大鼠 $LD_{50}>10\,000mg/kg$，犬 $LD_{50}$ 为 5000mg/kg，野鸭 $LD_{50}$ 为 21 500mg/kg，鹌鹑 $LD_{50}$ 为 5200mg/kg。

3）急性经皮刺激：兔 $LD_{50}$ 10 000mg/kg。

4）急性吸入：大鼠 $LC_{50}>4.7mg/L$（1 小时），0.1mg/L（4 小时）。

5）平均耐受限（48 小时）：鲤鱼，0.11mg/L；虹鳟，0.25mg/L；鲶鱼，0.386mg/L。

（四）检测方法

《生活饮用水标准检验方法》（GB/T 5750—2023）提供了 2 种检测方法，分别为固相萃取气相色谱质谱法和毛细管柱气相色谱法。

（五）国内外饮用水标准情况

**1. 我国饮用水卫生标准**

《生活饮用水卫生标准》（GB 5749—1985）未规定百菌清的限值。

《生活饮用水卫生标准》（GB 5749—2006）规定百菌清的限值为 0.01mg/L。

《生活饮用水卫生标准》（GB 5749—2022）仍然沿用 0.01mg/L 作为百菌清的限值。

**2. 世界卫生组织标准**

世界卫生组织的《饮用水水质准则》始终未规定百菌清的准则值。

**3. 美国饮用水水质标准**

美国饮用水水质标准未规定百菌清的限值。

**4. 欧盟饮用水水质标准**

欧盟《饮用水水质指令》（2020/2184）未规定百菌清的限值，但规定了单一农药和农药总量的限值分别为 0.1μg/L 和 0.5μg/L。

**5. 日本饮用水水质标准**

日本《饮用水水质标准》（2020）规定百菌清的限值为 0.05mg/L。

（六）指标分类及限值制定依据

考虑到我国水体中百菌清的检出情况不具备全国普遍性，仅在部分地区检出，因此把百菌清归为扩展指标类型。

基于犬类 1 年经饮食暴露于百菌清的轻度肝脏影响实验得出 NOAEL 为 1.5mg/(kg·d)，不确定系数为 100，饮用水贡献率选择 2%，推导得出限值为 0.01mg/L。

# 六、呋 喃 丹

（一）基本信息

**1. 基本情况**

（1）中文名称：呋喃丹。

（2）英文名称：Furadan。

（3）CAS 号：1563-66-2。

（4）分子式：$C_{12}H_{15}NO_3$。

（5）相对分子质量：221.25。

**2. 理化性质**

（1）外观与性状：白色结晶，纯品无臭味，工业品稍有苯酚气味。

（2）密度：$1.18g/cm^3$。

（3）蒸气压：$2.66\times10^{-6}kPa$（33℃）。

（4）熔点：153℃。

（5）溶解性：微溶于水，溶于多数有机溶剂（在丙酮中为15%，在乙腈中为14%，在苯中为4%，在环己酮中为9%，在二甲基亚砜中为25%，在二甲基甲酰胺中为27%，在甲基吡咯烷酮中为30%）。

**3. 生产使用情况及饮用水污染源**

呋喃丹是一种氨基甲酸酯类杀虫剂，主要用于水稻、花生等食用作物和景观植物、烟草等非食用作物。我国农业农村部第199号公告中规定，呋喃丹不得用于蔬菜、果树、茶叶、中草药材的种植过程。呋喃丹易溶于水，在作为农药施用后，一部分呋喃丹会通过径流、渗漏、冲刷等途径进入水体。

**（二）环境暴露状况**

目前，国内外已将呋喃丹列为限制使用或禁用的药物。呋喃丹很容易通过食物链、饮用水污染养殖动物，造成动物组织中的药物残留，对人、畜都有很大的危害。来自地下水和地面水源的饮用水是呋喃丹的暴露途径之一。人体从饮用水中吸收到的呋喃丹量为$3.42\times10^{-6}mg/d$，人体总吸收呋喃丹量为$6.02\times10^{-3}mg/d$。

**（三）健康效应**

**1. 毒代动力学**

呋喃丹主要经口和皮肤进入体内，在体内分布、代谢的速度均很快，吸收后主要分布在血液、肝脏、肾脏和脂肪组织。呋喃丹进入人体后，一部分在肝内水解、氧化、与葡萄糖醛酸结合而解毒，另一部分以原形或代谢物形式迅速由肾脏排出。呋喃丹24小时转化率为70%~90%，随尿和粪便排出。

**2. 健康效应**

（1）人体资料：呋喃丹主体构型与乙酰胆碱相似，进入人体后，与胆碱酯酶活性中心丝氨酸的羟基结合，形成氨基甲酰化胆碱酯酶，从而使胆碱酯酶失去活性，导致乙酰胆碱的大量积聚，引起一系列临床症状。

（2）动物资料：急性毒性 $LD_{50}$ 为 5.3mg/kg（大鼠经口），885mg/kg（兔经皮）；$LC_{50}$ 为 85ppm（哺乳类动物吸入，2 小时），8～14mg/kg（小鼠经口）。

呋喃丹属于高毒农药，对环境生物的毒性也很高，在各种环境生物中，呋喃丹对鸟类的危害性最大，一只小鸟觅食一粒呋喃丹足以致命。因呋喃丹中毒致死的小鸟或其他昆虫被猛禽类、小型兽类或爬行类动物觅食后，可引起二次中毒而致死。在美国曾发现 30 余起猛禽（鹰、隼、秃鹫）遭呋喃丹二次中毒事故。

（四）检测方法

《生活饮用水标准检验方法》（GB/T 5750—2023）提供了 2 种检测方法，分别为高效液相色谱法和液相色谱串联质谱法。

（五）国内外饮用水标准情况

**1. 我国饮用水卫生标准**

《生活饮用水卫生标准》（GB 5749—1985）未规定呋喃丹的限值。
《生活饮用水卫生标准》（GB 5749—2006）规定呋喃丹的限值为 0.007mg/L。
《生活饮用水卫生标准》（GB 5749—2022）仍然沿用 0.007mg/L 作为呋喃丹的限值。

**2. 世界卫生组织标准**

1984 年第一版《饮用水水质准则》未规定呋喃丹的准则值。
1993 年第二版准则规定呋喃丹的准则值为 0.005mg/L。1998 年第二版第一次增补版中将呋喃丹的准则值修订为 0.007mg/L。
2004 年第三版，2011 年第四版，2017 年第四版第一次增补版，2022 年第四版第一、二次增补版准则均沿用 0.007mg/L 作为呋喃丹的准则值。

**3. 美国饮用水水质标准**

美国《国家一级饮用水标准》规定呋喃丹的 MCLG 为 0.04mg/L，MCL 也为 0.04mg/L。

**4. 欧盟饮用水水质标准**

欧盟《饮用水水质指令》（2020/2184）未规定呋喃丹的限值，但规定了单一农药和农药总量的限值分别为 0.1μg/L 和 0.5μg/L。

**5. 日本饮用水水质标准**

日本《饮用水水质标准》（2020）规定呋喃丹的限值为 0.0003mg/L。

## （六）指标分类及限值制定依据

考虑到我国水体中呋喃丹的检出情况不具备全国普遍性，仅在部分地区检出，因此把呋喃丹归为扩展指标类型。

基于犬类 4 周短期研究急性（可逆）不良影响实验得出 NOAEL 为 0.22mg/(kg·d)，不确定系数为 100，饮用水贡献率选择 10%，推导得出限值为 0.007mg/L。

# 七、毒 死 蜱

## （一）基本信息

### 1. 基本情况

（1）中文名称：毒死蜱。
（2）英文名称：Chlorpyrifos。
（3）CAS 号：2921-88-2。
（4）分子式：$C_9H_{11}Cl_3NO_3PS$。
（5）相对分子质量：350.59。

### 2. 理化性质

（1）外观与性状：白色晶体。
（2）相对密度：1.398（水=1）。
（3）蒸气压：2.493kPa（25℃）。
（4）熔点：42～44℃。
（5）沸点：200℃。
（6）溶解性：在水中溶解度为 2mg/L（25℃），可溶于丙酮、苯、氯仿等有机溶剂。

### 3. 生产使用情况及饮用水污染源

毒死蜱是一种高效、安全和广谱的含氮杂环类杀虫杀螨剂，对害虫具有触杀、胃毒和熏蒸作用，对人畜毒性相对较低，在全球范围内得到广泛应用。毒死蜱易挥发，较难溶于水，进入水体后很快会被土壤中的颗粒物或植物吸附。

## （二）环境暴露状况

水源水中的毒死蜱可能来自工业废水的排放污染。有研究表明，通过饮用水途径毒死蜱的摄入量为 0.077～0.152μg/d。尽管存在某些社区的地下水中毒死蜱含量较高的特殊情况，但总体来说，对于非职业接触人群而言，食物是人接触毒死蜱的主要途径，毒死蜱经饮用水途径的暴露量占每日总摄入量的一小部分。

### （三）毒代动力学及健康效应

**1. 毒代动力学**

研究表明毒死蜱容易被胃肠道吸收。毒死蜱无生物蓄积性，经皮吸收极少。流行病学调查研究发现，在人类的血液、乳汁、宫颈分泌物、呼出的空气、精液、唾液，胎儿的脐血，以及新生儿的大便、尿液中都能检测到毒死蜱及其代谢产物。脱 3, 5, 6-三氯-2-吡啶基及葡萄糖苷化是其主要代谢途径。毒死蜱大多数以原形和代谢物形式经尿道排出，较少通过粪便排泄。

**2. 健康效应**

（1）人体资料：美国国家环境保护局报道 2002～2009 年有 126 起关于毒死蜱的急性中毒事件，其中有 17 起是儿童急性中毒。64 名使用毒死蜱的白蚁防治工作人员在体检时出现了白细胞异常。近年来的研究发现，毒死蜱不仅影响雄激素、雌激素、甲状腺素的水平，还影响促性腺激素释放，引起性别相关的胆固醇和胰岛素水平改变。毒死蜱也存在一定程度的生殖毒性，1996 年首次报道了 4 例因宫内暴露毒死蜱后出现外生殖器发育缺陷的患儿。在美国北卡罗来纳州与艾奥瓦州的注册农药施药者癌症发病率的调查中发现，肺癌、白血病、直肠癌、脑部肿瘤的发病风险与毒死蜱的暴露增加密切相关。

（2）动物资料：果蝇实验中发现毒死蜱暴露会引起果蝇环状 X 染色体数目丢失。研究通过检测 5-甲基胞嘧啶的含量发现毒死蜱暴露后导致大鼠肝细胞的甲基化水平显著下降。动物实验研究还发现，大鼠暴露于毒死蜱后，可降低血液中睾酮、卵泡刺激素、黄体生成素等激素的水平，并导致生精小管收缩，引起精子数目的改变。此外，毒死蜱暴露还可引起糖、脂肪代谢异常，出现血浆胆固醇与甘油三酯水平的升高，以及餐后高胰岛素血症。

### （四）检测方法

《生活饮用水标准检验方法》（GB/T 5750—2023）提供了 2 种检测方法，分别为液液萃取气相色谱法和固相萃取气相色谱质谱法。

### （五）国内外饮用水标准情况

**1. 我国饮用水卫生标准**

《生活饮用水卫生标准》（GB 5749—1985）未规定毒死蜱的限值。
《生活饮用水卫生标准》（GB 5749—2006）规定毒死蜱的限值为 0.03mg/L。

《生活饮用水卫生标准》（GB 5749—2022）仍然沿用 0.03mg/L 作为毒死蜱的限值。

**2. 世界卫生组织标准**

1984 年第一版、1993 年第二版《饮用水水质准则》均未规定毒死蜱的准则值。2004 年第三版准则规定毒死蜱的准则值为 0.03mg/L。

2011 年第四版，2017 年第四版第一次增补版，2022 年第四版第一、二次增补版准则均沿用 0.03mg/L 作为毒死蜱的准则值。

**3. 美国饮用水水质标准**

美国饮用水水质标准未规定毒死蜱的限值。

**4. 欧盟饮用水水质标准**

欧盟《饮用水水质指令》（2020/2184）未规定毒死蜱的限值，但规定了单一农药和农药总量的限值分别为 0.1μg/L 和 0.5μg/L。

**5. 日本饮用水水质标准**

日本《饮用水水质标准》（2020）规定毒死蜱的限值为 0.003mg/L。

**（六）指标分类及限值制定依据**

考虑到我国毒死蜱检出情况不具备全国普遍性，仅在部分地区检出，因此把毒死蜱归为扩展指标类型。

基于小鼠、大鼠和犬类的脑乙酰胆碱酯酶活性抑制实验得出 NOAEL 为 1mg/(kg·d)，不确定系数为 100，或者基于人类受试者暴露 9 天对红细胞乙酰胆碱酯酶活性抑制作用的研究得出 NOAEL 为 0.1mg/(kg·d)，不确定系数为 10，饮用水贡献率选择 10%，推导得出限值为 0.03mg/L。

# 八、草 甘 膦

**（一）基本信息**

**1. 基本情况**

（1）中文名称：草甘膦。
（2）英文名称：Glyphosate。
（3）CAS 号：1071-83-6。
（4）分子式：$C_3H_8NO_5P$。

（5）相对分子质量：169.07。

**2. 理化性质**

（1）外观与性状：白色固体。

（2）密度：1.74mg/cm³。

（3）蒸气压：$1.31 \times 10^{-2}$MPa。

（4）熔点：200℃。

（5）沸点：465.8454℃。

（6）溶解性：在水中的溶解度为15.700mg/L（25℃，pH=7）。

**3. 生产使用情况及饮用水污染源**

草甘膦是一种除草剂，广泛应用于农业和林业，已在我国大面积使用，主要用于喷杀一年生草本植物。在2012年以前，草甘膦主要为10%草甘膦水剂。草甘膦是一种亲水性化合物，极性大，不溶于一般有机溶剂。对贵州省典型水源地农业面源污染特征及风险的研究结果显示，草甘膦存在污染水环境的风险，可通过地表径流或浸出进入湖库等地表水体中。

（二）环境暴露状况

草甘膦可以通过对水草的利用、喷洒土壤的径流和喷雾的漂移进入地表水。荷兰于1988~1989年进行的一项调查显示，地表水中检出0.5~1μg/L的草甘膦和6μg/L的代谢物氨甲基膦酸。加拿大的湖泊、池塘或溪流中，草甘膦残留高达5153μg/L，水中草甘膦的浓度水平通常在μg/L级别。美国池塘水中检出了90~1700μg/L的草甘膦和2~35μg/L的代谢物氨甲基膦酸。据美国国家环境保护局估计，美国普通人群草甘膦的膳食暴露量为0.088mg/(kg·d)，取值范围为0.058~0.23mg/kg。

（三）毒代动力学及健康效应

**1. 毒代动力学**

草甘膦经口吸收率为30%~36%，进入组织内，维持时间较短，在2~6小时达最大浓度。放射性核素显示，草甘膦进入机体后主要分布在小肠、结肠、肾脏、骨骼，其中小肠内的浓度最高。动物实验表明，单剂量给药[1mg/(kg·d)、100mg/(kg·d)]后，约有2%的草甘膦经过生物转化形成代谢产物氨甲基膦酸，草甘膦经体循环后10%~20%由尿液排出，80%~90%由粪便排出。

**2. 健康效应**

（1）人体资料：研究发现，草甘膦暴露引起人的肠壁内黏膜和微绒毛结构紊乱，食管、胃和肠道中蛋白酶、脂肪酶和淀粉酶的活性降低，并且消化道黏液分泌减少。草甘膦能通过消耗色氨酸降低其生物利用度从而导致肥胖。根据国际癌症研究所（IARC）的报告，有直接证据证明草甘膦有致癌性。慢性低剂量接触草甘膦会破坏肠道微生物之间的平衡，通过慢性炎症增加癌症风险。

（2）动物资料：亚急性毒性实验中，通过胃管给牛喂养草甘膦制剂，在高剂量 790mg/(kg·d)时，牛出现胃肠道刺激和呕吐，随后引发吸入性肺炎，出现死亡，NOAEL 为 400mg/(kg·d)，这一浓度是正常使用剂量的 30～100 倍。

## （四）检测方法

《生活饮用水标准检验方法》（GB/T 5750—2023）提供了 2 种检测方法，分别为高效液相色谱法和离子色谱法。

## （五）国内外饮用水标准情况

**1. 我国饮用水卫生标准**

《生活饮用水卫生标准》（GB 5749—1985）未规定草甘膦的限值。
《生活饮用水卫生标准》（GB 5749—2006）规定草甘膦的限值为 0.7mg/L。
《生活饮用水卫生标准》（GB 5749—2022）仍然沿用 0.7mg/L 作为草甘膦的限值。

**2. 世界卫生组织标准**

1984 年第一版和 1993 年第二版《饮用水水质准则》均未规定草甘膦的准则值。
2004 年第三版，2011 年第四版，2017 年第四版第一次增补版，2022 年第四版第一、二次增补版准则均认为没有必要规定准则值，给出草甘膦基于健康的准则值为 0.9mg/L。

**3. 美国饮用水水质标准**

美国《国家一级饮用水标准》规定草甘膦的 MCLG 为 0.7mg/L。草甘膦的 MCL 也为 0.7mg/L，此值于 1989 年生效，沿用至今。

**4. 欧盟饮用水水质标准**

欧盟《饮用水水质指令》（2020/2184）未规定草甘膦的限值，但规定了单一农药和农药总量的限值分别为 0.1μg/L 和 0.5μg/L。

**5. 日本饮用水水质标准**

日本《饮用水水质标准》（2020）规定草甘膦的限值为 2mg/L。

## （六）指标分类及限值制定依据

考虑到草甘膦检出情况不具备全国普遍性，仅在部分地区检出，因此把草甘膦归为扩展指标类型。

基于大鼠饲喂草甘膦 26 个月的毒性研究可得出 MOAEL 为 32mg/(kg·d)，由此可以推算出每日可摄入量为 0～0.2mg/kg，对其代谢物或代谢物与草甘膦结合体共同适用，采用不确定系数为 100（种内和种间差异），结合我国水处理工艺中草甘膦的处理效果，进一步推导出限值为 0.7mg/L。

# 九、敌 敌 畏

## （一）基本信息

### 1. 基本情况

（1）中文名称：$O, O$-二甲基-$O$-（2, 2-二氯乙烯基）磷酸酯，敌敌畏。

（2）英文名称：$O, O$-dimethyl-$O$-（2, 2-dichlorovinyl）phosphate，Dichlorvos。

（3）CAS 号：62-73-7。

（4）分子式：$C_4H_7Cl_2O_4P$。

（5）相对分子质量：220.98。

### 2. 理化性质

（1）外观与性状：无色油状液体，微带芳香味。

（2）密度：1.415g/cm³（25℃）。

（3）熔点：–60℃。

（4）沸点：74℃。

（5）溶解性：室温下在水中的溶解度为 1%，在煤油中的溶解度为 2%～3%，能溶于有机溶剂。

### 3. 生产使用情况及饮用水污染源

敌敌畏最初合成于 20 世纪 40 年代后期，为广谱性杀虫、杀螨剂，用来防治棉蚜等农业害虫，也用来灭杀蚊、蝇等。

敌敌畏可以通过工业废水、农业灌溉废水、养殖废水等释放到水环境中污染水体。敌敌畏泄漏或其他事故也可能造成泄漏污染。

（二）环境暴露状况

2003~2004 年，从我国 7 个主要河流流域和 3 个主要内部河流流域的地表水中的 600 多个地点采集样本进行检测分析，89.1%的样本中检测到敌敌畏（平均值 17.8ng/L，范围为 ND~1552.0ng/L）。经计算，敌敌畏饮用水途径暴露摄入量为 $5.43 \times 10^{-8}$mg/(kg·d)，皮肤接触途径暴露摄入量为 $3.12 \times 10^{-10}$mg/(kg·d)。

（三）毒代动力学及健康效应

1. 毒代动力学

敌敌畏可经口服、皮肤吸收或呼吸道吸入。敌敌畏吸收迅速，吸收高峰发生在口服后 1.5 小时之内，在肾脏和脂肪的浓度较高，血液、肝脏、睾丸、肺和大脑中的含量非常低或不可检测。进入机体后，敌敌畏迅速代谢为：①磷酸二甲酯和二氯乙醛，前者经尿排出。②甲基二氯乙烯磷酸酯（MDVP）和硫醇尿酸（由谷胱甘肽甲基化而得）。MDVP 进一步水解为磷酸一甲酯和二氯乙醛，后者氧化为二氯乙酸，经脱氯后进入正常新陈代谢。

2. 健康效应

（1）神经毒性：神经毒性是敌敌畏主要的毒性作用，主要表现为急性毒性和迟发型神经毒性两方面。敌敌畏作为一种胆碱酯酶抑制剂，使胆碱酯酶在体内堆积从而引发严重的急性中毒；延迟毒性是敌敌畏急性暴露之后的并发症，一般发生在急性暴露之后 2~3 周，是由周围神经轴突的末端变性引起的。

（2）肝脏毒性：敌敌畏进入机体后，可以造成肝细胞坏死，肝脏里的酶类大量进入血液，造成血液中的肝脏酶类明显上升。

（3）肾脏毒性：肾脏是敌敌畏排泄的主要器官，也是敌敌畏毒作用的重要靶器官。当大鼠和小鼠吸入敌敌畏[90mg/(m²·4h)]后，体内毒物含量最高的器官是肾脏，可达到 2.4mg/kg，小鼠经腹腔注射 400μg/kg 的敌敌畏后，肾清除率及肾小管的功能均受到严重影响。

（4）生殖毒性：一些动物实验表明敌敌畏能够对雄性大鼠的生殖系统造成损害。大鼠皮下注射 4mg/kg 的敌敌畏后，精子的活动度明显降低，精子的形态亦发现异常。

（5）致癌性：根据敌敌畏能够增加大鼠贲门癌和胰腺瘤的发生率，IARC 将其归为 2B 组致癌物，认为敌敌畏是人类的可能致癌物。

（四）检测方法

《生活饮用水标准检验方法》（GB/T 5750—2023）提供了 2 种检测方法，分

别为毛细管柱气相色谱法和固相萃取气相色谱质谱法。

### （五）国内外饮用水标准情况

**1. 我国饮用水卫生标准**

《生活饮用水卫生标准》（GB 5749—1985）未规定敌敌畏的限值。

《生活饮用水卫生标准》（GB 5749—2006）规定敌敌畏的限值为 0.001mg/L。

《生活饮用水卫生标准》（GB 5749—2022）仍然沿用 0.001mg/L 作为敌敌畏的限值。

**2. 世界卫生组织标准**

从 1984 年第一版《饮用水水质准则》至 2022 年第四版第一、二次增补版均未规定敌敌畏的准则值。

**3. 美国饮用水水质标准**

美国饮用水水质标准未规定饮用水中敌敌畏的标准限值。

**4. 欧盟饮用水水质标准**

欧盟《饮用水水质指令》（2020/2184）未规定饮用水中敌敌畏的标准限值。

**5. 日本饮用水水质标准**

日本《饮用水水质标准》（2020）规定饮用水中敌敌畏的标准限值为 0.008mg/L。

### （六）指标分类及限值制定依据

考虑到敌敌畏检出情况不具备全国普遍性，仅在部分地区检出，因此把敌敌畏归为扩展指标类型。

我国的《城市供水水质标准》（CJ/T 206-2005）中规定饮用水中敌敌畏的指导值为 0.001mg/L。2006 年版《生活饮用水卫生标准》（GB 5749—2006）修订参考了上述资料，将我国饮用水中敌敌畏的限值规定为 0.001mg/L。目前没有新的毒理学研究证据表明敌敌畏的暴露剂量-反应关系有较大的变化，因此沿用 0.001mg/L 作为敌敌畏的标准限值。

# 十、莠 去 津

## （一）基本信息

**1. 基本情况**

（1）中文名称：莠去津。

（2）英文名称：Atrazine。

（3）CAS 号：1912-24-9。

（4）分子式：$C_8H_{14}ClN_5$。

（5）相对分子质量：215.68。

**2. 理化性质**

（1）外观与性状：纯品为无色结晶固体。

（2）密度：$1.187g/cm^3$（20℃）。

（3）熔点：173～175℃。

（4）沸点：200℃。

（5）溶解性：微溶于水，易溶于甲醇、氯仿等有机溶剂。

**3. 生产使用情况及饮用水污染源**

我国于 20 世纪 80 年代中期开始生产莠去津，现年使用量达 2000 多吨。

莠去津的水溶性使它易于经由渗滤迁移等途径进入江河和地下水层，对饮用水源造成污染。它在环境中的主要降解产物具有与莠去津类似的毒性，并具有更高的极性和稳定性。

### （二）环境暴露状况

欧盟许多国家的地下水、河流、湖泊和港湾中均检出莠去津残留，一些湖水和溪流中曾检出莠去津的质量浓度在 0.1～30.3μg/L。据美国国家环境保护局统计，美国每年有 200 万～300 万人的主要饮用水源存在莠去津污染，且其质量浓度已超过了 0.2μg/L。杨敏娜等的调查研究表明，我国长江泰州、南通段的莠去津污染严重，水样中的莠去津浓度在 101.1～64 490.0ng/L。

### （三）毒代动力学及健康效应

**1. 毒代动力学**

莠去津可通过吸入、食入、经皮吸收 3 种途径进入生物体内，主要富集在动物的大脑、胆囊、肝脏和肠道中，莠去津在动物体内主要和谷胱甘肽结合，吸收入人体的莠去津主要以其代谢产物脱异丙基莠去津（DIA）和脱乙基脱异丙基莠去津（DEDIA）的形式从尿液中排出。

**2. 健康效应**

（1）人体资料：Leeuwen 等发现 0.05～0.65mg/L 的莠去津与胃癌的发生有关。莠去津可影响人体的内分泌系统。研究发现，莠去津可引起卵巢组织中大型闭锁卵泡增加，并且氧化应激反应增强。莠去津可能对人体具有致癌性，长期暴露会导致卵巢癌和乳腺癌。

（2）动物资料：实验表明，莠去津对动物的急性毒性 $LD_{50}$ 分别为 672mg/kg（大鼠经口），850mg/kg（小鼠经口），750mg/kg（兔经口），7500mg/kg（兔经皮）。有研究表明，莠去津的生物学毒性主要见于神经系统、内分泌系统、免疫系统及生殖系统。

莠去津可导致Wistar大鼠运动减少、自发性肌肉活动和全身僵硬症。长期与莠去津接触会对心脏、肺、血液、神经及生殖系统造成损伤，甚至导致癌症。研究显示，低剂量莠去津组大鼠脾组织无明显变化；中剂量组大鼠脾组织生发中心略减少；高剂量组大鼠脾组织呈现明显退行性变，生发中心消失，白髓减少，红髓充血。

（四）检测方法

《生活饮用水标准检验方法》（GB/T 5750—2023）提供了2种检测方法，分别为高效液相色谱法和液相色谱串联质谱法。

（五）国内外饮用水标准情况

1. 我国饮用水卫生标准

《生活饮用水卫生标准》（GB 5749—1985）未规定莠去津的限值。
《生活饮用水卫生标准》（GB 5749—2006）规定莠去津的限值为 0.002mg/L。
《生活饮用水卫生标准》（GB 5749—2006）仍然沿用 0.002mg/L 作为莠去津的限值。

2. 世界卫生组织标准

1984 年第一版《饮用水水质准则》没有提出对莠去津的相关规定。
1993 年第二版建立了饮用水中基于健康的莠去津的准则值，为 0.002mg/L。
2004 年第三版仍然沿用 0.002mg/L 作为莠去津的准则值。
2011 年第四版规定了莠去津及一氯三嗪的准则值为 0.1mg/L，同时还规定了莠去津的代谢产物羟基莠去津的准则值为 0.2mg/L。
2017 年第四版第一次增补版，2022 年第四版第一、二次增补版《饮用水水质准则》沿用了第四版的规定。

3. 美国饮用水水质标准

美国饮用水水质标准规定饮用水中莠去津的 MCLG 为 0.003mg/L，MCL 为 0.003mg/L。

**4. 欧盟饮用水水质标准**

欧盟《饮用水水质指令》（2020/2184）未规定饮用水中莠去津的标准限值。

**5. 日本饮用水水质标准**

日本《饮用水水质标准》（2020）规定饮用水中莠去津的标准限值为 0.01mg/L。

（六）指标分类及限值制定依据

考虑到莠去津检出情况不具备全国普遍性，仅部分地区检出，因此把莠去津归为扩展指标类型。

在大鼠的致癌性研究中，莠去津的 NOAEL 为 0.5mg/(kg·d)，不确定系数为 1000（种间和种内差异为 100，有潜在的致癌性为 10），推导出莠去津的标准限值为 0.002mg/L。

# 十一、溴 氰 菊 酯

（一）基本信息

**1. 基本情况**

（1）中文名称：溴氰菊酯。
（2）英文名称：Deltamethyrin。
（3）CAS 号：52918-63-5。
（4）分子式：$C_{22}H_{19}Br_2NO_3$。
（5）相对分子质量：505.24。

**2. 理化性质**

（1）外观与性状：白色斜方针状晶体。
（2）密度：（1.6±0.1）g/cm³。
（3）熔点：101～102℃。
（4）沸点：300℃。
（5）溶解性：常温下几乎不溶于水，20℃在水中的溶解度为 0.002ppm，溶于丙酮、二甲基甲酰胺、二甲苯、苯。

**3. 生产使用情况及饮用水污染源**

溴氰菊酯因具有较高的生物活性，自 1974 年生产以来在世界范围内被广泛应用，是国内用量增长最快的农药之一。溴氰菊酯可应用于十字花科蔬菜、瓜类蔬菜、豆类蔬菜、茄果类蔬菜等多种植物，对棉铃虫、红铃虫、菜青虫、小菜蛾等多种害虫均具有很好的杀灭效果。溴氰菊酯是一种广泛应用的农药，导致其广泛分布在环境中，通过多种途径污染饮用水。

## （二）环境暴露状况

我国珠江、辽河、云南滇池都先后检测到较高浓度的菊酯类农药。研究发现食物是溴氰菊酯的主要暴露途径，饮用水暴露相对贡献较低。

## （三）毒代动力学及健康效应

### 1. 毒代动力学

溴氰菊酯可以经皮肤、消化道、呼吸道等途径进入生物体内，主要分布在各组织中，其中以肝脏、肠及胃中较多，溴氰菊酯在机体内很容易被降解，其主要降解产物是由肝脏和消化系统中的酯酶将酯键水解所得，代谢物最终通过排泄物排出体外。

### 2. 健康效应

（1）人体资料：短期内密切接触大量溴氰菊酯后 1～48 小时会出现面部感觉异常（烧灼感、针刺感、蚁走感或紧麻感），明显的头晕、头痛、乏力、恶心、呕吐、精神萎靡、多汗、流涎；少数出现胸闷、肢端发麻、心悸、视物模糊、瞳孔缩小，病情进展可出现肌束震颤或轻度意识障碍或昏迷，还可发生阵发性抽搐，部分患者可发生肺水肿。口服 10 分钟至 1 小时后出现上肢灼痛、恶心、呕吐、食欲缺乏、乏力等症状。神经系统症状较严重。

眼接触：立即引起眼痛、畏光、流泪、眼睑水肿、球结膜充血水肿。

皮肤接触：可出现局部刺激症状和接触性皮炎、红色斑疹或大疱。这些表现多在脱离接触后短期内消退，仅少数人伴有全身症状。

（2）动物资料

1）亚急性和慢性毒性：用溴氰菊酯进行亚慢性染毒的实验动物的主要表现为生长缓慢，体重减轻，并可见肝大，以及肝脏、中枢神经和周围神经的病理损害。其最大无作用剂量存在种属差异，大鼠为 50pg/kg，小鼠为 100pg/kg，犬为 40pg/kg。对大鼠和犬 90 天经口染毒最大剂量为 10mg/kg 的溴氰菊酯时，大鼠除在第 42 天对噪声刺激反应亢进外，未见其他中毒表现，病理检查也无异常。犬在染毒初期曾出现流涎、呕吐、水样便，以及震颤、头和四肢不随意运动等中毒表现，从第 35 天起上述症状逐渐减轻。病理检查、脏器、中枢和周围神经组织均未见异常。

2）致突变性：Ames 试验显示溴氰菊酯剂量高达 5000 微克/皿，TA1535、TA98 和 TA100 等菌株未引起回变率增高，对 CHO 细胞和小鼠骨髓细胞的染色体畸变及姐妹染色单体交换均无影响。

3）生殖毒性：实验表明菊酯类农药对雌性大鼠具有生殖毒性，并能通过胎盘屏障转运，对胚胎发育产生有害影响。

4）致癌性：IARC 在致癌危害等级中把溴氰菊酯归为 3 组致癌物，即尚无足够的动物或人体资料，可供对该物质是否为人类致癌物进行分类。

5）致畸性：大鼠经口最小中毒剂量（TD$_{Lo}$）为 70mg/kg（孕 7～20 天），新生鼠生长统计改变。小鼠经口 TD$_{Lo}$ 为 30mg/kg（孕 7～16 天），致肌肉骨骼发育异常。小鼠经口 TD$_{Lo}$ 为 50mg/kg（孕 8～12 天），致活产指数、存活指数改变。

（四）检测方法

《生活饮用水标准检验方法》（GB/T 5750—2023）提供了 2 种检测方法，分别为气相色谱法和高压液相色谱法。

（五）国内外饮用水标准情况

1. 我国饮用水卫生标准

《生活饮用水卫生标准》（GB 5749—1985）未规定溴氰菊酯的限值。
《生活饮用水卫生标准》（GB 5749—2006）规定的溴氰菊酯限值为 0.02mg/L。
《生活饮用水卫生标准》（GB 5749—2022）仍然沿用 0.02mg/L 作为溴氰菊酯的限值。

2. 世界卫生组织标准

从 1984 年第一版《饮用水水质准则》至 2022 年第四版第一、二次增补版均未规定溴氰菊酯的准则值。

3. 美国饮用水水质标准

美国饮用水水质标准未规定饮用水中溴氰菊酯的标准限值。

4. 欧盟饮用水水质标准

欧盟《饮用水水质指令》（2020/2184）未规定饮用水中溴氰菊酯的标准限值。

5. 日本饮用水水质标准

日本《饮用水水质标准》（2020）未规定饮用水中溴氰菊酯的标准限值。

（六）指标分类及限值制定依据

考虑到溴氰菊酯检出情况不具备全国普遍性，仅在部分地区检出，因此建议把溴氰菊酯归为扩展指标类型。

经口给予大鼠溴氰菊酯 13 周，动物出现轻度兴奋和体重减少，该实验得出溴氰菊酯的 NOAEL 为 1mg/kg。根据实验资料，溴氰菊酯的 ADI 为 0.01mg/kg，ADI 的 10% 归于饮用水，推导出饮用水中溴氰菊酯的限值为 0.02mg/L。

# 十二、2, 4-滴

（一）基本信息

**1. 基本情况**

（1）中文名称：2, 4-滴。
（2）英文名称：2, 4-Dichlorophenoxyacetic acid。
（3）CAS 号：94-75-7。
（4）分子式：$C_8H_6Cl_2O_3$。
（5）相对分子质量：221.04。

**2. 理化性质**

（1）外观与性状：白色至黄色固体，无臭、工业品略带酚气味。
（2）密度：$1.563g/cm^3$。
（3）熔点：137～141℃。
（4）沸点：160℃。
（5）溶解性：微溶于水，微溶于油类，溶于乙醇等有机溶剂。

**3. 生产使用情况及饮用水污染源**

1941 年美国人波科尼发表了 2, 4-滴的合成方法，1942 年齐默尔曼和希契科克首次报道 2, 4-滴用作植物生长调节剂。1944 年美国农业部报道了 2, 4-滴的杀草效果。后因用量少、成本低，其一直是世界主要除草剂品种之一。施用于某个目标范围内不同数量的 2, 4-滴借助空气、水和土壤的移动，在几小时或几天内就可以在整个环境中分配，进而污染饮用水。

（二）环境暴露状况

研究数据表明 2, 4-滴在水中的残留为 μg/L 级水平，在 2, 4-滴除草剂溢出的邻近地方、施用过 2, 4-滴除草剂的水中、施用过 2, 4-滴的地区内生长的浆果和蘑菇中，以及使用的除草剂超量的情况下，2,4-滴的残留水平可能更高。一般居民的暴露来源主要是含有 2,4-滴残留的食物，以及 2,4-滴在水中的残留，来自空气中的 2,4-滴极少。

### （三）毒代动力学及健康效应

#### 1. 毒代动力学

2,4-滴摄入途径有经口或经皮肤吸收，主要分布在血液、肝、肾等。摄入 96 小时后，摄入量的 76% 以原形由尿中排出。

#### 2. 健康效应

（1）人体资料：成年男性口服 2,4-滴，剂量为 814mg/kg 时可导致行为毒性（昏迷）、血管毒性（血压调节能力下降）。

Arbuckle 等的研究纳入了 32 名暴露于 2,4-滴的男性工作者，研究表明 2,4-滴暴露可导致弱精子症，随着时间的推移，弱精子症和死精子症的发生可减少，但精子畸形持续发生。

（2）动物资料

1）急性毒性：$LD_{50}$ 375mg/kg（小鼠经口），666～1313mg/kg（大鼠经口）。

2）亚急性和慢性毒性：大鼠经口 300mg/kg×5 次/周×4 周，全部死亡；大鼠经口 100mg/kg×5 次/周×4 周，生长抑制，引起胃肠刺激和肝脏病变。

3）致畸性：大鼠经口最小中毒剂量为 25mg/kg（妊娠 6～15 天），致畸胎试验阳性。

### （四）检测方法

《生活饮用水标准检验方法》（GB/T 5750—2023）提供了 2 种检测方法，分别为毛细管柱气相色谱法和固相萃取气相色谱质谱法。

### （五）国内外饮用水标准情况

#### 1. 我国饮用水卫生标准

《生活饮用水卫生标准》（GB 5749—1985）未规定 2,4-滴的限值。

《生活饮用水卫生标准》（GB 5749—2006）规定 2,4-滴的限值为 0.03mg/L。

《生活饮用水卫生标准》（GB 5749—2022）仍然沿用 0.03mg/L 作为 2,4-滴的限值。

**2. 世界卫生组织标准**

1984 年第一版《饮用水水质准则》规定 2, 4-滴的准则值为 0.1mg/L。

1993 年第二版规定 2, 4-滴的准则值为 0.03mg/L。

2004 年第三版，2011 年第四版，2017 年第四版第一次增补版，2022 年第四版第一、二次增补版都沿用 0.03mg/L 作为 2, 4-滴的准则值。

**3. 美国饮用水水质标准**

美国饮用水水质标准规定饮用水中 2, 4-滴的 MCLG 为 0.07mg/L，MCL 为 0.07mg/L。

**4. 欧盟饮用水水质标准**

欧盟《饮用水水质指令》（2020/2184）未规定饮用水中 2, 4-滴的限值。

**5. 日本饮用水水质标准**

日本《饮用水水质标准》（2020）规定饮用水中 2, 4-滴的限值为 0.02mg/L。

（六）指标分类及限值制定依据

考虑到 2, 4-滴检出情况不具备全国普遍性，仅在部分水中检出，因此把 2, 4-滴归为扩展指标类型。

基于为期 2 年的大鼠和小鼠肾脏损伤毒性实验，NOAEL 为 1mg/(kg·d)，不确定系数 100，饮用水贡献率 10%，推导出 2, 4-滴的限值为 0.03mg/L。

# 十三、乙 草 胺

（一）基本信息

**1. 基本情况**

（1）中文名称：乙草胺。

（2）英文名称：Acetochlor。

（3）CAS 号：34256-82-1。

（4）分子式：$C_{14}H_{20}ClNO_2$。

（5）相对分子质量：269.77。

**2. 理化性质**

（1）外观与性状：纯品为淡黄色液体。

（2）密度：1.1g/cm³。

（3）蒸气压：133.3Pa。

（4）熔点：大于 0℃。

（5）沸点：大于 200℃。

（6）溶解性：不溶于水，易溶于有机溶剂。

### 3. 生产使用情况及饮用水污染源

乙草胺是目前农业生产中应用较为广泛的一种酰胺类选择性除草剂，由美国孟山都公司于 1971 年开发成功，是目前世界上重要的除草剂品种之一，也是目前我国使用量最大的除草剂之一。其具有杀草谱广、效果突出、价格低廉、施用方便等优点，曾是替代具有致癌性的甲草胺和氰草津的理想品种，在我国的使用历史有 20 多年，其制剂每年使用量为 2 万～3 万吨。乙草胺大量使用，导致其分布于水、土、气等环境，进而污染饮用水。

## （二）环境暴露状况

徐雄等针对我国重点流域水体中的 29 种农药进行了生态风险评价，发现乙草胺在 20 个采样点有检出，检出率为 74.1%，浓度范围为 ND～579.9ng/L，各流域平均浓度如下：松花江流域 277.8ng/L、黑龙江 120.6ng/L、长江流域 50.1ng/L、南水北调东线 18.7ng/L 和南水北调中线 9.9ng/L，乙草胺在东江流域和黄河流域均未检出。乙草胺在饮用水途径的暴露主要来源于乙草胺使用过程中对水源的污染及雨水冲刷、土壤渗透等过程。

## （三）毒代动力学及健康效应

### 1. 毒代动力学

乙草胺可以经皮肤、消化道、呼吸道等途径进入生物体内。乙草胺的吸收与血液的组织细胞部分相关。乙草胺在脾脏、心脏、肺和肝脏都有微量残留。乙草胺可以被哺乳动物肝脏代谢，水解为 3,4-二氯苯胺，最后生成苯胺，表现出苯胺的毒性作用。乙草胺主要通过尿液、粪便和呼吸排出体外。

### 2. 健康效应

（1）人体资料：乙草胺中毒表现为头痛、头晕、恶心、呕吐及腹泻等症状，一般无全身中毒症状。Lerro 等研究了农药施用者中乙草胺的使用与癌症结果之间的关系，并用泊松回归估计从访谈时间（1999～2005 年）到 2010 年或 2011 年发生的癌症的相对风险（RR）和 95% 置信区间（CI）。根据乙草胺曾使用者与从未使用者的相关数据计算得出，使用者的癌症发病率有显著增加：肺癌，RR = 1.74，95%CI = 1.07～2.84；黑色素瘤，RR = 1.61，95%CI = 0.98～2.66；胰腺癌，RR = 2.36，95%CI = 0.98～5.65。

（2）动物资料：乙草胺被列为 C 类致癌物，即很可能诱发人类患癌。

根据美国国家环境保护局和欧洲化学品管理局（ECHA）对犬慢性毒性长达 1 年的研究，求得乙草胺的 NOAEL 为 2mg/(kg·d)，考虑到种间和种内的差异，不确定系数使用 100，RfD 为 0.02mg/(kg·d)。

（四）检测方法

《生活饮用水标准检验方法》（GB/T 5750—2023）提供了 1 种检测方法，即气相色谱质谱法。

（五）国内外饮用水标准情况

**1. 我国饮用水卫生标准**

《生活饮用水卫生标准》（GB 5749—1985）和《生活饮用水卫生标准》（GB 5749—2006）均未规定乙草胺的限值。

《生活饮用水卫生标准》（GB 5749—2022）规定乙草胺的限值为 0.02mg/L。

**2. 世界卫生组织标准**

1984 年第一版《饮用水水质准则》至 2022 年第四版第一、二次增补版均未规定乙草胺的准则值。

**3. 美国饮用水水质标准**

美国饮用水水质标准未规定饮用水中乙草胺的标准限值。

**4. 欧盟饮用水水质标准**

欧盟《饮用水水质指令》（2020/2184）未规定饮用水中乙草胺的标准限值。

**5. 日本饮用水水质标准**

日本《饮用水水质标准》（2020）未规定饮用水中乙草胺的标准限值。

（六）指标分类及限值制定依据

乙草胺作为一种新型除草剂在我国的使用量逐渐上升，且在部分水体中的检出率较高，因此新增乙草胺指标，考虑到其检出情况不具备全国普遍性，将其归为扩展指标类型。

基于为期 78 周的小鼠肾毒性实验得出 LOAEL 为 1.1mg/(kg·d)，不确定系数 300，饮用水贡献率 20%，推导出限值为 0.02mg/L。

# 十四、五 氯 酚

## （一）基本信息

### 1. 基本情况

（1）中文名称：五氯酚。
（2）英文名称：Pentachlorophenol。
（3）CAS 号：87-86-5。
（4）分子式：$C_6HCl_5O$。
（5）相对分子质量：266.34。

### 2. 理化性质

（1）外观与性状：为白色薄片或结晶状固体，稍热时有极强的辛辣臭味。
（2）密度：1.978g/cm³（22℃）。
（3）熔点：190～191℃。
（4）沸点：309～310℃（分解）。
（5）溶解性：微溶于水，溶于稀碱液、乙醇、乙醚、丙酮、苯等溶剂。

### 3. 生产使用情况及饮用水污染源

1983 年前每年全球共产生五氯酚（PCP）约 9 万吨。我国早在 1982 年就严格限制了五氯酚的生产、销售及相关农药的使用，只允许用于木头的保护层面，并列入《中国禁止或严格限制的有毒化学品目录（第一批）》严格限制类。五氯酚曾经在我国长江流域被广泛用作血吸虫病宿主钉螺的主要防治农药，现在主要作为木材防腐剂继续使用，由于其环境持久性，五氯酚常在水体、沉积物、食品、生物体、土壤和大气中广泛检出。另外，油漆和油墨制造、皮革鞣制及修整工业废水也是环境中五氯酚的重要工业污染源。

## （二）环境暴露状况

对我国主要河流、湖泊沉积物中的五氯酚进行检测，发现洞庭湖和海河沉积物中的五氯酚残留浓度明显高于其他主要河流、湖泊，检出浓度分别为 180～48 300ng/L 和 21～13 700ng/L。加利福尼亚州井水中检测的五氯酚浓度范围为＜1～50μg/L。美国威拉米特河流中检测到的五氯酚浓度为 0.06μg/L。

## （三）毒代动力学及健康效应

### 1. 毒代动力学

五氯酚可经口、皮肤或经鼻摄入而被生物体吸收，分布于全身，累积在肝、肾、脑、脾和脂肪中，可代谢转化成致癌物四氯对苯二酚。排泄的主要途径是尿液，次要途径是粪便，在呼出的空气中只发现微量的代谢物。

### 2. 健康效应

（1）人体资料：五氯酚中毒的特征是大量出汗，常伴有发热、体重减轻和胃肠道不适，以及肝脏和肾脏损伤。

一项纳入夏威夷木材处理工作人员的研究显示，慢性暴露于五氯酚时肾功能会受到抑制，但这些效应至少是部分可逆的，但也有研究指出夏威夷木材处理工人接触五氯酚后并无不良作用。

（2）动物资料

1）短期暴露：哺乳动物急性实验表明暴露于五氯酚会引起体温和呼吸速率的初步升高，当昏迷逐渐加重时，呼吸会变得更慢且更加困难。Nishimura 发现，单剂量口服五氯酚钠（＞10mg/kg）后，雄性 Wistar 大鼠的肝/体重比值增加。

2）长期暴露：Schwetz 给雄性和雌性 SD 大鼠饲喂剂量为 3mg/(kg·d)、10mg/(kg·d)、30mg/(kg·d)的五氯酚产品（含有 1ppm 六氯二苯并-对-二噁英和 15ppm 八氯二苯并-对-二噁英的戊基苯酚）2 年。在两个最高的剂量水平组中发现肝脏和肾脏出现色素沉着；在 3mg/(kg·d)、10mg/(kg·d)雄性和 3mg/(kg·d)雌性组中未观察到不良作用。

给猪口服剂量为 5mg/(kg·d)、10mg/(kg·d)和 15mg/(kg·d)的纯化五氯酚 30 天，在 10mg/(kg·d)和 15mg/(kg·d)剂量组中观察到肝重增加。

3）生殖影响：在 SD 大鼠的一代繁殖研究中，3mg/(kg·d)的五氯酚对生殖功能和胎儿发育没有影响，30mg/(kg·d)的摄食水平会对繁殖和胎儿发育产生不利影响。

4）发育影响：在妊娠第 6～15 天通过管饲向妊娠 SD 大鼠施用商业（纯度为 88%）和纯化（纯度为 98%）的五氯酚未导致发育效应。没有基于上述结果确立发育影响的 NOAEL。此外，3mg/(kg·d)可被认为是胎儿毒性的临时 NOAEL。

5）致突变性：在小鼠斑点测试和培养的人淋巴细胞实验中，五氯酚报告为"轻微"或"弱阳性"。

6）致癌性：两项使用口服给药的研究评估了小鼠和大鼠中五氯酚的致癌性，即使使用了产生轻微毒性征兆的剂量，两项研究也均未发现五氯酚有致癌性。

（四）检测方法

《生活饮用水标准检验方法》（GB/T 5750—2023）提供了 4 种检测方法，分别为衍生化气相色谱法、顶空固相微萃取气相色谱法、固相萃取气相色谱质谱法和液相色谱串联质谱法。

（五）国内外饮用水标准情况

**1. 我国饮用水卫生标准**

《生活饮用水卫生标准》（GB 5749—1985）未规定五氯酚的限值。
《生活饮用水卫生标准》（GB 5749—2006）规定五氯酚的限值为 0.009mg/L。
《生活饮用水卫生标准》（GB 5749—2022）仍然沿用 0.009mg/L 作为五氯酚的限值。

**2. 世界卫生组织标准**

1984 年第一版《饮用水水质准则》规定了五氯酚的准则值为 10μg/L。
1993 年第二版规定了五氯酚的准则值为 9μg/L。
2004 年第三版，2011 年第四版，2017 年第四版第一次增补版，2022 年第四版第一、二次增补版都沿用 9μg/L 作为五氯酚的准则值。

**3. 美国饮用水水质标准**

美国饮用水水质标准规定五氯酚的 MCLG 为 0，MCL 为 0.001mg/L。

**4. 欧盟饮用水水质标准**

欧盟《饮用水水质指令》（2020/2184）未规定饮用水中五氯酚的标准限值。

**5. 日本饮用水水质标准**

日本《饮用水水质标准》（2020）未规定饮用水中五氯酚的标准限值。

（六）指标分类及限值制定依据

考虑到五氯酚检出情况不具备全国普遍性，仅部分地区检出，因此把五氯酚归为扩展指标类型。

IARC 将五氯酚列入 2B 组。小鼠两年致癌实验的结果表明五氯酚对肝脏等具有致癌性，采用多阶段模型得出终身患癌的危险度为 $10^{-5}$，饮用水中五氯酚的质量浓度限值为 0.009mg/L。

# 十五、六　氯　苯

## （一）基本信息

### 1. 基本情况

（1）中文名称：六氯苯。

（2）英文名称：Hexachlorobenzene。

（3）CAS 号：118-74-1。

（4）分子式：$C_6Cl_6$。

（5）相对分子质量：284.78。

### 2. 理化性质

（1）外观与性状：纯品为无色细针状或小片状晶体，工业品为淡黄色或淡棕色晶体。

（2）相对密度：2.44（水=1）。

（3）相对蒸气密度：9.8（空气=1）。

（4）饱和蒸气压：0.13kPa（114.4℃）。

（5）熔点：226℃。

（6）沸点：323～326℃。

（7）辛醇/水分配系数的对数值：6.41。

（8）溶解性：不溶于水，溶于乙醚、氯仿等多数有机溶剂。

### 3. 生产使用情况及饮用水污染源

六氯苯（HCB）在农业上用作杀虫剂，也用作生产五氯酚和五氯酚钠的原材料。六氯苯是一种持久性有机污染物，在《斯德哥尔摩公约》中已被禁用。我国于 1958 年开始生产六氯苯，于 2004 年停止生产。环境中的六氯苯主要来源于生产过程及其在农业生产中的使用。六氯苯的土壤附着力强，存在污染地下水的危险，进入水环境的六氯苯常残留在河湖底泥中。

## （二）环境暴露状况

我国北京通惠河（2～660ng/L）、北京官厅水库（1.43～27.3ng/L）、珠江（<1.0～13.6ng/L）、长江（0.52～0.62ng/L）、黄河（1260ng/L）、淮河（4700～12 200ng/L）等主要水域中检出了六氯苯。美国有毒物质及疾病登记局（ATSDR）的资料显示，在美国人脂肪组织的调查样本中，76%的样本检测到了六氯苯残留，这很可能来自食品中的六氯苯，成人、幼儿、婴儿的年摄入量分别为 68μg、22μg、5μg。

### （三）毒代动力学及健康效应

#### 1. 毒代动力学

六氯苯口服后通过肠胃吸收，主要蓄积在含脂肪较多的部位，如脂肪组织、骨髓，以及甲状腺、胸腺等内分泌器官。六氯苯被肠胃吸收后，经肝代谢缓慢产生低氯苯、氯酚及其他低级代谢产物，还检测到葡萄糖苷酸和谷胱甘肽结合物。六氯苯大部分以母体化合物的形式经粪便排泄，小部分（约5%）以极性代谢物的形式经尿排出。

#### 2. 健康效应

（1）人体资料：已发现六氯苯类物质在人类乳腺癌中扮演重要角色，六氯苯这些广泛存在的污染物能在恶性乳腺癌妇女乳腺中被发现，经对年龄校正后比较发现，良性肿瘤妇女乳腺中的六氯苯浓度比恶性肿瘤妇女低。暴露于含有较高浓度六氯苯的有机氯化物污染空气的人群，其甲状腺癌、软组织肉瘤和脑癌的患病率显著增加。

（2）动物资料

1）急性暴露：大鼠的口服急性 $LD_{50}$ 为 3500mg/kg，小鼠为 4000mg/kg，兔子为 2600mg/kg，猫为 1700mg/kg。

2）短期毒性：大鼠摄入剂量为 50mg/(kg·d)的六氯苯 4 个月，95%的雌鼠、30%的雄鼠中毒死亡。当剂量降至 5mg/(kg·d)时，几乎所有的实验大鼠都生存下来。接受六氯苯剂量为 25～50mg/(kg·d)的大鼠表现出神经系统症状，如震颤、过度兴奋、精神不振、出疹，以及肝、肾、脾、肺的重量增加。

3）致癌性：实验动物长期摄入剂量为 4mg/(kg·d)的六氯苯时，会导致多种肿瘤发生率增加，研究中观察到肺、甲状腺、肝和脾肿瘤发生率的增加。

### （四）检测方法

《生活饮用水标准检验方法》（GB/T 5750—2023）提供了 2 种检测方法，分别为顶空毛细管柱气相色谱法和固相萃取气相色谱质谱法。

### （五）国内外饮用水标准情况

#### 1. 我国饮用水卫生标准

《生活饮用水卫生标准》（GB 5749—1985）未规定六氯苯的限值。

《生活饮用水卫生标准》（GB 5749—2006）规定六氯苯的限值为 0.001mg/L。

《生活饮用水卫生标准》（GB 5749—2022）仍然沿用 0.001mg/L 作为六氯苯的限值。

**2. 世界卫生组织标准**

1984 年第一版《饮用水水质准则》规定六氯苯的准则值为 0.01μg/L。

1993 年第二版准则规定六氯苯的准则值为 1μg/L。

2004 年第三版准则认为六氯苯存在的质量浓度远低于观察到的会产生毒性的质量浓度，因此认为没必要设置准则值。

2011 年第四版，2017 年第四版第一次增补版，2022 年第四版第一、二次增补版准则维持了第三版的要求。

**3. 美国饮用水水质标准**

美国《国家一级饮用水标准》规定六氯苯的 MCLG 是 0，MCL 为 0.001mg/L。

**4. 欧盟饮用水水质标准**

欧盟《饮用水水质指令》（2020/2184）未规定六氯苯的限值，但规定了农药指标通过单一农药和农药总量两项指标进行限定，限值分别为 0.10μg/L 和 0.50μg/L。

**5. 日本饮用水水质标准**

日本《饮用水水质标准》（2020）未规定六氯苯的限值。

## （六）指标分类及限值制定依据

考虑到六氯苯检出情况不具备全国普遍性，仅在部分水体中检出，因此把六氯苯归为扩展指标类型。

基于雌性大鼠两年饲喂实验中六氯苯对肝脏等的致癌性，采用线性多阶段模型得出饮用水中六氯苯的质量浓度为 0.1μg/L、1μg/L、10μg/L 时，终身患癌的超额危险度分别是 $10^{-6}$、$10^{-5}$ 和 $10^{-4}$。推导得出限值为 0.001mg/L。

# 十六、六　六　六

## （一）基本信息

**1. 基本情况**

（1）中文名称：六六六，又名六氯环己烷。

（2）英文名称：Hexachlorocyclohexane。

（3）CAS 号：58-89-9。

（4）分子式：$C_6H_6Cl_6$。

（5）相对分子质量：290.82。

**2. 理化性质**

（1）外观与性状：灰白色到褐色粉末，有难闻的霉臭味。

（2）密度：1.87g/cm$^3$（20.4℃）。

（3）稳定性：在高温和日光下不易分解，对酸稳定而极易被碱破坏。

**3. 生产使用情况及饮用水污染源**

六六六是 1825 年由 Michael Falady 首先合成，1942 年发现其具有杀虫功效，1945 年由英国一家化学工业公司开始生产并投入使用，随后成为世界范围内大量生产和使用的一种有机氯农药。根据氢原子与氯原子在环两侧位置的不同，目前已知六六六有 8 种异构体，其中 γ 异构体具有明显的杀虫效力。六六六作为一种作用于昆虫神经的广谱杀虫剂，兼有胃毒、触杀、重蒸作用，在农业和非农业方面都被广泛应用，可用于各种作物的种子处理和土壤处理，也用于作物、观赏树木、草坪、温室土壤和木制品的杀虫。

我国曾大规模使用有机氯农药，六六六是其中具有代表性的一种。我国于 20 世纪 50 年代开始使用六六六，并已于 1983 年停止生产并禁止使用。六六六施用后，一部分可渗入土壤并进一步向深层渗透污染地下水，从而污染生活用水。在京津地区、长江三角洲、珠江三角洲等地区，六六六这种"三致"有机污染物在地下水中都有一定程度检出。此外，六六六作为农药用于农田后，有可能随雨水冲刷进入河流，造成污染。

**（二）环境暴露状况**

近二十年的研究表明，我国部分天然淡水水体和部分水源中仍可检出 ng/L 级别的六六六。

六六六经由食物链的作用进入人体。对我国人群的研究发现在母乳、血液及头发中均有六六六检出，各地区人体血液中六六六的浓度在相同数量级范围内，无明显差异。

美国有毒物质及疾病登记局提供的资料显示，人体内的 γ-六六六可能是由摄入含有农药的植物、动物、牛奶、水等导致。其中，施用农药的植物产品是最大的暴露源，通过饮用水摄入 γ-六六六的可能性较小。

**（三）毒代动力学及健康效应**

**1. 毒代动力学**

六六六可经消化道、呼吸道和皮肤吸收进入机体。六六六被吸收后，基本上在全身普遍分布，脂肪、血液、肝、脑中的含量呈动态平衡。六六六的 α-、β-、γδ-异构体均趋于在脂肪中蓄积。有机氯剂可经呼吸、尿、粪、乳汁、皮肤及胎盘排泄，但以尿液途径为主，其次为粪便途径。

**2. 健康效应**

（1）人体资料：六六六急性毒性较小，各异构体毒性以 γ-六六六最大。六六六进入机体后主要蓄积于中枢神经和脂肪组织中，刺激大脑及小脑，还能通过皮质影响自主神经系统及周围神经系统，在脏器中影响细胞氧化磷酸化作用，使脏器营养失调，发生变性坏死。能诱导肝细胞微粒体氧化酶，影响内分泌活动，抑制 ATP 酶。

1）急性毒性：$LD_{50}$ 180mg/kg，单次，儿童经口途径。

2）慢性毒性：六六六慢性中毒表现为神经衰弱症状，头晕、头痛、头重、食欲缺乏、恶心、做噩梦、失眠、肢体酸痛；多发性神经炎症状，四肢感觉障碍、松弛性麻痹、吞咽困难、视力调节麻痹；肝、肾功能损害；心脏营养障碍；贫血、白细胞增多，淋巴细胞减少等血液病变；皮肤出现接触性皮炎、红斑、丘疹并有刺激、疼痛，出现水疱。

（2）动物资料

1）急性毒性：单次，兔经皮，最低致死剂量为 50mg/kg；单次，兔经口，最低致死剂量为 60mg/kg；单次，大鼠经口，最低致死剂量为 88mg/kg；单次，大鼠经皮，最低致死剂量为 500mg/kg。

2）六六六异构体的慢性毒性与在啮齿动物中观察到的致癌作用有关，影响最强烈的是 α-六六六，研究证明 α-六六六具有很高的致癌性。γ-六六六对于小鼠是一种较弱的致肿瘤剂，而对大鼠的作用迄今尚未证实。

3）致突变：对 γ-六六六致突变性的研究表明其无明显的致突变性。

（四）检测方法

《生活饮用水标准检验方法》（GB/T 5750—2023）提供了 1 种检测方法，即毛细管柱气相色谱法。

（五）国内外饮用水标准情况

**1. 我国饮用水卫生标准**

《生活饮用水卫生标准》（GB 5749—1985）规定六六六的限值为 0.005mg/L。

《生活饮用水卫生标准》（GB 5749—2006）规定六六六（总量）的限值为 0.005mg/L。

《生活饮用水卫生标准》（GB 5749—2022）仍然沿用 0.005mg/L 作为六六六

（总量）的限值。

**2. 世界卫生组织标准**

1984 年第一版《饮用水水质准则》和 1993 年第二版均未规定六六六的准则值。

2004 年第三版认为饮用水中不太可能出现六六六（异构体混合物），因此未规定其准则值。

2011 年第四版，2017 年第四版第一次增补版，2022 年第四版第一、二次增补版均沿用了第三版的规定。

**3. 美国饮用水水质标准**

美国饮用水水质标准未规定饮用水中六六六的标准限值。

**4. 欧盟饮用水水质标准**

欧盟《饮用水水质指令》未规定六六六的限值，但规定了单一农药和农药总量两项指标，限值分别为 0.1μg/L 和 0.5μg/L。

**5. 日本饮用水水质标准**

日本《饮用水水质标准》未规定六六六的限值，但给出了 114 种农药的管理目标值，并规定农药类检测值和目标值之比的总和小于 1。

## （六）指标分类及限值制定依据

六六六为禁用农药，已禁用多年，因此把六六六归为参考指标类型。

根据 NOAEL 为 0.33μg/(kg·d)，不确定系数为 1000，饮用水贡献率选择 50%，推导得出限值为 0.005mg/L。

# 十七、对　硫　磷

## （一）基本信息

**1. 基本情况**

（1）中文名称：对硫磷。

（2）英文名称：Parathion。

（3）CAS 号：56-38-2。

（4）分子式：$C_{10}H_{14}NO_5PS$。

（5）相对分子质量：291.26。

**2. 理化性质**

（1）外观与性状：纯品为无色液体，工业品为棕色液体，纯品无臭，工业品有蒜臭味。

（2）密度：1.27g/cm³。

（3）蒸气压：0.08kPa。

（4）熔点：6℃。

（5）溶解性：不溶于水，溶于醇类、醚类、酯类、酮类、芳烃等有机溶剂，不溶于石油醚、煤油。

**3. 生产使用情况及饮用水污染源**

1944 年 Schrader 合成了对硫磷，即对硝基酚的二乙基硫逐磷酸酯（E605），因为其可防治害虫，所以农业领域应用十分广泛。对硫磷是一种广谱的非系统性杀虫剂和杀螨剂，作用于胃与呼吸系统。可在土壤播种前与收获前于叶子上用对硫磷进行前处理，并可用于控制各种在果园、大田作物中（谷类、水果、葡萄藤、蔬菜）生长的咀嚼昆虫、螨虫和土壤昆虫。

2002 年全国农药需求量为 25.7 万吨，对硫磷的需求量为 5000～8000 吨。我国农业农村部第 274 号公告、农业农村部第 322 号公告中明确从 2007 年起所有食品中禁用对硫磷，但是由于过去的使用，在水体、沉积物、食品、生物体、土壤和大气中可广泛检出对硫磷，由其引起的环境污染问题仍然存在。

（二）环境暴露状况

万泽文对北京三个代表性公园窑洼湖公园、红领巾公园和朝阳公园的湖水进行检测，均未检出对硫磷。何淼等对采自不同地区的地表水进行对硫磷含量的测定，发现样品中均未检出对硫磷。

文献报道对硫磷一般不会通过饮用水暴露摄入。郭强对太原市自来水公司水源水、管网水中的有机磷农药进行了测定，结果表明自来水未受到有机磷农药的污染，未检出对硫磷。粤桂琼区域水源地水体中对硫磷的质量浓度范围为ND～122.54ng/L。对北京市自来水集团下属 10 余家自来水公司的水源水及出厂水的共计 34 件样品进行检测，均未检出对硫磷农药。

（三）毒代动力学及健康效应

**1. 毒代动力学**

对硫磷可以从胃肠道吸收。根据人体对硫磷生物监测研究，职业暴露和饮食期间的口腔和皮肤暴露是重要的接触途径，远大于吸入途径。对硫磷在细胞色素

P450 酶的作用下一部分变为对硝基酚和二乙基硫代磷酸酯，另一部分变成对氧磷；对氧磷在对氧磷酶 1 的作用下代谢为对硝基酚和磷酸二乙酯，另一部分在羟基化的羧酸酯酶作用下继续代谢。对硫磷的极性代谢物主要通过肾脏进入尿液后排出。

**2. 健康效应**

动物资料

1）短期暴露：大鼠口服 $LD_{50}$ 范围为 3.5～13mg/kg。

2）生殖/发育影响：在一项研究中，给妊娠第 6～19 天的大鼠口服 0、0.25mg/(kg·d)、1.0mg/(kg·d)、1.5mg/(kg·d)剂量的对硫磷。在最高剂量 [1.5mg/(kg·d)] 下，对硫磷不会致畸，尽管它确实产生母体毒性（生存率下降、体重下降），得到的 NOAEL 为 1mg/(kg·d)。在另一项研究中，给妊娠第 7～19 天的雌性家兔口服对硫磷 0、1mg/(kg·d)、4mg/(kg·d)、16mg/(kg·d)，得到 NOAEL 为 1mg/kg。

Kimbrough 等给妊娠第 11 天的大鼠腹腔注射 3.0mg/kg 或 3.5mg/kg 的对硫磷时，未观察到畸形增加，尽管这些剂量使胎儿吸收显著增加，但未评价对母体的影响。通过腹膜内注射暴露于 10mg/(kg·d)、11mg/(kg·d)、12mg/(kg·d)对硫磷的第 8、9、10 天或第 8、10、11 天，或腹腔注射 12mg/(kg·d)后的第 12、13、14 天时，在小鼠中也观察到胚胎毒性，吸收增强。在该研究中，4mg/(kg·d)的剂量下没有观察到吸收的增加。自妊娠第 2 天至哺乳期第 15 天口服 1.0mg/(kg·d)对硫磷的大鼠幼崽，在第 24 天显示心脏功能受到影响，但是这些影响在其他大鼠相似的暴露方案中并没有观察到。

几项研究表明，当对硫磷与肝脏或前列腺制剂一起注射时，睾酮代谢受到抑制，但是在体内 5.2mg/kg 暴露高达 10 天后这种现象没再发生。此外，在这些研究中未观察到前列腺重量（睾丸激素失衡的敏感指标）的变化。雌性大鼠的内分泌功能障碍通过口服暴露于 0.114mg/kg 对硫磷 16 天后的促性腺激素水平，垂体、卵巢和子宫重量的变化来评估，仅发现子宫重量减轻。

3）神经毒性：人和母鸡对迟发性神经病变比啮齿动物更敏感，因此母鸡是体内和体外试验的首选动物模式。研究者对母鸡的延迟神经病变效果进行了广泛的研究，所有报告均为阴性。在急性和亚急性暴露后，联合用药组口服接受单剂量 10mg/kg、50mg/kg 和 100mg/kg 饮食 3 天或 2mg/(kg·d) 15 天，监测至暴露结束后 3 周，也未发现任何异常。此外，给母鸡饲喂含高达 1600mg/kg 对硫磷的饲料，持续 13～17 周，或母鸡经皮或口服暴露于 6mg/(kg·d)对硫磷，持续 90 天不会产生迟发性神经病变。在后面的研究中发现，神经毒性酯酶活性没有降低，也没有在脊髓或坐骨神经中观察到组织学损伤。给母鸡灌胃单剂量的对硫磷（0.75mg/kg），没有观察到脑或淋巴细胞 NTE（神经毒性酯酶）活性下降，观察到脑乙酰胆碱酯酶降低 56%。

在评估哺乳动物的迟发性神经毒性时，Soliman 及其同事将雄性小鼠暴露于对硫磷，口服剂量为 6.75mg/(kg·d)，持续 30 天，未观察到异常临床症状或 NTE 活性降低。雄性大鼠暴露于 2mg/(kg·d)对硫磷的第 5、10、15 天或 4mg/kg 持续 5 天，显示最后一次给药后 24 小时坐骨神经兴奋性没有变化。在一项慢性毒性研究中，接受 50mg/kg 对硫磷的雄性和雌性大鼠有周围神经病变。这些病变被描述为坐骨神经的退化。

在接受单次注射对硫磷 0.56mg/kg 或注射 0.3mg/(kg·d) 3 周的鸽子中观察到了学习任务表现减少的行为效应。然而，在口服对硫磷 0.05mg/(kg·d) 或 0.15mg/(kg·d)18 周的猴子中，未观察到学习行为影响，仅观察到血浆和红细胞胆碱酯酶活性的降低。

### （四）检测方法

《生活饮用水标准检验方法》（GB/T 5750—2023）提供了 2 种检测方法，分别为毛细管柱气相色谱法和固相萃取气相色谱质谱法。

### （五）国内外饮用水标准情况

#### 1. 我国饮用水卫生标准

《生活饮用水卫生标准》（GB 5749—1985）未规定对硫磷的限值。
《生活饮用水卫生标准》（GB 5749—2006）规定对硫磷的限值为 0.003mg/L。
《生活饮用水卫生标准》（GB 5749—2022）仍然沿用 0.003mg/L 作为对硫磷的限值。

#### 2. 世界卫生组织标准

1984 年第一版《饮用水水质准则》和 1993 年第二版均未规定对硫磷的准则值。
2004 年第三版认为一般人群通常不会从空气或水中接触对硫磷，残留在食物中的对硫磷是人体接触的主要来源。基于健康的值远高于饮用水中可能出现的对硫磷浓度，通常情况下饮用水中存在的对硫磷不会对人体健康造成危害，因此没有制定对硫磷的准则值。
2011 年第四版，2017 年第四版第一次增补版，2022 年第四版第一、二次增补版均沿用了此规定。

#### 3. 美国饮用水水质标准

美国饮用水水质标准未规定饮用水中对硫磷的标准限值。

**4. 欧盟饮用水水质标准**

欧盟《饮用水水质指令》未规定对硫磷的限值，但规定了单一农药和农药总量两项指标，限值分别为 0.1μg/L 和 0.5μg/L。

**5. 日本饮用水水质标准**

日本《饮用水水质标准》未规定对硫磷的限值，但给出了 114 种农药的管理目标值，并规定农药类检测值和目标值之比的总和小于 1。

（六）指标分类及限值制定依据

考虑到对硫磷在我国已被禁用，且河流、湖泊中几乎没有检出，因此把对硫磷归为参考指标类型。

对硫磷在水中较稳定，有强烈的臭味，嗅阈值浓度为 0.003mg/L。世界卫生组织的资料认为，对硫磷基于健康的参考值为 10μg/L，是基于 ADI 为 0.004mg/kg 体重计算而来的。根据一项关于大鼠的持续 2 年的实验，发现在高剂量时其可导致视网膜萎缩和脑乙酰胆碱酯酶抑制，得到的 NOAEL 为 0.4mg/(kg·d)，采用的不确定系数为 100。嗅阈值浓度比基于健康的参考值更为敏感，因此选取 0.003mg/L 作为对硫磷的生活饮用水卫生标准限值。

# 十八、甲基对硫磷

（一）基本信息

**1. 基本情况**

（1）中文名称：甲基对硫磷。
（2）英文名称：Methyl parathion。
（3）CAS 号：298-00-0。
（4）分子式：$(CH_3O)_2P(S)OC_6H_4NO_2$。
（5）相对分子质量：263.21。

**2. 理化性质**

（1）外观与性状：灰白色结晶固体或粉末，蒜臭味或辛辣味。
（2）密度：1.36g/cm³（20℃）。
（3）蒸气压：$1.33×10^{-6}$kPa（20℃）。
（4）熔点：37℃。
（5）沸点：143℃。

（6）溶解性：难溶于水，易溶于有机溶剂。

（7）稳定性：加热会异构化，高温或遇碱易分解。

**3. 生产使用情况及饮用水污染源**

甲基对硫磷是美国和其他国家商业生产合成的有机磷杀虫剂。甲基对硫磷于 1952 年首次在美国商业生产，并于 1954 年被注册为有机磷酸酯杀虫剂。甲基对硫磷是一种有效的广谱杀虫剂，主要用于棉花作物，以及室外杀死昆虫和螨虫。甲基对硫磷的使用已扩大到水稻、水果及可供种植的作物；其另一个重要用途是作为棉铃虫的杀螨剂。在环境中，甲基对硫磷通过直接喷洒和化学溶剂挥发释放到空气中，在空气中光解氧化成对甲基对氧磷沉降在来自大气和污染废水的地表水中。农药被沉积在土壤、植物和其他表面上，并被土壤吸收。当在室外使用时，甲基对硫磷通过环境中的微生物迅速降解。

我国农业农村部第 274 号公告、农业农村部第 322 号公告中已明确从 2007 年起所有食品中禁用甲基对硫磷，但是由于过去的使用，在水体、沉积物、食品、生物体、土壤和大气中广泛检出甲基对硫磷，由其引起的环境污染问题仍然存在。

## （二）环境暴露状况

万泽文对北京三个代表性公园窑洼湖公园、红领巾公园和朝阳公园的湖水进行检测，发现甲基对硫磷在窑洼湖公园与朝阳公园有检出，浓度分别是 0.18μg/L 和 0.22μg/L。何淼等对采自不同地区的地表水进行甲基对硫磷含量的测定，样品中均未检出甲基对硫磷。

郭强对太原市自来水公司水源水、管网水中的有机磷农药进行了测定，结果表明自来水未受到有机磷农药的污染，甲基对硫磷未检出。我国粤桂琼区域水源地水体中甲基对硫磷的质量浓度范围为 ND～509.90ng/L。对北京市自来水集团下属 10 余家自来水公司的水源水及出厂水的共计 34 件样品进行检测，均未检出甲基对硫磷。

## （三）毒代动力学及健康效应

**1. 毒代动力学**

甲基对硫磷可经口、呼吸、皮肤进入人体。妊娠大鼠经皮肤暴露于甲基对硫磷后，发现甲基对硫磷广泛分布于其所有主要组织和器官，血浆和肾脏中的浓度最高。甲基对硫磷主要通过肝脏进行代谢，主要通过尿液进行排泄。

**2. 健康效应**

（1）人体资料：已报道了几例急性甲基对硫磷中毒事件。体征和症状是胆碱酯酶抑制有机磷化合物引起全身中毒的特征，包括外周和中枢胆碱能神经系统表现，在暴露后几分钟很快出现。在皮肤接触的情况下，症状的严重程度可能会增加，并可能持续数天。

口腔接触甲基对硫磷导致许多人体中毒和死亡病例。据报道，成人口服致死剂量为 307～660mg。有报道称急性暴露于甲基对硫磷导致 30 人死亡（20 名男性，10 名女性），年龄为 18～82 岁。他们在接触甲基对硫磷 2 小时至 9 天后死亡。在这 30 人中，有 26 人有意摄入 50～300g 的甲基对硫磷，而其余则是在喷雾过程中通过皮肤和吸入暴露。在肝、肾、脾、心脏、脑和血管内皮中发现了组织学损伤。

在反复长期暴露后，对志愿者的研究结果表明血液胆碱酯酶活性降低，没有临床表现。没有报道有机磷诱导的延迟性周围神经病（OPIDN）的病例。有多次暴露于农药（包括甲基对硫磷）的病例报告有神经精神后遗症。

（2）动物资料

1）急性毒性：在大鼠中，与雌性相比，雄性的 $LD_{50}$ 更低。在 CD-1 小鼠中，雄性的 $LD_{50}$ 显著低于雌性。与其他一些硫代有机磷农药有着类似的性别相关差异，这归因于这些化合物可更有效地转化为雄性肝脏中的活性对氧磷代谢物。

Miyamoto 等将甲基对硫磷的 $LD_{50}$ 值与活性代谢物甲基对氧磷的 $LD_{50}$ 值进行了比较。甲基对氧磷在雄性大鼠中的效力是甲基对硫磷的 5.4 倍，在雄性豚鼠中的效力是甲基对硫磷的 5 倍，在小鼠中的效力是甲基对硫磷的 1.6 倍。

在小鼠中，纯化的甲基对硫磷的热诱导异构体的致死性低于单独纯化的甲基对硫磷（与甲基对硫磷的 100～200mg/kg 相比，热诱导异构体的 $LD_{50}>200$mg/kg）。85%的样品被加热异构化，但异构体未被精确鉴定。甲基对硫磷在可乳化浓缩物中对雄性小鼠的急性（24 小时）口服致死性比在微胶囊化制剂中更高。对于微囊化的甲基对硫磷，上清液的毒性在存储时间内从储存前的 21.2mg/kg（$LD_{50}$ 值）到储存 2 个月时增加了 14.9mg/kg，这表明甲基对硫磷从胶囊逐渐释放到液体中并进行储存。

Miyamoto 等描述了啮齿动物吞服甲基对硫磷和甲基对氧磷的急性口服毒性的临床征兆。化合物给药后几分钟内出现征兆，包括呼吸困难、抽搐、阵挛性惊厥、流涎、泪腺炎和眼球突出。这些迹象持续了 30～60 分钟，此时通常会发生死亡。然而，豚鼠倾向于发展为不太严重的迹象，并且在给药后 24 小时内发生死亡。

2）生殖发育毒性：小鼠通过饮食或饮用水暴露于甲基对硫磷，对雄性生殖细胞没有毒性。在相对较高的剂量下，通过管饲法食用甲基对硫磷的雄性小鼠中，异常精子的数量显著增加。

分娩前 1～3 天对妊娠大鼠口服施用甲基对硫磷后，发现胎盘转移。

甲基对硫磷对蛋白质合成的影响研究中，大鼠在花生油中用少量花生酱（在 2 分钟内食用）饲喂 1.5mg/kg 的甲基对硫磷或通过管饲法给予 1mg/(kg·d)的剂量，从妊娠的第 6 天开始，持续到第 15 天或第 19 天。这些暴露抑制了 $^{14}$C 缬氨酸在母体、胎盘和胎儿组织中的蛋白质掺入。第 15 天在大鼠的母体脑、内脏、胎盘和整个胚胎中，以及第 19 天在胎儿脑和内脏中观察到与剂量相关的抑制。甲基对硫磷对蛋白质合成的抑制作用在妊娠第 19 天大于妊娠第 15 天，在胎儿中比母体组织中更明显。在 1mg/(kg·d)时没有看到母体毒性迹象。在 1.5mg/(kg·d)的一些屏障中发现胆碱能刺激的征兆，包括肌肉束缚、震颤和轻度阵挛性惊厥，母体体重显著降低，并且吸收增加。在胎儿中没有发现严重的结构异常。

在后续研究中，妊娠大鼠在妊娠第 6～20 天以与先前研究相同的方式给予 1mg/(kg·d)或 1.5mg/(kg·d)的甲基对硫磷。暴露于 1mg/(kg·d)导致母体和胎儿脑乙酰胆碱酯酶活性的显著降低，母体脑胆碱乙酰转移酶活性的增加，以及母体毒蕈碱受体活性的降低。没有观察到母体或胎儿毒性的可见迹象。暴露于 1.5mg/(kg·d)时，发育期不同阶段的母体和所有胎儿脑区中的乙酰胆碱酯酶活性及胆碱乙酰转移酶活性都有降低。毒蕈碱受体在母体（而非胎儿脑）中减少。在一些屏障中可见胆碱能刺激的迹象。在 1.5mg/(kg·d)时也观察到母体体重增加轻微但明显的抑制，并且胎儿吸收增加。在胎儿中没有发现严重的结构异常或脑形态变化。以含 1mg/(kg·d)甲基对硫磷的花生酱饲喂雌鼠，在其所生育的 2 至 6 月龄的后代中发现行为障碍（适应的运动行为减少、操作行为受损）。观察到的差异可能是由施用的方法和媒介物的差异或行为效应的剂量-反应的潜在非线性引起的。在 1 日龄至 6 月龄的后代中测量的几个其他行为终点，不受任何剂量甲基对硫磷的影响。

Crowder 等报道了类似的大鼠研究结果，相对于对照组，试验组在妊娠第 7～15 天饲喂含 1mg/(kg·d)甲基对硫磷（纯度 99.9%）的玉米油导致幼仔死亡率增加。在处理组的幼仔中观察到与迷宫转移测试中的对照显著不同。

在妊娠第 6～15 天灌胃给予雌鼠 1.5mg/(kg·d)甲基对硫磷，可导致吸收增加、胎儿体重减轻，以及一些胎儿上部脑体的脑室和皮肤出血点。还可导致母体毒性（胆碱能综合征和轻微但明显的体重增加抑制），以及胎盘重量和羊水重量显著降低。

（四）检测方法

《生活饮用水标准检验方法》（GB/T 5750—2023）提供了 3 种检测方法，分别为毛细管柱气相色谱法、固相萃取气相色谱质谱法和液相色谱串联质谱法。

（五）国内外饮用水标准情况

**1. 我国饮用水卫生标准**

《生活饮用水卫生标准》（GB 5749—1985）未规定甲基对硫磷的限值。
《生活饮用水卫生标准》（GB 5749—2006）规定甲基对硫磷的限值为 0.02mg/L。

《生活饮用水卫生标准》（GB 5749—2022）规定甲基对硫磷的限值为 0.009mg/L。

**2. 世界卫生组织标准**

1984 年第一版、1993 年第二版《饮用水水质准则》均未规定甲基对硫磷的准则值。

2004 年第三版认为所有来源的甲基对硫磷摄入量通常均较低，远低于 ADI。由于基于健康的值远高于饮用水中可能出现的甲基对硫磷浓度，常规条件下饮用水中甲基对硫磷的存在不会对人体健康造成危害，因此没有规定甲基对硫磷的准则值。

2011 年第四版，2017 年第四版第一次增补版，2022 年第四版第一、二次增补版均沿用了此规定。

**3. 美国饮用水水质标准**

美国饮用水水质标准未规定饮用水中甲基对硫磷的标准限值。

**4. 欧盟饮用水水质标准**

欧盟《饮用水水质指令》未规定甲基对硫磷的限值，但规定了单一农药和农药总量两项指标，限值分别为 0.1μg/L 和 0.5μg/L。

**5. 日本饮用水水质标准**

日本《饮用水水质标准》未规定甲基对硫磷的限值，但给出了 114 种农药的管理目标值，并规定农药类检测值和目标值之比的总和小于 1。

### （六）指标分类及限值制定依据

考虑到甲基对硫磷在我国已被禁用多年，因此把甲基对硫磷归为参考指标类型。

基于一项为期 2 年的大鼠研究，大鼠视网膜变性、坐骨神经脱髓鞘、体重减轻、贫血及脑中乙酰胆碱酯酶活性降低，得到的 NOAEL 为 0.25mg/(kg·d)；不确定系数为 100（种内及种间不确定性），饮用水贡献率选择 10%（参考最新版世界卫生组织《饮用水水质准则》及日本《饮用水水质标准》中甲基对硫磷的饮用水贡献率），推导得出限值为 0.009mg/L。基于健康效应推导出的饮用水中甲基对硫磷的限值为 0.009mg/L，该值要远低于嗅阈值 0.02mg/L；调整甲基对硫磷的限值有助于加强我国对饮用水中农药污染的防控。

# 十九、林 丹

## （一）基本信息

### 1. 基本情况

（1）中文名称：林丹，γ-六六六。
（2）英文名称：Lindane。
（3）CAS 号：58-89-9。
（4）分子式：$C_6H_6Cl_6$。
（5）相对分子质量：290.83。

### 2. 理化性质

（1）外观与性状：白色结晶粉末。
（2）密度：$1.891g/cm^3$。
（3）蒸气压：$1.25 \times 10^{-6}kPa$（20℃）。
（4）沸点：111.8～112.8℃。
（5）溶解性：微溶于水，溶于乙醇、苯、甲苯、丙酮等。

### 3. 生产使用情况及饮用水污染源

有机氯农药于 20 世纪 40 年代开始大规模生产，由于其低廉的价格及良好的杀虫效果，在全球范围内得到广泛应用。在我国，截至 1983 年有机氯农药被禁止使用时，生产的六六六总量高达 490 万吨，滴滴涕总量约 40 万吨，分别占世界生产总量的 33% 和 20%。尽管大部分有机氯农药已被禁用近 30 年，但其在土壤环境中仍有广泛残留，特别是在有机氯生产企业遗留场地的土壤中，有机氯农药的残留浓度更高。

有机氯农药在我国大量生产和使用的主要是滴滴涕、六六六（如林丹）、氯丹等。它们毒性强、分布广、难降解、危害大，一般而言，这些农药 80% 以上会通过挥发、地表径流、土壤入渗和食物链迁移等途径进入环境，并污染地表径流与地下水源。

## （二）环境暴露状况

地表水和地下水中曾检出林丹，浓度通常低于 0.1μg/L，在受到废水污染的河流，最高检出浓度达到 12μg/L。林丹可在土壤中分解而很少沥入地下水中。在地表水中林丹可经蒸发作用除去。人体暴露主要是通过食物，但是现在这方面的暴露正在减少。另一个暴露途径可能是通过林丹在公共卫生和木材防腐方面的应用。

## （三）毒代动力学及健康效应

### 1. 毒代动力学

林丹的暴露途径主要包括吸入、经口摄入和经皮肤吸收，急性经口、经皮暴露的毒性较大。进入机体后主要蓄积于中枢神经和脂肪组织中。在植物、昆虫、微生物及动物体内可代谢生成多种产物，代谢的最初产物都是五氯环乙烯。主要随尿及粪便排出。

### 2. 健康效应

（1）人体资料：林丹引起人体中毒时，神经系统主要表现为头痛、头晕、多汗、无力、震颤、上下肢呈癫痫状抽搐、站立不稳、运动失调、意识迟钝甚至昏迷，并可因呼吸中枢抑制而产生呼吸衰竭；消化系统主要表现为流涎、恶心、呕吐、上腹不适疼痛及腹泻等症状。

林丹可通过胃肠道、呼吸道和皮肤吸收而进入机体。呼吸及循环系统表现为咽、喉、鼻黏膜因吸入农药而充血，喉部有异物感，吐出泡沫痰、痰中带血丝，呼吸困难，肺部有水肿，脸色苍白，血压下降，体温上升，心律不齐，心动过速甚至心室颤动；刺激皮肤、眼部，皮肤症状有皮肤潮红，发生丘疹、水疱、皮炎，甚至糜烂有渗出；眼部症状有流泪、眼睑痉挛和剧烈疼痛。林丹的一般毒性作用为神经及实质脏器损害，大剂量可造成中枢神经及某些实质脏器损害，特别是肝脏与肾脏的严重损害。

（2）动物资料

1）急性毒性：50mg/kg，1次，兔经皮；60mg/kg，1次，兔经口；88mg/kg，1次，大鼠经口；500mg/kg，1次，大鼠经皮。

2）致癌性：80mg/kg，52周，小鼠经口，致癌。

## （四）检测方法

《生活饮用水标准检验方法》（GB/T 5750—2023）提供了2种检测方法，分别为毛细管柱气相色谱法和固相萃取气相色谱质谱法。

## （五）国内外饮用水标准情况

### 1. 我国饮用水卫生标准

《生活饮用水卫生标准》（GB 5749—1985）未规定林丹的限值。

《生活饮用水卫生标准》（GB 5749—2006）规定林丹的限值为 0.002mg/L。

《生活饮用水卫生标准》（GB 5749—2022）仍然沿用 0.002mg/L 作为林丹的限值。

**2. 世界卫生组织标准**

1984 年第一版《饮用水水质准则》规定了林丹的准则值为 0.003mg/L。

1993 年第二版规定林丹的准则值为 0.002mg/L。

2004 年第三版，2011 年第四版，2017 年第四版第一次增补版，2022 年第四版第一、二次增补版沿用 0.002mg/L 作为林丹的准则值。

**3. 美国饮用水水质标准**

美国饮用水水质标准规定饮用水中林丹的 MCLG 为 0.0002mg/L，MCL 为 0.0002mg/L。

**4. 欧盟饮用水水质标准**

欧盟《饮用水水质指令》未规定林丹的限值，但规定了单一农药和农药总量两项指标，限值分别为 0.1μg/L 和 0.5μg/L。

**5. 日本饮用水水质标准**

日本《饮用水水质标准》（2020）未规定林丹的限值，但给出了 114 种农药的管理目标值，并规定农药类检测值和目标值之比的总和小于 1。

（六）指标分类及限值制定依据

考虑到林丹在我国已被禁用多年，因此把林丹归为参考指标类型。

基于一项为期 2 年的大鼠毒性致癌性实验中得到的 NOAEL 为 0.47mg/(kg·d)；不确定系数为 100（种内及种间不确定性），饮用水贡献率选择 1%（参考最新版世界卫生组织《饮用水水质准则》及日本《饮用水水质标准》中林丹的饮用水贡献率），推导得出限值为 0.002mg/L。

# 二十、滴 滴 涕

（一）基本信息

**1. 基本情况**

（1）中文名称：双对氯苯基三氯乙烷，滴滴涕。

（2）英文名称：Dichlorodiphenyltrichloroethane，DDT。

（3）CAS 号：50-29-3。

（4）分子式：$(ClC_6H_4)_2CH(CCl_3)$。

（5）相对分子质量：354.49。

## 2. 理化性质

（1）外观与性状：白色结晶状固体或淡黄色粉末，无味，几乎无臭。

（2）密度：$1.52g/cm^3$（25℃）。

（3）熔点：108～109℃。

（4）沸点：260℃。

（5）溶解性：不易溶于水，溶于有机溶剂。

## 3. 生产使用情况及饮用水污染源

20 世纪 40 年代以来，滴滴涕作为农药被广泛用于农业害虫的防治，且被医学界用于控制疟疾和斑疹伤寒症病原微生物的传播。由于滴滴涕及其代谢产物在环境中难以降解，对人类健康存在威胁而受到广泛关注。基于此，许多国家明令禁止使用滴滴涕等有机氯杀虫剂。世界卫生组织于 2002 年宣布，重新启用滴滴涕用于控制蚊子的繁殖，以预防疟疾、登革热、黄热病等在世界范围内卷土重来。

目前，滴滴涕的主要用途是作为生产农药三氯杀螨醇的中间体，由于三氯杀螨醇中具有一定的滴滴涕残留量，构成了滴滴涕的环境污染源。此外，滴滴涕还被用于生产船舶防污油漆，也作为疟疾防治药剂。

### （二）环境暴露状况

研究表明，农药主要通过食物进入人体，占总摄入量的 90% 左右。因此，食物中农药的含量直接影响着人体的摄入量。对我国居民膳食中有机农药残留的调查发现，1990 年我国滴滴涕总摄入量为 0.34μg/kg，至 2000 年仅为 0.04μg/kg，不小于联合国粮食及农业组织（FAO）/世界卫生组织农药残留联席会议推荐的滴滴涕暂定每日摄入耐受量（1%）。经过长达 20 年禁用后，滴滴涕通过自然降解，对我国食物污染的程度逐渐降低，其含量基本已降到安全限值以下。

滴滴涕在水中的溶解度极低，且标准的水处理方法可有效去除水中的滴滴涕残留，所以人们通过饮用水摄入滴滴涕的量可以忽略不计。

### （三）毒代动力学及健康效应

#### 1. 毒代动力学

对人和动物的研究表明，滴滴涕容易经口、呼吸道和皮肤吸收。经吸收后，在血液和脂肪内的含量较高。滴滴涕在人体内的代谢和降解主要有两方面：一是脱去氯化氢生成 1, 1-双（对氯苯基）-2, 2-二氯乙烯（DDE）；二是通过一级还原作用生成 2, 2-双（对氯苯基）-1, 1-二氯乙烷（DDD），同时被转化成更易溶解于水的双（4-氯苯基）乙酸（DDA）而被消除。

**2. 健康效应**

（1）人体资料：人群摄入滴滴涕后的慢性中毒症状有食欲缺乏、上腹及右肋部疼痛，并有头痛、头晕、肌肉无力、疲乏、失眠、视力及语言障碍、震颤、贫血、四肢深反射减弱等。此外，可能还有肝肾损害、皮肤病变，心脏损害有心律不齐、心音弱、窦性心动过缓、束支传导阻滞及心肌损害等。

乳腺癌与滴滴涕关系的病例对照研究中，病例组为乳腺癌患者 42 例，对照组为非恶性乳腺肿瘤患者 41 例。病例组和对照组在手术治疗或活检中，均切取 1.0～2.0g 乳房脂肪组织。结果显示病例组与对照组的平均乳房脂肪组织滴滴涕浓度分别为（1950.8±1315.1）µg/kg 和（755.8±130.3）µg/kg，血浆滴滴涕浓度分别为（8.55±5.31）µg/L 和（3.82±0.63）µg/L，病例组均明显高于对照组（$P=0.0001$）。病例组中，21 例雌激素受体（ER）阳性患者和 21 例 ER 阴性患者的平均乳房脂肪组织的滴滴涕浓度分别为（3051.8±987.4）µg/kg 和（849.7±156.8）µg/kg，ER阳性患者是 ER 阴性患者的 36 倍（$P=0.0001$）。血浆滴滴涕浓度也有类似的差异。ER 阳性乳腺癌患者的平均乳房脂肪组织滴滴涕浓度和血浆滴滴涕浓度均明显高于对照组（$P=0.0001$），分别是其 40 倍和 34 倍。ER 阴性乳腺癌患者的乳房脂肪组织滴滴涕浓度和血浆滴滴涕浓度也分别高于对照组（$P=0.02$）。

回顾性调查研究发现，1995 年 6 月 1 日至 2000 年 6 月 30 日，临沂市某农药厂附近（1268 人）和对照区（1035 人）新生儿出生缺陷发生率分别为 40.22% 和16.42%，而且距离农药厂越近，水果和大米中六六六和滴滴涕的含量越高，新生儿出生缺陷的发生率越高。

（2）动物资料

1）长期暴露：研究表明，小鼠经口摄入 11～20mg/(kg·d) 的滴滴涕 2 年，肝肿瘤发生的危险性提高 4.4 倍；小鼠经口摄入滴滴涕，其第二代雄性肝肿瘤发生的危险性增加 2 倍，但雌性中未见相关增加。

2）致癌性：IARC 的致癌性评估结论如下，对人类而言，没有足够的证据证明滴滴涕具有致癌性，而对实验动物而言，则有充分证据证明滴滴涕具有致癌性，因此将滴滴涕列为很可能的人类致癌物（2A 组）。

（四）检测方法

《生活饮用水标准检验方法》（GB/T 5750—2023）提供了 2 种检测方法，分别为毛细管柱气相色谱法和固相萃取气相色谱质谱法。

（五）国内外饮用水标准情况

**1. 我国饮用水卫生标准**

《生活饮用水卫生标准》（GB 5749—1985）规定滴滴涕的限值为 0.001mg/L。

《生活饮用水卫生标准》（GB 5749—2006）、《生活饮用水卫生标准》（GB 5749—2022）仍然沿用 0.001mg/L 作为滴滴涕的限值。

**2. 世界卫生组织标准**

1984 年第一版《饮用水水质准则》规定滴滴涕的准则值为 0.001mg/L。

1993 年第二版，2004 年第三版，2011 年第四版，2017 年第四版第一次增补版，2022 年第四版第一、二次增补版《饮用水水质准则》，仍然沿用 0.001mg/L 作为滴滴涕的准则值。

**3. 美国饮用水水质标准**

美国饮用水水质标准未规定饮用水中滴滴涕的限值。

**4. 欧盟饮用水水质标准**

欧盟《饮用水水质指令》（2020/2184）未规定滴滴涕的限值，其农药指标通过单一农药和农药总量两项指标进行限定，限值分别为 0.1μg/L 和 0.5μg/L。

**5. 日本饮用水水质标准**

日本《饮用水水质标准》（2020）未规定滴滴涕的限值。

## （六）指标分类及限值制定依据

考虑到滴滴涕在我国已被禁用多年，建议把滴滴涕归为参考指标类型。

基于大鼠发育毒性试验，得到 NOAEL 为 0.01mg/(kg·d)，不确定系数取 100，饮用水贡献率取 1%；由于婴儿和儿童可能暴露于比较大量的（相对于体重）化学物质，而且充分考虑滴滴涕的生物累积量，根据敏感人群（体重 10kg 的儿童）每天消耗 1L 饮用水，推导得到限值为 0.001mg/L。

# 二十一、敌 百 虫

## （一）基本信息

**1. 基本情况**

（1）中文名称：敌百虫，$O, O$-二甲基-(2, 2, 2-三氯-1-羟基乙基)磷酸酯。

（2）英文名称：Trichlorfon。

（3）CAS 号：52-68-6。

（4）化学式：$C_4H_8Cl_3O_4P$。

（5）相对分子质量：257.44。

**2. 理化性质**

（1）外观与性状：纯品为稍带芳香气味的白色结晶粉末，工业品带氯醛气味。

（2）密度：$1.73g/cm^3$。

（3）熔点：$77\sim81℃$。

（4）沸点：$100℃$。

（5）溶解性：微溶于水，溶解度为 $1\sim5g/100mL$（$21℃$）；溶于大多数有机溶剂，但不溶于脂肪烃和石油。

**3. 生产使用情况及饮用水污染源**

敌百虫是一种广谱杀虫剂，对双翅目特别有效。它主要用于杀灭田间和水果作物中的害虫，但也用于控制森林昆虫和公共卫生。因敌百虫可通过植物体内的新陈代谢和土壤中的生物降解，可转化成毒性更强的敌敌畏，故阿根廷、印度等国家已禁用敌百虫。我国暂时未禁用敌百虫，并将其作为防治地下害虫与防治甘蔗蔗螟和蔗龟的替代农药。

由于其环境持久性，敌百虫在中性和弱酸性介质中较稳定，在碱性介质中可转化为敌敌畏，碱性强、温度高时转化加快。敌百虫也常在水体、沉积物、食物、生物体、土壤和大气中广泛检出。

**（二）环境暴露状况**

我国主要河流、湖泊水体中均可检出敌百虫，其中洞庭湖和海河水体中敌百虫残留量最高，但不同河流、湖泊水体中敌百虫残留状况存在明显差异。"四大湖泊"中除洪泽湖未见报道外，其余三大湖泊中均存在敌百虫污染残留。中国"七大河流"水体中均存在不同程度的敌百虫污染，其中松花江污染较轻，而长江污染最为严重。总体而言，洞庭湖湖水中敌百虫含量和海河水体中敌百虫含量要明显高于其他河流湖泊。其余如长江、淮河、珠江及渤海湾水体中敌百虫含量相对较高。鄱阳湖、黄河、辽河、松花江水体中有微量敌百虫检出。因此，就全国河流湖泊水体中的敌百虫污染而言，长江流域是敌百虫污染的主要区域之一。根据《中国人群暴露参数手册》中各省市人群的饮水量与慢性每日摄入量的公式可以计算出敌百虫的饮水暴露量。

**（三）毒代动力学及健康效应**

**1. 毒代动力学**

人体试验和动物实验研究表明，敌百虫可经口、呼吸道和皮肤吸收，经吸收后可迅速分布到主要器官，肝脏、肾脏和肺部中浓度最高。在体内，敌百虫可通过脱氯化氢重排形成敌敌畏，主要降解途径是去甲基化、P—C 键裂解和敌敌畏的酯水解。哺乳动物体内的敌百虫主要通过尿液迅速消除。

**2. 健康效应**

（1）人体资料：数百例急性敌百虫中毒研究表明，早期中毒症状为疲惫、头痛、虚弱、意识模糊、呕吐、腹痛、出汗过多和流涎。严重的中毒事件中，可能会出现肌肉痉挛、意识不清和抽搐，并可能因呼吸衰竭而导致死亡。

有研究表明，摄入致死剂量的敌百虫可能会引发多发性神经病变。一名 21 岁的女性试图通过饮用约 50mL 50%的敌百虫制剂自杀，失去知觉 8 小时后经救治康复。在摄入敌百虫后 2 周，患者四肢均出现刺痛感，随后下肢和膝关节无力，表现为运动性显性多发性神经病。一名 42 岁的男性在摄入 100～200mL 25%的敌百虫后陷入深度昏迷状态，血浆胆碱酯酶活性显著降低。摄入 3 周后，下肢严重虚弱。

（2）动物资料：动物实验研究表明，敌百虫产生的毒性作用与有机磷农药中毒的特征一致，即肌肉颤动、流涎、流泪、尿失禁、腹泻、呼吸窘迫、虚脱、喘气、阵挛性惊厥、昏迷甚至死亡。敌百虫的皮肤毒性较低，$LD_{50}$ 为大于 2000mg/kg。

通过胃管给予马单剂量的敌百虫，给药剂量为 60mg/kg 或 80mg/kg，会分别导致中度和重度的腹绞痛。如果将 80mg/kg 的敌百虫混合到饲料中，仅导致粪便软化。研究表明，通过任一种给药方法，耐受剂量为 40mg/kg 或更低，除了粪便软化外，没有其他明显的副作用。

## （四）国内外饮用水标准情况

**1. 我国饮用水卫生标准**

《生活饮用水卫生标准》（GB 5749—1985）、《生活饮用水卫生标准》（GB 5749—2006）均未规定敌百虫的限值。

《生活饮用水卫生标准》（GB 5749—2022）规定敌百虫的限值为 0.05mg/L。

**2. 世界卫生组织标准**

1984 年第一版，1993 年第二版，2004 年第三版，2011 年第四版，2017 年第四版第一次增补版，2022 年第四版第一、二次增补版《饮用水水质准则》均认为敌百虫基本不可能存在于饮用水之中，均未规定敌百虫的准则值。

**3. 美国饮用水水质标准**

美国饮用水水质标准未规定饮用水中敌百虫的限值。

**4. 欧盟饮用水水质标准**

欧盟《饮用水水质指令》(2020/2184)未规定饮用水中敌百虫的标准限值,其农药指标通过单一农药和农药总量两项指标进行限定,限值分别为 0.1μg/L 和 0.5μg/L。

**5. 日本饮用水水质标准**

日本《饮用水水质标准》(2020)规定敌百虫的限值为 0.005mg/L。

### (五)指标分类及限值制定依据

考虑到敌百虫为大宗使用农药,在我国环境水体中有检出,但在饮用水中检出率极低,因此把敌百虫归为参考指标类型。

参考《地表水环境质量标准》(GB 3838—2002)中关于敌百虫限值的规定,将敌百虫的限值设定为 0.05mg/L。

# 二十二、甲基硫菌灵

## (一)基本信息

### 1. 基本情况

(1)中文名称:甲基硫菌灵。
(2)英文名称:Thiophanate-methyl。
(3)CAS 号:23564-05-8。
(4)分子式:$C_{12}H_{14}N_4O_4S_2$。
(5)相对分子质量:342.39。

### 2. 理化性质

(1)外观与性状:纯品为无色结晶,原粉(含量约93%)为微黄色结晶。
(2)密度:1.45g/cm³。
(3)熔点:172℃。
(4)溶解性:几乎不溶于水,可溶于丙酮、甲醇、乙醇、氯仿等有机溶剂。

### 3. 生产使用情况及饮用水污染源

甲基硫菌灵化学名称为1,2-二(3-甲氧基羧基-2-硫脲基),商品名称为甲基托布津,最初由日本开发,对多种植物病害有预防和治疗作用,是高效、低毒杀菌剂,具有预防和内吸作用,因药剂进入植物体内后能转化成多菌灵,故也属于苯并咪唑类,可广泛用于粮、棉、油、蔬菜、果树等多种病害。

20 世纪 80 年代以来,苯并咪唑类杀菌剂得以广泛使用,在农业上可防治多种真菌病害,效果显著。这些农药施用后可能会渗入土壤污染地下水,从而影响生活用水,也可能随雨水冲刷进入河流,造成污染。

### (二)环境暴露状况

研究表明,农药主要通过食物进入人体,占总摄入量的 90%左右。目前已经确定存在甲基硫菌灵残留的食物有杏仁、苹果、杏、香蕉、蓝莓、油菜籽、牛肉、芹菜、樱桃、黄瓜、鸡蛋、葡萄、猪肉、马肉、甜瓜、牛奶、油桃、洋葱、山核桃、桃子、花生、开心果、梨、李子、土豆、家禽、南瓜、羊肉、大豆、南瓜、草莓、甜菜和小麦。美国国家环境保护局对甲基硫菌灵引起的饮食风险的评估表明,甲基硫菌灵的饮食风险是可接受的,终身癌症风险评估范围通常低于 EPA 的关注水平。

### (三)毒代动力学及健康效应

#### 1. 毒代动力学

甲基硫菌灵很容易通过胃肠道吸收,并被广泛代谢,通过尿液(86%)和粪便排出体外。甲基硫菌灵几乎在 24 小时内便可从体内排出,24 小时后组织中的残留物可在 96 小时内被大部分消除。

#### 2. 健康效应

动物资料

1)短期暴露:甲基硫菌灵对大鼠的急性口服和皮肤毒性较低,它不是皮肤致敏物。

在大鼠的短期研究中,200mg/(kg·d)的投加剂量下精子数量和睾丸数量减少。在剂量水平高于 7.5mg/(kg·d)时也观察到肝毒性。

2)长期暴露:以大鼠和犬为研究对象开展长期研究。在大鼠实验中,有证据表明 250mg/(kg·d)剂量下会出现弥漫性睾丸萎缩。在犬实验中,肝脏发生组织病理学变化,胆固醇增加,15mg/(kg·d)剂量下发生肝酶水平变化,125mg/(kg·d)剂量下发生睾丸效应,NOEL 为 2.5mg/(kg·d)。

3)致癌性:甲基硫菌灵可导致某些小鼠品系的肝细胞腺瘤和癌症的发生率有所增加,但这些被认为是物种特异性,与人类无关。

4)生殖和发育影响:在大鼠的生殖研究中,多菌灵[50mg/(kg·d)]可导致睾丸变性并降低生育力。通过管饲法在大鼠中进行的发育研究表明,在没有任何母体毒性的情况下,致骨骼畸形剂量为 30~90mg/(kg·d)。在兔子中,管饲研究在

20mg/(kg·d)以上的剂量下产生胚胎毒性，在 125mg/(kg·d)剂量时产生致畸性。

## （四）国内外饮用水标准情况

### 1. 我国饮用水卫生标准

《生活饮用水卫生标准》（GB 5749—1985）、《生活饮用水卫生标准》（GB 5749—2006）均未规定甲基硫菌灵的限值。

《生活饮用水卫生标准》（GB 5749—2022）规定甲基硫菌灵的限值为 0.3mg/L。

### 2. 世界卫生组织标准

1984 年第一版，1993 年第二版，2004 年第三版，2011 年第四版，2017 年第四版第一次增补版，2022 年第四版第一、二次增补版《饮用水水质准则》均未规定甲基硫菌灵的准则值。

### 3. 美国饮用水水质标准

美国饮用水水质标准未规定饮用水中甲基硫菌灵的限值。

### 4. 欧盟饮用水水质标准

欧盟《饮用水水质指令》（2020/2184）未规定饮用水中甲基硫菌灵的标准限值，其农药指标通过单一农药和农药总量两项指标进行限定，限值分别为 0.1μg/L 和 0.5μg/L。

### 5. 日本饮用水水质标准

日本《饮用水水质标准》（2020）规定甲基硫菌灵的限值为 0.3mg/L。

## （五）指标分类及限值制定依据

甲基硫菌灵为大宗使用农药，在我国环境水体中有检出，但在饮用水中检出率极低，因此归为参考指标类型。

参考日本《饮用水水质标准》中甲基硫菌灵的规定，将甲基硫菌灵的限值设定为 0.3mg/L。

# 二十三、稻 瘟 灵

## （一）基本信息

### 1. 基本情况

（1）中文名称：稻瘟灵。

（2）英文名称：Isoprothiolane。

（3）CAS 号：50512-35-1。

（4）化学式：$C_{12}H_{18}O_4S_2$。

（5）相对分子质量：290.3989。

**2. 理化性质**

（1）外观与性状：纯品为白色结晶。

（2）密度：1.044g/cm³。

（3）熔点：50～51℃。

（4）沸点：167～169℃。

（5）溶解性：在水中的溶解度为 48mg/L（20℃）。在有机溶剂中的溶解度（25℃）：丙酮，400%；苯，300%；甲苯，230%；氯仿，230%；二甲基甲酰胺，230%；二甲基亚砜，190%；甲醇，150%；乙醇，150%；正己烷，4%。

**3. 生产使用情况及饮用水污染源**

稻瘟灵属高效、低毒、低残留的有机硫杀菌剂，由日本农药公司于 1969 年研究开发。其为内吸杀菌剂，对稻瘟病有特效，对稻叶瘟的防治效果亦高于稻瘟净，对稻苗瘟与小球菌核病也均有效；大面积使用还可兼治稻飞虱。其主要特点是具有高度选择性，较低处理剂量就能对稻瘟病菌显示出很好的抑菌效果，剂量提高对小球菌核病菌也显示出抑制效果。

稻瘟灵在水中的溶解度较高，对饮用水源的污染主要来自水稻杀菌过程中的使用残留、雨水冲刷和土壤渗透等情况。

**（二）环境暴露状况**

稻瘟灵在饮用水途径的暴露主要来源于稻瘟灵使用过程中对水源的污染及雨水冲刷、土壤渗透等情况。有研究对我国某湖泊水源水中的稻瘟灵、甲草胺、西玛津、仲丁威和吡虫啉浓度进行了调研，结果表明 12 月份水样中所有农药的检出率均为 100%，稻瘟灵平均浓度最高，浓度范围为 25.6～135.4ng/L。

稻瘟灵作为一种新型高效低毒杀菌剂，目前缺乏完善的暴露评估，一般假定稻瘟灵通过饮用水途径的摄入量占每天经口总摄入量的 10%～20%。

**（三）毒代动力学及健康效应**

**1. 毒代动力学**

研究表明，稻瘟灵可以经过皮肤、消化道、呼吸道等途径进入体内，被吸入机体后，主要分布在肝脏和肾脏中。稻瘟灵在啮齿动物中代谢速度很快，口服给药的稻瘟灵在大鼠中通过羟基化、水解及二硫戊环的裂解代谢，产生二氧化碳和其他相对分子质量低的代谢物。稻瘟灵主要通过尿液、粪便和呼吸排出体外，其中通过尿液排泄的占 50%～70%，通过粪便排泄的大约占 50%，10%～20%作为二氧化碳呼出。

**2. 健康效应**

（1）人体资料：在一项人类志愿者的野外暴露试验中，穿着推荐的防护服的志愿者在稻瘟灵喷洒期间暴露于稻瘟灵喷雾。连续 3 天的后续监测发现，本研究中志愿者的健康参数没有受到影响（包括临床检查、尿液分析、血液和血浆的实验室检查），且在制造工厂人员的报告中未发现任何不良健康影响。虽然目前没有关于人类意外或故意中毒的报告，但稻瘟灵有可能对包括胎儿、婴儿和儿童在内的一般人群产生潜在危害。

（2）动物资料

1）短期暴露：研究表明，大鼠口服 $LD_{50}$ 为 300～2000mg/kg 体重，大鼠经皮 $LD_{50}$ 大于 2000mg/kg 体重。吸入后，大鼠的 $LC_{50}$ 大于 2.32mg/L。

2）长期暴露：小鼠、大鼠和犬的短期和长期毒性研究表明，稻瘟灵的靶器官为肝脏、肾脏和造血系统。在使用稻瘟灵对小鼠进行 112～115 天的口服毒性研究发现，当饲喂浓度为 0、20ppm、100ppm、300ppm、900ppm 及 2700ppm（相当于雄性每天 0、3.32mg/kg、14.8mg/kg、48.0mg/kg、132mg/kg 和 472mg/kg，雌性每天 0、2.81mg/kg、14.3mg/kg、47.2mg/kg、140mg/kg 和 444mg/kg）时，NOAEL 为 900ppm［相当于 140mg/(kg·d)］。

在大鼠的 90 天经口摄入研究中，当稻瘟灵的摄入剂量为 0、50ppm、300ppm 或 3000ppm（雄性每天相当于 0、3.4mg/kg、20.9mg/kg 和 201mg/kg，雌性每天相当于 0、4.0mg/kg、23.4mg/kg 和 223mg/kg）时，基于肝脏（10%）和肾脏（7%）的相对重量增加及 γ-谷氨酰转移酶（GGT）活性增加（与对照组相比为 1.5 倍），推算得 NOAEL 为 50ppm（相当于每天 3.4mg/kg）。

**（四）国内外饮用水标准情况**

**1. 我国饮用水卫生标准**

《生活饮用水卫生标准》（GB 5749—1985）、《生活饮用水卫生标准》（GB 5749—2006）均未规定稻瘟灵的限值。

《生活饮用水卫生标准》（GB 5749—2022）规定稻瘟灵的限值为 0.3mg/L。

**2. 世界卫生组织标准**

1984 年第一版，1993 年第二版，2004 年第三版，2011 年第四版，2017 年第四版第一次增补版，2022 年第四版第一、二次增补版《饮用水水质准则》均未规定稻瘟灵的准则值。

**3. 美国饮用水水质标准**

美国饮用水水质标准未规定饮用水中稻瘟灵的限值。

**4. 欧盟饮用水水质标准**

欧盟《饮用水水质指令》（2020/2184）未规定饮用水中稻瘟灵的标准限值，其农药指标通过单一农药和农药总量两项指标进行限定，限值分别为 0.1μg/L 和 0.5μg/L。

**5. 日本饮用水水质标准**

日本《饮用水水质标准》（2020）规定稻瘟灵的管理目标值为 0.3mg/L。

（五）指标分类及限值制定依据

考虑到稻瘟灵为大宗使用农药，在我国环境水体中有检出，但在饮用水中检出率极低，因此将其归为参考指标类型。

参考日本《饮用水水质标准》中关于稻瘟灵的规定，将稻瘟灵的限值设定为 0.3mg/L。

# 二十四、氟 乐 灵

（一）基本信息

**1. 基本情况**

（1）中文名称：氟乐灵。
（2）英文名称：Trifluralin。
（3）CAS 号：1582-09-8。
（4）化学式：$C_{13}H_{16}F_3N_3O_4$。
（5）相对分子质量：335.28。

**2. 理化性质**

（1）外观与性状：橘黄色晶体。
（2）密度：1.294g/cm$^3$。
（3）熔点：48.5℃。

（4）沸点：139℃。

（5）溶解性：在 pH=5 的水中溶解度为 0.184g/L，在 pH=7 的水中溶解度为 0.221g/L，在 pH=9 的水中溶解度为 0.189g/L；25℃时在丙酮、氯仿、乙腈、甲苯、乙酸乙酯中的溶解度均大于 1000g/L，在甲醇中的溶解度为 33～40g/L，在己烷中的溶解度为 50～67g/L。

### 3. 生产使用情况及饮用水污染源

氟乐灵在农业上的应用可追溯至 20 世纪 60 年代初期，其在干旱条件下也能发挥较好的除草效果，适合在北方地区春季土壤干旱时使用。但氟乐灵易被土壤吸附固着而不移动，并且挥发性和淋溶性差，残留在土壤中易造成药害。据报道，在美国某些地区，氟乐灵在土壤中的残留量高达 548ng/g。

氟乐灵进入水环境的途径主要有三条：其一，在生产过程中逸散到空气中而进入水体；其二，生产和加工废水的排放污染；其三，作为除草剂施入土壤后，通过农田灌溉、挥发、光解、微生物和化学作用溶于水，由地表水和地下水进入水环境中。

### （二）环境暴露状况

目前，在有限的饮用水样品中尚未检出氟乐灵，地表水中曾检出高于 0.5μg/L 的浓度，地下水中很少检出。饮用水途径的人群暴露量很低。

### （三）毒代动力学及健康效应

#### 1. 毒代动力学

研究表明，氟乐灵主要通过消化道吸收，吸收 96 小时后只有 2.1%还存留在大鼠组织中，其中在肝脏中浓度最大，肾脏次之，脂肪、肺、脾、小肠和胃中也有少量存在。大部分氟乐灵经过数步代谢过程产生 17 种主要代谢产物，最终只有约 10%以氟乐灵的形式排出。大鼠吸收后 60 小时内有 87%排出体外，其中 47%通过粪便排出，40%经由尿液排出。

#### 2. 健康效应

（1）人体资料：目前对氟乐灵生理毒性的研究大多来自动植物实验，对人类机体健康影响的资料十分有限。根据理化性质和毒理学研究，其毒性机制可归纳为两点：其一，氟乐灵作为可疑内分泌干扰物和致癌物，对人体具有潜在致畸、致突变和遗传毒性；其二，有研究发现氟乐灵中亚硝胺的含量高达 154mg/kg，因此推断氟乐灵在生产使用过程中容易产生有害的亚硝胺类化合物。研究表明，氟乐灵溶于水后可作为 $N$-亚硝基二甲胺（NDMA）的前体物通过亚硝化机制生成 NDMA。而 NDMA 由于其高致癌和致突变风险，已被 USEPA 列为致癌物。

（2）动物资料

1）短期暴露：研究表明，大鼠急性经口 $LD_{50} > 10\,000mg/kg$，小鼠为 $5000mg/kg$，犬 $> 2000mg/kg$，家兔急性经皮 $LD_{50} > 2000mg/kg$；以 $2000mg/kg$ 剂量喂养大鼠 2 年，未见不良影响。对鱼类的毒性：鲤鱼 $LC_{50}$ 为 $4.2mg/L$（48 小时），金鱼为 $0.59mg/L$，蓝鳃鱼为 $0.058mg/L$。对蜜蜂的致死量为 24 毫克/只。

2）长期暴露：氟乐灵主要通过受污染的水产品、饮用水等途径在人体内富集。虽然没有确切证据表明氟乐灵具有遗传毒性，但通过对妊娠动物的暴露实验可以观察到氟乐灵对于母婴的不良影响，包括母体进食减少、体重下降，且胎儿的死亡率与母体暴露毒性的剂量呈正相关。通过小白鼠实验发现，长期摄入氟乐灵会使小白鼠甲状腺激素水平增高，刺激甲状腺滤泡增生肥大，从而诱发甲状腺滤泡细胞瘤。

通过人类淋巴细胞的彗星试验（单细胞凝胶电泳试验）发现，氟乐灵对 DNA 有一定的破坏作用，对哺乳动物细胞具有基因毒性。在亚慢性吸入毒性实验中，将大鼠暴露于氟乐灵，浓度分别为 $100mg/m^3$、$300mg/m^3$ 和 $1000mg/m^3$。根据美国环保局农药项目办公室（USEPA OPP）发布的暴露量评估，在 $27mg/(kg \cdot d)$、$81mg/(kg \cdot d)$ 和 $270mg/(kg \cdot d)$ 剂量下暴露超过 30 天，观察发现在暴露剂量为 $270mg/(kg \cdot d)$ 时，大鼠有疑似肝中毒迹象。

## （四）国内外饮用水标准情况

### 1. 我国饮用水卫生标准

《生活饮用水卫生标准》（GB 5749—1985）、《生活饮用水卫生标准》（GB 5749—2006）均未规定氟乐灵的限值。

《生活饮用水卫生标准》（GB 5749—2022）规定氟乐灵的限值为 $0.02mg/L$。

### 2. 世界卫生组织标准

1984 年第一版《饮用水水质准则》未规定氟乐灵的准则值。

1993 年第二版《饮用水水质准则》规定氟乐灵的准则值为 $0.02mg/L$。

2004 年第三版，2011 年第四版，2017 年第四版第一次增补版，2022 年第四版第一、二次增补版《饮用水水质准则》，认为饮用水中检出的氟乐灵含量极低，均未规定氟乐灵的准则值。

### 3. 美国饮用水水质标准

美国饮用水水质标准未规定饮用水中氟乐灵的限值。

**4. 欧盟饮用水水质标准**

欧盟《饮用水水质指令》（2020/2184）未规定饮用水中氟乐灵的标准限值，其农药指标通过单一农药和农药总量两项指标进行限定，限值分别为 0.1μg/L 和 0.5μg/L。

**5. 日本饮用水水质标准**

日本《饮用水水质标准》（2020）规定氟乐灵的管理目标值为 0.06mg/L。

## （五）指标分类及限值制定依据

考虑到氟乐灵为大宗使用农药，在我国环境水体中有检出，但在饮用水中检出率极低，因此将其归为参考指标类型。

基于脑乙酰胆碱酶活性抑制和红细胞乙酰胆碱酶活性抑制实验得出 NOAEL 为 1mg/(kg·d)，不确定系数为 100（100 为考虑种间和种内差异后确定），饮用水贡献率选择 10%，推导得出限值为 0.02mg/L。

# 二十五、甲 霜 灵

## （一）基本信息

### 1. 基本情况

（1）中文名称：甲霜灵。
（2）英文名称：Metalaxyl。
（3）CAS 号：57837-19-1。
（4）化学式：$C_{15}H_{21}NO_4$。
（5）相对分子质量：279.33。

### 2. 理化性质

（1）外观与性状：白色结晶体。
（2）密度：1.218g/cm³（20℃）。
（3）熔点：71～72℃。
（4）沸点：294℃。
（5）溶解性：微溶于水，溶于多数有机溶剂，在甲醇中的溶解度为 65%，在水中的溶解度为 0.71%（20℃）。

### 3. 生产使用情况及饮用水污染源

甲霜灵是高效、低毒、具有保护和治疗作用的内吸性强的新型杀菌剂，对病害具有保护、治疗和铲除作用，有很强的内吸输导作用，即药剂进入植物体后可向顶部、基部及侧向传导，因而可用于叶面喷雾、种子处理或灌根。

研究表明，农药对环境水体的污染主要通过以下途径：在水体中直接使用农药；农药生产厂向水体排放生产废水；农药喷洒时其微粒随风飘移降落到水体中；残留在土壤和大气中的农药，除了对土壤和大气本身产生污染外，还会通过迁移、渗入和溶解等过程进入水体。

### （二）环境暴露状况

甲霜灵是一种广泛应用的农药，在水中的溶解度为 8.4g/L，可通过水体在环境中广泛分布，最终进入饮用水。饮用水途径人群暴露有很多种，如淋溶、地表渗透等。有研究者对高尔夫球场草坪根系层和淋溶水中甲霜灵的残留浓度进行了模拟研究，结果表明，在每周施药量等于或低于 0.15g/m² 的条件下，甲霜灵在根系层和淋溶水中的残留浓度均小于 0.1mg/kg；依据 2000 年新西兰饮用水水源标准判断，淋溶水中的甲霜灵残留不会对球场地表水产生污染。连续 18 周每周施用 0.3g/m² 甲霜灵，甲霜灵在草坪根系层和淋溶水中的残留浓度分别于 16 周和 11 周后超过 0.1mg/kg，对高尔夫球场的地表水造成污染。

### （三）毒代动力学及健康效应

#### 1. 毒代动力学

研究表明，甲霜灵可经皮肤、消化道、呼吸道三种途径进入人体内，进入机体后主要作用于神经系统。甲霜灵进入人体后，肝脏中的细胞色素 P450 酶对其代谢起主要作用，在人肝脏的微粒体中，其主要代谢产物为两种甲霜灵羟基化衍生物或者是其衍生物中的一种去水异构体。

#### 2. 健康效应

（1）人体资料：研究表明，口服甲霜灵后出现上肢灼痛、恶心、呕吐、食欲缺乏、乏力等消化道症状；眼接触会立即引起眼痛、畏光、流泪、眼睑水肿、球结膜充血水肿；短期内密切接触大量甲霜灵后 1~48 小时出现面部感觉异常（烧灼感、针刺感、蚁走感或紧麻感），明显的头晕、头痛、乏力、恶心、呕吐、精神萎靡、多汗、流涎；少数出现胸闷、肢端发麻、心悸、视物模糊、瞳孔缩小，病情进展可出现肌束震颤或轻度意识障碍或昏迷，还可发生阵发性抽搐，部分患者可发生肺水肿。

（2）动物资料

1）短期暴露：研究表明，rac-甲霜灵对斑马鱼的 24 小时和 96 小时 $LC_{50}$ 分别为 258.47mg/L 和 241.98mg/L，R-甲霜灵对斑马鱼的 24 小时和 96 小时 $LC_{50}$ 分别为 237.67mg/L 和 227.38mg/L，都属于低毒农药。

2）长期暴露：为期 2 年的大鼠饲喂甲霜灵实验表明，NOAEL 为 50mg/kg〔相当于 2.5mg/(kg·d)〕。在实验条件下，未见动物有致癌、致畸、致突变作用。三代繁殖试验未见异常。

3）致突变性：研究表明，甲霜灵只在体外试验中表现出一定的基因毒性，而在体内试验中没有这种表现。

4）致癌性：虽然大量相关数据表明甲霜灵没有致癌性，而且在基因毒性的测试中也表现出阴性，但甲霜灵会对细胞的动态平衡产生影响，而这也许会引发致癌。

（四）国内外饮用水标准情况

1. 我国饮用水卫生标准

《生活饮用水卫生标准》（GB 5749—1985）、《生活饮用水卫生标准》（GB 5749—2006）均未规定甲霜灵的限值。

《生活饮用水卫生标准》（GB 5749—2022）规定甲霜灵的限值为 0.05mg/L。

2. 世界卫生组织标准

1984 年第一版，1993 年第二版，2004 年第三版，2011 年第四版，2017 年第四版第一次增补版，2022 年第四版第一、二次增补版《饮用水水质准则》均未规定甲霜灵的准则值。

3. 美国饮用水水质标准

美国饮用水水质标准未规定饮用水中甲霜灵的限值。

4. 欧盟饮用水水质标准

欧盟《饮用水水质指令》（2020/2184）未规定饮用水中甲霜灵的标准限值，其农药指标通过单一农药和农药总量两项指标进行限定，限值分别为 0.1μg/L 和 0.5μg/L。

5. 日本饮用水水质标准

日本《饮用水水质标准》（2020）规定甲霜灵的管理目标值为 0.05mg/L。

（五）指标分类及限值制定依据

考虑到甲霜灵为大宗使用农药，在我国环境水体中有检出，但在饮用水中检出率极低，因此归为参考指标类型。

参考日本《饮用水水质标准》中甲霜灵的规定，将甲霜灵的限值设定为 0.05mg/L。

# 二十六、西 草 净

## （一）基本信息

### 1. 基本情况

（1）中文名称：西草净。
（2）英文名称：Simetryn。
（3）CAS 号：1014-70-6。
（4）化学式：$C_8H_{15}N_5S$。
（5）相对分子质量：213.30。

### 2. 理化性质

（1）外观与性状：白色结晶体。
（2）密度：1.18g/cm³。
（3）熔点：82～83℃。
（4）沸点：393.2℃。
（5）溶解性：难溶于水，易溶于甲醇、乙醇、氯仿等有机溶剂。

### 3. 生产使用情况及饮用水污染源

西草净是一种选择性内吸传导型三嗪类除草剂，能通过杂草根、叶吸收，并传导至植株全身，抑制杂草光合作用，使叶片由绿变黄而死亡。西草净主要用于水稻，也可用于玉米、大豆、小麦、花生和棉花等作物。随着耕作的变化和农田杂草抗药性的日趋严重，新型除草剂不断涌现，西草净是其中一种。

研究表明，农药对环境水体的污染主要通过以下途径：水体直接使用农药；农药生产厂向水体排放生产废水；农药喷洒时其微粒随风飘移降落到水体中；残留在土壤和大气中的农药，除了对土壤和大气本身产生污染外，还会通过迁移、渗入和溶解等过程进入水体。

## （二）环境暴露状况

在田间使用农药的过程中，只有少量农药留在作物上发挥了药效作用，大部分则残留在土壤或漂浮在大气中，然后通过降雨、淋溶等方式进入水体。有研究表明，我国湖北省琵琶湖南部盆地和北部盆地的水中检出西草净，浓度范围分别为 0.03～3.44μg/L 和 0.33～1.11μg/L。

## （三）毒代动力学及健康效应

### 1. 毒代动力学

研究表明，西草净可经皮肤、消化道、呼吸道三种途径进入人体，进入机体后主要作用于神经系统，为神经毒剂，累积于肝脏中。西草净进入人体后，与血清白蛋白分子有明显的相互作用，能与色氨酸和酪氨酸结合。

### 2. 健康效应

（1）人体资料：化学除草剂在人体内不断积累，短时间内虽不会引起明显急性中毒症状，但可产生慢性危害，植物中的除草剂可经食物链逐级传递并不断蓄积，对人和动物构成潜在威胁，并影响生态系统，如破坏神经系统的正常功能、干扰人体内激素的平衡、影响男性生育力、导致免疫缺陷症。农药慢性危害会降低人体免疫力，从而影响人体健康，致使其他疾病的患病率及死亡率上升。

（2）动物资料：有研究表明，西草净可以作为化学应激物，延缓蝌蚪的生长和发育而不破坏其甲状腺功能。

## （四）国内外饮用水标准情况

### 1. 我国饮用水卫生标准

《生活饮用水卫生标准》（GB 5749—1985）、《生活饮用水卫生标准》（GB 5749—2006）均未规定西草净的限值。

《生活饮用水卫生标准》（GB 5749—2022）规定西草净的限值为 0.03mg/L。

### 2. 世界卫生组织标准

1984 年第一版，1993 年第二版，2004 年第三版，2011 年第四版，2017 年第四版第一次增补版，2022 年第四版第一、二次增补版《饮用水水质准则》均未规定西草净的准则值。

### 3. 美国饮用水水质标准

美国饮用水水质标准未规定饮用水中西草净的限值。

### 4. 欧盟饮用水水质标准

欧盟《饮用水水质指令》（2020/2184）未规定饮用水中西草净的标准限值，其农药指标通过单一农药和农药总量两项指标进行限定，限值分别为 0.1μg/L 和 0.5μg/L。

**5. 日本饮用水水质标准**

日本《饮用水水质标准》（2020）规定西草净的管理目标值为 0.03mg/L。

（五）指标分类及限值制定依据

考虑到西草净为大宗使用农药，在我国环境水体中有检出，但在饮用水中检出率极低，因此将其归为参考指标类型。

参考日本《饮用水水质标准》中西草净的规定，将西草净的限值设定为 0.03mg/L。

# 二十七、乙酰甲胺磷

（一）基本信息

**1. 基本情况**

（1）中文名称：乙酰甲胺磷。

（2）英文名称：Acephate。

（3）CAS 号：30560-19-1。

（4）化学式：$C_4H_{10}NO_3PS$。

（5）相对分子质量：183.17。

**2. 理化性质**

（1）外观与性状：白色结晶。

（2）密度：$1.35g/cm^3$。

（3）熔点：90～91℃。

（4）沸点：147℃。

（5）溶解性：可溶于水，易溶于甲醇、乙醇、丙酮、二氯乙烷、二氯甲烷，稍溶于苯、甲苯、二甲苯，在乙醇、丙酮中溶解度为 65%。

**3. 生产使用情况及饮用水污染源**

乙酰甲胺磷是由美国雪佛龙公司于 1971 年开发的一种低毒、广谱、高效的内吸性有机磷杀虫剂，适用于蔬菜、水稻、棉花、小麦、果树、油菜、烟草等作物，防治各类蔬菜害虫，由于其在田间应用中的综合防控能力突出，且持效时间长，在国际上的使用量一直很大。

研究表明，农药对环境水体的污染主要通过以下途径：在水体中直接使用农药；农药生产厂向水体排放生产废水；农药喷洒时其微粒随风飘移降落到水体中；残留在土壤和大气中的农药，除了对土壤和大气本身产生污染外，还会通过迁移、渗入和溶解等过程进入水体。

（二）环境暴露状况

乙酰甲胺磷在饮用水途径的暴露主要来源于乙酰甲胺磷使用过程中对水源的污染，以及雨水冲刷、土壤渗透等过程。尽管乙酰甲胺磷在水中具有高溶解度和流动性，但是乙酰甲胺磷和甲胺磷不会在环境中持续存在，因此认为乙酰甲胺磷对地下水污染风险较低，目前没有人群暴露情况的报道。

（三）毒代动力学及健康效应

**1. 毒代动力学**

研究表明，乙酰甲胺磷可经皮肤、消化道、呼吸道三种途径进入体内，进入机体后主要分布于小鼠的肾脏，对小鼠的生殖器官产生一定影响。将放射性物质标记的乙酰甲胺磷注射到雌雄白鼠体内，72 小时内由雌雄白鼠的粪便和尿液排出，主要以尿液排出为主（占 60%～70%）。

**2. 健康效应**

（1）人体资料：对工作于乙酰甲胺磷车间的 38 名工人进行体检，他们绝大部分从事乙酰甲胺磷工作已满 2 年，个别工人工作时间在 1 年以内，除了在生产时偶然闻到甲胺磷气味外，均反映身体未曾感到不适，这可能与乙酰甲胺磷挥发性不高有关，从血液胆碱酯酶活性来看，尚未见明显影响。根据毒理学及劳动卫生与流行病调查研究，乙酰甲胺磷农药的毒性比较低，产品不易挥发，故生产车间空气中乙酰甲胺磷的浓度较低。国内外的乙酰甲胺磷毒理学研究表明其毒性不大。目前对接触乙酰甲胺磷工人的健康检查尚未发现明显反应与中毒症状。

（2）动物资料：用磷酸三甲苯酯建立迟发性神经毒性模型并探讨97%乙酰甲胺磷原药的迟发性神经毒性作用，记录鸡中毒症状和临床表现，并于观察结束时进行坐骨神经的病理组织学观察，结果表明，阳性对照组中的所有动物均出现不同程度的迟发性神经毒性症状；与阴性对照组比较，受试动物各剂量组及阳性对照组动物的体重在给药后均明显下降；病理组织学观察发现阳性对照组动物的坐骨神经出现明显的髓鞘扩张、板层样分离、脱髓鞘等改变，而受试动物各剂量组均未见明显的病理组织学改变。

大鼠经口急性毒性 $LD_{50}$ 为 825mg/kg，故乙酰甲胺磷为低毒类农药，乙酰甲胺磷对大鼠没有致畸作用，也没有明显的胚胎毒性，对鸡没有迟发性神经毒性，对小鼠骨髓细胞未引起突变。

## （四）国内外饮用水标准情况

### 1. 我国饮用水卫生标准

《生活饮用水卫生标准》（GB 5749—1985）、《生活饮用水卫生标准》（GB 5749—2006）均未规定西草净的限值。

《生活饮用水卫生标准》（GB 5749—2022）规定乙酰甲胺磷的限值为 0.08mg/L。

### 2. 世界卫生组织标准

1984 年第一版，1993 年第二版，2004 年第三版，2011 年第四版，2017 年第四版第一次增补版，2022 年第四版第一、二次增补版《饮用水水质准则》均未规定乙酰甲胺磷的准则值。

### 3. 美国饮用水水质标准

美国饮用水水质标准未规定饮用水中乙酰甲胺磷的限值。

### 4. 欧盟饮用水水质标准

欧盟《饮用水水质指令》（2020/2184）未规定饮用水中乙酰甲胺磷的标准限值，其农药指标通过单一农药和农药总量两项指标进行限定，限值分别为 0.1μg/L 和 0.5μg/L。

### 5. 日本饮用水水质标准

日本《饮用水水质标准》（2020）规定乙酰甲胺磷的管理目标值为 0.08mg/L。

## （五）指标分类及限值制定依据

考虑到乙酰甲胺磷为大宗使用农药，在我国环境水体中有检出，但在饮用水中检出率极低，因此将其归为参考指标类型。

参考日本《饮用水水质标准》，将乙酰甲胺磷的限值设定为 0.08mg/L。

# 第五章　感官性状和一般化学指标

## 第一节　味道、气味和外观问题

## 一、色　　度

### （一）基本信息

**1. 基本情况**

水的颜色是由能够吸收可见光波长的物质引起的。水的表观颜色是指由溶解性物质及不溶解性悬浮物产生的颜色。水的真实颜色是指仅由溶解性物质产生的颜色。

色度是对天然水或处理后的各种水进行颜色定量测定的指标。色度的标准单位是度，也称为铂钴色度单位，世界卫生组织称之为真色单位（ture colour unit，TCU）。在每升溶液中含有 2mg 六水合氯化钴和 1mg 铂（以六氯铂酸的形式）时产生的颜色为 1 度。

**2. 饮用水污染源**

清洁的水应该没有可觉察的颜色，天然水的颜色常与溶解于其中的土壤腐殖质成分中带色有机物的存在有关（主要是腐殖酸和富里酸）；铁、锰等金属元素通常存在于地下水或地表水中，可以让水呈现红色和黑色；高度着色的废水主要产生于造纸、印染和纺织工业，也可以产生有色水。饮用水的变色可能来源于输水管道中铁、锰的溶解，也可能来源于微生物作用，主要是对亚铁离子的氧化作用和对锰的氧化溶解作用，使饮用水呈现红色和黑色。

### （二）健康效应

色度本身不会引起健康效应，其健康效应主要与水中溶解的或者含有的物质有关。产生颜色的有机物质本身并不一定是有害健康的，然而它们可与水中的氯反应产生过多的氯化副产物，如三氯甲烷；大多数金属可与水中的腐殖质形成复合物，从而大大增加自身的溶解度。高色度的水可能指示有害成分的存在，影响人们对水的接受程度。因此，当饮用水出现显著颜色时，应考虑对颜色的来源进行调查。

### （三）检测方法

《生活饮用水标准检验方法》（GB/T 5750—2023）提供了 1 种检测方法，即铂-钴标准比色法。

### （四）国内外饮用水标准情况

#### 1. 我国饮用水卫生标准

《生活饮用水卫生标准》（GB 5749—1985）规定色度的限值为不超过 15 度，并不得呈现其他异色。

《生活饮用水卫生标准》（GB 5749—2006）规定色度的限值为 15 度。

《生活饮用水卫生标准》（GB 5749—2022）仍然沿用 15 度作为色度的限值。

#### 2. 世界卫生组织标准

1984 年第一版《饮用水水质准则》规定色度的准则值为 15 真色单位（TCU）。

1993 年第二版，2004 年第三版，2011 年第四版，2017 年第四版第一次增补版，2022 年第四版第一、二次增补版《饮用水水质准则》，仍然沿用 15TCU 作为色度的准则值。

#### 3. 美国饮用水水质标准

美国《国家二级饮用水标准》规定色度的限值为 15TCU。

#### 4. 欧盟饮用水水质标准

欧盟《饮用水水质指令》（2020/2184）规定色度的限值为"无异常改变"。

#### 5. 日本饮用水水质标准

日本《饮用水水质标准》（2020）规定色度的限值为 5TCU。

### （五）指标分类及限值制定依据

考虑到色度是判断水质是否卫生的直观指标，影响饮用水的可接受性，因此将色度归为常规指标类型。

大多数消费者能够觉察色度超过 15 度的颜色，色度为 5 度的颜色需要在大量水中才明显，只有少数人才能觉察色度为 3 度的颜色，所以把色度限值规定为不超过 15 度。

## 二、浑　浊　度

### （一）基本信息

浑浊度是一种光学效应指标，反映光线透过水层时受到阻碍的程度。饮用水的浑浊度可能是由水源水中颗粒物未经充分过滤、某些地下水中存在的无机颗粒物、输配水系统中沉积物重新悬浮或生物膜的脱落等形成。浑浊度的单位是散射浑浊度单位，简称 NTU。

## （二）健康效应

实现饮用水低浑浊度对去除病原体进而保证饮用水安全具有积极而重要的意义。调查显示，一些胃肠道疾病暴发事件与饮用水浑浊度的升高有关。然而，降低浑浊度与消除病原体间的定量关系尚未明确。另外，饮用水浑浊度与社区地方性胃肠道疾病发病率的关系研究结果尚不一致。

浑浊度会影响消毒效果，削弱消毒剂对微生物的杀灭作用。对浑浊度为 4～84NTU 的水进行加氯消毒时，即使游离氯达 0.1～0.5mg/L，最低接触时间为 30 分钟后，仍可检出大肠埃希菌。同样，浑浊度可以通过减少紫外线的透过或屏蔽微生物的灭活来降低紫外线消毒的效果。

形成浑浊度的悬浮颗粒能捕获或固定有机化合物（如烷烃、脂肪酸、邻苯二甲酸酯、碳水化合物、缩氨酸和农药）及无机化合物（如金属离子和氧化物）。这些物质对人体健康有一定影响，另外，包括腐殖质在内的有机物也是消毒副产物的前体，也会增加饮用者的健康风险。

尽管浑浊度本身不一定对健康构成威胁，但它是提示可能存在对健康有影响的污染物的一项重要指标。浑浊度还是饮用水净化过程中的重要控制参数，它能指示处理过程，特别是絮凝、沉淀、过滤及消毒等各种处理过程中的质量问题。

## （三）检测方法

《生活饮用水标准检验方法》（GB/T 5750—2023）提供了 2 种检测方法，分别为散射法-福尔马肼标准和目视比浊法-福尔马肼标准。

## （四）国内外饮用水标准情况

### 1. 我国饮用水卫生标准

《生活饮用水卫生标准》（GB 5749—1985）规定浑浊度限值为 3NTU，特殊情况下为 5NTU。

《生活饮用水卫生标准》（GB 5749—2006）规定浑浊度的限值为 1NTU，水源与净水技术条件限制时为 3NTU；小型集中式供水和分散式供水为 3NTU，水源与净水技术条件限制时为 5NTU。

《生活饮用水卫生标准》（GB 5749—2022）规定浑浊度的限值为 1NTU，小型集中式供水和分散式供水因水源与净水技术受限时按 3NTU 执行。

### 2. 世界卫生组织标准

1984 年第一版、1993 年第二版和 2004 年第三版《饮用水水质准则》未规定浑浊度基于健康的准则值，仅提及"最好低于 1NTU""为有效消毒，浑浊度的中位数最好能低于 0.1NTU"。

2011 年第四版，2017 年第四版第一次增补版，2022 年第四版第一、二次增补版也未规定浑浊度基于健康的准则值，仅提及肉眼可观察到 4.0NTU 以上的浑浊度。出于确保消毒效果的考虑，准则建议浑浊度应不超过 1NTU。

**3. 美国饮用水水质标准**

美国《国家一级饮用水标准》对浑浊度没有规定安全限值，但明确规定在使用常规或直接过滤的水处理系统中，浑浊度在任何时候都不能超过 1NTU，每月95%的样本必须小于或等于 0.3NTU；采用过滤而非常规或直接过滤的供水系统必须遵循的强制性步骤或技术水平中要求，任何时候浑浊度都不超过 5NTU。

**4. 欧盟饮用水水质标准**

欧盟《饮用水水质指令》（2020/2184）规定浑浊度的限值为"消费者可接受，无异常变化"。

**5. 日本饮用水水质标准**

日本《饮用水水质标准》（2020）规定浑浊度限值为 2 度，水质管理目标项目中要求限值为 1 度。

（五）指标分类及限值制定依据

考虑到浑浊度对消毒有效性的影响较大，且可提示微生物存在的风险，在供水管理中具有重要意义，因此将浑浊度归为常规指标类型。

尽管浑浊度本身不一定对健康构成威胁，但它是提示可能存在对健康有影响的污染物的一项重要指标。同时浑浊度还是饮用水净化过程中的重要控制参数，它能指示水处理过程，特别是絮凝、沉淀、过滤及消毒等各种处理过程中的质量问题。基于浑浊度对消毒的不利影响，出于确保消毒效果的考虑，同时结合我国现阶段小型集中式供水和分散式供水暂时无法全面达到相应要求的实际情况，将浑浊度限值规定为1NTU，小型集中式供水和分散式供水因水源与净水技术受限时按 3NTU 执行。

# 三、臭 和 味

（一）基本信息

**1. 基本情况**

饮用水的嗅味（odor）指具有一定蒸气压的物质刺激人体鼻（窦）腔所引起

的感觉，是消费者判断水质是否安全的直观指标。目前，我国对臭和味的种类及评价方法还未明确。国外普遍采用饮用水嗅味轮状图进行表征。根据鼻的感觉，嗅觉异味分为八类，包括土霉味、氯味/臭氧味、草木味、腐败味、芳香味、鱼腥味、化学品味及药味/酚味等（图 5-1）。

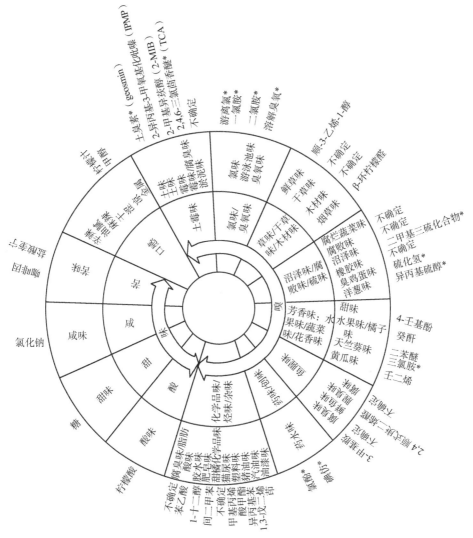

图 5-1　饮用水嗅味轮状图

*经过确认能产生相应异味的特殊物质

### 2. 饮用水污染源

饮用水中的异臭可由原水水质不佳、水厂处理工艺局限、管网输送和储存不当及外部污染事件等引起，其污染物来源包括天然无机和（或）有机化合物、合成化合物及生物因素等。

（二）健康效应

饮用水中的异臭异味会导致公众可接受性下降。一般而言，臭和味不会造成公共健康威胁，但嗅味改变可提示某种形式的污染或水处理及输配过程中存在问题，或由严重的化学或生物相关事件引起。

（三）检测方法

《生活饮用水标准检验方法》（GB/T 5750—2023）提供了 3 种检测方法，分别为嗅气和尝味法、嗅阈值法及嗅觉层次分析法。

（四）国内外饮用水标准情况

**1. 我国饮用水卫生标准**

《生活饮用水卫生标准》（GB 5749—1985）规定臭和味的限值为"不得有异臭，异味"。

《生活饮用水卫生标准》（GB 5749—2006）规定臭和味的限值为"无异臭、异味"。

《生活饮用水卫生标准》（GB 5749—2022）仍然沿用"无异臭、异味"作为臭和味的限值。

**2. 世界卫生组织标准**

1984 年第一版《饮用水水质准则》对臭和味指标的描述为"大多数（如 90%）的消费者不产生厌恶"。

1993 年第二版，2004 年第三版，2011 年第四版，2017 年第四版第一次增补版，2022 年第四版第一、二次增补版《饮用水水质准则》均规定臭和味"应为消费者可接受"。

**3. 美国饮用水水质标准**

美国《国家二级饮用水标准》规定臭和味的限值为 3TON（threshold odor number，嗅阈值）。

**4. 欧盟饮用水水质标准**

欧盟《饮用水水质指令》（2020/2184）规定臭和味的限值为"消费者可以接受，并无异常变化"。

**5. 日本饮用水水质标准**

日本《饮用水水质标准》（2020）的水质基准项目中规定臭和味的限值为"无异常"，在水质管理目标值中要求在 3TON 以下。

（五）指标分类及限值制定依据

考虑到臭和味是判断水质是否安全的直观指标，因此把臭和味归为常规指标类型。

饮用水有无异味直接影响水的可接受性，一方面，嗅阈值浓度往往远低于产生嗅味物质的健康危害浓度，指标较保守、安全；另一方面，通过人体感官评价该指标简便、易行，所以把臭和味的限值规定为"无异臭、异味"。

## 四、肉眼可见物

（一）基本信息

肉眼可见物主要指水中存在的、能以肉眼观察到的颗粒或其他悬浮物质。饮用水中肉眼可见物的主要污染源来自土壤冲刷、生活及工业垃圾污染。常见的肉眼可见物有悬浮固体、水面漂浮物、沉积物、微生物和未成熟的幼体等。

（二）健康效应

肉眼可见物与水质危害没有必然联系，并不会直接影响人体健康，但其是对水中带有污染物的一种警告，须查明肉眼可见物的来源，方可放心使用。

（三）检测方法

《生活饮用水标准检验方法》（GB/T 5750—2023）提供了 1 种检测方法，即直接观察法。

（四）国内外饮用水标准情况

**1. 我国饮用水卫生标准**

《生活饮用水卫生标准》（GB 5749—1985）规定肉眼可见物的限值为"无"。
《生活饮用水卫生标准》（GB 5749—2006）规定肉眼可见物的限值为"无"。
《生活饮用水卫生标准》（GB 5749—2022）仍然沿用"无"作为肉眼可见物的限值。

**2. 世界卫生组织标准**

1984 年第一版，1993 年第二版，2004 年第三版，2011 年第四版，2017 年第四版第一次增补版，2022 年第四版第一、二次增补版《饮用水水质准则》均未规定肉眼可见物的准则值。

**3. 美国饮用水水质标准**

美国饮用水水质标准未规定饮用水中肉眼可见物的限值。

**4. 欧盟饮用水水质标准**

欧盟《饮用水水质指令》（2020/2184）未规定饮用水中肉眼可见物的限值。

**5. 日本饮用水水质标准**

日本《饮用水水质标准》（2020）未规定饮用水中肉眼可见物的限值。

### （五）指标分类及限值制定依据

考虑到肉眼可见物是消费者判断水质是否安全的直观指标，影响水的可接受性，因此把肉眼可见物归为常规指标类型。

水中存在肉眼可见物会令人厌恶，并会使饮用者对水体的水质产生怀疑，也预示着水质严重污染的可能性，通过人体感官评价该指标简便、易行。为保证饮用水健康及饮用水的可接受性，把肉眼可见物的限值规定为"无"。

# 第二节　生物污染物

## 一、2-甲基异莰醇

### （一）基本信息

**1. 基本情况**

（1）中文名称：2-甲基异莰醇。
（2）英文名称：2-Methylisoborneol（2-MIB）。
（3）CAS 号：2371-42-8。
（4）分子式：$C_{11}H_{20}O$。
（5）相对分子质量：168.28。

**2. 理化性质**

（1）沸点：196.7℃。
（2）溶解度：194.5mg/L。
（3）蒸气压：$6.68×10^{-5}$atm（1atm=101 325Pa）。
（4）溶解性：水溶和脂溶。
（5）水中嗅阈值：5～10ng/L。

### 3. 生产使用情况及饮用水污染源

已有的研究表明，蓝藻、放线菌和某些真菌是导致水体产生 2-甲基异莰醇（2-MIB）的主要来源。到目前为止已发现 200 多种藻类的代谢产物能够分离出 2-MIB，主要有颤藻属、束丝藻属、席藻属、鞘丝藻和鱼腥藻属的部分藻类。除了藻类等低等植物之外，部分霉菌、阿米巴虫、极少数植物及倍足纲节动物在特定环境中也能产生 2-MIB。我国饮用水中出现嗅味问题的一个重要原因也是水华藻类代谢产生的嗅味物质，蓝藻水华中的颤藻、鱼腥藻和微囊藻等大量生长，导致 2-MIB 等嗅味物质产生。

### （二）环境暴露状况

我国环境水体中 2-MIB 的调查研究表明，武汉东湖水体中 2-MIB 的浓度为 10～317ng/L。我国台湾成功大学研究发展基金会发现金门地区的荣湖、太湖水库原水中的 2-MIB 都超过可感受臭味浓度的 10 倍以上，荣湖水库的 2-MIB 更达 135ng/L。北京地区原水分析结果表明，藻类和放线菌的代谢产物 2-MIB 等为密云水库、怀柔水库原水中最主要的致臭物质，其含量近 30ng/L。山东省 15 个城市水源水均存在嗅味问题，其中 2-MIB 在 100～200ng/L，最高达 700ng/L。上海市主要饮用水水源青草沙水库的水体中 2-MIB 的含量最高时（9 月）可达 300ng/L。

### （三）健康效应

目前，尚未发现藻类产生的 2-MIB 对水生生物有致死的现象，对藻源嗅味物质引起生物健康损害的研究报道也很少。Mutsuyasu 曾研究了 2-MIB 对海胆早期发育的影响，结果显示，海胆受精膜的形成受到 2-MIB 的抑制，其半数抑制浓度为 16.67mg/L，抑制细胞分裂的半数抑制浓度为 16.58mg/L。但因为实验浓度远远超过了 2-MIB ng/L 级的嗅味阈值，故嗅味物质对人体的健康危害风险很低，更多地表现于对人嗅觉感官的影响。

### （四）检测方法

《生活饮用水标准检验方法》（GB/T 5750—2023）提供了 1 种检测方法，即顶空气相色谱法。

### （五）国内外饮用水标准情况

#### 1. 我国饮用水卫生标准

《生活饮用水卫生标准》（GB 5749—1985）未规定 2-MIB 的限值。

《生活饮用水卫生标准》（GB 5749—2006）附录 A 中规定 2-MIB 的限值为

0.000 01mg/L。

《生活饮用水卫生标准》（GB 5749—2022）把 2-MIB 调整到了扩展指标，并规定其限值为 0.000 01mg/L。

**2. 世界卫生组织标准**

1984 年第一版《饮用水水质准则》至 2022 年第四版第一、二次增补版均未规定饮用水中 2-MIB 的准则值。

**3. 美国饮用水水质标准**

美国饮用水水质标准未规定饮用水中 2-MIB 的限值。

**4. 欧盟饮用水水质标准**

欧盟《饮用水水质指令》（2020/2184）未规定饮用水中 2-MIB 的限值。

**5. 日本饮用水水质标准**

日本《饮用水水质标准》（2020）规定 2-MIB 的限值为 10ng/L。

（六）指标分类及限值制定依据

在藻类繁殖季节，我国一些地区湖泊、水库等水体中能检出 2-MIB，因此把其归为扩展指标类型。

当 2-MIB 检出结果超过其 10ng/L 的嗅味阈时，人对这类物质有着极为敏感的嗅觉，因此规定 2-MIB 的限值为 0.000 01mg/L。

# 二、土　臭　素

（一）基本信息

**1. 基本情况**

（1）中文名称：土臭素。
（2）英文名称：Geosmin（GSM）。
（3）CAS 号：16423-19-1。
（4）分子式：$C_{12}H_{22}O$。
（5）相对分子质量：182.30。

**2. 理化性质**

（1）沸点：165.1℃。

（2）溶解度：150.2mg/L。

（3）蒸气压：5.49×10⁻⁵atm。

（4）溶解性：水溶和脂溶。

（5）水中嗅阈值：4～20ng/L。

### 3. 生产使用情况及饮用水污染源

已有研究表明，蓝藻、放线菌和某些真菌是导致水体产生土臭素的主要来源。1967 年，Safferman 等首次从蓝藻的代谢产物中分离出嗅味物质土臭素。到目前为止已发现可从 200 多种藻类的代谢产物中分离出土臭素，主要有颤藻属、束丝藻属、席藻属、鞘丝藻和鱼腥藻属的部分藻类。鱼腥藻等主要产生土臭素。除了藻类等低等植物外，部分霉菌、阿米巴虫、极少数植物及倍足纲节的动物在特定环境中也能产生土臭素。综合文献报道，我国饮用水中出现嗅味问题的一个重要原因也是水华藻类代谢产生的嗅味物质，蓝藻水华中的颤藻、鱼腥藻和微囊藻等大量生长，导致 GSM 等嗅味物质产生。

### （二）环境暴露状况

徐盈等最早开展我国环境水体中 GSM 的调查研究，结果表明武汉东湖水体中 GSM 的浓度为 0～3.3ng/L。上海主要饮用水水源青草沙水库水体中的 GSM 最高含量为 10ng/L。江苏省疾病预防控制中心于 2014 年 3 月、6 月、9 月、12 月对境内长江、淮河、太湖、沂沭泗水系为代表的水厂水源水、出厂水和末梢水中的 GSM 浓度进行调查，结果显示 4 个不同水源水中 GSM 的浓度存在差异。

### （三）健康效应

目前，尚未发现藻类产生的土臭素对水生生物有致死的现象，对藻源嗅味物质引起生物健康损害的研究报道也很少。Mutsuyasu 曾研究了 GSM 对海胆早期发育的影响，结果显示，海胆受精膜的形成受到了 GSM 的抑制，其半数抑制浓度为 68.77mg/L，抑制细胞分裂的半数抑制浓度为 66.86mg/L。但因为实验浓度远远超过了这种嗅味物质 ng/L 级的嗅味阈值，故嗅味物质对人体的健康危害风险很低，更多地表现为对人嗅觉感官的影响。

### （四）检测方法

《生活饮用水标准检验方法》（GB/T 5750—2023）提供了 1 种检测方法，即顶空气相色谱法。

（五）国内外饮用水标准情况

**1. 我国饮用水卫生标准**

《生活饮用水卫生标准》(GB 5749—1985)未规定土臭素的限值。

《生活饮用水卫生标准》（GB 5749—2006）附录 A 中规定土臭素的限值为 0.000 01mg/L。

《生活饮用水卫生标准》（GB 5749—2022）把土臭素调整到了扩展指标，并规定其限值为 0.000 01mg/L。

**2. 世界卫生组织标准**

1984 年第一版《饮用水水质准则》至 2022 年第四版第一、二次增补版均未规定饮用水中土臭素的准则值。

**3. 美国饮用水水质标准**

美国饮用水水质标准未规定饮用水中土臭素的限值。

**4. 欧盟饮用水水质标准**

欧盟《饮用水水质指令》（2020/2184）未规定饮用水中土臭素的限值。

**5. 日本饮用水水质标准**

日本《饮用水水质标准》（2020）规定土臭素的限值为 10ng/L。

（六）指标分类及限值制定依据

在藻类繁殖季节，我国一些地区的湖泊、水库等水体中能检出土臭素，因此把其归为扩展指标类型。

当土臭素检出结果超过其 10ng/L 的嗅味阈时，人对这类物质有着极为敏感的嗅觉，因此规定土臭素的限值为 0.000 01mg/L。

# 三、二甲基二硫醚

（一）基本信息

**1. 基本情况**

（1）中文名称：二甲基二硫醚。
（2）英文名称：Dimethyl disulfide。

（3）CAS 号：624-92-0。

（4）分子式：$C_2H_6S_2$。

（5）相对分子质量：94.19。

**2. 理化性质**

（1）外观与性状：无色至浅黄色油状液体，腐败味，蒜味，洋葱味。

（2）密度：1.06g/cm³。

（3）蒸气压：3.83kPa（25℃）。

（4）熔点：–85℃。

（5）沸点：109.72℃。

（6）溶解性：微溶于水（3g/L 25℃），溶于有机溶剂，如乙醇、乙醚和烃类。

（7）嗅阈值：0.03μg/L（水），0.029mg/m³（空气，识别阈值），0.003～0.014mg/m³（空气，检测/感知阈值）。

**3. 生产使用情况及饮用水污染源**

二甲基二硫醚用途广泛，可作为石油加氢脱硫用催化剂的预硫化剂，可在工业领域作为溶剂，广泛用于石脑油、汽油、煤油、柴油、常压重油的加氢脱硫、加氢裂化等过程。二甲基二硫醚可用于防治土传病害，去除真菌和线虫。二甲基二硫醚是生产杀虫剂倍硫磷的原料，是土壤熏蒸剂，可作为标定恶臭气味的标定物，同时也是符合我国规定允许使用标准的食用香料之一。水中的硫醚一般来源于天然水体中的藻类、生活污水及工业废水（含硫氨基酸、表面活性剂及其他含硫化合物）等。生物工业、发酵工业（如酿酒、发酵食品制造等）也是水中硫醚的重要来源。

**（二）环境暴露状况**

硫醚类物质在我国各地的饮用水、地下水、地表径流和河水中均有检出。我国黄浦江水源中的二甲基二硫醚浓度为 23.4ng/L，产生的腥臭味强度为 5～8。国家"十二五"水专项重大课题研究结果表明，我国饮用水水源中二甲基二硫醚的检出率为 88%以上，在所调查的样品中，二甲基二硫醚的平均检出浓度为15.00ng/L，最大检出浓度为 714ng/L，检出浓度中位数为 4.45ng/L。我国饮用水中二甲基二硫醚的检出率为 38.83%，平均检出浓度为 1.39ng/L，出厂水中二甲基二硫醚的检出浓度均小于 10ng/L。

**（三）检测方法**

《生活饮用水标准检验方法》（GB/T 5750—2023）提供了 1 种检测方法，即吹扫捕集气相色谱质谱法。

（四）国内外饮用水标准情况

**1. 我国饮用水卫生标准**

《生活饮用水卫生标准》（GB 5749—1985）未规定二甲基二硫醚的限值。

《生活饮用水卫生标准》（GB 5749—2006）未规定二甲基二硫醚的限值。

《生活饮用水卫生标准》（GB 5749—2022）规定二甲基二硫醚的限值为0.000 03mg/L。

**2. 世界卫生组织标准**

1984 年第一版，1993 年第二版，2004 年第三版，2011 年第四版《饮用水水质准则》，2017 年第四版第一次增补版，2022 年第四版第一、二次增补版准则均未规定饮用水中二甲基二硫醚的准则值。

**3. 美国饮用水水质标准**

美国饮用水水质标准未规定饮用水中二甲基二硫醚的标准限值。美国二级饮用水水质标准为非限制性标准，要求饮用水异味 TON 不得超过 3。

**4. 欧盟饮用水水质标准**

欧盟《饮用水水质指令》（2020/2184）未规定二甲基二硫醚的限值。

**5. 日本饮用水水质标准**

日本《饮用水水质标准》（2020）未规定二甲基二硫醚的限值。

（五）指标分类及限值制定依据

综合我国水体中二甲基二硫醚的检出情况及人群对于异味的可接受性，由于其存在异味风险，把二甲基二硫醚归为参考指标类型。

基于人群对二甲基二硫醚的嗅觉阈值，以嗅味层次分析法（FPA）的强度 3（0.000 03mg/L）作为控制目标，得出限值为 0.000 03mg/L。

# 四、二甲基三硫醚

（一）基本信息

**1. 基本情况**

（1）中文名称：二甲基三硫醚。

（2）英文名称：Dimethyl trisulfide。

（3）CAS 号：3658-80-8。

（4）分子式：$C_2H_6S_3$。

（5）相对分子质量：126.26。

**2. 理化性质**

（1）外观与性状：无色至浅黄色油状液体，腐败味、蒜味或洋葱味。

（2）密度：$1.202g/cm^3$。

（3）熔点：$-85℃$。

（4）沸点：$183.13℃$。

（5）溶解性：微溶于水，溶于有机溶剂，如乙醇、乙醚和烃类。

**3. 生产使用情况及饮用水污染源**

水体中的硫醚一般有以下来源：天然水体中的藻类、生活污水及工业废水（含硫氨基酸、表面活性剂及其他含硫化合物）等。藻体及生活污水中的含硫氨基酸主要有以下 3 种：甲硫氨酸、半胱氨酸及胱氨酸。其中，半胱氨酸及胱氨酸的代谢产物主要是 $H_2S$，其在缺氧环境下可以通过生物甲基化作用产生甲硫醇，甲硫氨酸分解的直接产物是甲硫醇，甲硫醇进一步通过生物甲基化及氧化作用等转化成其他硫醇、硫醚。Chin 等报道在 $H_2S$ 存在的条件下，甲硫醇可以多聚成二甲基三硫醚。含硫化合物也可以通过形成无机多硫化物 $S_n$ 及生物甲基化等作用，转化成硫醚。另外，生物工业、发酵工业（如酿酒、发酵食品制造等）也是水中硫醚的重要来源。

**（二）环境暴露状况**

硫醚类物质在我国各地的饮用水、地下水、地表径流和河水中均有检出。国家"十二五"水专项重大课题结果表明，我国饮用水水源中二甲基三硫醚的检出率为57.48%以上，平均检出浓度为2.13ng/L，最大检出浓度为84ng/L，检出浓度中位数为 0.39ng/L。二甲基三硫醚主要在我国的太湖水系、珠江水系、长江水系及黄河水系等有较高检出，其最大检出浓度均高于嗅阈值10ng/L。根据国家"十二五"水专项重大课题结果，我国饮用水中二甲基三硫醚的检出率为30%，平均检出浓度为1.43ng/L。

**（三）检测方法**

《生活饮用水标准检验方法》（GB/T 5750—2023）中提供了 1 种检验方法，即吹扫捕集气相色谱质谱法。

## （四）国内外饮用水标准情况

### 1. 我国饮用水卫生标准

《生活饮用水卫生标准》（GB 5749—1985）及《生活饮用水卫生标准》（GB 5749—2006）均未规定二甲基三硫醚的限值。

《生活饮用水卫生标准》（GB 5749—2022）附录 A 中规定二甲基三硫醚的标准限值为 0.000 03mg/L。

### 2. 世界卫生组织标准

1984 年第一版《饮用水水质准则》至 2022 年第四版第一、二次增补版均未规定饮用水中二甲基三硫醚的准则值。

### 3. 美国饮用水水质标准

美国饮用水水质标准未规定饮用水中二甲基三硫醚的标准限值。

### 4. 欧盟饮用水水质标准

欧盟《饮用水水质指令》（2020/2184）未规定饮用水中二甲基三硫醚的标准限值。

### 5. 日本饮用水水质标准

日本《饮用水水质标准》（2020）未规定饮用水中二甲基三硫醚的标准限值。

## （五）指标分类及限值制定依据

综合我国水体中二甲基三硫醚的检出情况及人群对于异味的可接受性，由于其存在异味风险，把二甲基三硫醚归为参考指标类型。

个体对于二甲基三硫醚的嗅觉响应限值远低于健康限值，因此标准限值主要参考人群对于该物质的嗅觉阈值。FPA 强度 3 可作为控制目标，因此制定二甲基三硫醚的限值为 0.000 03mg/L。

# 第三节　化学污染物

# 一、pH

## （一）基本信息

### 1. 基本情况

pH 是溶液中氢离子活度的一种标度，也就是通常意义上溶液酸碱程度的衡量标准，其值是水中氢离子活性倒数的对数值，是评价水质的重要参数。在稀溶液中，氢离子的活性近似等于氢离子的浓度。在大多数天然水体中，pH受二氧化碳-碳酸氢盐-碳酸盐平衡系统的控制。因此，二氧化碳浓度的增加会降低pH；反之，二氧化碳浓度的降低会导致pH升高。同时，温度也会影响pH，纯净水的温度每升高25℃，其pH降低0.45。在碳酸氢盐、碳酸盐和羟基离子赋予缓冲能力的水中，这种温度效应被修正。

pH与水的腐蚀性关系密切，天然水体中含有气体、胶体物质，以及各种电解质和非电解质物质，这些物质与pH共同决定一个系统的腐蚀程度。总体来说，pH越低，腐蚀电位越高。

**2. 饮用水污染源**

天然水体的pH一般在4~9，未受污染的水的pH主要由水中二氧化碳浓度和碳酸盐或重碳酸盐之间的关系决定。原水多偏酸性，具有一定酸度，即pH低于7，主要是由于水中含有较多的溶解性二氧化碳或从腐殖质中分离出的有机酸，以及天然水体常受到酸性工业废水的污染，降低了原水的pH。大多数饮用水的pH在6.5~8.5。极端pH可能是由意外泄漏、处理故障和水泥砂浆管道衬砌固化不足造成的。

**（二）健康效应**

酸和碱的作用取决于酸或碱的强度和浓度。强酸或强碱是有腐蚀性的，而稀酸、弱酸、弱碱是没有腐蚀性的。pH本身不是健康有害效应的主要决定因素，在水中，通常酸和碱被极度稀释。人体体液的pH在7.35~7.45，各个部位体液的pH各不相同，胃液为1~2、皮肤为5.5、大肠为8.4、汗液为6.0、尿为6.9，除胃液外（消化和抗菌），基本是内酸外碱。人体是一个缓冲体系，在一定的范围内能自动调节体液的酸碱平衡。另外，一些常见食物的pH也很低，包括pH为2.4的柠檬汁和pH为2.8的醋，都是弱酸，食用它们不会对健康造成威胁，但如果长期、过量地饮用偏酸或弱碱性水，反而会破坏体内的酸碱平衡，给身体增加负担。

pH通常不会直接影响饮用水的使用，但pH会影响金属的腐蚀程度和消毒效率，因为金属管道的腐蚀或消毒不当可能会间接对人体健康造成影响。

**（三）检测方法**

《生活饮用水标准检验方法》（GB/T 5750—2023）提供了2种检测方法，分别为玻璃电极法和标准缓冲溶液比色法。

### （四）国内外饮用水标准情况

#### 1. 我国饮用水卫生标准

《生活饮用水卫生标准》（GB 5749—1985）规定 pH 限值为"6.5～8.5"。

《生活饮用水卫生标准》（GB 5749—2006）规定 pH 限值为"不小于 6.5 且不大于 8.5"。

《生活饮用水卫生标准》（GB 5749—2022）仍然沿用"不小于 6.5 且不大于 8.5"作为 pH 的限值。

#### 2. 世界卫生组织标准

1984 年第一版《饮用水水质准则》规定 pH 推荐范围为 6.5～8.5。

1993 年第二版《饮用水水质准则》仍然沿用"6.5～8.5"作为 pH 的推荐范围。

2004 年第三版，2011 年第四版，2017 年第四版第一次增补版，2022 年第四版第一、二次增补版，根据供水系统中水的组成和建筑材料的性质，不同供水系统所需的最佳 pH 会有所不同，通常在 6.5～8.5，但由于 pH 不会对饮用水用户产生直接的健康影响，未对饮用水的 pH 规定以健康为基础的指导限值。

#### 3. 美国饮用水水质标准

美国《国家二级饮用水标准》规定 pH 的限值为 6.5～8.5。

#### 4. 欧盟饮用水水质标准

欧盟《饮用水水质指令》（2020/2184）规定饮用水 pH 的限值为 6.5～9.5。

#### 5. 日本饮用水水质标准

日本《饮用水水质标准》（2020）规定 pH 的限值为 5.8～8.6。

### （五）指标分类及限值制定依据

虽然 pH 通常对消费者没有直接影响，但它是水处理过程中最重要的水质参数之一。考虑到 pH 在实际操作中的意义、检出情况及不达标情况，将该指标归为常规指标类型。

天然水体的 pH 一般在 4～9，人体体液的 pH 在 7.35～7.45，水的 pH 在 6.5～8.5 的范围内不影响人的生活饮用和健康；此外，水处理构筑物，尤其是混凝和消毒工艺，需要有合适的 pH 以达到处理效果的最优化，同时为减少水对管网的腐蚀，进入管网的水的 pH 也需经过合理调配，所以把 pH 的限值规定为"不小于 6.5 且不大于 8.5"。

# 二、铝

## （一）基本信息

### 1. 基本情况

（1）中文名称：铝。

（2）英文名称：Aluminium。

（3）CAS 号：7429-90-5。

（4）元素符号：Al。

（5）相对原子质量：26.98。

（6）常见化合物名称：氯化铝、氢氧化铝、硝酸铝、氧化铝、硫酸铝。

### 2. 理化性质

（1）外观与性状：银白色、可延展性金属（25℃）。

（2）密度：2.70g/cm$^3$。

（3）熔点：660℃。

（4）沸点：2467℃。

（5）溶解性：不溶于水。

### 3. 生产使用情况及饮用水污染源

铝金属用途广泛，包括建筑材料、汽车和飞机中的结构材料，以及金属合金的生产。铝化合物和材料也有多种用途，可用于玻璃、陶瓷、橡胶、木材防腐剂、药品和防水纺织品等的生产。铝盐作为混凝剂在水处理中被广泛应用，以降低有机物、色度、浊度和微生物水平。

铝盐作为混凝剂在水处理中的使用可能导致饮用水中铝浓度的增加。在残留浓度较高的情况下，铝可以沉积在输配水系统中。水流速度的改变会扰动铝沉积物，进而会增加龙头水中的铝含量并导致饮用水颜色和浊度发生变化。饮用水中铝的浓度很大程度上取决于水厂处理工艺中的一系列参数，如混凝时的 pH 和混凝剂剂量等。

## （二）环境暴露状况

为减少水中有机物、色度、浑浊度，以及微生物水平，铝盐作为絮凝剂在水处理中被广泛应用，但可导致出厂水中铝浓度的增高。当水中铝残留浓度高时，会产生令人不愉快的色度和浊度，影响可接受性。水厂的水质参数条件和运行情况很可能会造成铝含量过高。从食物中摄入铝，特别是食物制作过程中使用了含铝化合物的食品添加剂，是公众摄入铝的主要途径，空气对铝总暴露量的贡献可以忽略不计。

### （三）毒代动力学及健康效应

#### 1. 毒代动力学

对人和动物的研究表明，铝不容易经消化道吸收。在动物实验中，通过胃肠道吸收的铝通常低于摄入量的 1%；一旦被吸收，可分布到体内的大多数器官，主要积累在骨骼系统。在人体中，铝及其化合物吸收很差，吸收水平约为 1%，通常存在于人体的所有组织中。作为一种元素，铝总是被发现附着在其他化学物质上，并且可以随之在体内变化。由于铝对蛋白质、多核苷酸和糖胺聚糖有很高的亲和力，体内大部分的铝可以和这些物质通过物理作用结合为大分子络合物。尿液是动物和人体排泄铝的最重要途径。

#### 2. 健康效应

（1）人体资料：尽管铝在食品、饮用水和许多抗酸剂中广泛存在，但几乎没有迹象显示铝暴露的急性毒性。

据报道，一个使用硫酸铝的水处理设施由于意外使大约 2 万人暴露于铝水平升高的饮用水至少 5 天。暴露人群出现的症状包括恶心、呕吐、腹泻、口腔溃疡、皮肤溃疡、皮疹和关节炎疼痛。该事件的结论是，铝毒性所致症状大多温和而短暂，饮用水中铝的已知暴露对健康没有持久的影响。

（2）动物资料

1）短期暴露：硝酸铝、硫酸铝和氯化铝对小鼠和大鼠的口服致死剂量（$LD_{50}$）为 200~1000mg/kg 的铝。

将雄性 SD 大鼠分为若干组（每组 25 只）饲喂含有碱性磷酸铝或氢氧化铝的饲料，各组分别按 0、5mg/(kg·d)、67mg/(kg·d)、141mg/(kg·d)、288mg/(kg·d)和 302mg/(kg·d)持续饲喂 28 天，研究结果表明，没有观察到对器官、体重、血液学、临床化学参数和病理组织学的影响，没有证据表明铝在骨骼中沉积。磷酸铝钠和氢氧化铝的 NOEL 分别为 288mg/(kg·d)和 302mg/(kg·d)。

在一项研究中，将雌性 SD 大鼠分为若干组（每组 10 只）饲喂含有硝酸铝的饮用水，各组分别按 0、1mg/(kg·d)、26mg/(kg·d)、52mg/(kg·d)和 104mg/(kg·d)持续饲喂 28 天，研究结果表明，仅观察到高剂量组有脾脏和肝脏组织病理学改变。虽然治疗组动物的组织中铝浓度普遍较高，但只有高剂量组的脾脏、心脏和胃肠道的增加才有传统学意义。以此确定 NOAEL 为 52mg/(kg·d)。

2）长期暴露：Charles River 小鼠（54 只雄性和 54 只雌性）一生中每千克饮

食摄入 0 和 5mg 的铝（硫酸铝钾）后，没有观察到对体重或寿命的不利影响。

两组 Long-Evans 大鼠（每种性别 52 只）在一生中每升饮用水摄入 0 和 5mg 的铝（硫酸铝钾）后，对体重、平均心脏重量、血糖、胆固醇、尿酸水平、尿蛋白、葡萄糖含量和 pH 无明显影响，寿命没有受到影响。

3）生殖/发育影响：一项使用 Swiss-Webster 小鼠的从受孕到断乳的研究中，实验组每千克饮食中使用乳酸铝添加 500mg 或 1000mg 铝，而对照组每千克饮食添加 7mg 铝（这样成年小鼠的剂量分别为<1mg/kg、50mg/kg 和 100mg/kg），研究结果表明，两个实验组小鼠的握力强度均降低，没有表现出剂量-反应关系。在大脑、脊髓和肝脏中铝浓度升高，没有剂量-反应关系。这些研究者也进行了类似的小鼠从受孕到 35 日龄的研究，对照组的饮食相同，实验组每千克饮食中增加了 100mg 铝[10mg/(kg·d)]。在生殖指数方面没有差异，但通过断乳，两个最高剂量组中的雄性和雌性体重均比其他组低。

4）神经毒性：有研究指出，实验动物通过饮食暴露于可溶性铝盐（如乳酸、氯化物）时，在没有显性脑病或神经组织病理学的情况下出现行为损害。大鼠和小鼠实验均表明在超过 200mg/(kg·d)的剂量组存在这种损害。这些研究虽然在习得行为的获取和记忆方面记录到了显著的改变，但尚未完全评估铝导致器官损伤（肾脏、肝脏、免疫学）的可能作用。

5）致突变性：铝可以与脱氧核糖核酸（DNA）和交联的染色体蛋白形成复合物，但铝在细菌实验中没有被证明具有致突变性，或可在哺乳动物细胞中诱导突变或转化。在铝暴露的小鼠和大鼠的骨髓细胞中观察到染色体畸变。

6）致癌性：没有迹象表明铝是致癌的。FAO/WHO 的 JECFA 评估了 Schroeder &Mitchener 的研究，并得出结论：没有证据表明肿瘤发病率增加与小鼠或大鼠食用硫酸铝钾有关。

（四）检测方法

《生活饮用水标准检验方法》（GB/T 5750—2023）提供了 5 种检测方法，分别为铬天青 S 分光光度法、水杨基荧光酮-氯代十六烷基吡啶分光光度法、无火焰原子吸收分光光度法、电感耦合等离子体发射光谱法和电感耦合等离子体质谱法。

（五）国内外饮用水标准情况

**1. 我国饮用水卫生标准**

《生活饮用水卫生标准》（GB 5749—1985）未规定铝的限值。
《生活饮用水卫生标准》（GB 5749—2006）规定铝的限值为 0.2mg/L。

《生活饮用水卫生标准》（GB 5749—2022）仍然沿用 0.2mg/L 作为铝的限值。

**2. 世界卫生组织标准**

1984 年第一版《饮用水水质准则》规定铝的准则值为 0.2mg/L。

1993 年第二版，2004 年第三版，2011 年第四版，2017 年第四版第一次增补版，2022 年第四版第一、二次增补版《饮用水水质准则》均未设置准则值，但指出了水处理中使用含铝混凝剂的最优用量，即大型水处理设备中为 0.1mg/L 或更少，小型水处理设施中为 0.2mg/L 或更少。

**3. 美国饮用水水质标准**

美国《国家二级饮用水标准》规定铝的限值为 0.05～0.2mg/L。

**4. 欧盟饮用水水质标准**

欧盟《饮用水水质指令》（2020/2184）规定铝的限值为 0.2mg/L。

**5. 日本饮用水水质标准**

日本《饮用水水质标准》（2020）规定铝的限值为 0.2mg/L。

（六）指标分类及限值制定依据

考虑到我国饮用水中铝的检出情况具备全国普遍性，而铝的标准限值的界定主要是考虑了对饮用水感官性状的影响，因此把铝归为常规指标。

基于动物实验暂定的每周耐受摄入量可推导出铝以健康为基础的浓度为 0.9mg/L，这个值已经超过了水处理中使用含铝混凝剂的最优用量，即大型水处理设备中为 0.1mg/L 或更少，小型水处理设备中为 0.2mg/L 或更少。为了保证最优化运行条件以防止微生物污染、减少管网中含铝絮体的沉积，并考虑我国水厂的实际情况，将铝的标准限值设定为 0.2mg/L。

# 三、铁

（一）基本信息

**1. 基本情况**

（1）中文名称：铁。
（2）英文名称：Iron。
（3）CAS 号：7439-89-6。

（4）元素符号：Fe。

（5）相对原子质量：55.85。

## 2. 理化性质

（1）外观与性状：银白色或灰色，柔软，延展，可锻金属（常温状态）。

（2）密度：$7.86g/cm^3$。

（3）熔点：1535℃。

（4）沸点：2861℃。

（5）溶解性：不溶于水。

## 3. 生产使用情况及饮用水污染源

铁主要用于建筑材料，特别是饮用水水管。氧化铁被用作颜料和塑料中的颜料。其他化合物被用作食品色素，用于治疗人体缺铁。各种铁盐可用作水处理中的混凝剂。

如果地下水位降低或发生硝酸盐浸出，含铁层在土壤中的曝气会影响地下水和地表水的质量。铁的溶解可因氧化和 pH 的降低而发生。在饮用水供应中，二价铁盐是不稳定的，会沉淀为不溶性的氢氧化铁，表现为锈色的淤泥。厌氧地下水可能含有二价铁且其浓度最高可达每升几毫克，但当直接从井中抽出井水时，不会变色或浑浊，尽管输配水管网里铁的浓度在 0.05～0.1g/L 时水的浊度和色度就会变化，在 0.3mg/L 以上的浓度下可发生衣物和管道的染色。铁还能促进自来水厂和输配水管网内"铁细菌"的生长，导致在管道上有黏稠的生物膜沉淀。

## （二）环境暴露状况

据报道，食物为人体铁的主要摄入途径，其摄入量为 10～14mg。含铁 0.3mg/L 的饮用水对人体铁日摄入量的贡献约为 0.6mg。城市空气中铁的摄入量约为 25μg/d。

## （三）毒代动力学及健康效应

### 1. 毒代动力学

对人类的研究表明，大多数铁在十二指肠和空肠上段被吸收。铁的吸收取决于个体的铁状态，并可被调节，使体内不会储存过量的铁。可大量存储铁的是血红蛋白、肌红蛋白和含血红素的酶。另一部分铁主要作为铁蛋白和血铁素存储在体内，主要存于脾脏、肝脏、骨髓和纹状体中。成人每天的铁损失很小（1mg/d），主要是由于细胞脱落，大约 2/3 通过胃肠道损失，其余通过皮肤损失。尿和汗液中铁的损失可忽略不计。成年女性通过月经血液每月额外的铁损失为 15～70mg。

**2. 健康效应**

（1）人体资料：铁是生物体中必需的微量元素。铁的最小日需求量的估计取决于年龄、性别、生理状态及铁的生物利用度和范围，为 10～50mg/d。铁的平均致死剂量为 200～250mg/kg，但在摄入 40mg/kg 的较低剂量后也出现个体死亡。尸检表现为出血性坏死和胃黏膜下陷，并延伸至黏膜下层。以铁吸收增加为特征的遗传疾病（血色病）和需要频繁输血的疾病可导致慢性的铁负荷超量。成人经常服用铁补充剂没有有害影响，每天摄入 0.4～1mg/kg 剂量的铁不会对健康人体造成不良影响。

（2）动物资料

1）短期暴露：由于铁盐和动物种类的不同，铁的毒性剂量变动很大。小鼠口服铁盐的 $LD_{50}$ 为 300～600mg/kg，大鼠为 800～2000mg/kg。铁的中毒效应包括抑郁症、快速和浅呼吸、昏迷、抽搐、呼吸衰竭、心搏骤停等。

2）生殖影响：铁化合物在鸡胚实验中没有致畸作用。在硫酸亚铁和二磷酸钠铁的小鼠和大鼠研究中，没有发现母体毒性和致畸效应。在一个繁殖八代的大鼠研究中，每天摄入 25mg 氧化铁未见毒性，生殖性能优于预期。一项繁殖五代大鼠的研究表明，肌内注射右旋糖酐铁对产仔数或生长没有影响。

3）致突变性：许多研究使用酿酒酵母菌株 D-4 和鼠伤寒沙门菌 TA1535、TA1537、TA1538 测试了二价铁盐和三价铁盐在具有和不具有代谢活性的条件下是否存在致突变性，结果表明乳酸亚铁、二磷酸铁、磷酸铁在各种测试系统中均显示无致突变性；硫酸亚铁在活化的悬浮液试验中是有活性的。在使用灵长类肝脏制剂活化的条件下，葡萄糖酸亚铁对指示剂菌株 TA1538 具有致突变性。右旋糖酐铁未诱导人类白细胞染色体畸变。

（四）检测方法

《生活饮用水标准检验方法》（GB/T 5750—2023）提供了 4 种检测方法，分别为火焰原子吸收分光光度法、二氮杂菲分光光度法、电感耦合等离子体发射光谱法和电感耦合等离子体质谱法。

（五）国内外饮用水标准情况

**1. 我国饮用水卫生标准**

《生活饮用水卫生标准》（GB 5749—1985）规定铁的限值为 0.3mg/L。

《生活饮用水卫生标准》（GB 5749—2006）、《生活饮用水卫生标准》

（GB 5749—2022）仍然沿用 0.3mg/L 作为铁的限值。

**2. 世界卫生组织标准**

1984 年第一版，1993 年第二版，2004 年第三版，2011 年第四版，2017 年第四版第一次增补版，2022 年第四版第一、二次增补版《饮用水水质准则》均未规定铁的准则值。

**3. 美国饮用水水质标准**

美国《国家二级饮用水标准》规定铁的限值为 0.3mg/L。

**4. 欧盟饮用水水质标准**

欧盟《饮用水水质指令》（2020/2184）规定铁的限值为 0.3mg/L。

**5. 日本饮用水水质标准**

日本《饮用水水质标准》（2020）规定铁的限值为 0.3mg/L。

## （六）指标分类及限值制定依据

考虑到我国水体中铁的检出情况具备全国普遍性，而铁的存在主要影响的是饮用水的感官性状，因此把铁归为常规指标类型。

当铁离子的浓度超过 0.3mg/L 时，可能会使洗涤的衣物和管道设备染上颜色。铁的浓度在 0.3mg/L 以下通常不会有明显的味道，尽管水的色度和浊度可能会有所升高。由于我国水体中存在铁的检出，且饮用水输配水管网常使用含铁的金属管道铺设，考虑到水中的铁对饮用水感官性状的影响，将铁的标准限值设定为 0.3mg/L。

# 四、锰

## （一）基本信息

**1. 基本情况**

（1）中文名称：锰。

（2）英文名称：Manganese。

（3）CAS 号：7439-96-5。

（4）元素符号：Mn。

（5）相对原子质量：54.94。

（6）常见化合物名称：氯化锰、四氧化三锰、二氧化锰、高锰酸钾、硫酸锰。

### 2. 理化性质

（1）外观与性状：灰白色、硬脆、有光泽的过渡金属，纯净的金属锰是比铁稍软的金属。

（2）密度：7.21～7.44g/cm³。

（3）熔点：1244℃。

（4）沸点：1962℃。

（5）溶解性：不溶于水。

### 3. 生产使用情况及饮用水污染源

锰主要用于制造钢铁合金和锰化合物。二氧化锰等锰化合物用于电池、玻璃和烟花等产品。高锰酸钾被用作清洁、漂白和消毒的氧化剂。锰绿砂在某些地方用于处理饮用水。在欧洲、亚洲、南美洲和加拿大、美国，甲基环戊二烯三羰基锰（MMT）在无铅汽油中用作一种辛烷增强剂。其他的锰化合物可用于化肥、清漆和杀菌剂，也可作为牲畜饲料添加剂。

锰化合物可能存在于大气中，主要来源为工业排放、土壤侵蚀、火山排放和汽油燃烧所产生的悬浮粒子。在地表水中，锰以溶解和悬浮形式存在，取决于 pH、阴离子和氧化还原电位等因素。厌氧地下水通常含有高浓度的溶解性锰。$Mn^{2+}$ 在 pH 为 4～7 的水中占主导地位，但在 pH 较高或微生物氧化的水中可能会产生更多的氧化型。锰可以吸附在土壤上，其吸附程度取决于土壤的有机物含量和阳离子交换能力。它可以在较低等的生物体（如浮游植物、藻类、软体动物和一些鱼类）中生物富集，但在较高等的生物体中不存在富集现象，食物链中的生物富集不会很显著。

### （二）环境暴露状况

锰暴露通常来源于食物。成人每日通过饮食的摄入量一般为 0.7～10.9mg，素食者可能更甚。通过饮用水摄入的锰通常比通过食物摄入的低得多。在美国等国家无机物和放射性核素调查中所测定的水中锰浓度的中位数为 10μg/L，假定每天摄入 2L 水，那么成人的摄入量为 20μg/d。日常饮用矿泉水可显著增加锰的摄入量。从空气中摄入的锰通常比从饮食中摄入的锰少几个量级，平均为 0.04ng/d，但是因与锰的排放源的距离不同而有很大差异。

### （三）毒代动力学及健康效应

### 1. 毒代动力学

对人的研究表明，锰可以经消化道吸收，经吸收后分布在人体的所有组织中，在肝脏、肾脏、胰腺和肾上腺的水平最高，且在婴儿和幼年动物大脑的某些区域优先积累。锰是体内多种细胞酶发挥功能所必需的元素，亦对多种酶有激活作用。血小板单胺氧化酶可作为一种早期生化指标来考查锰的不良健康效应。锰几乎完全经由粪便排泄，只有一小部分（0.1%～2%）经尿液排泄。

**2. 健康效应**

（1）人体资料：锰对于许多生物（包括人类）都是必需元素，摄入不足和过量均会对健康造成不良影响。由于锰存在于许多常见的食物中，人类的锰缺乏症似乎罕见。长期高水平职业暴露于锰的人群会出现神经-精神效应。"锰中毒"是由暴露在极高水平的锰粉尘或烟雾引起的，其症状类似"帕金森综合征"，包括虚弱、厌食、肌肉疼痛、冷漠、说话缓慢、语调单调、面部表情僵硬、肢体动作缓慢、笨拙等。总的来说，这些影响是不可逆的。长期呼吸道接触≤1mg/m$^3$锰的部分个体可能出现运动功能受影响，但某些暴露于更高水平的个体却未显示出明显的临床症状。

（2）动物资料

1）短期暴露：研究表明，动物中锰的急性致死率随化学物质种类及摄取方式的不同而变化，成年大鼠暴露于灌胃法的 $LD_{50}$ 为 331mg/(kg·d)（氯化锰）～1082mg/(kg·d)（乙酸锰）。

锰中毒主要损害中枢神经系统。若口服剂量为 1～150mg/(kg·d)，可在大鼠和小鼠中产生大量的神经效应，主要涉及脑神经递质和酶水平的改变。这些变化有时伴有临床症状，如动作不协调和活动水平的变化。有研究表明，从出生到 24 日龄暴露于 20mg/(kg·d)锰的大鼠，丘脑的单胺氧化酶活性增加。在豚鼠体内，通过灌胃使豚鼠暴露于 10mg/(kg·d)锰 30 天，观察到胃刺激的表现。雄性小鼠从食物中摄入高剂量锰 13 周，表现出轻度的增生和多角化现象，而在雌性小鼠及雌性大鼠中均未见影响。

2）长期暴露：长期暴露于 1～2mg/(kg·d)锰，会导致兔子、猪和牛食欲减退，血红蛋白合成减少。长期暴露于锰对大鼠脑内多巴胺羟化酶、单胺氧化酶的生物胺水平及活性的瞬态效应有影响。大鼠摄入 40mg/(kg·d)锰 65 周，出现身体活动水平的增加和多巴胺能功能的短暂增加。口服 1800～2250mg/(kg·d)硫酸锰 2 年，可导致雄性和雌性小鼠前胃黏膜增生、糜烂和炎症；在大鼠中则未见此效应。

3）生殖/发育影响：几项对大鼠和小鼠的研究结果表明，摄入锰可以延缓雄性动物的性成熟。雄性大鼠口服 13mg/(kg·d)锰 100～224 天出现睾丸激素水平降低，幼年大鼠摄入 140mg/(kg·d)锰 90 天，出现睾丸生长延迟，但这些影响似乎没有严重到影响生殖功能。另一些研究发现锰对男性生殖器官产生影响，但也没有评估生殖功能。

4）神经毒性：锰经口暴露的神经毒性不明显，口服 6.9mg/(kg·d)氯化锰 18 个月，在 4 只雄性恒河猴中观察到肌无力和下肢僵硬，尸检发现黑质神经元退化。

5）致突变性：锰对人类的基因毒性尚不清楚。锰的致突变性和遗传毒性的实验室证据也不充分。

6）致癌性：目前尚无明显证据表明锰及其化合物对动物具有致癌性，IARC 将锰及其化合物列为 D 组，即对人类可能不致癌。

### （四）检测方法

《生活饮用水标准检验方法》（GB/T 5750—2023）提供了 6 种检测方法，分别为火焰原子吸收分光光度法、过硫酸铵分光光度法、甲醛肟分光光度法、高碘酸银（Ⅲ）钾分光光度法、电感耦合等离子体发射光谱法和电感耦合等离子体质谱法。

### （五）国内外饮用水标准情况

#### 1. 我国饮用水卫生标准

《生活饮用水卫生标准》（GB 5749—1985）规定锰的限值为 0.1mg/L。

《生活饮用水卫生标准》（GB 5749—2006）、《生活饮用水卫生标准》（GB 5749—2022）仍然沿用 0.1mg/L 作为锰的限值。

#### 2. 世界卫生组织标准

1984 年第一版《饮用水水质准则》规定锰的准则值为 0.1mg/L。

1993 年第二版《饮用水水质准则》规定锰基于健康的暂行准则值为 0.5mg/L。

2004 年第三版《饮用水水质准则》规定锰的准则值为 0.4mg/L。

2011 年第四版，2017 年第四版第一次增补版，2022 年第四版第一、二次增补版《饮用水水质准则》均未设定锰的准则值。

#### 3. 美国饮用水水质标准

美国《国家二级饮用水标准》规定锰的限值为 0.05mg/L。

#### 4. 欧盟饮用水水质标准

欧盟《饮用水水质指令》（2020/2184）规定锰的限值为 0.05mg/L。

#### 5. 日本饮用水水质标准

日本《饮用水水质标准》（2020）规定锰及其化合物的基准值为 0.05mg/L，水质管理目标设定项目中锰及其化合物的目标限值为 0.01mg/L。

（六）指标分类及限值制定依据

考虑到我国水体中锰的检出情况具备全国普遍性，而锰的存在主要影响的是饮用水的感官性状，因此把锰归为常规指标类型。

基于世界卫生组织开展的膳食调查得到锰的最高摄入量为 11mg/d，考虑到水中锰的生物利用率可能增加，不确定系数为 3，饮用水贡献率为 20%，推导出基于健康的准则值为 0.4mg/L。考虑到饮用水中存在的锰若在供水管上沉积并使水着色，将引起消费者厌恶。浓度低于 0.05～0.1mg/L 通常可为消费者接受，将锰的标准限值设定为 0.1mg/L。

# 五、铜

（一）基本信息

**1. 基本情况**

（1）中文名称：铜。

（2）英文名称：Copper。

（3）CAS 号：7440-50-8。

（4）元素符号：Cu。

（5）相对原子质量：63.55。

（6）常见化合物名称：单水乙酸铜、氯化铜、三水硝酸铜、氧化铜、五水硫酸铜。

**2. 理化性质**

（1）外观与性状：柔软的金属，表面刚切开时为红橙色带金属光泽，单质呈紫红色。

（2）密度：$8.96g/cm^3$。

（3）熔点：1083.4℃。

（4）沸点：2562℃。

（5）溶解性：不溶于水。

**3. 生产使用情况及饮用水污染源**

铜的延展性好，导热性和导电性高，被广泛应用于制造电缆、管件、阀门、钱币、餐具和建筑材料等，并可以组成多种合金（黄铜、青铜），也可用于军火和涂料制造。铜的化合物常被用作杀菌剂、除藻剂、防腐剂，或被用于电镀、染料、雕刻、印刷及烟火制造等行业。同时，铜作为营养元素，也会被用于动物饲料和食品添加剂。五水硫酸铜化合物有时会用于地表水中的藻类控制。硫酸铜曾被用作催吐剂，但由于副作用较大目前已被停用。

饮用水中铜的浓度范围很广。大多数情况下，其主要来自铜制水管内部的腐蚀。不过不断流动的水或有压流的水中铜的浓度往往较低。反之，在静止的水或部分流动水中铜的浓度变化很大，最高浓度较高，经常高于1mg/L。

## （二）环境暴露状况

食物和饮用水是铜的主要暴露源。一般而言，成人膳食铜摄入量为1～3mg/d；使用营养补充剂会增加约2mg/d的暴露量。在大多数情况下，通过饮用水摄入的铜为0.1～1mg/d，在使用装有铜水管或接头的管网系统中，水流经常静止或部分流动的条件下，可以大大增加每日铜的摄入量，特别是婴儿人工喂养时用自来水调配的奶。因此，成人每日的铜摄入量通常在1～5mg/d。

## （三）毒代动力学及健康效应

### 1. 毒代动力学

研究表明，哺乳动物经口摄入铜后，主要在上消化道吸收，包括主动吸收和被动吸收。在正常情况下，除毛发和指甲外，在肝脏、大脑、心脏和肾脏中发现的铜浓度最高，肠、肺和脾脏中的铜浓度处于中等水平。铜是许多重要酶系统正常运作所必需的元素，在肝脏内，铜参与合成血浆铜蓝蛋白、超氧化物歧化酶（SOD）和细胞色素氧化酶，额外的铜与肝金属硫蛋白结合。铜可经胆汁、粪便、汗液、头发、月经血和尿液排出体外，其中人体的主要排泄途径是胆汁。

### 2. 健康效应

（1）人体资料

1）短期暴露：相关研究资料表明，成人经口摄入的铜浓度可接受范围的上限是不确定的，但是成人摄入量的通常范围是数毫克每天（>2mg/d或3mg/d）。

根据意外摄入和自杀案例，成人急性致死剂量为4～400mg/kg铜离子。若摄入大量的铜，人体会出现消化道出血、血尿、血管内溶血、肝细胞毒性、急性肾衰竭和少尿症等。低剂量的铜离子会引起典型的食物中毒症状，如头痛、恶心、呕吐、腹泻等。

2）长期暴露：在一项单盲的前瞻性研究中，将60名健康成年女性随机分为4组。使用拉丁方设计，每组顺序暴露于含有不同硫酸铜浓度（含铜量0、1mg/L、3mg/L和5mg/L）的饮用水2周，每组暴露顺序不同，每暴露2周休息1周。研究结果表明，铜稳态指标（血清铜和血清铜蓝蛋白）及肝功能（肝酶水平）没有显著变化。胃肠道症状（腹泻、恶心、腹痛或呕吐）的发生率与饮用水中的铜浓度呈显著正相关，明显的反应阈值为 1～3mg/L。

（2）动物资料

1）短期暴露：有研究在饮用水中添加硫酸铜，经口饲喂雄性和雌性 F344/N 大鼠（各 5 只），暴露 2 周，估计每天摄入量为 36mg/(kg·d)。根据肾小管上皮细胞损害情况，推断雄性大鼠铜的 LOAEL 为 10mg/(kg·d)。而摄入相同剂量的雌性大鼠没有出现肾功能损害。在这项研究中，未得出雄性大鼠的 NOAEL；而雌性大鼠的 NOAEL 为 26mg/(kg·d)。然而，只有摄入稍高的剂量［31mg/(kg·d)］才伴随临床毒性的迹象。

2）长期暴露：将雄性 Wistar 大鼠分为 4 组，每组 4 只。对照组每千克饲料中含有 10～20mg 铜，实验组中每千克饲料分别添加 3000mg、4000mg 和 5000mg 铜。3000mg/kg 组的实验动物暴露时长为 1 年，其余组别为 15 周。与对照组相比，实验组大鼠的体重都有所下降。在 3000mg/kg、4000mg/kg 和 5000mg/kg 的实验组中，肝脏的铜浓度在第 3～4 周达到峰值，在第 6 周显著下降，但在第 15 周后仍然较高。虽然时间和持续时间有所不同，但所有实验组动物都在第 1～6 周表现出肝细胞坏死，并于 3～5 周后开始再生过程。3000mg/kg 组在 1 年暴露结束后，平均体重恢复到对照组的 80%，肝脏铜浓度在第 15 周降至 1303μg/g，第 52 周降至 440μg/g，但仍高于对照组（23μg/g）。

3）生殖/发育影响：目前还没有关于铜的生殖毒性标准的动物研究。研究人员对大鼠的精子形态学和动力分析、睾丸和附睾体重测定及发情周期表征进行了研究，发现铜对睾丸、附睾和尾附睾重量、精子数、精子活力和浓度、发情周期长度等生殖参数均无显著影响。该项研究针对这些参数得出铜对生殖影响的 NOAEL 为 140mg/(kg·d)（雄性）和 134mg/(kg·d)（雌性）。

4）致癌性：无明显证据表明铜及其化合物对铜代谢正常的动物具有致癌性，IARC 将铜及其化合物归类为 D 组，即对人类可能不致癌。

（四）检测方法

《生活饮用水标准检验方法》（GB/T 5750—2023）提供了 6 种检测方法，分别为无火焰原子吸收分光光度法、火焰原子吸收分光光度法、二乙基二硫代氨基甲酸钠分光光度法、双乙醛草酰二腙分光光度法、电感耦合等离子体发射光谱法和电感耦合等离子体质谱法。

（五）国内外饮用水标准情况

**1. 我国饮用水卫生标准**

《生活饮用水卫生标准》（GB 5749—1985）规定铜的限值为 1.0mg/L。

《生活饮用水卫生标准》（GB 5749—2006）、《生活饮用水卫生标准》（GB 5749—2022）仍然沿用 1.0mg/L 作为铜的限值。

**2. 世界卫生组织标准**

1984 年第一版《饮用水水质准则》规定铜的准则值为 1.0mg/L。

1993 年第二版《饮用水水质准则》规定铜基于健康的暂行准则值为 2mg/L。

2004 年第三版，2011 年第四版，2017 年第四版第一次增补版，2022 年第四版第一、二次增补版《饮用水水质准则》规定铜的准则值为 2mg/L。

**3. 美国饮用水水质标准**

美国《国家二级饮用水标准》规定铜的限值为 1.0mg/L。

**4. 欧盟饮用水水质标准**

欧盟《饮用水水质指令》（2020/2184）规定铜的限值为 2.0mg/L。

**5. 日本饮用水水质标准**

日本《饮用水水质标准》（2020）规定铜的基准值为 1.0mg/L。

（六）指标分类及限值制定依据

考虑到我国水体中铜的检出情况具备全国普遍性，而铜的存在主要影响饮用水的感官性状，因此把铜归为常规指标类型。

水中含铜量高于 1mg/L 时，可导致洁具和衣物的染色；浓度高于 2.5mg/L 时，水有不可接受的苦味；在更高浓度水平时，水的颜色会受到影响。鉴于此，将铜的标准限值设定为 0.1mg/L。

# 六、锌

（一）基本信息

**1. 基本情况**

（1）中文名称：锌。
（2）英文名称：Zinc。
（3）CAS 号：7440-66-6。
（4）元素符号：Zn。
（5）相对原子质量：65.39。

2. 理化性质

（1）外观与性状：银白色略带淡蓝色的金属。
（2）密度：7.14g/cm³。
（3）熔点：419.53℃。
（4）沸点：907℃。
（5）溶解性：不溶于水。

3. 生产使用情况及饮用水污染源

镀锌有优良的抗大气腐蚀性能，在常温下表面易生成一层保护膜，因此锌最大的用途是用于镀锌工业。锌合金用于汽车制造和机械行业。锌还可以用来制作电池，如锌锰电池、锌空气蓄电池等。此外，锌具有良好的抗电磁场性能。锌被广泛用于橡胶、涂料、搪瓷、医药、印刷、纤维等工业。饮用水中的锌主要来源于管道和接口的锌浸出。

（二）环境暴露状况

在天然地表水中，锌浓度通常低于 10μg/L；在地下水中锌浓度介于 10～40μg/L。自来水中由于管道和接口的锌浸出，锌浓度会较高些。低 pH、高二氧化碳和低矿质盐的水腐蚀性最强。在芬兰 67% 的公共供水调查中，采自水厂近端和远端的水样锌中值浓度低于 20μg/L，曾发现自来水中的锌最高达到 1.1mg/L。据报道，在对芬兰近 6000 个水井的锌含量进行调查时，发现更高的锌浓度（高达24mg/L）。

据统计，年龄在 2 个月至 11 岁的婴幼儿及儿童锌的总膳食摄入量的范围为5.6～10mg/d，12～19 岁青少年为 12.3～13mg/d，20～50 岁的成人为 884.4mg/d。而平均每天通过饮用水摄入锌的量估计仅为 0.2mg/d。

（三）毒代动力学及健康效应

1. 毒代动力学

研究表明，锌可经肠道和呼吸道吸收。人体摄入锌后，最初被运输到肝脏，然后分布到全身。人体和动物摄入过量的锌会导致其在肾脏、肝脏、胰腺和骨骼中蓄积。锌在许多蛋白质的结构和功能中起着基础性的作用，如锌被认为位于许多酶的活性部位，并直接参与催化过程，也可能在胰岛素的合成和储存中发挥作用。人体大多数摄入的锌（包括胆汁、胰腺和肠黏膜细胞中未被吸收的锌，以及内源性锌）通过粪便排泄。

**2. 健康效应**

（1）人体资料：由意外摄入、用以催吐或是食物补充而导致的人为过量食用锌盐，都会引起急性中毒。有报道称因为饮用存放在镀锌容器中的酸性饮料而引起集体性食物中毒，在摄入 3～12 小时后人体出现发热、恶心、呕吐、胃痉挛和腹泻症状。

当治疗腹腔病、镰状细胞血症和肠病性肢端皮炎而长期摄入锌（150～405mg/d）时，产生的最主要影响是人体内出现明显的铜缺乏。有报道志愿者每天经食物摄入 18.5mg 锌，体内铜稳态受到破坏。健康成人以建议食物容许量 20 倍的剂量补充锌，为期 6 周，会引起多种免疫损伤。

（2）动物资料

1）短期暴露：大鼠急性经口 $LD_{50}$ 值，氯化锌为 350mg/kg，硫酸锌为 2950mg/kg，乙酸锌为 2510mg/kg。

2）长期暴露：有资料证明多种哺乳动物发生锌中毒，包括雪貂、羊、牛、猪、马和犬，原因是摄入过量锌时会引起铜缺乏。在 95 只牛的牧群中，每天给牛饲喂 1.2～2g 锌，当每只牛摄入锌累积为 42～70g 时，开始出现中毒症状。富锌饮食会引起大鼠高血钙和骨骼再吸收。

（四）检测方法

《生活饮用水标准检验方法》（GB/T 5750—2023）提供了 4 种检测方法，分别为火焰原子吸收分光光度法、双硫腙分光光度法、电感耦合等离子体发射光谱法和电感耦合等离子体质谱法。

（五）国内外饮用水标准情况

**1. 我国饮用水卫生标准**

《生活饮用水卫生标准》（GB 5749—1985）规定锌的限值为 1.0mg/L。

《生活饮用水卫生标准》（GB 5749—2006）、《生活饮用水卫生标准》（GB 5749—2022）仍然沿用 1.0mg/L 作为锌的限值。

**2. 世界卫生组织标准**

1984 年第一版，1993 年第二版，2004 年第三版，2011 年第四版，2017 年第四版第一次增补版，2022 年第四版第一、二次增补版《饮用水水质准则》均未规定锌的准则值。

**3. 美国饮用水水质标准**

美国《国家二级饮用水标准》规定铜的限值为 5.0mg/L。

**4. 欧盟饮用水水质标准**

欧盟《饮用水水质指令》（2020/2184）未规定锌的限值。

**5. 日本饮用水水质标准**

日本《饮用水水质标准》（2020）规定锌及其化合物的基准值为 1.0mg/L（以锌计）。

## （六）指标分类及限值制定依据

考虑到我国水体中锌的检出情况具备全国普遍性，而锌的存在主要影响的是饮用水的感官性状，因此把锌归为常规指标类型。

水中的锌会带来令人不快的涩味，当浓度超过 3～5mg/L 时，会呈现乳白色，煮沸时会形成油膜。根据感官性状的要求，将锌的标准限值设定为 1.0mg/L。

# 七、氯　化　物

## （一）基本信息

### 1. 基本情况

氯化物是指带负电的氯离子和其他带正电的阳离子结合而形成的化合物。几种生活饮用水中常见的氯化物的基本情况如下。

（1）氯化钠

1）英文名称：Sodium chloride。

2）CAS 号：7647-14-5。

3）化学式：NaCl。

4）相对分子质量：58.44。

（2）氯化钾

1）英文名称：Potassium chloride。

2）CAS 号：7447-40-7。

3）化学式：KCl。

4）相对分子质量：74.55。

（3）氯化钙

1）英文名称：Calcium chloride。

2）CAS 号：10043-52-4。

3）化学式：$CaCl_2$。

4）相对分子质量：110.98。

（4）氯化氢

1）英文名称：Hydrogen chloride。

2）CAS 号：7647-01-0。

3）化学式：HCl。

4）相对分子质量：36.46。

**2. 理化性质**

饮用水中常见的氯化物均为离子化合物，在水中可完全电离生成游离态的氯离子。其中氯化钠、氯化钾、氯化钙为固体，化学性质稳定。氯化氢为气体，水溶液极易挥发，有较强的腐蚀性。

（1）氯化钠

1）外观与性状：无色晶体或白色粉末。

2）密度：$2.165g/cm^3$（20℃）。

3）熔点：801℃。

4）沸点：1465℃。

5）溶解性：易溶于水。

（2）氯化钾

1）外观与性状：白色结晶小颗粒粉末。

2）密度：$1.89g/cm^3$（20℃）。

3）熔点：770℃。

4）沸点：1420℃。

5）溶解性：易溶于水。

（3）氯化钙

1）外观与性状：白色立方结晶或粉末。

2）密度：$2.15g/cm^3$（20℃）。

3）熔点：775℃。

4）沸点：1935℃。

5）溶解性：易溶于水。

（4）氯化氢

1）外观与性状：无色吸湿性有强烈刺鼻气味的气体。

2）密度：1.477g/L（25℃）。

3）熔点：–144.2℃。

4）沸点：–85℃。

5）溶解性：极易溶于水。

### 3. 生产使用情况及饮用水污染源

氯化物在化工、石油化工、化学制药、造纸、水泥、肥皂、纺织、油漆、颜料、食品、机械制造和鞣革等行业均有应用。

饮用水中氯化物的来源可分为自然发生源和人为发生源两类。在自然界中，一方面水源流过含氯化物的地层，导致食盐矿床和其他含氯沉积物在水中的溶解；另一方面近海边的河水或江水往往有时受潮水及海洋上吹来的风影响，水中的氯化物含量会升高。在人类活动地区，工业废水和生活污水是水体中氯化物的重要来源。人类生产活动排放废水中所含的氯化物是地表水中氯化物污染的主要来源；此外，生活污水中也含有一定量的氯化物。尽管生活污水中氯化物的含量较低，但其也是地表水中氯化物污染的重要来源之一。

## （二）环境暴露状况

人体摄入饮用水或食品时都可能摄入氯化物。假设每日饮水量为 2L，饮用水中氯化钠平均含量为 10mg/L，那么每天饮用水中摄入氯化钠的含量为 20mg。也有人建议每天摄入量约为 100mg。根据这些估计值和每天的平均膳食（不含盐）摄入量（6g），饮用水摄入量占总摄入量的 0.33%~1.64%。

## （三）健康效应

### 1. 人体资料

正常的成人体内约含有 81.7g 氯化物。氯化物的固定性损失约为 530mg/d，建议成人每天每千克体重摄入 9mg 氯化物（相当于每人每天略多于 1g 食盐）。对于 18 岁以下的儿童，每天每千克体重摄入 45mg 氯化物即可。据报道，对于 9 周龄的婴儿，每千克体重摄入 1g 氯化钠是致命剂量。

### 2. 动物资料

一般认为氯化物对淡水生物的毒性很小，但在水中氯化物的浓度过高时，可以导致鱼类死亡。

氯化物对水生生物的毒性不仅与氯化物的浓度有关，也与水中存在的阳离子有密切关系。氯化钠对水蚤亚目的致死浓度为 4200mg/L；当水中阳离子为镁，水中氯化物浓度达到 740mg/L 时，水蚤亚目就会中毒。而阳离子为钾离子时水蚤亚目的致毒氯化物浓度只有 37mg/L。

水中氯化物浓度达到 1500mg/L 时，对牛、羊、猪等家畜和家禽会产生一定的危害，而当氯化物浓度超过 4000mg/L 时，可使上述动物死亡。

（四）检测方法

《生活饮用水标准检验方法》（GB/T 5750—2023）提供了 3 种检测方法，分别为硝酸银容量法、离子色谱法和硝酸汞容量法。

（五）国内外饮用水标准情况

**1. 我国饮用水卫生标准**

《生活饮用水卫生标准》（GB 5749—1985）规定氯化物的限值为 250mg/L。
《生活饮用水卫生标准》（GB 5749—2006）、《生活饮用水卫生标准》（GB 5749—2022）仍然沿用 250mg/L 作为氯化物的限值。

**2. 世界卫生组织标准**

1984 年第一版《饮用水水质准则》规定氯化物的准则值为 250mg/L。
1993 年第二版，2004 年第三版，2011 年第四版，2017 年第四版第一次增补版，2022 年第四版第一、二次增补版《饮用水水质准则》中未规定基于健康的准则值。

**3. 美国饮用水水质标准**

美国《国家一级饮用水标准》规定氯化物的限值为 250mg/L。

**4. 欧盟饮用水水质标准**

欧盟《饮用水水质指令》（2020/2184）规定氯化物的限值为 250mg/L。

**5. 日本饮用水水质标准**

日本《饮用水水质标准》（2020）规定氯化物的限值为 200mg/L。

（六）指标分类及限值制定依据

考虑到我国水体中氯化物的检出情况具备全国普遍性，因此把氯化物归为常规指标类型。

基于过高浓度的氯化物会增加输配水系统中金属腐蚀的速率，且氯化物浓度高于 250mg/L 时，消费者可察觉水味的改变，影响消费者对水的接受程度，将氯化物的限值设定为 250mg/L。

# 八、硫　酸　盐

## （一）基本信息

### 1. 基本情况

（1）中文名称：硫酸盐。
（2）英文名称：Sulfate。

### 2. 理化性质

硫酸盐主要属于单斜晶系和正交晶系。由于大多数硫酸盐矿物含有水，颜色一般为无色和白色，比重一般不大，在 2~4g/mL。大部分硫酸盐都可溶于水，铅、钡和锶的硫酸盐例外。硫酸盐的化学性质稳定。表 5-1 是常见的几种硫酸盐的理化性质。

表 5-1　硫酸盐的理化性质

| | 硫酸钠 | 硫酸钾 | 硫酸镁 | 硫酸钙 | 硫酸钡 |
|---|---|---|---|---|---|
| 化分式 | $Na_2SO_4$ | $K_2SO_4$ | $MgSO_4$ | $CaSO_4$ | $BaSO_4$ |
| 相对分子质量 | 142.06 | 174.26 | 120.38 | 136.14 | 233.39 |
| 外观与性状 | 白色粉末、斜方双锥体晶体 | 无色或白色的菱形或六角形晶体 | 无色苦味菱形晶体 | 可变色晶体 | 小颗粒，密度大，无味粉末或多晶型晶体 |
| 沸点（℃） | — | 1689 | — | 1193 | 1149 |
| 熔点（℃） | 888 | 1067 | — | 1450 | 1580 |
| 密度（g/cm³） | 2.68 | 2.66 | 2.66 | 2.96 | 4.2~4.5 |
| 水溶性（g/100mL） | 291 | 12 | 71(20℃) 91(20℃) | 0.2 | 几乎不溶（0.00025） |
| 水中味觉阈值（mg/L） | 180~550 | — | 400~600 | 250~900 | — |

注：—，无资料。

### 3. 生产使用情况及饮用水污染源

硫酸盐广泛应用于采矿、制浆、金属和电镀工业、水和污水处理、皮革加工，以及制造各种化学品、染料、玻璃、纸张、肥皂、纺织品、杀菌剂、杀虫剂、收敛剂和催吐剂等。此外，多种硫酸盐用于食品行业，硫酸铵用于肥料行业。

饮用水中硫酸盐的来源：通过工农业废水和大气沉积物排入地表水中，而地下水中的硫酸盐含量最高，大约 30% 的硫酸盐可能来自大气，其余的来自地质和生物过程。

## （二）环境暴露状况

硫酸盐普遍存在于天然水中。最高浓度通常在地下水中。海水中的硫酸盐浓度约为 2700mg/L。美国饮用水中硫酸盐的含量范围为 0～1000mg/L，中位值浓度为 24mg/L，第 99 百分位的浓度为 560mg/L。在对加拿大西部河流的调查中发现，硫酸盐浓度范围为 1～3040mg/L，一般浓度范围为 1～580mg/L。

硫酸盐主要通过饮食、饮用水进入人体，少量通过呼吸系统进入。一般来说，成人平均每天通过饮用水、空气和食物摄入硫酸盐的量约 500mg，食物是主要来源，约占总量的 90%，饮用水占总量的 10%。但在含有高浓度硫酸盐的饮用水供应区域，饮用水可能是摄入硫酸盐的主要来源。

## （三）健康效应

### 1. 毒代动力学

口服剂量为 13.9g 七水硫酸镁，约 30%在 24 小时内从人类尿液中排出，口服剂量为 18.1g 十水硫酸钠，约 43.5%在 24 小时内由人类尿液排出。据估计，成年雄性 Wistar 大鼠饮食中 73%的硫酸钙和硫酸镁被吸收。共存的阴离子的性质及某些饮食成分的存在会影响硫酸盐的吸收量。低剂量通常吸收良好；在高剂量（如用于诱导通便的剂量）下，超过了机体的吸收能力，大部分剂量会通过粪便排出。

### 2. 健康效应

（1）人体资料

1）短期暴露研究：Heizer 等在 1997 年研究了暴露于不同硫酸钠浓度的饮用水中健康成人的肠功能。在一剂量-范围研究中，给予 4 名受试者（2 名男性和 2 名女性）硫酸盐浓度分别为 0、400mg/L、600mg/L、800mg/L、1000mg/L 和 1200mg/L的饮用水，连续 6 天，重复 2 次，仅观察到随着硫酸盐浓度的增加，化学标记物的口-肛门出现时间减少的显著趋势。在单剂量研究中，6 名成人（3 名男性和 3名女性）于连续两个 6 天的时间内接受硫酸盐浓度分别为 0 或 1200mg/L 的饮用水。用较高剂量组观察到每 6 天池中平均粪便重量和每小时平均粪便重量显著增加。然而，没有受试者报告腹泻。

2）长期暴露研究：有研究者就吉林省铁厂镇饮用水中高浓度硫酸盐对人体健康的影响进行了研究。污染区硫酸盐检出范围为 248.00～2196.30mg/L，均值为714.6mg/L。溶解性总固体均值为 1051.7mg/L。对照区硫酸盐均值为 47.4mg/L，溶解性总固体均值为295.8mg/L。采用健康调查表方式对污染区 269 人、对照区291 人进行胃肠功能健康询问调查。调查分三个方面：食欲减退、胃部不适、轻度腹泻。污染区发生食欲减退、胃部不适、轻度腹泻的人群比例分别为 40.89%、

39.41%、38.29%，较对照组的 8.59%、7.22%、1.37%有显著性差异。而且随着硫酸盐浓度的增加，胃肠功能紊乱阳性率也增加。硫酸盐浓度为 500~1000mg/L、1000~2000mg/L、大于2000mg/L 时，胃肠功能紊乱的阳性率分别为 33.5%、40.0%、81.7%。长期暴露于饮用水中的高硫酸盐浓度对人类有通便作用。

3）感官性状研究：硫酸盐会导致饮用水有明显的味道，高浓度下可能会使不习惯的人群发生腹泻。其硫酸根结合的阳离子不同，产生的味道也不同；味阈值范围从硫酸钠的 250mg/L 到硫酸钙的 1000mg/L。人们普遍认为当硫酸盐浓度低于 250mg/L 时，水中几乎不会有异味。

（2）动物资料

1）短期暴露研究：硫酸铵、硫酸、硫酸钾对大鼠的经口半数致死剂量（$LD_{50}$）分别为 3000~4000mg/kg、2140mg/kg 和 6600mg/kg。小鼠硫酸钠的经口 $LD_{50}$ 为 5989mg/kg。

给予幼猪为期 28 天的硫酸盐浓度范围为 600~1800mg/L 的饮用水，测定幼猪体重增加、饲料消耗量、饮水量、饲料转化率、腹泻发生率及常见断乳后肠道病原体的情况，结论为硫酸盐不会影响猪的生长和健康。然而，与对照组、600mg/L 和 1200mg/L 组相比，接受 1800mg/L 硫酸盐的幼猪出现软便和水样大便更为普遍。

有研究者将新生仔猪（平均日龄为 5 天）暴露于不同浓度的硫酸盐，以模拟无机硫酸盐对婴儿肠功能的影响。在给予 0~1200mg/L 硫酸盐的任何仔猪中都未观察到腹泻，然而浓度大于 1200mg/L 时会导致腹泻的患病率增加，硫酸盐水平在 1600~1800mg/L 时 50%的仔猪发生腹泻，浓度大于1800mg/L 会导致持续的非致病性腹泻。

2）长期暴露研究：对大鼠进行为期 90 天的研究，给予大鼠含 10mg/L、280mg/L、1595mg/L 硫酸盐的饮用水，没有观察到对死亡、体重、食物消耗、食物效率（食物摄入量与体重变化的量度）和水消耗的影响，也没有观察到软便或腹泻。在 90 天后没有观察到血液学或血清化学（血尿素氮、葡萄糖、甘油三酯、胆固醇、总蛋白和碱性磷酸酶活性）的改变。器官重量不受影响，在任何组织均未观察到组织学变化。

给小母牛提供 4 组含有 110~2500mg/L 硫酸钠的饮用水。给药 90 天后，在任何动物中都没有观察到明显的毒性，饲料消耗、用水量和成长情况不受影响。消耗 1250mg/L 和 2500mg/L 硫酸钠的动物的高铁血红蛋白和硫氧血红蛋白水平增高，这是由于细菌在瘤胃中将硫酸盐还原为硫化物。在 2500mg/L 时，硫酸盐的肾脏过滤增加 37.7%，肾脏重吸收减少 23.7%。

3）生殖和发育研究：给妊娠 8~12 天的小鼠管饲 2800mg/(kg·d)的硫酸钠后，母体未出现毒性或吸收率增加，小鼠存活率为 100%，未观察到不良的发育影响。使妊娠小鼠摄入含 5000mg/L 硫酸盐的饮用水，没有观察到影响生殖的效应。这些研究表明，硫酸盐似乎不是生殖或发育毒物。

4）致癌性研究：在镍化合物对大鼠（氢氧化镍和硫酸镍）的毒性和致癌性研究中，硫酸钠（用作对照）似乎不是致癌性的。在该研究中，用 0.7mg 硫酸钠（在 pH 5.6 的水溶液中 $SO_4^{2-}$ 含量约为 2mg/kg）给大鼠隔日肌内注射（100 只雄性和 10 只雌性），持续 4 周。8 个月后，在注射硫酸钠或硫酸镍的大鼠中均未观察到肿瘤。然而，由于暴露途径、研究持续时间和非标准方案不同，不可能得出关于硫酸盐潜在致癌性的结论。由于数据有限，1993 年美国国家环境保护局将硫酸盐归类为 D 组，未归类为人类致癌性物质。IARC 未将硫酸盐列为致癌物。

## （四）检测方法

《生活饮用水标准检验方法》（GB/T 5750—2023）提供了 5 种检测方法，分别为硫酸钡比浊法、离子色谱法、铬酸钡分光光度法（热法）、铬酸钡分光光度法（冷法）、硫酸钡烧灼称量法。

## （五）国内外饮用水标准情况

### 1. 我国饮用水卫生标准

《生活饮用水卫生标准》（GB 5749—1985）规定饮用水中硫酸盐的限值为 250mg/L。

《生活饮用水卫生标准》（GB 5749—2006）沿用 250mg/L 作为饮用水中硫酸盐的限值。

《生活饮用水卫生标准》（GB 5749—2022）仍然沿用 250mg/L 作为饮用水中硫酸盐的限值。

### 2. 世界卫生组织标准

1984 年出版的第一版《饮用水水质准则》中，根据口味考虑，建立了饮用水中硫酸盐 400mg/L 的准则值。

1993 年的第二版准则中没有提出硫酸盐的基于健康的准则值。但是，由于摄入含有高硫酸盐的饮用水导致的胃肠道影响，建议在饮用水中硫酸盐含量大于 500mg/L 的情况下提供健康咨询。饮用水中硫酸盐的存在浓度高于 250mg/L 时也可能引起明显的味道，并可能导致配水系统的腐蚀。

2004 年第三版、2011 年第四版《饮用水水质准则》，以及 2017 年、2022 年增补版中对硫酸盐的指标描述同第二版，根据影响水的可接受性，硫酸盐的推荐值仍为 250mg/L。

**3. 美国饮用水水质标准**

美国《国家饮用水二级标准》规定饮用水中硫酸盐的标准限值为 250mg/L。

**4. 欧盟饮用水水质标准**

欧盟《饮用水水质指令》(2020/2184)规定饮用水中硫酸盐的限值为 250mg/L。

**5. 日本饮用水水质标准**

日本《饮用水水质标准》（2020）未规定饮用水中硫酸盐的标准限值。

## （六）指标分类及限值制定依据

考虑到我国饮用水中硫酸盐检出的普遍性，且硫酸盐的标准限值主要考虑了对饮用水的感官性状的影响，因此将硫酸盐归为常规指标类型。

硫酸盐会导致饮用水有明显的味道，高浓度下可能会使不习惯的用户发生腹泻。其硫酸根结合的阳离子不同，产生的味道也不同；味阈值范围从硫酸钠的 250mg/L 到硫酸钙的 1000mg/L。人们普遍认为当硫酸盐浓度低于 250mg/L 时水中几乎不会有异味。

# 九、溶解性总固体

## （一）基本信息

### 1. 基本情况

溶解性总固体（total dissolved solids，TDS），又称为总溶解固体、溶解性固体总量，是溶解在水里的无机盐和有机物的总称，其主要成分有钙离子、镁离子、钠离子、钾离子，以及碳酸根离子、碳酸氢根离子、氯离子、硫酸根离子和硝酸根离子。当水样经过过滤后，在一定温度下烘干，可得到固体残渣，包括不易挥发的可溶性盐类、有机物及能通过过滤器的不溶性微粒等，单位以 mg/L 表示，TDS 是表征水体矿化程度的一项指标，也是表征水质特性的综合性指标。

### 2. 理化性质

TDS 主要由无机矿物和有机质组成，TDS 浓度升高意味着水的感光性状发生了改变，还可能与染色、味道或沉淀有关。从广义上讲，TDS 的水平也反映了水系统的污染负担情况。水中溶解的各种盐类，如碳酸氢盐、碳酸盐、硫酸盐、氯化物、磷酸盐等，会对设备的腐蚀和结垢产生影响，因而对水中所含溶解性物质的检测是一个重要项目。从物理意义上讲，水中溶解物越多，水的 TDS 值越大，水的电导性也越好，其电导率值也越大。

### 3. 生产使用情况及饮用水污染源

饮用水中的 TDS 源于天然来源、污水、城市径流和工业废水。在某些国家使用盐作为道路融雪剂时，也会增加饮用水中 TDS 的含量。由于矿物溶解性的不同，不同地质区域的水中 TDS 浓度变化相当大。从出厂水到居民龙头水的过程中，存在多个可能导致管道水被污染的环节，如管道腐蚀、管道壁附着生物膜等，水中 TDS 包含无机物，主要成分为钙、镁、钠的重碳酸盐和硫酸盐。当其浓度高时，可使水产生不良的味道，并会损坏配水管道和设备，所以其是评价水质矿化程度的重要指标。有报道显示，水中 TDS 大于 200mg/L 时，浓度每增加 200mg/L，家庭热水器使用寿命缩短 1 年。

TDS 的含量与饮用水的味觉直接相关，少于 300mg/L 时，口感极好；300～600mg/L 时，口感较好；600～900mg/L 时，口感一般；900～1200mg/L 时，口感差；大于 1200mg/L 时，无法饮用。但是 TDS 过低会使饮用水口感变得过于平淡，也不适合饮用。

TDS 的某些成分，如氯化物、硫酸盐、镁离子、钙离子和碳酸盐，会对输配水系统造成腐蚀。高浓度的 TDS（>500mg/L）会导致水管、热水器、锅炉和家用电器（如水壶和蒸汽熨斗）的使用寿命缩短。

## （二）环境暴露状况

我国甘肃某矿区水源水中 TDS 平均浓度为 3289.43mg/L；天津玉桥水库 2000～2011 年的监测数据显示，水库水的物理化学性质、生物参数、悬浮体（SS）和 TDS 之间也有显著的季节相关性，该水库水中 TDS 的夏季最高浓度为 354mg/L，冬季最高浓度为 386mg/L。自来水中 TDS 一般为 100～200mg/L，反渗透处理后的水中的 TDS 能减至 30mg/L 或以下，蒸馏后的水只有 1mg/L 或更低，但人体所需的矿物质也被同时去除。

## （三）健康效应

水中适量的矿物质是人体的保护元素，能抵抗其他有害元素的侵袭，而且水中的钙、镁离子对保持水的正常构架和晶体结构有很大作用。水中的矿物质与水的 pH 之间有较大关系，去除水中的矿物质后，水的 pH 一般都在 6.5 以下，但水的 pH 在 7～8.5 对保持和协调人体酸碱平衡有很大作用。

目前关于饮用水 TDS 与健康效应方面的研究非常缺乏，仅少数早期研究显示，饮用水中 TDS 浓度与癌症、心血管疾病发病率成反比；且总死亡率与饮用水中的 TDS 水平也呈负相关关系。

（四）检测方法

《生活饮用水标准检验方法》（GB/T 5750—2023）提供了 1 种检测方法，即称量法。

（五）国内外饮用水标准情况

**1. 我国饮用水卫生标准**

《生活饮用水卫生标准》（GB 5749—1985）规定饮用水中 TDS 的限值为 1000mg/L。

《生活饮用水卫生标准》（GB 5749—2006）沿用 1000mg/L 作为饮用水中 TDS 的限值。

《生活饮用水卫生标准》（GB 5749—2022）仍然沿用 1000mg/L 作为饮用水中 TDS 的限值。

**2. 世界卫生组织标准**

1984 年出版的第一版《饮用水水质准则》中，出于饮用水口感的考虑，世界卫生组织为 TDS 建立了 1000mg/L 的准则值。

1993 年第二版、2004 年第三版、2011 年第四版《饮用水水质准则》，以及 2017 年、2022 年增补版均未对饮用水中 TDS 提出健康准则值，但是指出当 TDS 大于约 1000mg/L 时，饮用水的口感明显变差。

**3. 美国饮用水水质标准**

美国《国家饮用水二级标准》规定饮用水中 TDS 的标准限值为 500mg/L。

**4. 欧盟饮用水水质标准**

欧盟《饮用水水质指令》（2020/2184）未规定饮用水中 TDS 的限值。

**5. 日本饮用水水质标准**

日本《饮用水水质标准》（2020）中总残留物（total residue）的法定限值为 500mg/L，管理目标限值为 30～200mg/L。

（六）指标分类及限值制定依据

水体中 TDS 的检出情况具备全国普遍性，因此将 TDS 归为常规指标类型。

通常情况下，TDS 含量低于 600mg/L 时水的口感较好；当 TDS 大于约 1000mg/L 时，饮用水的口感明显变差。高浓度的 TDS 也会令使用者反感，因其会使水管、加热器、锅炉及家电中产生过多的水垢。从感官方面考虑，确定饮用水中 TDS 的标准限值为 1000mg/L。

# 十、总 硬 度

## （一）基本信息

### 1. 基本情况

（1）中文名称：总硬度。

（2）英文名称：Total hardness。

### 2. 理化性质

水的硬度是由水中很多溶解的多价金属离子形成的，主要是钙离子和镁离子。它通常以总硬度（以 $CaCO_3$ 计）来表示。硬度传统的测量方法是肥皂反应，硬度高的水需要更多的肥皂才能产生肥皂泡。

由钙离子和镁离子引起的硬度通常可通过肥皂浮垢的沉淀情况来衡量，也可以通过清洁时是否需要大量肥皂来判断。使用者很可能会注意到硬度的变化。在不同地区，公众对于水硬度的可接受度差异很大。钙离子的味阈值为 100～300mg/L。具体取决于相关的阴离子，但更高的浓度可为消费者所接受，镁离子的味阈值则很可能要低于钙离子。在一些情况下，用户可忍受的水硬度甚至能超过 500mg/L。硬度取决于其他因素的相互作用，如 pH 和碱度，当水的硬度高于约 200mg/L 时可导致水厂、输配水系统、管网和建筑储水罐积垢。这也会导致高肥皂消耗和随后"浮垢"的形成。加热时，硬水会形成碳酸钙垢的沉积。而硬度低于 100mg/L 的软水（不一定是离子交换处理后的软水），由于其缓冲能力低，对管道的腐蚀性更大。

### 3. 生产使用情况及饮用水污染源

水中硬度的主要天然来源是沉积岩、土壤的渗透和径流中溶解的多价金属。钙和镁，这两种主要的离子存在于许多沉积岩中，最常见的是石灰石和白垩。同时它们也是食物中常见的必需矿物质成分。对水的总硬度贡献很小的一部分也可来源于其他多价离子，如铝、钡、铁、锰、锶和锌。

天然水和经处理的水含有矿物质，且含量跨度范围大，从雨水中非常低的水平到自然软的、软化的中度水平和非常高的天然硬水水平，以及总溶解固体含量高的水。瓶装和包装的水可以自然矿化或天然软化或去矿物质。因此，饮用水和烹饪用水中的矿物质量差异很大，取决于位置、处理方式和水源。

（二）环境暴露状况

使用地下水的小型水厂通常会遇到显著高水平硬度的问题，一些较大的使用地表水的水厂也会碰到相同的问题。钙在自然水源中的浓度达到并超过 100mg/L 是常见的，尤其是地下水。镁通常以较低的浓度（从可忽略到约 50mg/L 并且很少超过 100mg/L）存在于天然地下水中，所以以钙为基础的硬度通常占主导地位。据报道，成人按每天喝 2L 水计算，估计每日在软水和硬水地区从水中摄入的镁分别约为 2.3mg 和 52.1mg。

经典膳食中钙和镁的贡献超过每日摄入总量的 80%，其中约 30%的钙和 35%的镁会被吸收。牛奶和水中的钙和镁的生物利用度约为 50%。对于钙和镁，饮用水的贡献率是 5%～20%。

（三）健康效应

**1. 人群流行病学研究**

大量研究调查了饮用水硬度潜在的有益健康影响，其中大多数是生态流行病学研究，并报道了水硬度与心血管疾病死亡呈反比关系。这些研究结论的局限性也是生态流行病学研究设计的固有缺陷。

几项确定的病例对照和队列研究显示心血管死亡率和饮用水镁之间呈负相关（即保护作用）。虽然这种关联不一定表现出因果关系，但它与众所周知的镁对心血管功能的影响是一致的。没有水总硬度或钙与心血管疾病（急性心肌梗死、脑卒中和高血压）导致的急性心肌梗死或死亡之间存在关联的证据。饮用水的镁和急性心肌梗死之间似乎没有关系。有研究发现钙、镁或总硬度和缺血性心脏病或脑卒中死亡率之间总体上有关联，然而在男性高暴露组中，水中镁有显著的相反（有益）的关联，但是在女性中相反。因此，需要进一步研究。

**2. 口味可接受性**

溶解的矿物质在不同程度上影响着饮用水的味道。水的可接受性通常取决于个人用户的口味和熟悉性。软化水倾向平淡的味道，软化的瓶装水或包装水的生产者通常会添加一些矿物质的味道。一些瓶装矿泉水具有极高的矿物质浓度以吸引一些消费者，但服务于大多数人的公共饮用水中有极高的矿物质浓度是不被接受的。可以被消费者检测到的钙、镁及其他溶解性固体，才可以被管理和添加在公共饮用水中。

**3. 湿疹**

暴露于硬水已被认为是湿疹恶化可能的风险因素。环境在过敏性湿疹的病因学中起着重要作用，但具体原因未知。许多因素与湿疹有关，包括灰尘、尼龙、洗发水、出汗、游泳和羊毛。有关硬水的解释是其会增加肥皂用量，从而导致金属或肥皂盐残留在皮肤上（或衣服上），不容易被冲洗掉，导致接触刺激。有报道称小学生一年和多年特应性湿疹与水硬度有关系。

### （四）检测方法

《生活饮用水标准检验方法》（GB/T 5750—2023）提供了 1 种检测方法，即乙二胺四乙酸二钠滴定法。

### （五）国内外饮用水标准情况

**1. 我国饮用水卫生标准**

《生活饮用水卫生标准》（GB 5749—1985）规定饮用水中总硬度（以 $CaCO_3$ 计）的限值为 450mg/L。

《生活饮用水卫生标准》（GB 5749—2006）规定饮用水中总硬度（以 $CaCO_3$ 计）的限值为 450mg/L，小型集中式供水和分散式供水因条件限制时，适当放宽要求，限值为 550mg/L。

《生活饮用水卫生标准》（GB 5749—2022）规定饮用水中总硬度（以 $CaCO_3$ 计）的限值为 450mg/L。

**2. 世界卫生组织标准**

1984 年第一版《饮用水水质准则》认为，没有确凿证据表明饮用硬水会对人体健康产生任何不利影响，基于味道和家庭使用考虑，确定硬度的准则值为 500mg/L（碳酸钙）。

1993 年第二版和 2004 年第三版《饮用水水质准则》没有提出基于健康的硬度准则值。

2011 年第四版《饮用水水质准则》及后续增补版中修订了关于硬度的背景文件，认为饮用水也有助于钙和镁的摄入，这对那些摄入这些矿物质的量在临界值的人来说可能是很重要的。目前饮用水中存在的矿物质水平不影响健康，没有给出总硬度的准则值。

**3. 美国饮用水水质标准**

美国饮用水水质标准未规定饮用水中总硬度的限值。

**4. 欧盟饮用水水质标准**

欧盟《饮用水水质指令》（2020/2184）未规定饮用水中总硬度的限值。

**5. 日本饮用水水质标准**

日本《饮用水水质标准》（2020）中硬度的标准限值为 300mg/L，管理目标限值为 10～100mg/L。

（六）指标分类及限值制定依据

水体中总硬度的检出情况具备全国普遍性，因此将总硬度归为常规指标类型。

饮用水的硬度对于消费者的接受性、水处理的经济学和运行条件非常重要。对于那些缺乏钙和镁的人来说，饮用水还可作为补充钙和镁的主要来源。结合我国饮用水水质现状，继续保留 450mg/L 作为总硬度的生活饮用水卫生标准限值。

# 十一、高锰酸盐指数

（一）基本信息

**1. 基本情况**

（1）中文名称：高锰酸盐指数。
（2）英文名称：Permanganate index。

**2. 理化性质**

高锰酸盐指数[耗氧量或化学需氧量（锰法，$COD_{Mn}$）]指以高锰酸钾为氧化剂，在一定条件下氧化水中的还原性物质，将消耗高锰酸钾的量折算为以氧表示（$O_2$，mg/L）。水中还原性物质包括无机物和有机物，主要是有机物，因此高锰酸盐指数能间接反映水受有机污染的程度，是评价水体受有机污染总量的一项综合指标。

**3. 生产使用情况及饮用水污染源**

水中的还原性物质主要是有机物，如碳水化合物、蛋白质、油脂、氨基酸、脂肪酸酯类、腐殖质等，主要来源于动植物的分解，以及生活污水和工业废水的排放。当水体被有机污染后耗氧量会增加，间接反映了水体受有机污染的状况。水中的还原性物质除有机物外，还有还原性无机物，如 $Fe^{2+}$、$S^{2-}$、$NO_2^-$ 等。它们在水中的含量一般较少，且容易被水中的溶解氧等氧化性物质氧化而失去还原性。在用耗氧量评价水体的有机污染状况时，可忽略不计。但当无机还原物含量高时，则应扣除其影响。

第一次全国污染源普查公报显示化学需氧量排放量居前几位的行业如下：造纸及纸制品业 176.91 万吨、纺织业 129.60 万吨、农副食品加工业 117.42 万吨、化学原料及化学制品制造业 60.21 万吨、饮料制造业 51.65 万吨、食品制造业 22.54 万吨、医药制造业 21.93 万吨。上述 7 个行业的化学需氧量排放量合计占工业废水厂区排放口化学需氧量排放量的 81.1%。

（二）环境暴露状况

第一次全国污染源普查公报显示我国工业废水中主要污染物产生量：化学需氧量 3145.35 万吨；重点流域（海河、淮河、辽河、太湖、巢湖、滇池）的工业源主要污染物排放量：化学需氧量 145.28 万吨。

一般水的高锰酸盐指数大致如下：清洁水 2～3mg/L，污染水源水 10mg/L 左右，生活污水 30～90mg/L，工业废水因其类型不同而耗氧量有很大差别。低者数百毫克/升，高者可达数千毫克/升。我国颁布的工业废水排放标准规定，工厂排出口处废水耗氧量的最高容许浓度为 100mg/L。黄浦江上游松浦大桥取水口水质高锰酸盐指数的浓度从 2001～2005 年分别为 6.1mg/L、6.0mg/L、6.3mg/L、6.2mg/L 和 5.9mg/L。黄河下游湖泊水质高锰酸盐指数的浓度为 3.67～25.08mg/L。青海省三江源地区饮用水源水质耗氧量浓度为 0.34～1.0mg/L。

我国地质部门多年监测的地下水水源水样中检出的高锰酸盐指数的浓度为 0.5～7678mg/L，不达标率为 13%，超标浓度范围为 3～7678mg/L。

根据文献报道，我国各地水厂出厂水中高锰酸盐指数的浓度随着水处理技术的提高和深度水处理技术的应用呈现逐年下降的趋势。据报道，2006～2008 年上海松江区 18 家水厂出厂水中耗氧量浓度为 2.17～5.52mg/L，超过 3mg/L 的占总数的 43.52%。

（三）健康效应

有研究分析了我国 29 个省 2072 个县监测水样的高锰酸盐指数和肝癌死亡率的相关性，认为其浓度高低分布与肝癌死亡率的分布基本吻合。肝癌死亡率与水中高锰酸盐指数呈正相关。王旭全等通过对福建省长乐、福安胃癌高、低发县（市）的环境地质因素调查和 66 份饮用水水质检测，提示饮用水中高的高锰酸盐指数可能是胃癌的重要发病因素。岳舜琳通过比较我国某河流上下游 50 千米水质高锰酸盐指数的变化，以及 Ames 试验结果与男性胃癌和肝癌的标化死亡率，认为水的致癌性与高锰酸盐指数是相关的。

（四）检测方法

《生活饮用水标准检验方法》（GB/T 5750—2023）提供了 4 种检测方法，分

别为酸性高锰酸钾滴定法、碱性高锰酸钾滴定法、分光光度法和电位滴定法。

## （五）国内外饮用水标准情况

### 1. 我国饮用水卫生标准

《生活饮用水卫生标准》（GB 5749—1985）未规定饮用水中高锰酸盐指数的限值。

《生活饮用水卫生标准》（GB 5749—2006）规定饮用水中耗氧量（$COD_{Mn}$ 法，以 $O_2$ 计）的限值为 3mg/L，水源限制，原水耗氧量＞6mg/L 时限值为 5mg/L。

《生活饮用水卫生标准》（GB 5749—2022）规定饮用水中高锰酸盐指数（以 $O_2$ 计）的限值为 3mg/L。

### 2. 世界卫生组织标准

世界卫生组织《饮用水水质准则》未规定饮用水中高锰酸盐指数的准则值。

### 3. 美国饮用水水质标准

美国饮用水水质标准未规定饮用水中高锰酸盐指数的限值。

### 4. 欧盟饮用水水质标准

欧盟《饮用水水质指令》（2020/2184）规定饮用水中高锰酸盐指数的限值为 5mg/L，并规定如果测定 TOC，则不需要测定该指标。

### 5. 日本饮用水水质标准

日本《饮用水水质标准》（2020）规定饮用水中高锰酸盐指数的管理目标限值为 3mg/L。

## （六）指标分类及限值制定依据

水体中高锰酸盐指数的检出情况具备全国普遍性，因此将高锰酸盐指数归为常规指标类型。

高锰酸盐指数能间接反映水受到有机污染的程度，是评价水体受有机污染总量的一项综合指标。因其容易测得，可操作性强，便于经常检验，符合我国国情。为规范指标名称，将耗氧量（$COD_{Mn}$ 法，以 $O_2$ 计）更改为高锰酸盐指数（以 $O_2$ 计）。保留 3mg/L 作为高锰酸盐指数（以 $O_2$ 计）的生活饮用水卫生标准限值，并取消 2006 年版标准中水源限制放宽的规定。

# 十二、氨

## （一）基本信息

### 1. 基本情况

（1）中文名称：氨。
（2）英文名称：Ammonia。
（3）CAS 号：7664-41-7。
（4）分子式：$NH_3$。
（5）相对分子质量：17.03。

### 2. 理化性质

（1）外观与性状：无色、强烈刺激性气体。
（2）蒸气密度：0.6g/L（20℃）。
（3）蒸气压：882kPa（20℃）。
（4）熔点：–77.76℃。
（5）沸点：–33.43℃。
（6）水溶性：421g/L（20℃），706g/L（0℃）。

### 3. 生产使用情况及饮用水污染源

氨主要用于肥料，有助于提高玉米和小麦等作物的产量。在美国，30%的农业用氨以无水氨的形式存在，每年全球使用 1.1 亿吨。

氨是含氮化合物的前体物质，所有合成氮化合物都来自氨。一种重要的衍生物是硝酸，其是通过 Ostwald 工艺在 700～850℃，以铂作催化剂，用空气氧化氨产生的。一氧化氮是这种转化的中间体。

氨作为清洁剂，是氨在水中的溶液（即氢氧化铵），可用作许多物体表面的清洁剂。氨会产生相对无条纹的光泽，因此最常见的用途之一是清洁玻璃、瓷器和不锈钢。它还经常用于清洁烤箱和浸泡物品，以清除烘烤过的污垢。家用氨的质量浓度范围为 5%～10%。

氨还可用于发酵，在发酵工业中使用 16%～25%的氨溶液作为微生物的氮源并在发酵过程中调节 pH。用于食品的抗菌剂，在一项研究中，无水氨在 3 种动物饲料中可以杀灭 99.999%的人兽共患病细菌，但不包括青贮饲料（由含水分多的植物性饲料经过密封、发酵后而成的一类饲料，主要用于喂养反刍动物）。目前商业上使用无水氨来减少或消除牛肉的微生物污染。牛肉工业中通过加热和离心去除脂肪，然后用氨处理以杀死大肠埃希菌。

## （二）环境暴露状况

据美国有毒物质和疾病登记局报道，在一些河流和海湾测量的氨浓度为 0.031～6mg/L。我国卫生、住建、国土资源等相关部门多年的监测结果表明，我国城市和农村饮用水中氨的浓度分布为 0.0001～10mg/L，中位值为 0.016～0.07mg/L。地下水中氨的浓度分布为 0.02～1462.22mg/L，中位值为 0.086mg/L。

## （三）毒代动力学及健康效应

### 1. 毒代动力学

氨是哺乳动物的关键代谢产物。它在酸碱调节，以及嘌呤、嘧啶和非必需氨基酸的生物合成中起着重要作用。它在体内通过肝脏中氨基酸的脱氨基作用形成，是神经兴奋和肌肉活动的代谢物。大约 99% 的由代谢产生的氨从胃肠道吸收并输送到肝脏，在那里作为尿素循环的一部分被合成尿素。肝脏中形成的尿素被血液吸收，转移到肾脏，并通过尿液排出。在尿液中发现的氨中，2/3 来自肾小管上皮，作为谷氨酰胺酶反应的产物，它通过吸收氢离子维持酸碱平衡。

### 2. 健康效应

（1）人体资料：氨可刺激人体上呼吸道，暴露后会立即刺激鼻部和咽喉。由于呼吸道阻塞或感染和其他继发性并发症，急性接触氨气可导致人死亡。皮肤对水中溶解的氨或氨气极其敏感，暴露会产生皮肤灼伤、水疱和其他病变。

（2）动物资料

1）急性暴露：铵盐的口服 $LD_{50}$ 为 350～750mg/kg。摄入含量为 200～500mg/kg 的单剂量铵盐可导致肺水肿、神经系统功能障碍、酸中毒及肾脏损害。

2）短期暴露：通过饮用水途径，间接暴露于铵盐（75～360mg/kg 铵离子）的动物表现出对诱导酸中毒、轻微器官效应或血压升高的生理适应性。

3）长期暴露：向雄性 SD 大鼠饲喂含有 1.5% 氯化铵的饮用水 330 天，骨质量、钙含量和血液 pH 均显著降低。与对照组相比，染毒组动物的体重和脂肪积累也较低。

4）生殖毒性、胚胎毒性和致畸性：给青春期雌性兔子口服 100～200mg/kg 剂量的不同铵化合物可导致卵巢和子宫增大、乳腺腺体肥大、卵泡成熟和黄体形成。在妊娠大鼠的饮用水中添加 0.9% 氯化铵[290mg/(kg·d)]可抑制胎儿生长，但没有致畸作用。

5）致突变性：在高浓度下，观察到 BALB/c 3T3 转化实验、性连锁显性致死突变实验和中国仓鼠成纤维细胞染色体畸变的阳性结果；其他遗传毒性实验给出了阴性结果。

6）致癌性：没有证据表明氨是致癌的。

## （四）检测方法

《生活饮用水标准检验方法》（GB/T 5750—2023）提供了 5 种检测方法，分别为纳氏试剂分光光度法、酚盐分光光度法、水杨酸盐分光光度法、流动注射法和连续流动法。

## （五）国内外饮用水标准情况

### 1. 我国饮用水卫生标准

《生活饮用水卫生标准》（GB 5749—1985）未规定饮用水中氨的限值。

《生活饮用水卫生标准》（GB 5749—2006）规定饮用水中氨（以 N 计）的限值为 0.5mg/L。

《生活饮用水卫生标准》（GB 5749—2022）沿用 0.5mg/L 作为饮用水中氨（以 N 计）的限值。

### 2. 世界卫生组织标准

1984 年第一版《饮用水水质准则》未规定饮用水中氨的准则值。

1993 年第二版、2004 年第三版、2011 年第四版《饮用水水质准则》及后续增补版均未规定饮用水中氨的准则值，但指出氨浓度高于 35mg/L 和 1.5mg/L 时会分别引起味道和气味问题。

### 3. 美国饮用水水质标准

美国饮用水水质标准未规定饮用水中氨的限值。

### 4. 欧盟饮用水水质标准

欧盟《饮用水水质指令》（2020/2184）未规定饮用水中氨的限值。

### 5. 日本饮用水水质标准

日本《饮用水水质标准》（2020）未规定饮用水中氨的限值。

## （六）指标分类及限值制定依据

水体中氨检出情况具备全国普遍性，把氨归为常规指标类型。

从指标名称规范性的角度，将原名称"氨氮"修改为"氨（以 N 计）"，继续保留 0.5mg/L 作为氨（以 N 计）的生活饮用水卫生标准限值。

# 十三、钠

## （一）基本信息

### 1. 基本情况

（1）中文名称：钠。
（2）英文名称：Sodium。
（3）CAS 号：7440-23-5。
（4）元素符号：Na。
（5）相对原子质量：22.99。

### 2. 理化性质

（1）外观与性状：银白色有金属光泽的固体，质软而轻。
（2）密度：$0.71g/cm^3$（20℃）。
（3）熔点：97.83℃。
（4）沸点：886℃。

### 3. 生产使用情况及饮用水污染源

金属钠用于氢化钠和钛等的生产，还可用作合成橡胶的催化剂、实验室药剂、核反应堆的冷却剂、制作电缆、路面防反光剂、太阳能发电的传热媒介。钠盐用于水处理，包括软化、消毒、防腐蚀、调整 pH 和絮凝，还可用于道路除冰，以及造纸、玻璃、肥皂、制药、化学和食品工业。通常钠盐的水溶性很好，可以从陆地渗入地下水和地表水中。

## （二）环境暴露状况

钠离子在水中普遍存在。多数供水中的钠水平低于 20mg/L，但在一些国家的水平超过 250mg/L。此外，水处理中使用的化学品，如氟化钠、碳酸氢钠和次氯酸钠可共同作用，使水中钠的水平高达 30mg/L。食物是人群摄入钠的主要途径，主要以氯化钠形式摄入。西欧和北美人群食物中氯化钠的摄入量为 5～20g/d（钠2～8g/d），平均 10g/d（钠 4g/d）。需要低钠饮食的人群，每天钠摄入量不超过2g。饮用钠含量 20mg/L 的饮用水时，每天摄入的钠约为 40mg。

## （三）毒代动力学及健康效应

### 1. 毒代动力学

水和食物中所有的钠都会迅速经胃肠道吸收。在细胞外液中，钠是最主要的阳离子，细胞内仅有少量的钠存在。还有一些钠存在于骨骼中，作为调节血液 pH 的钠储库。肾脏维持着细胞外液中的钠含量，并控制着细胞外液的体积。钠平衡通过一系列复杂的包括神经系统和激素系统在内的相关机制来控制。钠主要由尿液排泄。

## 2. 健康效应

（1）人体资料：尽管通常认为钠是人类生命的必需元素，但对每日最低需要量无一致说法。据估计，每天钠的总摄入量达 120~400mg 可以满足婴幼儿的生长需要，成人为 500mg。不过如果意外摄入过量的氯化钠，会产生急性影响，包括恶心、呕吐、寒战、肌肉抽搐和僵化、脑水肿、肺水肿。过量摄入钠盐会严重加重慢性充血性心力衰竭，有资料证明饮用水中高浓度的钠会引发疾病。对婴儿的影响不同于成人，因为婴儿的肾没有发育成熟，钠无法有效排泄。婴儿严重的胃肠道感染会引起体液流失，导致脱水和血浆中钠浓度增高（高血钠），在这种情况下常见症状为永久性的神经损伤。在固体食物中添加含钠量高的牛奶或者自来水会加剧上述影响。

食盐和高血压的发生、发展有着密切联系。盐敏感性高血压是高血压的重要类型之一，即服用高盐后血压会随之增高，这是我国部分地区高血压发病率明显增高的重要原因。高血压的发病机制非常复杂，难以用单一的遗传因素、环境因素或其他因素来解释，很可能是这些因素综合作用的结果。在多个环境因素中，高盐是最常见最重要的环境因素之一。以往调查发现，食盐摄入量低的地区人群平均血压也偏低，食盐摄入量高的地区人群平均血压也增高，同时血压水平也随着年龄增加而升高，食盐摄入量和血压水平呈线性关系。此外，饮用水中的钠一般对总膳食钠的贡献很小，因此目前对于饮用水中钠的重要性及其与疾病的可能关联并没有确切的结论。

（2）动物资料

1）急性毒性：大鼠对氯化钠的 $LD_{50}$ 为 1180mg/kg 体重，小鼠的 $LD_{50}$ 为 1572mg/kg 体重。

2）长期暴露：在动物的食物中加入高剂量的氯化钠，可明显看到许多动物患高血压。动物实验结果的一致性显示钠对人体的影响不容忽视。

3）生殖毒性、胚胎毒性、致畸性：Karr-Dullien V 等用 3 种（SHR、WKY 和 SD）大鼠进行钠离子生殖毒性影响的研究，在整个妊娠和哺乳期间饲喂含氯化钠 0.4%或 8.0%（相当于每天每千克体重 208mg 和 4196mg 钠离子）的食物。它们的后代也用含同样剂量钠的食物进行喂养。高盐食物组的大鼠妊娠率降低，其中 SHR 大鼠为 38%，WKY 大鼠为 66%。尽管高盐组 WKY 母鼠的收缩压没有明显增加，但是在与其配对的 SHR 鼠中可观察到明显的降低。高盐组母鼠产的 SHR 幼鼠，用高钠食物喂养 11 周半，发现与其他组的后代相比有严重的高血压，由周围微血管出血导致的发病率和死亡率高。研究中摄入高盐食物的所有种属的母鼠，其后代出生后生长均受抑制。

4）致突变性：钠（氯化钠）可对小鼠淋巴细胞造成基因突变，诱导大鼠体内无序 DNA 合成，引起仓鼠卵巢细胞和肺细胞的生成障碍，仓鼠卵巢细胞和小鼠淋巴细胞的 DNA 损伤。但是只有在钠离子含量非常高的情况才会导致致突变性，故没有现实意义。

5）致癌性：钠本身不会致癌。但高盐饮食通过刺激胃与十二指肠会增加某些化学物质如饮用水中 *N*-甲基-*N'*-硝基-亚硝基胍的致癌性，上皮细胞接触致癌物的概率增加，导致胃部肿瘤发病率的增加。

（四）检测方法

《生活饮用水标准检验方法》（GB/T 5750—2023）提供了 4 种检测方法，分别为火焰原子吸收分光光度法、离子色谱法、电感耦合等离子体原子发射光谱法和电感耦合等离子体质谱法。

（五）国内外饮用水标准情况

**1. 我国饮用水卫生标准**

《生活饮用水卫生标准》（GB 5749—1985）未规定钠的限值。
《生活饮用水卫生标准》（GB 5749—2006）规定钠的限值为 200mg/L。
《生活饮用水卫生标准》（GB 5749—2022）仍然沿用 200mg/L 作为钠的限值。

**2. 世界卫生组织标准**

1984 年第一版《饮用水水质准则》基于味道建立的钠的准则值为 200mg/L。
1993 年第二版，2004 年第三版，2011 年第四版，2022 年第一、二次增补版准则中指出，根据现有的资料，饮用水中的钠和高血压之间可能存在的联系尚没有肯定的结论，因此没有提出钠的基于健康的准则值。钠的浓度超过 200mg/L 时可能会带来难以接受的味道。

**3. 美国饮用水水质标准**

美国饮用水水质标准未规定饮用水中钠的标准限值。

**4. 欧盟饮用水水质标准**

欧盟《饮用水水质指令》规定钠的限值为 200mg/L。

**5. 日本饮用水水质标准**

日本《饮用水水质标准》（2020）规定钠及其化合物的限值为 200mg/L 以下。

## （六）指标分类及限值制定依据

钠本身作为人体的必需元素，其对健康的影响需要进一步的研究，多年水质监测结果显示仅有少部分地区钠超标，因此把钠归为扩展指标类型。

根据现有的资料，关于饮用水中钠和高血压之间的关系还没有得出确定的结论，因此没有提出基于健康的标准值。基于钠的浓度超过 200mg/L 时可能会带来难以接受的味道，因此规定饮用水中钠的限值为 200mg/L。

# 十四、挥 发 酚 类

## （一）基本信息

**1. 基本情况**

（1）中文名称：挥发酚类。
（2）英文名称：Volatile phenol。

**2. 理化性质**

挥发酚类是指在蒸馏时能与水蒸气一同蒸出的挥发性酚类化合物，一般为一元酚，包括苯酚、甲酚、二甲酚等。
（1）沸点：一般在 230℃以下。
（2）溶解性：微溶于水，可混溶于乙醇、醚、氯仿、甘油。
（3）稳定性：稳定。

**3. 生产使用情况及饮用水污染源**

天然水中一般不含酚类化合物，其污染源主要来自焦化、煤气制造、石油精炼、木材防腐、石油化工及制药行业所排放的工业废水等，酚的浓度可达 1000～3000mg/L。石油炼制厂、页岩炼油厂、木材防腐厂、木材干馏厂，以及用酚作原料或合成酚的各种工业，如树脂、合成纤维、染料、医药、香料、农药、炸药、玻璃纤维、油漆、消毒剂、上浮剂、化学试剂等工业生产过程中都可产生不同数量和性质的含酚废水。

## （二）环境暴露状况

我国 24 个典型饮用水源地中酚类化合物浓度分布特征显示 14 种酚类化合物

在我国饮用水源地中的浓度在 ND～213ng/L 范围内,浓度均值在 2.44～31.2ng/L 范围内,浓度中位数在 ND～40.0ng/L 范围内。我国卫生、住建、国土资源等相关部门多年的监测结果表明,我国城市和农村饮用水中挥发酚类的浓度分布为 0.000 01～1mg/L。

### （三）毒代动力学及健康效应

#### 1. 毒代动力学

挥发酚类（苯酚）经人体皮肤、黏膜、消化道和呼吸道都能吸收。人类和实验动物研究表明,无论暴露途径如何,苯酚可广泛分布于全身组织。苯酚是苯的羟化物,能被更进一步地氧化代谢成其他化合物。现有的人类和实验动物研究表明苯酚排泄迅速,几乎没有积累的倾向。苯酚的代谢产物氧化成醌后从尿中排出,并可以将尿液染成绿色。

#### 2. 健康效应

（1）人体资料：苯酚对皮肤、黏膜有强烈的腐蚀作用,可抑制中枢神经或损害肝、肾功能。

急性中毒：吸入高浓度苯酚蒸气可引起头痛、头晕、乏力、视物模糊、肺水肿等表现。误服可引起消化道灼伤,出现烧灼痛,呼出气带酚气味,呕吐物或大便可带血,可发生胃肠穿孔,并可出现休克、肺水肿、肝或肾损害。一般可在 48 小时内出现急性肾衰竭,血及尿酚量增高。

皮肤灼伤：创面初期为无痛性白色起皱,继而形成褐色痂皮。常见浅 II 度灼伤。可经灼伤的皮肤吸收,经一定潜伏期后出现急性肾衰竭等急性中毒表现。

眼接触：可致灼伤。

慢性中毒：可引起头痛、头晕、咳嗽、食欲减退、恶心、呕吐,严重者可引起蛋白尿,少数人可有肝功能异常。接触苯酚的工人可发生刺激性接触性皮炎,但苯酚不是过敏原。

成人苯酚中毒：成人吞服 0.3g 苯酚即可引起严重症状,吞服 3g（儿童 1g）可致死,主要引起肾脏损伤。

儿童苯酚中毒：苯酚对婴儿有致命性。误服苯酚可引起广泛的局部组织腐蚀,引起疼痛、恶心、呕吐、出汗或腹泻。可出现短暂的兴奋,随后出现知觉丧失、循环和呼吸抑制、肺水肿、肝坏死和肝功能衰竭。

（2）动物资料

1）短期暴露：动物实验结果表明,苯酚对实验动物的 $LD_{50}$ 因染毒方式及实验动物种属不同而有所不同。Deichmann 用豚鼠、大鼠和兔子进行实验,根据种属的不同确定实验周期和染毒剂量,周期为 28～88 天,剂量为 26～52ppm,得出苯酚对豚鼠和兔子的呼吸系统产生影响的 LOAEL 为 26ppm。

2）致突变性：DNA 抑制，人红白细胞白血病（HEL）细胞为 1mmol/L 时产生 DNA 抑制。人淋巴细胞为 5µmol/L，姐妹染色单体交换。

3）生殖毒性：大鼠经口苯酚最低中毒剂量（$TD_{Lo}$）为 1200mg/kg（妊娠 6～15 天），引起胚胎毒性。

4）致癌性：小鼠经皮 $TD_{Lo}$ 为 16g/kg，40 周（间歇给药），致癌，皮肤肿瘤。IARC 将苯酚列为 3 组致癌物。

### （四）检测方法

《生活饮用水标准检验方法》（GB/T 5750—2023）提供了 4 种检测方法，分别为 4-氨基安替比林三氯甲烷萃取分光光度法、4-氨基安替比林直接分光光度法、流动注射法和连续流动法。

### （五）国内外饮用水标准情况

**1. 我国饮用水卫生标准**

《生活饮用水卫生标准》（GB 5749—1985）规定挥发酚类的限值为 0.002mg/L。《生活饮用水卫生标准》（GB 5749—2006）及《生活饮用水卫生标准》（GB 5749—2022）仍然沿用 0.002mg/L 作为挥发酚类的限值。

**2. 世界卫生组织标准**

1984 年第一版《饮用水水质准则》至 2022 年第四版第一、二次增补版均未规定饮用水中挥发酚类的准则值。

**3. 美国饮用水水质标准**

美国饮用水水质标准未规定饮用水中挥发酚类的限值。

**4. 欧盟饮用水水质标准**

欧盟《饮用水水质指令》（2020/2184）未规定饮用水中挥发酚类的限值。

**5. 日本饮用水水质标准**

日本《饮用水水质标准》（2020）中酚类的限值是从防止产生气味的观点出发，认为 0.005mg/L 以下的评价值是适当的。

### （六）指标分类及限值制定依据

多年监测数据显示我国城市饮用水中挥发酚类的检测结果不达标率极低，仅为 0.48%，因此把挥发酚类归为扩展指标类型。

综合考虑挥发酚类化合物的嗅觉阈值及检验所需花费的劳力、时间和经费等，规定我国挥发酚类（以苯酚计）的限值为 0.002mg/L。

# 十五、阴离子合成洗涤剂

## （一）基本信息

### 1. 基本情况

（1）中文名称：阴离子合成洗涤剂。
（2）英文名称：Linear alkylbenzene sulfonates（LAS）。
（3）CAS 号：68411-30-3。
（4）分子式：$C_{18}H_{29}SO_3Na$。
（5）相对分子质量：348.48。

### 2. 理化性质

（1）外观与性状：纯 LAS 在环境温度下为固体。
（2）密度：$1.06g/cm^3$。
（3）熔点：277℃。
（4）沸点：637℃。
（5）溶解性：水溶性，临界胶束浓度（CMC）值为 0.1g/L，在水中的浓度小于 250g/L 时为澄清溶液。

### 3. 生产使用情况及饮用水污染源

阴离子合成洗涤剂（LAS）是通过直链烷基苯（LAB）与多种磺化剂的磺化反应生成的。目前，工业上一般采用三氧化硫-空气混合物磺化的方法进行生产。LAS 对颗粒污垢、蛋白污垢和油性污垢有显著的去污效果，对天然纤维上颗粒污垢的洗涤作用尤佳，去污力随洗涤温度的升高而增强，对蛋白污垢的作用高于非离子表面活性剂，且泡沫丰富，是普遍使用且用量日趋上升的洗涤用品的主要成分。由于 LAS 使用广泛，易于进入各种水体环境，进而污染饮用水。

## （二）环境群暴露状况

在美国收集的样本中，暴露于高浓度洗涤剂化学品池塘附近区域超过 25 年的几个监测井的井水中的 LAS 浓度低于检测限。污水渗透下游 500m 的地下水中的 LAS 浓度低于分析检测限（＜10μg/L）。使用改进的分析方法对一口井进行检测记录的最大 LAS 浓度为 3μg/L。我国多部门饮用水水质的多年监测结果表明，饮用水中阴离子合成洗涤剂的浓度分布为 0.000 01～1.17mg/L。

（三）毒代动力学及健康效应

**1. 毒代动力学**

LAS 可以从胃肠道吸收，不会在主要组织或脂肪中积累。LAS 主要经尿液排出体外。

**2. 健康效应**

（1）人体资料：LAS 对皮肤和眼有刺激性。LAS 水溶液的刺激性取决于浓度。含有 LAS 的洗手液引起的局部效果不会引起关注，因为 LAS 不是接触敏化剂，并且此类溶液中 LAS 的浓度远低于 1%，因此不会刺激眼睛或皮肤。在家用洗衣和清洁产品中使用 LAS 不会引起消费者的安全问题。

（2）动物资料

1）短期暴露：大鼠的口服 $LD_{50}$ 为 1080～1980mg/kg。雄性和雌性小鼠的口服 $LD_{50}$ 分别为 2160mg/kg 和 2250mg/kg。大鼠皮肤 $LD_{50}$ 大于 2000mg/kg。

2）长期暴露：在通过口服和皮肤途径暴露于 LAS 的大鼠、小鼠和猴子的 15 次重复剂量研究中，LOAEL 的范围为 115～750mg/(kg·d)。相应的 NOAEL 范围为 40～250mg/(kg·d)。通常观察到的影响包括抑制体重增加、腹泻、相对肝脏重量增加、酶和血清生化参数变化，以及肾小管上皮轻度退化和脱屑。

3）致突变性：在四项体外细菌（沙门菌）致突变性研究中，LAS 未显示出有或没有 S9 代谢活化的致突变性证据。LAS 未显示在体外细胞转化测定中引起细胞转化增加的证据。在体内研究中，当给予小鼠口服剂量 800mg/(kg·d)或饮食剂量 1170mg/(kg·d)时，未观察到显著的染色体畸变。

4）致癌性：在对大鼠进行的四次致癌性研究中其最高测试剂量为 300mg/(kg·d)。在这些研究中，大鼠的饮食中最高剂量为 250mg/(kg·d)，持续时间 2 年。该研究结果表明没有致癌作用的总体或组织病理学证据。在任何致癌性研究中均未观察到肿瘤发生的迹象。

5）生殖毒性：通过研究确定阴离子合成洗涤剂 NOAEL 为 85mg/(kg·d)。该值来自大鼠通过饮用水进行的为期 9 个月的重复剂量毒性研究。最低 LOAEL［115mg/(kg·d)］与盲肠重量增加和肾小管轻度退化有关。

（四）检测方法

《生活饮用水标准检验方法》（GB/T 5750—2023）提供了 4 种检测方法，分别为亚甲蓝分光光度法、二氮杂菲萃取分光光度法、流动注射法和连续流动法。

## （五）国内外饮用水标准情况

### 1. 我国饮用水卫生标准

《生活饮用水卫生标准》（GB 5749—1985）规定阴离子合成洗涤剂限值为 0.3mg/L。

《生活饮用水卫生标准》（GB 5749—2006）和《生活饮用水卫生标准》（GB 5749—2022）仍然沿用 0.3mg/L 作为阴离子合成洗涤剂的限值。

### 2. 世界卫生组织标准

1984 年第一版《饮用水水质准则》至 2022 年第四版第一、二次增补版均未规定饮用水中阴离子合成洗涤剂的准则值。

### 3. 美国饮用水水质标准

美国饮用水水质标准未规定饮用水中阴离子合成洗涤剂的限值。

### 4. 欧盟饮用水水质标准

欧盟《饮用水水质指令》(2020/2184)未规定饮用水中阴离子合成洗涤剂的限值。

### 5. 日本饮用水水质标准

日本《饮用水水质标准》（2020）从防止发泡的观点出发，规定阴离子表面活性剂合适浓度为 0.2mg/L 以下。

## （六）指标分类及限值制定依据

多年全国监测结果显示，我国城市仅有部分区域饮用水中检出阴离子合成洗涤剂，因此将阴离子合成洗涤剂归为扩展指标类型。

根据味觉阈和形成泡沫的阈浓度，将饮用水中阴离子合成洗涤剂的标准限值规定为 0.3mg/L。

# 十六、硫 化 物

## （一）基本信息

### 1. 基本情况

（1）中文名称：硫化物。
（2）英文名称：Sulfide。

**2. 理化性质**

以硫化氢（$H_2S$）为例说明其理化性质。

（1）外观和性状：无色气体。

（2）密度：相对空气密度 1.19。

（3）熔点：-82℃。

（4）沸点：-60℃。

（5）爆炸极限：4.3%～46%。

（6）溶解性：能溶于水，易溶于醇类、石油溶剂和原油。

**3. 生产使用情况及饮用水污染源**

硫化物及其类似化合物包括一系列金属、半金属元素与 S、Se、Te、As、Sb、Bi 结合而成的矿物，共有 350 种左右，其中硫化物占 2/3 以上，其他为硒化物、碲化物、砷化物，以及个别锑化物和铋化物。硫化氢可以在井水中天然存在，并且可以在热水加热器中形成。硫化氢的天然来源明显多于人为排放。

## （二）环境暴露状况

硫化氢容易从地表水中蒸发。空气和水中的硫化氢水平通常很低。家庭暴露于硫化氢可能是由于滥用排水清洁材料。硫化氢可以在井水中发现，也可以在热水加热器中形成，从而给自来水带来腐臭鸡蛋的气味。我国多部门饮用水水质的多年监测结果表明，饮用水中硫化物的浓度分布为 0.003～0.3mg/L，中位值为 0.003～0.02mg/L。硫化氢为剧毒物质，不以饮用水途径暴露于人群。

## （三）健康效应

**1. 毒代动力学**

硫化氢气体主要通过肺部吸收，也可以通过胃肠道和完整的皮肤吸收。硫化氢会被吸收到血液中并分布到整个身体。硫化氢的主要代谢途径是氧化成硫代硫酸盐。硫代硫酸盐转化为硫酸盐，硫化氢氧化形成的硫酸盐主要通过尿液排出。

**2. 健康效应**

（1）人体资料：硫化氢毒性的主要目标包括神经系统和呼吸道。接触高浓度硫化氢可能导致意识丧失和死亡；从无意识中恢复可能会出现持续性头痛、注意力不集中、短期记忆障碍和运动功能受损。呼吸窘迫、呼吸停滞和肺水肿与暴露于高水平硫化氢有关，并且可能继发于中枢神经系统抑制或组织缺氧。暴露于高水平硫化氢后可观察到心血管效应。较低水平暴露可导致较不严重的神经系统和呼吸系统影响。暴露于硫化氢气体可导致许多眼部效应，包括角膜结膜炎、点状角膜糜烂、眼睑痉挛、流泪和畏光。一项社区暴露研究发现暴露于低浓度（每日平均总硫＜10μg/m³）、中等浓度（10～30μg/m³）或高浓度（＞30μg/m³）含硫化氢空气中的居民，其眼部症状患病率是随浓度增加而增加的。暴露于硫化氢的儿童可能会受到与中毒成人相似的影响。

（2）动物资料：动物研究证实，暴露于高浓度硫化氢（800ppm）的大鼠出现意识丧失；在暴露于400ppm硫化氢4小时的大鼠中观察到中枢神经系统抑制（由嗜睡证明）和肺水肿。在暴露于80～200ppm硫化氢5天至11周的大鼠中观察到神经学测试性能下降。在暴露于较低水平的硫化氢急性或中等持续时间的大鼠中观察到对鼻嗅上皮的损伤；在急性或中等持续时间暴露后，不良反应水平分别为80ppm（3小时/天，5天）和30ppm（6小时/天，7天/周，10周）。

（四）检测方法

《生活饮用水标准检验方法》（GB/T 5750—2023）提供了2种检测方法，分别为 $N, N$-二乙基对苯二胺分光光度法和碘量法。

（五）国内外饮用水标准情况

**1. 我国饮用水卫生标准**

《生活饮用水卫生标准》（GB 5749—1985）未规定硫化物的限值。
《生活饮用水卫生标准》（GB 5749—2006）规定硫化物的限值为 0.02mg/L。
《生活饮用水卫生标准》（GB 5749—2022）仍然沿用 0.02mg/L 作为硫化物的限值。

**2. 世界卫生组织标准**

1984 年第一版《饮用水水质准则》建议硫化氢不应引起消费者可观察到的水质外观改变，不需要准则值，因为消费者可以容易地观测到任何污染。

1993 年第二版没有提出基于健康的准则值，因为缺乏口服毒性数据；然而，人们认为不可能从饮用水中摄入有害剂量的硫化氢。

2004 年第三版，2011 年第四版，2017 年第四版第一次增补版，2022 年第四版第一、二次增补版均沿用此评估结论。

**3. 美国饮用水水质标准**

美国饮用水水质标准未规定饮用水中硫化物的限值。

**4. 欧盟饮用水水质标准**

欧盟《饮用水水质指令》（2020/2184）未规定饮用水中硫化物的限值。

**5. 日本饮用水水质标准**

日本《饮用水水质标准》（2020）未规定饮用水中硫化物的限值。

## （六）指标分类及限值制定依据

多年全国监测数据显示，我国城市饮用水中仅有极少数地区中检出硫化物，且检出浓度远低于 0.02mg/L，因此把硫化物归为参考指标类型。

水中硫化氢的味阈值和嗅阈值为 0.05～0.1mg/L。经综合考量，将饮用水中硫化物的限值设定为 0.02mg/L，是从感官性状和一般化学性质考虑，并按硫化物（$S^{2-}$）计算。

# 第六章 放射性指标

## 第一节 总 α 放射性和总 β 放射性

### 一、辐射暴露的来源及健康影响

放射性是指元素从不稳定的原子核自发地放出射线，如 α 射线、β 射线、γ 射线等，然后衰变形成稳定的元素而停止放射（衰变产物），这种现象称为放射性。

放射性活度是指一定量的放射性原子核在单位时间内发生的衰变数的量度，实际上就是衰变率，用单位时间内的衰变数表示。放射性活度的单位为贝克勒尔，简称"贝克"，以符号"Bq"表示。$1Bq=1s^{-1}$。

天然放射性和人工放射性现象贯穿于整个环境。土壤、水、室内和室外空气甚至人类体内都有不同量的放射性物质，因此放射暴露是无法避免的。此外，地球不断受到来自太阳和太阳系外部高能粒子发起的轰击，这些高能粒子可全部归为宇宙射线。因此，所有人类都会受到宇宙射线辐射。辐射量取决于经度、纬度和海拔。

用于诊断和治疗的医用照射是目前最大的人工辐射来源。核武器试验、工业的日常排放及突发事件（如福岛核泄漏事故）会增加环境中的人工放射性。据联合国原子辐射效应科学委员会估计，全球每人接受来自环境中所有放射源的年平均剂量约为 3.0mSv，其中 80%（2.4mSv）来自天然辐射源，19.6%（接近 0.6mSv）来自医疗照射，而剩下的 0.4%（约 0.01mSv）来自其他人工源。对于整个人群，每个人所接受的辐射剂量变化很大，取决于居住地点、饮食规律和生活方式等因素。个人辐射剂量也可能因医疗暴露和职业暴露而不同。

（一）摄取饮用水产生的辐射暴露

饮用水中可能含有对人类健康产生危害的放射性物质（放射性同位素）。水源中可能含有天然的和人工的（即人造的）放射性同位素。

天然放射性同位素包括钾-40，钍和铀的衰变产物，尤其是镭-226、镭-228、铀-234、铀-238、铅-210，水中的天然放射性同位素同时可能来自自然过程（如从土壤中吸收）或涉及天然存在的放射性物质的技术工艺（如采矿与制作矿砂或磷酸盐肥料的过程）。

人工放射性同位素可通过许多方式进入水中。例如，核燃料循环设施排放的放射性同位素；放射性同位素制造业（非密封形式用于工业生产或医疗）定期或间歇地向供水系统的排放；历史遗留排放进入环境的放射性同位素，包括饮用水源。

（二）通过饮用水辐射引起的健康效应

辐射防护是基于任何辐射途径都会造成一定健康风险的假定。长期摄取含有放射性同位素的饮用水属于长时间辐射暴露的一种。有数据表明年辐射活度大于100mSv时，人类致癌风险明显增加。在这个剂量以下，现有流行病学研究不足以证明致癌风险增加。目前，将暴露量和风险假定为线性关系，且没有无风险的阈值。年暴露量在0.1mSv时不会造成可检测到的不良健康效应，因此将此值设为个人剂量基准（individual dose criterion，IDC）。

## 二、筛查水平和准则水平的设置

现有的准则值根据国际辐射防护委员会（ICRP）提出的方法（公众长期辐射暴露条件下）确定。根据ICRP的有关规定，在计划暴露情况下，对任意计算年，将个人长期辐射剂量控制在0.1mSv以下是比较谨慎的做法。目前公认饮用水造成的放射性同位素暴露可能是计划暴露的结果，但事实上更可能来源于现有暴露情况。相较于根据放射源是否为天然源或人工源来选择不同的方法，本准则倾向采用比较实用且保守的方法：不论何种放射源，饮用水的IDC定为每年0.1mSv。

IDC基于总α放射性活度和总β放射性活度的筛查水平分别为0.5Bq/L和1Bq/L。

设置此筛查水平的原因如下：总α不是指特定的化学污染物，而是指一组放射性元素的总称。此外，最大污染物水平（maximum contaminant level，MCL）仅代表用于测定由α发射体产生的放射性的筛选水平。如果发现超过MCL指导水平的结果，则需要进一步的样品分析，并且由选择的α发射体在特定的MCL下进行复核。

尽管其他健康影响是可能的，但癌症已被公认为大多数放射性核素的主要健康影响。此外，评估放射性核素引发癌症风险的风险评估程序已经很成熟。因此，癌症是本讨论中将用于评估α粒子发射体健康风险的主要对象。

假设镭-226和（或）镭-228的MC为5pCi/L，那么剩余部分（10pCi/L）则来自可用当前总放射性测量方法分析的每个天然α放射性核素。结果显示除钋-210外，MCL的综合癌症风险范围为（1.0~1.9）×$10^{-4}$，而$10^{-4}$被认为是一个可接受的风险水平（目前的检测方法检测不到钋-210）。

对于总β放射性来说，选择除钾-40以外的致癌风险最高的铅-210、碘-129和碘-131、铯-134及钌-106来评估其综合癌症风险。假设它们的放射性活度浓度均为 50pCi/L，结果显示，铅-210 的癌症风险大于 $10^{-3}$，而其他核素则大于 $10^{-4}$，根据结果可以得知，假如将总 β 的 MCL 设置为 50pCi/L，则综合癌症风险大于 $10^{-4}$，这是不被允许的。

## 三、溶解性放射性核素的监测与评价

关于控制饮用水中对健康产生风险的放射性同位素，推荐的评价方法包括以下 4 步。

（1）饮用水的 IDC 适合采用每年 0.1mSv。

（2）初始筛查应同时测定总 α 放射性活度和总 β 放射性活度，如果检测到的放射性活度水平低于总 α 放射性活度的筛查水平（0.5Bq/L）及总 β 放射性活度的筛查水平（1Bq/L），则不需要采取进一步措施。

（3）任意一项放射性活度如果超过筛查水平，需检测每种放射性同位素的浓度并与准则水平做对比。

（4）进一步评估的结果可以决定不需要采取措施或者采取减少辐射剂量措施的必要性。

## 四、环境中浓度水平及国内外饮用水限值/指导水平

中国疾病预防控制中心辐射安全所对全国饮用水中总 α、总 β 放射性活度数据进行了收集、整理，研究全国各省、市、区的饮用水中总 α、总 β 放射性活度的水平及分布规律，结果表明 20 个省 1980～2005 年总 α 放射性活度均值在 0～1.23Bq/L，总 β 放射性活度均值在 0.02～0.67Bq/L，14 个城市 1964～2005 年水库水的总 α、总 β 放射性活度均值分别为 0～0.08Bq/L、0.02～0.46Bq/L，18 个城市 1964～2004 年井水中总 α、总 β 放射性活度均值分别为 0.01～0.25Bq/L、0.04～1.22Bq/L。

国内外饮用水中总放射性活度及核素含量限值/指导水平列于表 6-1。

表 6-1　国内外饮用水中总放射性活度及核素含量限值/指导水平

| 污染物 | 国家或国际组织 | 限值/指导水平 |
| --- | --- | --- |
| 总 α 放射性活度 | 中国 | 0.5Bq/L |
| | 世界卫生组织 | 0.5Bq/L |
| | 美国 | 15pCi/L（除铀和氡） |
| | 欧盟 | 0.1Bq/L |
| | 加拿大 | 0.5Bq/L |

续表

| 污染物 | 国家或国际组织 | 限值/指导水平 |
|---|---|---|
| 总β放射性活度 | 中国 | 1.0Bq/L |
| | 世界卫生组织 | 1.0Bq/L |
| | 美国 | 4mrem/a |
| | 欧盟 | 1.0Bq/L |
| | 加拿大 | 1.0Bq/L |

## 五、检 测 方 法

《生活饮用水标准检验方法》（GB/T 5750—2023）对总α、总β放射性各提供了1种检测方法，分别为低本底总α检测法和低本底总β检测法。

## 六、指标分类及限值制定依据

因为总α、总β不是指特定的化学污染物，而是一组放射性元素的总称，作为饮用水放射性的筛查指标，充分考虑饮用水总α、总β放射性的检出情况及不达标情况，因此把总α、总β放射性归为常规指标类型。

继续沿用总α放射性活度（0.5Bq/L）和总β放射性活度（1Bq/L）作为生活饮用水总α和总β卫生标准指导值，因为总α和总β不是指特定的化学污染物，而是指一组放射性元素的总称。总α和总β作为饮用水放射性的筛查指标。总β放射性活度测定包括了钾-40（β射线放射体，与自然界中稳定的钾呈固定比例存在）的贡献。如果1Bq/L总β放射性活度的筛查水平被超过，应单独测定总钾，并将钾-40对β放射性的贡献减去后再判断筛查水平。

# 第二节 铀

## 一、基 本 信 息

（一）基本情况

铀，元素符号U，是重要的天然放射性元素，原子序数92。铀广泛存在于地壳和水环境中，铀在地壳中的平均含量为0.0004%。

（二）理化性质

铀是银白色金属，熔点1132.5℃，沸点3745℃，密度18.95g/cm³；铀有多种同位素，$^{238}U$（自然丰度 99.275%，原子量 238.0508，半衰期 $4.51\times10^9$ 年），$^{235}U$（自然丰度 0.720%，原子量 235.0439，半衰期 $7.00\times10^8$ 年），$^{234}U$（自然丰度 0.005%，原子量 234.0409，半衰期 $2.47\times10^5$ 年）为天然核素，其他核素都是通过核反应人工制得的；其中，$^{235}U$ 是唯一的天然存在的易裂变核素。

铀在水溶液中以+3 价、+4 价、+5 价、+6 价四种价态形式存在，其中+6 价最稳定，其次是+4 价。铀能与无机酸根离子和有机离子分别形成无机络合物与有机络合物。

（三）生产使用情况及饮用水污染源

饮用水中铀的来源主要包括从天然矿床中浸出、在尾矿中释放、核工业排放、煤炭燃烧和其他燃料，以及使用含有铀的磷酸盐肥料等。当水源水尤其是地下水溶解了一些含有铀的矿物质后，铀则进入饮用水中，这是饮用水中铀的主要来源。井水中存在大量铀，其浓度取决于岩床中铀的浓度。

## 二、环境暴露状况

饮用水中的铀含量通常为 0.1～50μg/L；通常低于 1μg/L。饮用水中天然铀浓度取决于很多因素，如主体含水层岩石中的铀浓度、$CO_2$ 的分压、含水层中 $O_2$ 和络合剂的含量、pH，以及铀矿物质和水接触属性等。空气中铀剂量贡献率很小，但饮用水与食品贡献率都应该引起重视，通过食物的摄入量为 1～4μg/d。美国国家辐射防护和测量理事会（NCRP）估计，人类摄入食品中的铀的量与饮用水中的铀量几乎相同，这表明饮用水中相对来源贡献（RSC）在 40%～60%。某些情况下，如果饮用水中的铀含量高，经饮用水摄入的铀将是人体铀暴露的主要来源。

## 三、毒代动力学及健康效应

（一）毒代动力学

铀可通过呼吸道、胃肠道、皮肤、伤口及眼结膜吸收，铀吸入血液后，主要分布在血浆中，到达靶器官。铀主要滞留于肾脏、骨骼、肝脏、脾脏，其他器官含量极少。可通过肠道和肾脏排出。

（二）健康效应

1. 损伤效应

（1）铀对肾脏的损伤效应：大量研究证明，肾脏是铀化学毒性的靶器官；铀对肾脏损伤的病理学改变包括肾小管上皮细胞变性、坏死、脱落等；病变最严重的部位是近曲小管的中段，肾脏损伤的生化变化为肾脏早期损伤的敏感指标。

（2）铀对其他器官的损伤效应：铀中毒时，肝细胞可出现变性坏死，并伴有不同程度的肝功能变化，细胞学表现为非特异性核和细胞质改变。动物实验发现铀有生殖和发育毒性，包括使幼仔体重和长度降低，每胎产仔数量减少、发病率增加，外部和内部畸形发生率增加，以及发育变异、发生率增加等。铀中毒时可引起骨髓损伤和外周血象变化。

### 2. 动物实验

Stevens 等单次静脉注射 2.8μCi/kg [233]U 或 2.8μCi/kg 天然铀后 9 天，在所有测试的犬中都观察到血尿素氮（BUN）显著升高，观察到两次氮质血症（血液中含有过量的含氮化合物）。

Gilman 等研究了含铀饮用水中对大鼠的毒性作用，观察期限为 28 天，5 组 SD 大鼠分别接受浓度 0.96mg/L、4.8mg/L、24mg/L、120mg/L、600mg/L 的硝酸铀酰六水合物饮用水，对照组给予浓度小于 0.001mg/L 硝酸铀酰六水合物饮用水。在 5 个实验组中，肾脏和肝中均观察到病理学改变。

### 3. 对人类的健康效应

在 20 世纪 40 至 50 年代，对暴露于高水平可溶性铀化合物数月或数年的工人的短期随访研究表明，只有短暂的肾脏损伤（蛋白尿），没有持久损伤的证据。Wrenn 和 Singh 得出结论认为骨骼是铀储存的组织，但肾脏是铀刚进入体内之后的初始损伤组织。Thun 等发现铀暴露工人尿中 $\beta_2$-微球蛋白及蛋氨酸、胱硫醚、鸟氨酸、天冬氨酸、精氨酸 5 种氨基酸的排泄量显著高于对照组，肾脏排泄增加与可溶性铀暴露的时间长短有关。这些数据与铀诱导的肾毒性一致。

吸入难溶性铀化合物后，可对肺和肺门淋巴结造成辐射损伤。高浓缩铀随着丰度的增加，辐射效应越来越大；高浓缩铀的晚期效应主要表现为辐射致癌效应，由于可沉积于骨骼与肺部，故主要引起骨肉瘤与肺癌。

在加拿大进行了一项通过饮用水长期暴露于铀的两组受试者的研究，一组暴露于低于 1μg/L，一组暴露于 2～781μg/L，该研究发现尿液中暴露于铀与尿白蛋白之间没有相关性，但确实与碱性磷酸酶和尿液中的 $\beta_2$-微球蛋白存在相关性。研究表明饮用水中的铀浓度影响肾脏近端小管功能。

## 四、检 测 方 法

《生活饮用水标准检验方法》（GB/T 5750—2023）提供了 2 种检测方法，分别为紫外荧光法和 ICP-MS 法。

## 五、国内外饮用水标准情况

### （一）我国饮用水卫生标准

《生活饮用水卫生标准》（GB 5749—1985）及《生活饮用水卫生标准》（GB 5749—2006）没有规定铀的限值。

《生活饮用水卫生标准》（GB 5749—2022）规定铀的限值为 0.03mg/L。

### （二）世界卫生组织标准

1984 年第一版《饮用水水质准则》得出不需要对铀采取行动的结论，因为没有足够的关于铀的短期和长期化学毒性的研究。

1993 年第二版《饮用水水质准则》没有规定饮用水中铀的基于健康的准则值。建议使用铀的放射性限值。这些限值与天然铀相同，约为 0.14mg/L。在 1998 年该准则的增补版中，规定了基于健康的准则值 0.002mg/L。

2004 年第三版中关于铀的暂定准则值为 15μg/L。

2011 年第四版中暂定准则值为 30μg/L。

2017 年第四版第一次增补版，2022 年第四版第一、二次增补版沿用 30μg/L 的准则值。

### （三）美国饮用水水质标准

美国饮用水水质标准中铀的 MCLG 为 0，MCL 为 30μg/L。

### （四）欧盟饮用水水质标准

欧盟《饮用水水质指令》（2020/2184）规定饮用水中铀的限值为 30μg/L。

### （五）日本饮用水水质标准

日本《饮用水水质标准》（2020）规定铀及其化合物的限值为 2μg/L。

## 六、指标分类及限值制定依据

饮用水中天然放射性核素的活性浓度通常非常低，通常以总 α、总 β 放射性作为筛查指标，超过筛查水平后再进行核素调查分析，且很少有饮用水样本（通常<3%）超过国家或国际铀准则。因此把铀归为参考指标类型。

迄今研究中还未明确提出铀对人类无影响的浓度。总体情况是，对于人体接触低于 30μg/L 浓度铀的影响，没有明确证据。以根据人群接触高浓度铀的新的流行病学研究推导的 30μg/L，代替原根据动物研究推导的准则值。这是基于有关铀的毒理学和流行病学上的不确定性及实现更低浓度供应在技术上的困难度得出的。

综上，由于环境中铀毒性存在科学上的不确定性，参考世界卫生组织、USEPA和国内实际饮用水情况，规定铀的指导水平为30μg/L。

# 第三节 镭-226

## 一、基 本 信 息

### （一）基本情况

镭-226（$^{226}Ra$）是一种天然放射性核素，由原始放射性核素铀-238的衰变形成。$^{226}Ra$ 衰变的半衰期为1622年。

### （二）理化性质

镭是银白色金属，是最活泼的碱土金属，具有非常强的放射性，熔点960℃，沸点1140℃；镭在空气中可迅速与氮气和氧气生成氮化物和氧化物，与水反应剧烈，生成氢氧化镭和氢气。镭同其他碱土金属一样，在化合物中呈+2价；镭盐和相应钡盐的化学性质很相似，氯化镭、溴化镭、硝酸镭都易溶于水，硫酸镭、碳酸镭、铬酸镭难溶于水。

$^{226}Ra$（铀系）是天然放射性核素，在镭的同位素中，最主要的为 $^{226}Ra$。$^{226}Ra$ 是自然界丰度最大的一种同位素，由于比放射性活度较大，其辐射危害大，是铀矿冶水厂重要的监测核素之一。

镭离子是无色的，在溶液中不水解，所以进入人体内的可溶性镭以+2价状态存在。

### （三）生产使用情况及饮用水污染源

关于其来源，核素与元素途径一致，所以伴有 $^{226}Ra$ 的场所，同时伴有其他镭的天然同位素，但由于 $^{224}Ra$ 半衰期较短，$^{228}Ra$ 本身发射弱β射线，其危害程度及健康意义均低于 $^{226}Ra$，镭元素在矿石受地下水侵蚀时易被浸出，其流失量可达85%。因此，在铀、钍矿区的环境水和生物样品中，镭的含量较高，是必须检测的一个元素。

## 二、环境暴露状况

UNSCERA 2000 给出饮用水中 $^{226}Ra$ 的参考值为0.5mBq/kg。镭在饮用水中总的分布规律如下，浅层地下水比深层含水层的镭含量少，而处理过的水比非处理水中的镭少。地表水中的镭含量通常很低，比大多数地下水要低。空气中镭剂量贡献率很小，但饮用水与食品中的镭贡献率都应该引起重视，通过食物摄入的量在 1～2pCi/d。通过饮用水摄入的量一般较低；然而，如果饮用水中的镭含量高，经饮用水摄入的镭将是体内镭的主要来源。

## 三、毒代动力学及健康效应

### （一）毒代动力学

$^{226}Ra$ 可经呼吸道、胃肠道、完整皮肤进入人体。早期分布于血浆、红细胞，晚期转移到骨骼中，尤以致密骨中镭浓度最高，在口服、吸入或注射暴露后，人体内的镭排泄分两个阶段进行：第一阶段约 80%通过粪便排泄；第二阶段，剩余20%的大部分在粪便中排泄得慢。

### （二）健康效应

#### 1. 人体资料

关于镭辐射对人体影响的主要数据来自钟表刻镭工人的流行病学研究，主要是女性。目前尚无关于人体急性毒性的资料，科学家们早就认识到两种类型的自发率很低的癌症（即骨肉瘤和头部肉瘤）在镭暴露工作者中的发病率升高。Rowland 等发现头部癌症的发病率与 $^{226}Ra$ 暴露有关。

有很强的人体证据表明摄入 $^{226}Ra$ 和 $^{228}Ra$ 会导致刻镭工作人员骨和头部的相关癌症。给患者注射一定量 $^{224}Ra$ 也会增加其骨坏死风险。不论是刻镭工作人员还是注射患者，剂量反应均是线性的。

有研究报道表明镭对人类的遗传毒性包括致突变、致畸作用。

#### 2. 动物资料

犬和啮齿动物的急性和慢性镭暴露研究显示，存在体重下降，外周血象变化、造血系统、生殖系统损伤，骨骼结构改变，骨肉瘤、白血病、淋巴瘤等反应。不良反应包括死亡、遗传毒性、发育和生殖毒性、血液学改变等，尚无关于动物免疫毒性、神经毒性的报道。动物研究的结果证实了骨坏死和骨肉瘤与生物体的镭暴露之间的关联，并且提供了剂量与骨癌发病率之间近似线性关系的支持。

## 四、检 测 方 法

《生活饮用水标准检验方法》（GB/T 5750—2023）提供了 2 种检测方法，分别为射气法和液体闪烁计数法。

## 五、国内外饮用水标准情况

### （一）我国生活饮用水卫生标准

《生活饮用水卫生标准》（GB 5749—1985）及《生活饮用水卫生标准》（GB 5749—2006）没有规定 $^{226}Ra$ 的限值。

《生活饮用水卫生标准》（GB 5749—2022）规定 $^{226}Ra$ 的限值为 1Bq/L。

### （二）美国饮用水水质标准

美国《国家一级饮用水标准》中 $^{226}Ra$ 与 $^{228}Ra$ 的 MCLG 为 0，MCL 为 5pCi/L。

### （三）其他饮用水水质标准

其他主要的饮用水水质标准中 $^{226}Ra$ 的要求：世界卫生组织为 1Bq/L，加拿大和新西兰为 0.5Bq/L。

## 六、指标分类及限值制定依据

我国仅有少数地区的饮用水中可检出 $^{226}Ra$，充分考虑 $^{226}Ra$ 的检出情况及不达标情况，把 $^{226}Ra$ 归为参考指标类型。

我国生活饮用水卫生标准有总 α、总 β 的标准，如总 α 超过 0.5Bq/L 的限值，后续调查过程中，$^{226}Ra$ 是应当考虑的主要核素之一，参考世界卫生组织等的水质标准中对 $^{226}Ra$ 的要求，规定 1Bq/L 为 $^{226}Ra$ 的生活饮用水卫生标准限值。

# 第七章 国际与国内饮用水水质标准状况

## 第一节 国际饮用水水质标准状况

### 一、世界卫生组织《饮用水水质准则》

#### （一）标准发展过程

世界卫生组织的《饮用水水质准则》是国际性的饮用水水质标准。该准则中推荐的各项水质指标指导值以保护人类健康为目标，推荐的水质指标限值属于安全饮用水水质标准，标准本身没有强制性，不具有法律上的约束力，但是该准则的制定过程是十分全面而严谨的。该准则综合了最新的研究资料，经多国、多学科专家的评定建立，代表了世界各国相关领域的最新发展水平，具有权威性。世界上许多国家在制定本国饮用水水质标准时，都将该准则作为重要参考依据。

世界卫生组织早在 1958 年、1963 年和 1971 年分别发布了三版《国际饮用水标准》。1976 年，将该标准更名为《饮用水水质监测》，1983 年更名为《饮用水水质准则》。

第一版《饮用水水质准则》的发布时间为 1983～1984 年，该版本中包含 31 项指标，其中有 2 项微生物学指标，27 项具有健康意义的化学指标（9 项无机物、18 项有机物），2 项放射性指标，准则中对这些指标均给出了指导值；另有 12 项指标给出了感官推荐阈值，以保证水质感官性状良好。

第二版《饮用水水质准则》的发布时间为 1993～1997 年，该版本分三卷，其中包括：第一卷，建议书（1993）；第二卷，健康标准及其他相关信息（1996）；第三卷，公共供水的监控（1997）。该版本中新增了包括农药、消毒副产物等 80 多种对健康影响较大的有机化合物及其他近 40 种有机物和无机物指标，同时修订了部分项目的指标值。该版本准则的指标比较完整全面，包括 157 项水质指标，其中微生物学指标 2 项，化学物质指标 122 项（无机物 36 项、有机物 27 项、农药 31 项、消毒剂及其副产物 28 项），放射性指标 2 项，另对 31 项指标提出了感官性状推荐阈值。1995 年，世界卫生组织决定以滚动修订的方式来推进准则的不断更新，并以此为指导在 1996 年、1998 年对第二版进行修订，增加了微囊藻毒素等关键指标。1999 年和 2002 年出版了附录部分，内容分别为化学物和微生物；

此外还出版了《水中的毒性蓝藻》，并针对一些关键性问题编写了专家综述。

第三版《饮用水水质准则》的发布时间为 2004 年。该版本阐述了对确保饮用水安全的要求，修订了确保微生物安全性的方法，包括确定最低要求的程序和特定准则值，并介绍了如何运用准则值等内容。根据微生物危险性评价及有关风险管理的研究进展，提出了水源性疾病病原体 25 项，具有健康意义的化学指标 143 项（建立准则值的指标 94 项，尚未建立准则值的指标 49 项），放射性指标 2 项，另外还提出了 30 项指标的感官推荐阈值。

第四版《饮用水水质准则》于 2011 年 7 月在新加坡发布。世界卫生组织于 2017 年和 2022 年对第四版《饮用水水质准则》进行了第一次和第一、二次增补。

（二）主要内容介绍

第四版《饮用水水质准则》是目前的最新版本。第四版准则进一步发展了第三版的概念、方法和信息。通过建立以健康为基础的目标，输配水到用户的饮用水安全计划和独立的监督机制，详细阐述了风险识别和风险管理的实施办法。该版准则对水安全计划的原理做了更详尽的阐述，对实施步骤做了进一步细化，分别为系统评价、运行监测和控制措施、验证、管道供水系统的管理、社区和家庭供水的管理、文件记录和信息交流做了定期的回顾总结。进一步强调了各有关方面在确保饮用水安全中发挥的重要作用。该版准则对一些常见的特殊情况下的供水管理提出了一些指导性意见，涉及气候变化、雨水收集、海水淡化、医疗机构、飞机船舶、紧急状态等。

该版准则的主要内容包括引言、实施准则的概念框架、安全饮用水框架、特殊情况下准则的应用和支持信息等。支持信息包括微生物、化学、放射性和可接受性等指标的详细介绍。

在微生物指标方面，该版准则共评估了 19 种细菌性病原体、7 种病毒病原体、11 种原生动物病原体、4 种蠕虫病原体、有毒蓝藻和 8 类微生物安全质量的指示生物。在化学指标方面，该准则共评估了 187 种化学物质，其中 25 种农药类物质由于不大可能在饮用水中出现被认为不需要进行准则值推导；72 种化学物质因现有资料不足或饮用水存在的浓度水平低于可影响健康的浓度水平而没有建立准则值；90 项有健康意义的化学物质已经建立了准则值。在放射性指标方面，主要包括辐射暴露来源，以及健康影响、筛查水平和准则水平的设定原则，溶解性放射核素的监测与评价，饮用水中常见放射性同位素的准则水平，分析方法和补救措施，风险公告等。在可接受性指标方面，主要指味道、气味和外观，包括可能引起问题的生物污染物和化学污染物，以及问题处理、温度等，提出了 26 项指标的感官推荐阈值。

2017 年世界卫生组织发布了第四版《饮用水水质准则》的第一次增补版。根据新的资料对第四版准则进行了修改，并提供更详细的说明。第一次增补版的主要更新内容包括：更新或修订部分指标的风险评估内容，更新或修订部分指标准则值或健康指导值。主要指标修订情况包括：钡的准则值由 0.7mg/L 修订为 1.3mg/L；灭草松未建立准则值，给出健康指导值0.5mg/L；对二氧化氯、氯酸盐和亚氯酸盐的资料进行了修订，二氧化氯未建立准则值，给出味阈值 0.2～0.4mg/L；列表新增敌敌畏，未建立准则值，给出健康指导值0.02mg/L，急性健康指导值 3mg/L；列表新增三氯杀螨醇，未建立准则值，给出健康指导值0.01mg/L，急性健康指导值 6mg/L；敌草快未建立准则值，给出健康指导值0.03mg/L，急性健康指导值 20mg/L；铅提供了风险管理和监测方面的指南；2-甲-4-氯苯氧基乙酸（MCPA）删除原准则值 0.002mg/L，给出健康指导值 0.7mg/L，急性健康指导值20mg/L，目前未建立准则值；对硝酸盐和亚硝酸盐的资料进行了修订；列表新增高氯酸盐，建立准则值0.07mg/L。同时还提供了关于微生物风险评估的新指南，整合全面的水处理方法和微生物检测方法，建立多重屏障防范微生物污染。

2022 年世界卫生组织发布了第四版《饮用水水质准则》的第一、二次增补版，对一些化学指标的说明进行了更新，包括石棉、灭草松、铬、碘、锰、微囊藻毒素、镍、银、四氯乙烯和三氯乙烯等。本次版本中还增加了之前未评估过的一些指标，包括鱼腥藻毒素-a 和类似物质、柱孢藻毒素和石房蛤毒素等。此外，用有机锡指标取代了之前的二烷基锡指标。

## 二、美国国家饮用水标准

### （一）标准发展过程

美国早在 1914 年就开始颁布水质标准并不断修订。《公共卫生署饮用水水质标准》是最早的饮用水水质标准。美国早期的水质标准对自来水厂等一些供水行业并不具有全国性的法律约束力。在 1974 年《安全饮用水法》颁布以前，美国还没有适用于全国饮用水供水行业的有关水质标准方面的国家立法。

1974 年，美国国会通过了《安全饮用水法》。该法是专门为保障居民饮用水安全而制定的。《安全饮用水法》适用于连接管达到 15 个以上，或服务人数超过25 人的供水系统。《安全饮用水法》建立了地方、州、联邦合作的框架，要求所有饮用水标准、法规的建立必须以保证用户的饮用水安全为目标。美国于 1986年和 1996 年对该法进行了两次修订。

《安全饮用水法》赋予美国国家环境保护局制定饮用水水质标准的权力。美国国家环境保护局于 1975 年首次发布具有强制性的《国家饮用水一级标准》（NPDWR），并于 1979 年发布非强制性的《国家饮用水二级标准》（NSDWR）。之后水质标准在安全饮用水法及其修正案规定的框架下不断进行修订。

《安全饮用水法》1996 年的修正案建立了污染物识别与筛选策略,建立起动态更新的优先污染物选择制度,以适应不断发展变化的环境污染问题,确保饮用水从源头到末梢的全过程受控。《国家一级饮用水标准》的制定主要有 3 个步骤:确定污染物、设定优先权和制定标准。公众参与、经同行验证的科学方法和数据是制定新标准的关键因素。

美国饮用水水质标准制定过程中的重要程序有污染物候选名单(CCL)、未制定标准污染物监测(UCMR)、标准确定、标准改进、六年评估等。

美国饮用水水质标准修订的一个重要程序就是由美国国家环境保护局定期制定和公布备选污染指标清单,并在该清单中选择指标以修订水质标准。按照《安全饮用水法》1996 年修正案中的规定,USEPA 必须定期制定并公布 CCL,作为相关标准修订的依据。USEPA 于 1998 年发布了 CCL1,列出了 60 种污染物候选指标;于 2005 年发布了 CCL2,列出了 51 种污染物候选指标;于 2009 年发布了 CCL3,列出了 116 种污染物候选指标;于 2015 年发布了 CCL4,列出了 97 种化学污染物候选指标和 12 种微生物候选指标;于 2021 年发布了 CCL5 草案。

美国国家环境保护局利用 UCMR 收集饮用水中候选污染物的监测数据。该项目中大部分污染物指标的选取是基于 CCL。UCMR 要求每 5 年监测不超过 30 种污染物。UCMR 的分析结果储存在国家污染物数据库中。UCMR1 在 2001~2005 年实施,监测了 25 种污染物;UCMR2 在 2007~2011 年实施,监测 25 种污染物;UCMR3 在 2012~2016 年实施,监测 30 种污染物,包括 28 种化学物质和 2 种病毒;UCMR4 在 2018~2020 年实施,监测 30 种污染物;2021 年发布了 UCMR5。

(二)主要内容介绍

现行美国饮用水水质标准主要包括强制性的《国家饮用水一级标准》和非强制性的《国家饮用水二级标准》。

基于《安全饮用水法》1996 年修正案的要求,美国现行饮用水一级标准制定了两个浓度值:污染物最大浓度目标值(MCLG)和污染物最大浓度(MCL)。MCLG 值的确定只考虑在该浓度下不会对人体产生任何已知的或可能的健康影响,该限值作为目标值,不要求强制执行。其制定过程不考虑经济因素,即不考虑达到该浓度值所需的成本。而 MCL 是强制性指标,它尽可能地接近 MCLG。在制定 MCL 时要考虑成本-效益分析、最佳可行性技术和检测分析方法等因素。

现行的美国饮用水水质标准中 NPDWR 共 87 项,其中有机物 53 项、无机物 16 项、微生物 7 项、放射性 4 项、消毒副产物 4 项、消毒剂 3 项。NPDWR 中规定的微生物学指标有隐孢子虫、贾第鞭毛虫、军团菌、病毒等,这些指标在其他国家水质标准中比较少见。美国把浑浊度也列入微生物学指标中,反映了对浑浊度相关属性在认识上的改变。NPDWR 对消毒副产物持续给予关注。美国在 20 世纪 70 年代初就开展了饮用水消毒副产物相关研究，认识到加氯消毒副产物的健康风险，美国不仅关注氯消毒副产物，对其他的消毒剂及其副产物也提出了浓度限值和控制要求。

现行的美国饮用水水质标准中 NSDWR 共 15 项。二级标准主要是针对水中会对美容（皮肤，牙齿）或感官（如色、嗅、味）产生影响的污染物确定了浓度限值，包括铝、氯化物、色度、铜、氟化物、味、pH 等污染物指标。

## 三、欧盟《饮用水水质指令》

### （一）标准发展过程

欧盟于 1980 年发布《饮用水水质指令》（80/778/EEC），该指令是欧洲各国制定本国水质标准的主要依据。其中包括微生物指标、毒性指标、一般理化指标、感官指标等项目。大部分项目同时设定了指导值和最大允许浓度。

1991 年，欧盟成员国供水协会对《饮用水水质指令》（80/778/EC）的实施情况进行总结。1995 年，欧盟开始对 80/778/EC 进行修订。

1998 年 11 月通过了新的《饮用水水质指令》（98/83/EC）。该版水质指令中污染物指标数量从 66 项减少至 48 项，包括 2 项微生物学指标、26 项化学指标、2 项放射性指标、18 项感官性状指标。该指令强调了与世界卫生组织《饮用水水质准则》的一致性。该指令还针对瓶装或桶装饮用水设定了相关指标。98/83/EC 与 80/778/EEC 相比变化较大，新增 19 项，删减 36 项，17 项指标的标准值发生变化。主要修订情况如下：微生物指标方面，98/83/EC 用大肠埃希菌、肠道球菌取代了 80/778/EC 中的总大肠埃希菌、粪大肠埃希菌等 5 项指标；感官指标方面，98/83/EC 取消了铝、铁、锰、色度、浊度、臭和味等项目的强制性限制；98/83/EC 删除了总硬度和碱度 2 项指标；铅的限值从 50μg/L 降至 10μg/L，要求在 15 年内（2013 年 12 月以前）更换含铅输配水管；单项农药和农药总量指标维持不变，个别农药指标限值更加严格；80/778/EC 增加丙烯酰胺、苯、苯并[a]芘、溴酸盐、1, 2-二氯乙烷、环氧氯丙烷、氟化物、三卤甲烷、三氯乙烯和四氯乙烯、氯乙烯等项目。

2015 年 10 月 7 日，欧盟（EU）发布 2015/1787 号法规，修订 98/83/EC 的附录 Ⅱ 和 Ⅲ，并要求于 2017 年 10 月 27 日起各成员国的法律、法规、行政规章必须符合该指令要求。

2017 年，基于欧盟与世界卫生组织的"饮用水指标合作项目"，世界卫生组织对指令 98/83/EC 进行了回顾和评估，并给出了修改建议报告。世界卫生组织的主要建议包括：在水质指令中全面引入风险评估的理念；加强对微生物指标的控制要求，特别是供水系统中的军团菌；建议增加一部分水质指标，包括消毒副产物、新污染物等，删除部分检出率低的指标，调整部分指标的限值。2020 年 12 月，欧盟发布了新指令（EU）2020/2184，参考世界卫生组织的建议，对 98/83/EC 进行了全面的修订。该指令于 2021 年 1 月 12 日开始实施，要求欧盟各成员国在两年内立法执行。

（二）主要内容介绍

《饮用水水质指令》（2020/2184）共包括 28 项条款和 7 个附件（附件Ⅰ：水质指标限值要求；附件Ⅱ：监测要求；附件Ⅲ：分析方法技术要求；附件Ⅳ：公众信息要求；附件Ⅴ：涉水材料要求；附件Ⅵ：废止指令信息；附件Ⅶ：新旧指令对照）。其中附件Ⅰ中共规定了 56 项指标，包括微生物指标、化学指标、指示性指标和二次供水风险评估相关指标等。

指令 2020/2184 与 98/83/EC 相比，规定内容更加详细完善。指令条款从 19 条增加到 28 条，内容涵盖总体要求、风险评估、涉水材料、监测和信息公开等方面。附件从 5 个增加到 7 个，新增了附件Ⅳ（公众信息要求）和附件Ⅴ（涉水材料要求）。新指令的主要内容变化体现在 4 个方面：①水质指标及限值的变化；②全面引入世界卫生组织基于风险评估的水安全计划；③加强了信息公开；④统一了欧盟关于涉水材料的管理要求。

# 四、日本《饮用水水质标准》

（一）标准发展过程

1958 年日本依据本国的《水道法》制定了第一部生活饮用水水质标准。该标准水质指标局限于能产生直接健康危害或者危害发生可能性高的项目，包括微生物指标、无机物指标和感官指标。标准发布后进行过几次小的修订，直到 1978 年，修订后水质标准中包括 26 项指标。

1992 年日本政府针对水源水质污染加剧和富营养化等问题，对生活饮用水水质标准进行修订，并在 1993 年 1 月开始实施。水质指标由 26 项增加到 46 项。其中与人体健康相关的指标 29 项，管网水必须满足的指标 17 项。此外，标准中还针对 13 项与水质舒适感相关的项目（如色、味、浊度等）和 26 项与健康相关的监测项目分别提出了要求，前者是作为水质管理的目标提出来的，以求饮用水舒适爽口，其要求比日本《水道法》规定的水质标准高得多；后者的提出是为了防止水质发生进一步恶化。该标准不仅对水质指标进行了修正，而且对标准的实施问题，如水质检查计划和自来水公司的责任范围等内容都做出了相应的规定。

日本厚生劳动省根据最新研究成果不断更新完善饮用水水质标准。对标准法定项目的最新修订是在 2020 年。

### （二）主要内容介绍

日本《饮用水水质标准》由法定项目、水质管理目标设定项目和要检讨项目三部分构成。法定项目是根据日本《水道法》第 4 条规定必须要达到的标准，共 51 项。水质管理目标设定项目是可能在自来水中检出，水质管理上需要留意的项目，共 27 项。水质管理目标设定项目中的农药指标共计 115 项，有不少是既要求测定其母体农药，又要求测定其主要代谢产物。要检讨项目有 46 项。由于这些指标的毒性评价还未确定，或者自来水中的存在水平还不清楚，还未被确定为法定项目或水质目标管理项目。要检讨项目中包括一些常见的环境干扰化学物质（如雌二醇、炔雌醇、双酚 A、壬基酚等），但相应限值较高，其合理的限值范围还有待进一步科学探讨。

## 第二节　国内饮用水水质标准状况

### 一、地表水环境质量标准

#### （一）标准发展过程

地表水环境质量标准经历了一系列的发展，《地面水环境质量标准》（GB 3838—83）为此标准的首次发布，1988 年为第一次修订，其版本为《地面水环境质量标准》（GB3838—88）；1999 年为第二次修订，其版本为《地表水环境质量标准》（GHZB1—1999）；2002 年为第三次修订。《地表水环境质量标准》（GB 3838—2002）由国家环境保护总局于 2002 年 4 月 26 日颁布，自 2002 年 6 月 1 日起实施。

与《地表水环境质量标准》（GHZB1—1999）相比，该标准在地表水环境质量标准基本项目中增加了总氮一项指标，删除了基本要求及亚硝酸盐、非离子氨和凯氏氮三项指标，将硫酸盐、氯化物、硝酸盐、铁、锰调整为集中式生活饮用水地表水源地补充项目，修订了 pH、溶解氧、氨氮、总磷、高锰酸盐指数、铅、粪大肠菌群 7 个项目的标准值，增加了集中式生活饮用水地表水源地特定项目 40 项，并删除了湖泊水库特定项目标准值。

#### （二）主要内容介绍

现行的《地表水环境质量标准》（GB 3838—2002）按照地表水环境功能分类和保护目标，规定了水环境质量应控制的项目及限值，以及水质评价、水质项目的分析方法和标准的实施与监督。

标准适用于中华人民共和国领域内江河、湖泊、运河、渠道、水库等具有使用功能的地表水水域。对于具有特定功能的水域，应执行相应的专业用水水质标准。

该标准将标准项目分为：地表水环境质量标准基本项目、集中式生活饮用水地表水源地补充项目和集中式生活饮用水地表水源地特定项目。地表水环境质量标准基本项目适用于全国江河、湖泊、运河、渠道、水库等具有使用功能的地表水水域；集中式生活饮用水地表水源地补充项目和集中式生活饮用水地表水源地特定项目适用于集中式生活饮用水地表水源地一级保护区和二级保护区。集中式生活饮用水地表水源地特定项目由县级以上人民政府环境保护行政主管部门根据本地区地表水水质特点和环境管理的需要进行选择，集中式生活饮用水地表水源地补充项目和选择确定的特定项目作为基本项目的补充指标。

该标准项目共计 109 项，其中地表水环境质量标准基本项目 24 项，集中式生活饮用水地表水源地补充项目 5 项，集中式生活饮用水地表水源地特定项目 80 项。

依据地表水水域环境功能和保护目标，按功能高低依次划分为五类。

Ⅰ类　主要适用于源头水、国家自然保护区。

Ⅱ类　主要适用于集中式生活饮用水地表水源地一级保护区、珍稀水生生物栖息地、鱼虾类产卵场、仔稚幼鱼的索饵场等。

Ⅲ类　主要适用于集中式生活饮用水地表水源地二级保护区、鱼虾类越冬场、洄游通道、水产养殖区等渔业水域及游泳区。

Ⅳ类　主要适用于一般工业用水区及人体非直接接触的娱乐用水区。

Ⅴ类　主要适用于农业用水区及一般景观要求水域。

对应地表水上述五类水域功能，将地表水环境质量标准基本项目标准值分为五类，不同功能类别分别执行相应类别的标准值。水域功能类别高的标准值严于水域功能类别低的标准值。同一水域兼有多类使用功能的，执行最高功能类别对应的标准值。实现水域功能与达功能类别标准为同一含义。

## 二、地下水质量标准

### （一）标准发展过程

地下水质量标准也经历了一系列发展，《地下水质量标准》（GB/T 14848—93）首次发布，其由国家技术监督局于 1993 年 12 月 31 日批准，1994 年 10 月 1 日施行的。2017 年为此标准的第一次修订，新版《地下水质量标准》（GB/T 14848—2017）由国家质量监督检验检疫总局、国家标准化管理委员会于 2017 年 10 月 14 日批准发布，于 2018 年 5 月 1 日开始实施。

与修订前相比，新版标准将地下水质量指标划分为常规指标和非常规指标，并根据理化性质做了进一步细分，水质指标由 39 项增加至 93 项，其中有机污染指标增加了 47 项。该标准的修订将为全国地下水污染调查评价和国家地下水监测工程实施提供支撑。

（二）主要内容介绍

《地下水质量标准》（GB/T 14848—2017）与 GB/T 14848—93 相比，主要技术变化如下：参照《生活饮用水卫生标准》（GB 5749—2006），将地下水质量指标划分为常规指标和非常规指标；感官性状和一般化学指标由 17 项增至 20 项，增加了铝、硫化物和钠 3 项指标；用耗氧量替换了高锰酸盐指数。修订了总硬度、铁、锰、氨氮 4 项指标；毒理学指标中无机化合物指标由 16 项增加至 20 项，增加了硼、锑、银、铊 4 项指标；修订了亚硝酸盐、碘化物、汞、砷、镉、铅、铍、钡、镍、钴和钼 11 项指标；毒理学指标中有机物指标由 2 项增至 49 项，增加了三氯甲烷、四氯化碳、1，1，1-三氯乙烷、三氯乙烯、四氯乙烯、二氯甲烷、1，2-二氯乙烷、1，1，2-三氯乙烷、1，2-二氯丙烷、三溴甲烷、氯乙烯、1，1-二氯乙烯、1，2-二氯乙烯、氯苯、邻二氯苯、对二氯苯、三氯苯（总量）、苯、甲苯、乙苯、二甲苯、苯乙烯、2，4-二硝基甲苯、2，6-二硝基甲苯、萘、蒽、荧蒽、苯并 [b] 荧蒽、苯并 [a] 芘、多氯联苯、γ-六六六（林丹）、六氯苯、七氯、莠去津、五氯酚、2，4，6-三氯酚、二-（2-乙基己基）邻苯二甲酸酯、克百威、涕灭威、敌敌畏、甲基对硫磷、马拉硫磷、乐果、百菌清、2，4-滴、毒死蜱和草甘膦。滴滴涕和六六六分别用滴滴涕（总量）和六六六（总量）代替，并进行了修订；放射性指标中修订了总 α 放射性。修订了地下水质量综合评价的有关规定。

# 三、城市供水水质标准

（一）标准发展过程

为提高城市供水水质，加强水质安全管理，保障人们身体健康，特制定《城市供水水质标准》（CJ/T 206—2005），此标准由中华人民共和国建设部于 2005 年 2 月 5 日发布，于 2005 年 6 月 1 日开始实施。

（二）主要内容介绍

该标准规定了供水水质要求、水源水质要求、水质检验和监测、水质安全规定。该标准适用于城市公共集中式供水、自建设施供水和二次供水。

城市公共集中式供水企业、自建设施供水和二次供水单位，在其供水和管理范围内的供水水质应达到该标准规定的水质要求。用户受水点的水质也应符合该标准规定的水质要求。

指标项目共有 93 项，包括一些分量检测。总项目达 101 项，其中常规检测项目 42 项，非常规检测项目 59 项。

## 四、村镇供水工程技术规范

### （一）标准发展过程

与城市供水相比，农村供水点多、面广、分散、工程规模小，受自然地理与经济等条件的影响大，不能直接套用城市供水方面的技术标准，故特编制适合村镇供水工程需要的《村镇供水工程技术规范》。《村镇供水工程技术规范》最早于 2004 年 11 月 11 日颁布，2005 年 2 月 1 日实施，版本为《村镇供水工程技术规范》（SL310—2004），此标准是根据我国村镇供水工程建设和管理的需要，在认真总结各地村镇供水实践经验、广泛调查研究和征求意见的基础上编制而成。此标准以村镇供水工程设计为主，同时兼顾了规划、施工和运行管理的基本要求，共 12 章 292 条。2019 年进行第一次修订，版本为《村镇供水工程技术规范》（SL310—2019）。

《村镇供水工程技术规范》（SL310—2019）修订并合并了《村镇供水工程技术规范》（SL310—2004）、《村镇供水工程施工质量验收规范》（SL688—2013）、《村镇供水工程运行管理规程》（SL 689—2013）和《村镇供水工程设计规范》（SL687—2014）。

### （二）主要内容介绍

《村镇供水工程技术规范》（SL310—2019）共 14 章。主要技术内容有总则，术语，供水规划，集中供水工程设计，施工与验收，集中供水工程运行管理，分散供水工程建设与管理。该次修订的主要内容：增加了净水工艺选择、自动化监控与供水管理信息系统等章节，以及旋流气浮澄清池、硝酸盐超标和高硬度水处理工艺、分散供水工程水源保护等有关内容；完善了工程分类、水处理相关技术参数、水质检测指标和频次、施工与验收、工程运行管理有关要求。该标准中的强制性条文有 7.1.5 条、8.0.9 条。以黑体字标示，必须严格执行。

总则部分介绍了制定标准的目的、适用范围、村镇供水工程分类、村镇供水工程建设和管理的基本原则。供水规划部分主要指城乡供水总体规划和村镇供水工程规则两部分。集中供水工程设计部分对集中式供水工程的设计供水规模和用水量、供水水质和水压，以及工程的防洪、抗震、结构和电气做出了规定要求。施工与验收部分简要地介绍了农村供水工程施工、试运行、验收的有关内容。集中供水工程运行管理针对取水工程管，净水设施、输配水管道、调节构筑物、泵站、自动化与供水管理信息系统等的运行维护，以及水质管理、安全生产管理及突发事件管理进行了阐述。分散供水工程建设与管理则主要针对雨水集蓄供水工程、引泉供水工程和供水井等几种典型的分散式供水工程的建设与管理进行阐述。

## 五、生活饮用水卫生标准

### （一）标准发展过程

《生活饮用水卫生标准》（GB 5749—1985）由卫生部于 1985 年发布，1986 年 10 月 1 日实施，是我国第一部生活饮用水国家标准。标准中包括总则、水质标准和卫生要求、水源选择、水源卫生防护和水质检验 5 部分内容，提出限值的水质指标增至 35 项。《生活饮用水卫生标准》（GB 5749—2006）为第一次修订版，由卫生部和国家标准化管理委员会于 2006 年 12 月 29 日联合发布，2007 年 7 月 1 日实施。该标准是在《生活饮用水卫生标准》（GB 5749—1985）基础上，参考世界卫生组织、欧盟和美国等国际组织或国家的水质标准，并结合我国实际情况修订而成的。而《生活饮用水卫生标准》（GB 5749—2022）是生活饮用水卫生标准的第二次修订，由国家市场监督管理总局（国家标准化管理委员会）于 2022 年 3 月 15 日发布，2023 年 4 月 1 日实施。

### （二）主要内容介绍

《生活饮用水卫生标准》（GB 5749—2022）中包括生活饮用水水质要求、生活饮用水水源水质要求、集中式供水单位卫生要求、二次供水卫生要求、涉及饮用水卫生安全的产品卫生要求、水质检验方法等 9 部分内容，水质指标调整为 97 项，其中常规指标 43 项，扩展指标 54 项。在资料性附录中列出了 55 项水质参考指标及限值。

《生活饮用水卫生标准》（GB 5749—2022）实现了城市、乡村饮用水标准的统一，将水质指标以常规指标和扩展指标分类，提高了水质监测工作的可操作性，并充分考虑国际上饮用水水质标准发展状况，保持与国际接轨，并将实现动态更新。

# 第八章　标准应用及实施

## 第一节　饮用水标准与民众的需求

民以食为天，食以水为先。拥有稳定、安全、洁净的饮用水是人类生存的基本需求和健康的必要保证。随着经济社会的发展，喝上更优质、更干净的水，是人民群众对美好生活的新向往。党的十八大以来，以习近平同志为核心的党中央把保障人民健康放在优先发展的战略位置。国务院关于实施健康中国行动的意见中，居民饮用水水质达标情况明显改善并持续改善是健康环境促进行动的一项目标。《生活饮用水卫生标准》是从保护人群身体健康和保证人类生活质量出发，对饮用水中与人群健康相关的各种因素（微生物、物理、化学和放射性等），以法律形式做的量值规定，以及为实现量值所做的有关行为规范的规定，经国家有关部门批准，以一定形式发布的法定卫生标准。

对《生活饮用水卫生标准》进行修订和完善，通过广泛征求民众的意见，通过对标准的全面宣贯，用民众能够听懂的"大白话"给民众讲清楚标准的目的、意义及内容，充分体现"以人为本"的原则，以消除城乡差距，保持脱贫攻坚成果，实现社会公平为出发点，着力解决群众最关心的水安全、水卫生、水健康问题。充分体现了《生活饮用水卫生标准》为民、利民、便民的理念。

《生活饮用水卫生标准》的实施将有力促进生活饮用水安全保障水平的提高、推动城乡饮用水水质的持续改善，有利于提升人民群众的生活质量，有助于提高人民群众的获得感、安全感和幸福感。

## 第二节　饮用水标准与全过程保障

只有严格对生活用水进行把控才能保证居民的用水安全，才能保证人民生活健康发展生活。《生活饮用水卫生标准》对饮用水水源、供水单位、二次供水、涉水产品、水质检验方法及饮用水水质都提出明确规定，对饮用水供水、水源水、制水、输水、储水等多项内容的规范性控制要求，充分体现了从水源头到"水龙头"的供水全过程管控。在水源、净水工艺、管网水质保障及饮用水检测方面都发挥着重要的作用。在水源方面，《生活饮用水卫生标准》将加强水源的保护、增强排污的管控、增加城市污水的处理；在净水工艺方面，将强化常规处理工艺、增加新工艺新技术的应用；在管网水质保障方面，将全面促进管网水质保障体系的构建，完善管网的运行维护，确保管网水质；在水质检测方面，将促进新方法的研发及构建，进一步推动专业技术人员和管理人员的培训及人才储备，提高水质检测能力。新版《生活饮用水卫生标准》的实施必将对规范供水单位的卫生管理制度、改进制水工艺、提高供水水质质量起到积极作用。

《生活饮用水卫生标准》对其实施部门、机构和单位也提出相应要求，为实现新标准的要求，卫生健康部门要进一步提高对饮用水监测工作重要性的认识，要加强领导，根据标准要求，认真组织开展饮用水卫生监测工作，不断完善饮用水卫生安全监管措施，有效防控介水传染病和水污染可能导致的群体健康危害。住建部门及水利部门要加快城乡供水设施改造并建设改进净水工艺，改造供水管网设施，统筹安排新增供水工程，迅速调整饮用水监测的指标及频次。水利部门还要迅速调整农村饮用水安全的评价指标及其评价标准和方法。生态环境部门和国土资源部门要加强水源地保护和水污染防治，科学规划水源保护区，建设水源地隔离防护设施，实施污染源综合治理和生态修复工程，保障水质安全。供水单位则要充分利用先进的工艺、技术、材料和设备进行水厂改造、水处理技术升级，提升净水工艺。各地疾控部门要在摸清本地饮用水检测和监测基本状况的基础上，结合当地饮用水卫生监管的实际，科学提出饮用水检测和监测能力建设规划。

# 第三节　建议及展望

随着我国经济的迅猛发展，水环境污染问题日益突出，水环境污染物也越来越复杂，饮用水中检出的污染物也日益增多。但是由于人力、物力、财力和科技水平等多方面因素的限制，对饮用水中的所有污染物进行全面筛查鉴定的难度极大。因此持续不断地研发及完善科学实用的特征污染物筛查鉴定技术，获取反映饮用水污染特点及人群健康风险关联密切的特征污染物，将为《生活饮用水卫生标准》的制定及饮用水安全管理提供坚实的技术支撑及保障。

标准外新兴污染物监测结果显示，我国饮用水中标准外的污染物也存在着一定程度的风险，这也反映了目前我国对饮用水中标准外的污染物监测仍有待加强，建议进一步扩展现行《生活饮用水卫生标准》之外指标的监测，修订标准时可考虑将健康风险较大的标准外污染物加入新标准。

饮用水水质检测能力建设的结果显示我国现有检测能力仍较低，尤其是县（区）级疾控机构和小型供水单位，建议在加强供水企业的检测能力的同时，更要大力加强承担饮用水卫生监管职责的疾控机构的水质检测能力，提高监管水平。在标准修订时应充分考虑我国目前及近期的检测及监管能力，在检验方法研制时应优选检测效率高、操作简单、检测成本低的检测方法。

国内外饮用水水质标准的追踪及对比显示，发达国家及国际组织在饮用水水质标准制定、修订上有一套相对完整的体系及程序，有相应的法律规定，有明确的授权，有完善的评估及复审体系。而我国饮用水水质标准的制修订暂时还没有一套完善的体系及程序；《生活饮用水卫生标准》的制修订和颁布目前还没有步入法制化轨道。我国《生活饮用水卫生标准》饮用水水质标准的有关工作开展得尚不够全面、系统、及时和规范。建议构建我国生活饮用水标准制修订机制，在标准的实施过程中定期进行动态修订，保持标准的先进性，保证最新的研究成果和经验总结可以应用到水质标准中不仅是十分必要的工作，也是十分重要的工作。

目前我国的《生活饮用水卫生标准》主要是根据饮用水中有害物质和机体间的剂量-反应关系，考虑到敏感人群和接触时间而确定的一个对人体健康不会产生直接或间接有害影响的浓度，其强调的仍是安全性，随着社会的发展，健康性被逐渐提上日程，如何通过饮用水改善人体健康，使人民群众喝上更安全、更健康的水，把饮用水标准从卫生标准、安全标准向健康标准的推进，将是从事饮用水标准行业人员的下一步追求目标。

# 参 考 文 献

宋宏，钟赛贤，余淑苑，等，2004. 饮用水中肠贾第鞭毛虫和隐孢子虫卫生标准的研究.环境与
　　健康杂志，21（6）：417-419.

日本厚生劳动省，2015. 日本饮用水水质基准.

ATSDR，2022，Toxicological Profile for Nitrobenzene Draft for Public Comment April 2022 Agency
　　for Toxic Substances and Disease Registry，the U.S. Department of Health and Human Services.

Barnes DW，Sanders VM，White KL，et al，1985. Toxicology of trans-1, 2-dichloroethylene in the
　　mouse. Drug Chem Toxicol，8（5）：373-392.

Brantom PG，1983. Dose-response relationships in nitrosamine carcinogenesis. Guildford：University
　　of Surrey.

Brenniman GR，Kojola WH，Levy PS，et al，1979. Health effects of human exposure to barium in
　　drinking water [Illinois]. Environmental health effects research series. EPA（USA）. no. 600/
　　1-79-003.

Bruckner JV，MacKenzie WF，Muralidhara S，et al，1986. Oral toxicity of carbon tetrachloride：
　　acute，subacute and subchronic studies in rats. Fundam Appl Toxicol，6（1）：16-34.

Chapman DE，Namkung MJ，Juchau MR，1994. Benzene and benzene metabolites as mbryotoxic
　　agents：Effects on cultured rat embryos. Toxicol Appl Pharmacol，128（1）：129-137.

Chappell WR，Meglers RR，Moure-ErasoR，et al，1979. Human Health Effects of Molybdenum in
　　Drinking Water. U.S. Environmental Protection Agency，Washington，D.C.，EPA/600/1-79/006.

Cheremisinoff NP，2016. Agency for toxic substances and disease registry（ATSDR）. New York：
　　John Wiley & Sons，Ltd.

Chin HW，Lindsay RC，1994. Ascorbate and transition-metal mediation of methanethiol oxidation to
　　dimethyl disulfide and dimethyl trisulfide. Food Chemistry，49（4）：387-392.

Decourtye A，Devillers J，Cluzeau S，et al，2004. Effects of imidacloprid and deltamethrin on
　　associative learning in honeybees under semi-field and laboratory conditions. Ecotoxicology and
　　Environmental Safety，57（3）：410-419.

Eckerman KF，Leggett RW，Nelson CB，et al，1999. Cancer risk coefficients for environmental
　　exposure to radionuclides. Federal Guidance Report No.13.

Esther FA Brandon，Kesteren P，Eijkeren J，et al，2015. Implementation of toxicokinetics in toxicity
　　studies--toxicokinetics of 4-methylanisole and its metabolites in juvenile and adult rats. Regul
　　Toxicol Pharmacol，73（1）：55-64.

European Food Safety Authority，2014. Conclusion on the peer review of the pesticide human health risk assessment of the active substance chlorpyrifos. EFSA Journal, 12（4）: 3640.

Fahrig R, 1974. Comparative mutagenicity studies with pesticides. IARC Sci Publ, 10: 161-181.

Firestone D, Ress J, Brown NL, et al, 1972. Determination of polychlorodibenzo-p-dioxins and related compounds in commercial chlorophenols. J Assoc Off Anal Chem, 55（1）: 85-92.

Harrison WN, Watt BE, Vale JA, 2000. Pesticides in Drinking Water: What Should be the Standard? J Toxicol Clin Toxicol, 38（2）: 145-147.

Health Canada, 2003. Benchmark dose for TCE in drinking water. Ottawa, Ontario, Health Canada, Healthy Environments and Consumer Safety Branch, Biostatistics Unit.

Heindel JJ, Price CJ, Field EA, et al, 1992. Developmental toxicity of boric acid in mice and rats. Fund Appl Toxicol, 18（2）: 266-277.

Hirose A. Hasegawa R, Nishikawa A, et al, 2004. Revision and establishment of Japanese drinking water quality guidelines for di（2-ethylhexyl）phthalate, toluene and vinyl chloride -- differences from the latest WHO guideline drafts. J Toxicol Sci, 29（5）: 535-539.

Jackson LC, 1988. Behavioral effects of chronic sublethal dietary cyanide in an animal model: implications for humans consuming cassava( Manihot esculenta ). Human Biology, 60( 4 ): 597-614.

Keane AT, Kirsh IE, Lucas HF, et al, 1983. Non-stochastic effects of/sup 226/Ra and/sup 228/Ra in the human skeleton. [2022-09-05]. https: //www.osti.gov/biblio/6272014.

Koutros S, Mahajan R, Zheng T, et al, 2008. Dichlorvos exposure and human cancer risk: results from the Agricultural Health Study. Cancer Causes & Control, 19（1）: 59-65.

Kqciba RJ, keyes DG, jersey GC, et al, 1977. Results of a two year chronic toxicity study with hexachlorobutadiene in rats . American Industrial Hygiene Association Journal, 38（11）: 589-602.

Liu Z, 2009. Dietary sodium and the incidence of hypertension in the Chinese population: a review of nationwide surveys. Am J Hypertens, 22（9）: 929-933.

Manassaram DM, Backer LC, Messing R, et al, 2010. Nitrates in drinking water and methemoglobin levels in pregnancy: a longitudinal study. Environ Health, 9: 60.

Medsker LL, Jenkins D, Thomas JF, et al, 1968. Odorous compound in natural waters 2-Exo-hydroxy-2-methylborane, the major odorous compound prosuced by several actinomycetes. Environment Science and Technology, 3（5）: 461-464.

National Toxicology Program, 1985. NTP Toxicology and Carcinogenesis Studies of Chrysotile Asbestos( CAS No. 12001-29-5 ) in F344/N Rats ( Feed Studies ). Natl Toxicol Program Tech Rep Ser. PMID: 12748710.

National Toxicology Program, 1990. NTP technical report on the toxicology and carcinogenicity studies of chlorinated and chloraminated water in F344/N rats and B6C3F1 mice. Research Triangle Park, NC, National Institutes of Health, National Institute of Environmental Health Science, National Toxicology Program.

National Toxicology Program , 2000. NTP technical report on the toxicity studies of 1, 1, 1-trichloroethane（CAS No. 71-55-6）administered in microcapsules in feed to F344/N rats and B6C3F1 mice. Research Triangle Park, NC, National Institutes of Health, National Institute of Environmental Health Sciences, National Toxicology Program（NTP Technical Report TOX-41;

NTIS PB2001-100476）．

Nielsen GD，Søderberg U，Jørgensen PJ，et al，1999. Absorption and retention of nickel from drinking water in relation to food intake and nickel sensitivity. Toxicology & Applied Pharmacology，154（1）：67-75.

Nishiwaki-Matsushima R，Ohta T，Nishiwaki S，et al，1992. Liver tumor promotion by the cyanobacterial cyclic peptide toxin microcystin-LR. J Cancer Res Clin Oncol，118（6）：420-424.

Peighambarzadeh SZ，Shahtaheri SS，Javanbakht SJ，et al，2011. Presence of azine in the Biological Samples of Cattle and Its Consequence Adversity in Human Health. Iranian Journal of Public Health，40（4）：112-121.

Price CJ，Marr MC，Myers CB，1994. Determination of the no-observable-adverse-effect level（NOAEL）for developmental toxicity in Sprague-Dawley（CD）rats exposed to boric acid in feed on gestational days 0 to 20，and evaluation of postnatal recovery through postnatal day 21 [Final report]. Research Triangle Institute，Center for Life Science，Research Triangle Park，NC；RTI Identification No. 65C-5657-200.

Price CJ，Marr MC，Myers CB，et al，1996. The developmental toxicity of boric acid in rabbits. Fund. Appl. Toxicol，34（2）：176-187.

Price CJ，Strong PL，Marr MC，et al，1996. Developmental toxicity NOAEL and postnatal recovery in rats fed boric acid during gestation. Fund. Appl. Toxicol，32（2）：179-193.

Schröder HA，Mitchener M，Nason AP，1970. Zirconium，niobium，antimony，vanadium and lead in rats：life term studies. Journal of Nutrition，100（1）：59-68.

Serota DG，Thakur AK，Ulland BM，et al，1986. A two-year drinking-water study of dichloromethane in rodents I Rats . Food & Chemical Toxicology，24（9）：951-958.

Wang W，Wang R，Zhang Q，et al，2018. Benzo（a）pyren-7, 8-dihydrodiol-9, 10-epoxide induces human trophoblast Swan 71 cell dysfunctions due to cell apoptosis through disorder of mitochondrial fission/fusion. Environ Pollut，233：820-832.

WHO，2016. Perchlorate in Drinking-water. WHO/SDE/FWC/16.46. [2022-09-05]. https：// cdn.who.int/media/docs/default-source/wash-documents/wash-chemicals/perchlorate-background-j an17.pdf?sfvrsn=161d2a30_4.

WHO，1984. Environmental Health Criteria Document No. 33：Epichlorohydrin. [2023-09-25]. https://iris.who.int/bitstream/handle/10665/37283/9241540931-eng.pdf.

WHO，2008. Petroleum Products in Drinking-water：Background document for development of WHO Guidelines for Drinking-water Quality. Geneva，WHO/SDE/WSH/05.08/123.

WHO，2003. Acrylamide in Drinking-water Background document for development of WHO Guidelines for Drinking-water Quality. Geneva，WHO.

WHO，1991. Chlorobenzenes other than hexachlorobenzene. Geneva，WHO（Environmental Health Criteria，No. 128）．

WHO/UNICIEF/ICCIDD，2007. Assessment of Iodine Deficiency Disorders and monitoring their elimination. A guide for program managers. Third edition. Geneva：WHO，113-116.

Wolf EW，Feijtel TCJ，1998. Terrestrial risk assessment for LAS in sludge-amended soils.

Chemosphere，36（6）：1319-1343.

Wolf MA Rowe VK，McCollister DD，1956. Toxicological studies of certain alkylated benzenes and benzene. Archives of Industrial Health，14（4）：387-398.

Xia Y，Mo Y，Yang Q, et al, 2018. Iodoacetic Acid Disrupting the Thyroid Endocrine System in Vitro and in Vivo. Environmental Science & Technology，52（13）：7545-7552.

Young WF，Horth H，Crane R，et al, 1996. Taste and odor threshold concentrations of potential potable water contaminants. Wat Res，30（2）：331-340.